Frakturen auf einen Blick

Christian Müller-Mai

Axel Ekkernkamp

(Hrsg.)

Frakturen auf einen Blick

Mit 937 Abbildungen

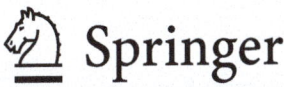 Springer

Priv.-Doz. Dr. Christian Müller-Mai
Klinikum Lünen
Lünen

Prof. Dr. Axel Ekkernkamp
Unfallkrankenhaus Berlin
Berlin

ISBN-978-3-642-27428-2   ISBN 9978-3-642-27429-9 (eBook)
DOI 10.1007/978-3-642-27429-9

Die Deutsche Nationalbibliothek verzeichnet diese Publikation in der Deutschen Natio-
nalbibliografie; detaillierte bibliografische Daten sind im Internet über http://dnb.d-nb.
de abrufbar.

Springer Medizin
© Springer-Verlag Berlin Heidelberg 2015

Planung: Antje Lenzen, Heidelberg
Projektmanagement: Barbara Knüchel, Heidelberg
Lektorat: Michaela Mallwitz, Tairnbach
Projektkoordination: Barbara Karg, Heidelberg
Umschlaggestaltung: deblik Berlin
Zeichnungen: © Ingrid Schobel, München
Herstellung: Fotosatz-Service Köhler GmbH – Reinhold Schöberl, Würzburg

Gedruckt auf säurefreiem und chlorfrei gebleichtem Papier

Springer Medizin ist Teil der Fachverlagsgruppe Springer Science+Business Media
www.springer.com

Vorwort

2010 erschien unser Lehrbuch Frakturen – Klassifikation und Behandlungsoptionen. Didaktisches Prinzip war, ohne lange Lektüre eine exakte Klassifikation von verschiedensten Frakturen anhand des übergreifenden Klassifikationssystems der AO und eine entsprechende klassifikationsadaptierte Therapie zu ermöglichen. Aus unserer Sicht war es an der Zeit, ein solches Werk auf dem Markt zu platzieren, da der operative Aspekt heute der bestimmende ist. Hierbei wurde die AO-Klassifikation als grundlegendes Ordnungsprinzip verwendet. Die Farbkodierung ermöglichte eine genaue Zuordnung und schnelle Therapieentscheidung, wobei durch den systematisierten Textaufbau auch das Nachlesen ohne großen Aufwand möglich ist.

Die vielen in der Literatur nachzulesenden Kritiken waren ausnahmslos äußerst positiv. Des Weiteren erreichten uns etliche Zuschriften mit gleichem Inhalt. Dieses Buch hat sich inzwischen als Standardwerk etabliert, welches viele Studenten zur unfallchirurgischen Examensvorbereitung benutzen, aber auch viele Assistenzärzte zur Vorbereitung auf die Facharztprüfung. Ergänzend wird es von Röntgenfachärzten zur genauen Befundung verwendet.

Neben den äußerst positiven Kritiken erreichten uns auch Anregungen, die uns zu dem Entschluss brachten, eine weitere Buchpublikation zu planen. Hier war das Hauptargument, dass unser Buch kein Kitteltaschenformat aufweist und für Notfallbereiche wie Rettungsstellen oder Notaufnahmen aufgrund der dort so knapp bemessenen Zeit noch zu ausführlich dargestellt war. Ein entsprechendes Schreiben ging uns z. B. vom Kollegen Hopf aus Aurich zu, der dies im Detail darlegte. Eben diese Anregungen bestärkten uns, eine Kurzversion zu planen.

Zielsetzung des hier vorliegenden Exzerpts »Frakturen auf einen Blick« ist daher, das oben dargestellte übergeordnete Konzept im Detail zu erhalten, allerdings das Format auf das Kitteltaschenmaß zu reduzieren, sodass »Frakturen auf einen Blick« in der Notaufnahme benutzt werden kann. Textlich ist das Buch noch weiter gekürzt worden, Hinweise zur Begutachtung bzw. zur Literatur wurden entfernt, wir verweisen hierzu auf das Hauptwerk. Des Weiteren wurden die Abbildungen auf das Notwendige beschränkt.

Zusammenfassend entstand ein Werk, das gerade im Bereich der Notfalldiagnostik eine systematisierte Entscheidungshilfe zur Versorgung von Frakturen geben soll. Wir hoffen, dass auch dieses Buch ebenso wie der »große Bruder« eine weite Verbreitung findet, und sind dankbar für jede weitere Anregung, die verbessernd auf zukünftige Auflagen wirken kann.

Christian Matheus Müller-Mai (Lünen) und
Axel Ekkernkamp (Berlin und Greifswald)
im Sommer 2014

Inhaltsverzeichnis

Mitarbeiterverzeichnis

David, Stephan, Dr. med.
Klinik für Unfallchirurgie und Orthopädie
Evang. Krankenhaus Paul-Gerhardt-Stift
Akad. Lehrkrankenhaus der Martin-
Luther-Universität Halle-Wittenberg
Paul-Gerhardt-Straße 42–45
06886 Wittenberg
s.david@pgdiakonie.de

Dudda, Marcel, Dr. med.
Chirurgische Universitäts- und Poliklinik
Berufsgenossenschaftliche Universitäts-
klinik Bergmannsheil GmbH
Bürkle de la Camp-Platz 1
44789 Bochum
marcel.dudda@ruhr-uni-bochum.de

Ekkernkamp, Axel, Prof. Dr. med.
Dr. h.c.
Klinik für Orthopädie und Unfallchirurgie
Unfallkrankenhaus Berlin
Warener Straße 7
12683 Berlin
ekkernkamp@ukb.de

Faschingbauer, Maximilian, Dr. med.
BG Unfallkrankenhaus Hamburg-Boberg
Abt. Unfall- und Wiederherstellungs-
chirurgie
Bergedorfer Straße 10
21033 Hamburg
m.faschingbauer@buk-hamburg.de

Frank, Matthias, Priv.-Doz. Dr. med.
Klinik für Orthopädie und Unfallchirurgie
Unfallkrankenhaus Berlin
Warener Straße 7
12683 Berlin
matthias.frank@ukb.de

Grundentaler, Rudolf, Dr.
Plastische und Handchirurgie
Evangelische Elisabeth Klinik
Lützowstraße 24–26
10785 Berlin
rudolph.grundentaler@pgdiakonie.de

Heinrichs, Gerhard, Dr. med.
Universitätsklinikum Schleswig-Holstein
Campus Lübeck, Sektion Unfallchirurgie
Ratzeburger Allee 160
23538 Lübeck
Gerhard.Heinrichs@gmx.de

Hennes, Roland, Dr. med.
Universität Heidelberg
Klinik für Allgemein-, Viszeral- und Trans-
planationschirurgie
Im Neuenheimer Feld 110
69120 Heidelberg
Roland.Hennes@med.uni-heidelberg.de

Hillbricht, Sebastian , Dr. med.
Universitätsklinikum Schleswig-Holstein,
Campus Lübeck
Klink für Chirurgie des Stütz-
und Bewegungsapparates
Ratzeburger Allee 160
23538 Lübeck
zap1@gmx.net

Kaiser, Martin M., Dr. med.
Klinik für Kinderchirurgie
Univ.klinikum Schleswig-Holstein,
Campus Lübeck
Ratzeburger Allee 160
23538 Lübeck
kaiser@medinf.mu-luebeck.de

Matthes, Gerrit, Prof. Dr. med.
Klinik für Unfallchirurgie und Orthopädie
Unfallkrankenhaus Berlin
Warener Straße 7
12683 Berlin
gerrit.matthes@ukb.de

Metzner, Michael , Dr. med.
Zentrum für Unfallchirurgie
und Orthopädie
HELIOS Vogtland-Klinikum Plauen
Röntgenstraße 2
08529 Plauen
Michael.Metzner@helios-kliniken.de

Mielke, Eckhart, Dr. med
Radiologie Iserlohn
Hochstraße 63
58638 Iserlohn

**Müller-Mai, Christian M.,
Priv.-Doz. Dr. med.**
Orthopädie & Unfallchirurgie,
St.-Marien-Hospital
Klinikum Lünen
Akad. Lehrkrankenhaus der Westf.
Wilhelms-Universität Münster
Altstadtstraße 23
44534 Lünen
ou@klinikum-luenen.de
biomatdoc@hotmail.de

Naumburger , Henrik, Dr. med.
Achenbach-Krankenhaus
Klinikum Dahme-Spreewald GmbH
Köpenicker Straße 29
15711 Königs Wusterhausen
H.Naumburger@klinikum-ds.de

Özokyay, Levent, Dr. med.
Orthopädie und Unfallchirurgie
Marien-Hospital Wesel
Pastor-Janßen-Straße 8–38
46483 Wesel
Sekretariat.U-Chirurgie@marien-hospital-wesel.de

Paech, Andreas, Prof. Dr. med.
Sektion für Unfallchirurgie,
Campuszentrum Lübeck
Universitätsklinikum Schleswig-Holstein
Ratzeburger Allee 160
23538 Lübeck
andreas.paech@uk-sh.de

**Schädel-Höpfner, Michael,
Prof. Dr. med.**
Klinik für Unfallchirurgie, Orthopädie und
Handchirurgie, Städtische Kliniken Neuss
Lukaskrankenhaus GmbH
Akademisches Lehrkrankenhaus der
Heinrich-Heine-Universität Düsseldorf
Preußenstraße 84
41464 Neuss
schaedel@lukasneuss.de

Schultheiß, Saskia, Dr. med.
Orthopädie & Unfallchirurgie,
St.-Marien-Hospital
Klinikum Lünen
Akad. Lehrkrankenhaus der Westf.
Wilhelms-Universität Münster
Altstadtstraße 23
44534 Lünen
Schultheiss.Saskia@klinikum-luenen.de

Schulz, Arndt P., Dr. med.
Klinik für Chirurgie des Bewegungs-
apparates
BG Unfallkrankenhaus Hamburg
Universitätsklinikum Schleswig-Holstein,
Campus Lübeck
Ratzeburger Allee 160
23538 Lübeck
mail@apschulz.de

Taheri, Amir Saman, Dr.
Unfallchirurgie und Orthopädie
Luisenhospital Aachen
Boxgraben 99
52064 Aachen
A.S.Taheri@gmx.de

Turan, Oguzhan, Dr. med.
Plastische, Ästhetische und Rekonstruk-
tive Chirurgie, City Dependance
Vivantes Klinikum Spandau
Bismarckstraße 101
10625 Berlin
Oguzhan.turan@vivantes.de

Wich, Michael, Prof. Dr. med.
Klinik für Orthopädie und Unfallchirurgie
Unfallkrankenhaus Berlin
Warener Straße 7
12683 Berlin
Achenbach-Krankenhaus
Klinikum Dahme-Spreewald GmbH
Köpenicker Straße 29
15711 Königs Wusterhausen
m.wich@klinikum-ds.de

Windolf, Joachim, Prof. Dr. med.
Universitätsklinikum Düsseldorf
Klinik für Unfall- und Handchirurgie
Moorenstraße 5
40225 Düsseldorf
windolf@uni-duesseldorf.de

Klassifikationen in der Unfallchirurgie

C.M. Müller-Mai, M. Frank

C. Müller-Mai, A. Ekkernkamp (Hrsg.), *Frakturen auf einen Blick*,
DOI 10.1007/978-3-642-27429-9_1, © Springer-Verlag Berlin Heidelberg 2015

1.1   Entwicklung unfallchirurgischer Klassifikationen

- Klassifikationen der Bruchformen von essenzieller Bedeutung zur richtigen Behandlung, aber auch zur wissenschaftlichen Bearbeitung von Frakturen, insbesondere zur systematischen Erfassung, sowie zur Auswahl und Kontrolle der Therapieoptionen.
- Erste Beschreibungen veröffentlicht Ende des 18. und später zu Beginn des 19. Jahrhunderts.
- Zunächst morphologische Beschreibungen.
- Meist wurden die Brüche mit dem Namen des Erstbeschreibers bezeichnet, z. B. bei der distalen Radiusfraktur die Frakturformen nach Poteau, Colles, Smith oder Barton.
- Erste Versuche zur Einteilung von Frakturen mittels klinischer Untersuchungen sowie anhand von Sektionsgut.
- Mit Aufkommen der Röntgendiagnostik wurde es möglich, typische Frakturverläufe zu beschreiben.
- Erst Anfang des 20. Jahrhunderts fanden funktionelle Gesichtspunkte Eingang.
- Zunächst Einteilung nach dem Unfallmechanismus, da die Reposition den Unfallmechanismus in umgekehrter Reihenfolge nachahmte.
- In heutiger Zeit Einteilung nach
  - Frakturverläufen,
  - Richtung der Dislokation,
  - Grad einer möglichen Gelenkbeteiligung.
- Der therapeutische Aspekt wurde zum bestimmenden Kriterium.
- Die funktionelle Behandelbarkeit nach einer Osteosynthese steht heute im Mittelpunkt, wie z. B. die Stabilität nach möglichen Wirbelkörperosteosynthesen.
- Zunehmend werden der Weichteilmantel sowie die Verletzung von Gefäß- und Nervenstrukturen zur Therapie- und Prognosebestimmung herangezogen, wie z. B. bei der Klassifikation nach Gustilo und Anderson.

> **Die therapeutische Möglichkeit bestimmt die Ausrichtung der Klassifikationen: In Zeiten konservativer Frakturbehandlung war es von Bedeutung, den Unfallmechanismus bis ins Detail zu kennen, um eine Reposition durchführen zu können. Im Zeitalter der operativen Versorgung ist jedoch eine Klassifikation auf pathologisch-anatomischer Grundlage wesentlich wichtiger, um die richtige Implantatwahl für eine frühfunktionelle oder belastbare Osteosynthese treffen zu können.**

- Heute ist eine exakte und allgemein anwendbare Klassifikation nicht mehr verzichtbar zur genauen Beschreibung und systematischen Analyse.

— So können der Schweregrad einer Fraktur beurteilt und die verschiedenen Optionen zur operativen Therapie verglichen werden.

> **Die Güte einer Klassifikation ergibt sich hauptsächlich durch die intra- und interindividuelle Reproduzierbarkeit**

Klassifikationsziele bezogen auf die Fraktur
— Definition des Schweregrades.
— Die davon abhängige Therapieauswahl
— Die sich daraus ergebende Einschätzung der Prognose
— Universelle Anwendbarkeit.

1.1.1 Kindliche Frakturen

— Eine Sonderstellung nehmen kindliche Frakturen ein.
— Im Klinikalltag ist eine einfache Einteilung meist ausreichend.
— Unterschieden werden je nach Lokalisation diaphysäre und metaphysäre Brüche.
— Metaphysären Frakturen: epiphysenbeteiligende und sog. Stauchungs- oder Wulstbrüche, auch subperiostale Frakturen.
— Diaphysäre Brüche: Biegungs- oder Grünholzbrüche, Bowing-Deformation oder »Bowing fracture«.
— Therapeutisch wichtig ist die Unterscheidung von stabilen und instabilen Frakturen; Letztere weisen keinen Fragmentkontakt mehr auf oder stellen Trümmer- bzw. Etagenfrakturen dar.

1.2 Die AO-Klassifikation der Frakturen

— Diesem Klassifikationssystem liegt ein alphanumerischer Code zugrunde, der die Dokumentation, z. B. in Multicenterstudien, erleichtert.
— Vorteil: systematisch anwendbare Einteilung, die für jeden Knochen prinzipiell geeignet ist.
— Wurde zunächst an den langen Röhrenknochen entwickelt und später auf andere Lokalisationen ausgeweitet.

Ablauf der Kodierung

1. Zunächst wird der **Knochen (Region)** kodiert, indem ihm eine Zahl zugeordnet wird (z. B. 2 → Unterarmfraktur; 4 → Tibiafraktur; 5 → Wirbelkörperfraktur etc.).
2. Im nächsten Schritt wird das betroffene **Segment** des frakturierten Knochens kodiert (z. B. 23 → distale Radiusfraktur, 51 → Halswirbelsäule etc; ◘ Abb. 1.1).
3. Nun wird der **Schweregrad** entweder über eine mögliche Gelenkbeteiligung eingeschätzt (gelenknahe Frakturen) oder über die Komplexität bei Schaftfrakturen (z. B. → 23-A extraartikuläre distale Radiusfraktur; 42-B → Tibiaschaftkeilfraktur; 53-A → Impaktionsbruch eines Lendenwirbelkörpers).
4. Über eine Ziffer hinter dem Buchstaben wird die **Schwere der Fraktur** genauer beurteilt (z. B. 23-A3 → extraartikuläre distale Radiusfraktur mit metaphysärer Trümmerzone; 42-B2 → Tibiaschaftfraktur mit Biegungskeil; 53-A1 → Kompressionsbruch eines Lendenwirbelkörpers).

— Die Einteilung lässt sich in den meisten Fällen nach der Röntgendiagnostik problemlos durchführen.
— Für die tägliche Praxis der Frakturversorgung ist es meist vollkommen ausreichend, wenn der Schweregrad mit der 1. Ziffer erfasst wird.
— Im Rahmen wissenschaftlicher Studien ist eine weitergehende Unterteilung unumgänglich; durch Zusatzziffer (z. B. extraartikuläre distale Radiusfraktur mit metaphysärer Trümmerzone mit komplexem Verlauf der Bruchlinien → 23-A3.3; Tibiaschaftfraktur mit Biegungskeil, Fibulafraktur in Höhe der Tibiafraktur → 42-B2.3; Kompressionsbruch eines Lendenwirbelkörpers mit keilförmiger Impaktion → 53-A1.2).

1.3   Aufbau der AO-Klassifikation

1.3.1   Region

— Die Nummerierung der Knochen wie in ◘ Abb. 1.1 und ◘ Tab. 1.1 gezeigt.
— Einigkeit besteht über die Benennung der Röhrenknochen, der Wirbelsäule und des Beckens.
— Abweichende Konzepte bestehen an Hand und Fuß sowie den kleinen Knochen.

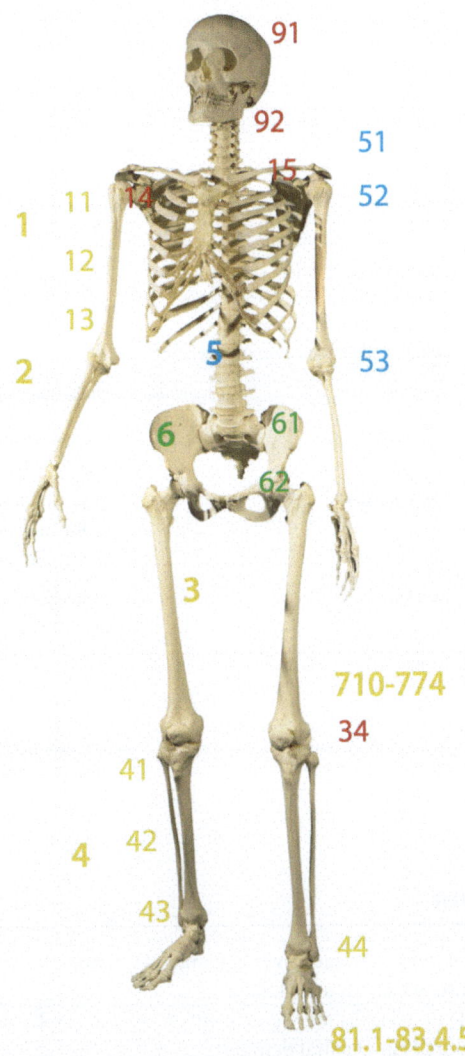

■ **Abb. 1.1 Einteilung des Skelettsystems nach der alphanumerischen AO-Klassifikation, z. T. ergänzt.** Die großen gelben Ziffern beschreiben den jeweiligen Röhrenknochen, die kleinen zweistelligen Zahlen bezeichnen neben dem Knochen das betroffene Segment, in dem das Frakturzentrum liegt (*grün* Becken, *blau* Wirbelsäule, *rot* andere Knochen). (Aus Tillmann 2005)

■ **Tab. 1.1** Festlegung der Nummerierung der Knochen in diesem Buch in Anlehnung an die AO-Klassifikation

Im Buch verwendete Nr.	Knochen	
1	Humerus	– 14 Scapula – 15 Clavicula
2	Radius und Elle (die paarigen Knochen des Unterarmes bzw. Unterschenkels werden als ein Knochen in der Klassifikation zusammengefasst)	
3	Femur	– 34 Patella
4	Unterschenkel	– Oberes Sprunggelenk als zusätzliche Lokalisation 44
5	Wirbelsäule	– 51 Halsbereich – 52 Brustbereich – 53 Lendenbereich
6	Becken	– 61 Beckenring – 62 Acetabulum
7	Hand	
8	Fuß	
9	Schädelknochen	– 91 Gesichtsschädel – 92 Unterkiefer

1.3.2 Segment

— Lange Röhrenknochen werden in 3 Segmente (Ausnahme Unterschenkel, hier 4 Segmente; ▶ Kap. 13) unterteilt.
— Das proximale und das distale Segment entsprechen metaphysären Brüchen und werden durch ein Quadrat definiert.
— Die Kantenlänge des Quadrats entspricht der größten Breite der Epiphyse (■ Abb. 1.2).
— Die Zugehörigkeit zu einem bestimmten Segment des betroffenen Knochens wird durch das Zentrum der Fraktur bestimmt.
— Das Zentrum einer einfachen Fraktur: in der Mitte der Bruchlinie.

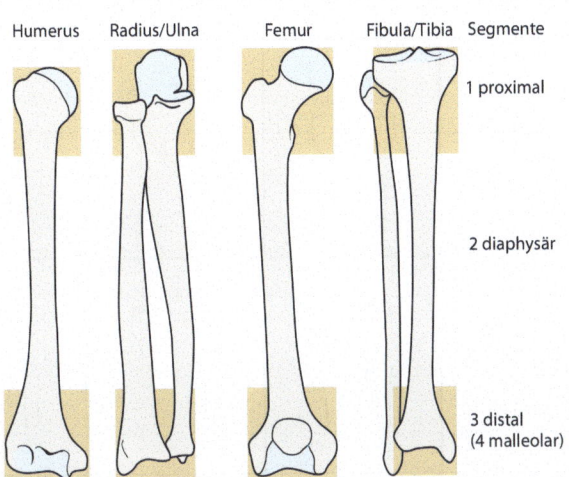

Humerus	Radius/Ulna	Femur	Fibula/Tibia	Segmente

1 proximal

2 diaphysär

3 distal
(4 malleolar)

⬛ Abb. 1.2 Einteilung der langen Röhrenknochen in 3 Segmente: 1 proximal, 2 diaphysär, 3 distal. Am Unterschenkel bezeichnet die Zusatzziffer 4 die Frakturen des oberen Sprunggelenks (Kodierung 44 für Unterschenkel, Lokalisation: oberes Sprunggelenk, malleolare Fraktur, entsprechend 4. Segment des Unterschenkels)

— Das Zentrum einer Keilfraktur wird durch die breiteste Stelle des Keils festgelegt.
— An der Wirbelsäule werden 3 »Segmente« abgegrenzt:
  — Halswirbelsäule: Zahl 51,
  — Brustwirbelsäule: Zahl 52,
  — Lendenwirbelsäule: Zahl 53.
— Am Becken werden 2 Bereiche abgegrenzt:
  — Beckenring: Zahl 61,
  — Acetabulum: Zahl 62.

1.3.3 Schweregrad

Nach der Kodierung erfolgt die Zuordnung des Frakturtyps zu einem Schweregrad.
Die gelenknahen Brüche werden von den Schaftfrakturen unterschieden (⬛ Abb. 1.3, ⬛ Abb. 1.4).
— Die Ziffer hinter dem Buchstaben dient zur genaueren Beschreibung der Frakturschwere.

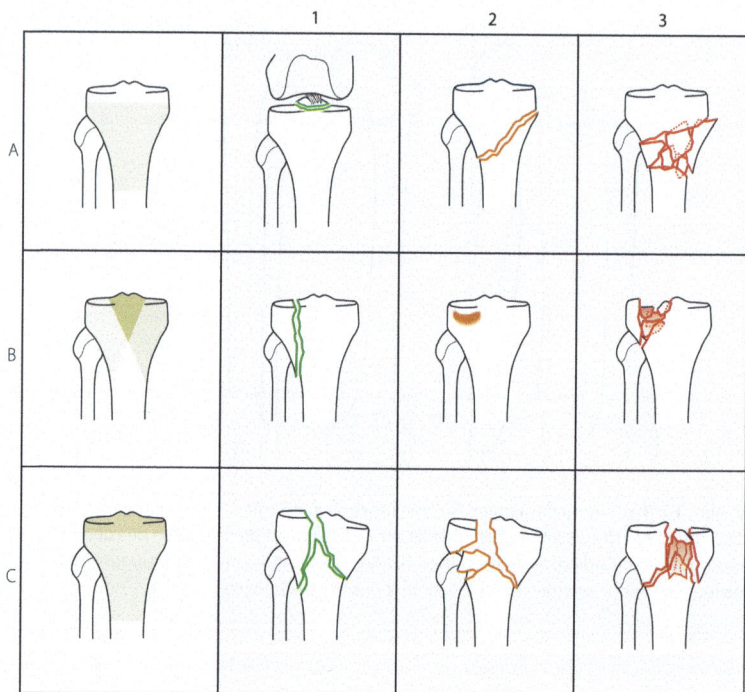

◻ **Abb. 1.3 Schweregrad der gelenknahen Frakturen am Beispiel der Tibiakopffraktur.**
A extrartikuläre, **B** partiell intraartikuläre, **C** komplett intraartikuläre Fraktur

— Abschließend wird eine weitere Zahl hinter dem Buchstaben zur Differenzierung einer Untergruppe vergeben zur Beschreibung der Variation innerhalb der Schweregruppe mit zunehmendem Schweregrad.
— Diese zusätzlichen Kriterien sind in der klinischen Praxis nicht von übergeordneter Bedeutung, allerdings wichtig für eine genaueste Klassifizierung innerhalb von Studien (◻ Abb. 1.5).
— ◻ Abb. 1.6 und ◻ Abb. 1.7 zeigen 2 Beispiele für die korrekte Kodierung
— Bei der Kodierung der AO-Klassifikation bestehen noch Unregelmäßigkeiten im Bereich der Nummerierung einzelner kleiner Knochen.

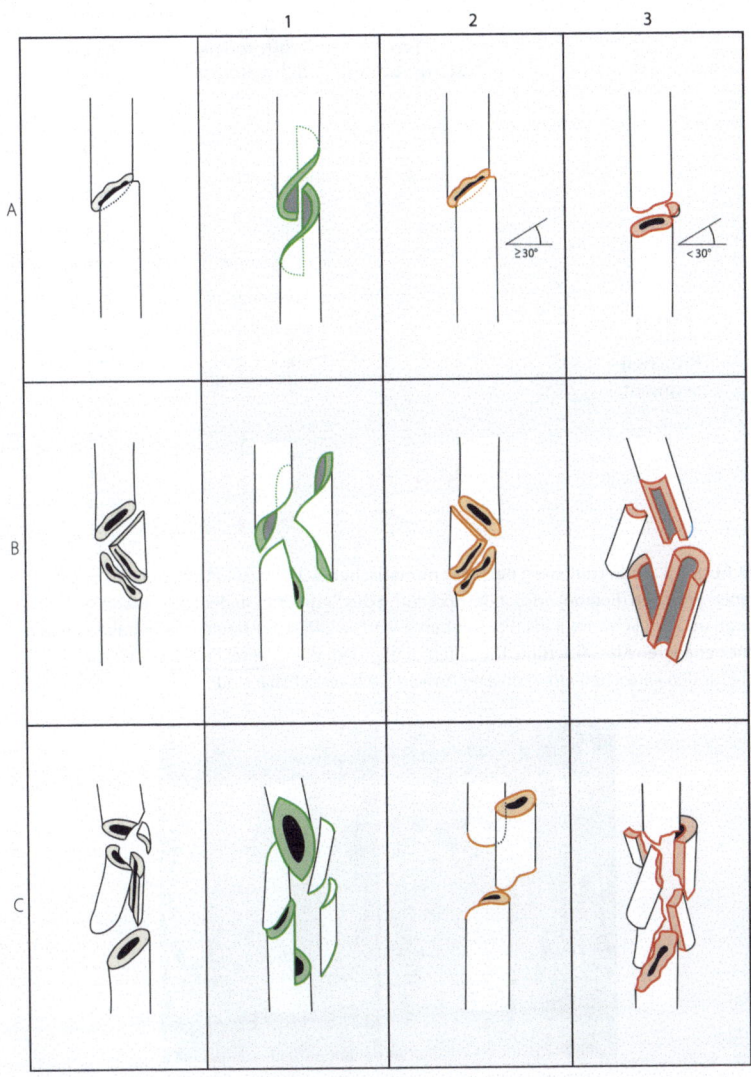

■ **Abb. 1.4 Schweregrad der Schaftfrakturen A** einfache Fraktur, **B** Keilfrakturen, **C** komplexe Frakturen

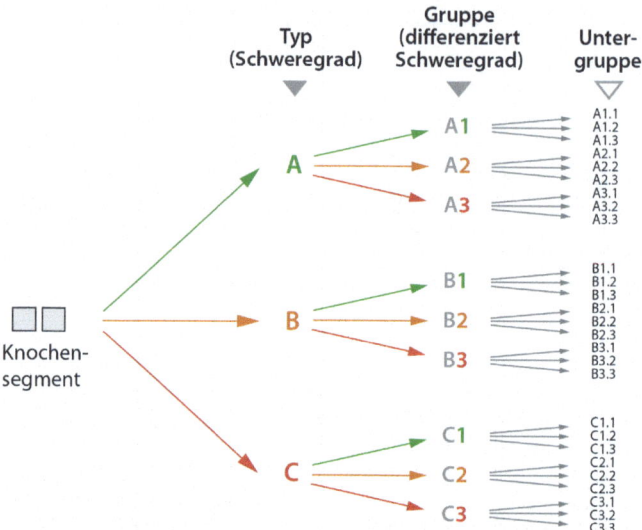

■ **Abb. 1.5 Kodierungsweg nach der numerischen AO-Klassifikation.** Nach dem betroffenen Knochen (Region) erfolgt die Kodierung des Segments, in dem das Frakturzentrum liegt, und des Schweregrads (Buchstaben A–C). Die Ziffern hinter dem Buchstaben dienen zur genaueren Klassifizierung. Die Ziffern hinter dem Punkt beschreiben Untergruppen, die für den klinischen Alltag unserer Ansicht nach verzichtbar sind

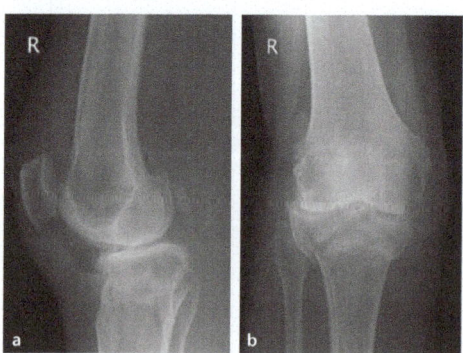

■ **Abb. 1.6a, b 82 Jahre, weiblich. Sturzereignis.** 41-C3.3. Fraktur des rechten Tibiakopfes (41-C3) mit komplexem intraartikulärem Verlauf und Trümmerzone (CT-morphologisch gesichert). Zweizeitige operative Versorgung mit temporärer Fixateur-Anlage, anschließende offene Reposition und winkelstabile Plattenosteosynthese sowie Spongiosaplastik (Versorgungsbilder nicht demonstriert)

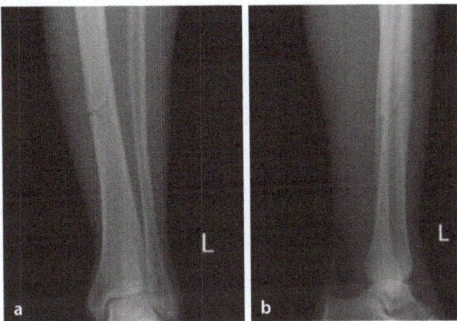

■ **Abb. 1.7a, b. 39 Jahre, männlich. Direkter Anprall eines Baumstamms bei Holzarbei-ten gegen den linken Unterschenkel. 42-B2.1.** Diaphysäre Fraktur der linken Tibia, undis-loziert (42-B2) mit Biegungskeil (Basis des Biegungskeils entspricht dem Ort der Gewaltein-wirkung), keine Fibulafraktur. Marknagelosteosynthese

1.3.4 Hand

— Die Hand ist aufgrund ihres knöchernen Aufbaus nach der AO-Klassifika-tion schwieriger zu kodieren (■ Abb. 1.8)
— Die 1. Ziffer kodiert die Region Hand.
— Die 2. Ziffer kodiert im Bereich der Mittelhand und der Phalangen den Strahl
— Die 3. Ziffer kodiert den Mittelhandknochen (0) bzw. das Grund-, Mittel-oder Endglied (1, 2 oder 3).
— Die Zählung beginnt daumenseitig aufsteigend; da am Daumen nur Grund-und Endglied vorliegen, fehlt hier die Kodierung 713.
— Von radial nach ulnar wird die proximale Carpusreihe mit 761–764 kodiert.
— Die distale Carpusreihe wird mit den Ziffern 771–774 kodiert.
— Eine 4. Zahl nach dem Trennpunkt legt das betroffene Knochensegment fest:
    — 1 proximal,
    — 2 Mitte,
    — 3 distal,
— Dann folgt der Buchstabe in der Kodierung:
    — A bezeichnet diaphysäre Frakturen,
    — B bezeichnet metaphysäre Frakturen,
    — C bezeichnet Gelenkfrakturen.
— Die abschließend folgende Zahl kodiert
    — mit 1 einfache Zweifragmentfrakturen,
    — mit 2 Frakturen mit Biegungskeil oder einem weiteren Fragment,
    — mit 3 Mehrfragment- oder Defektfrakturen (■ Abb. 1.9; ■ Abb. 1.10).

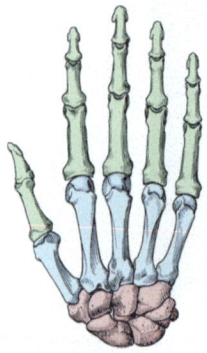

Finger	711–751	Grundphalangen 1–5
	712–752	Mittelphalangen 1–5
	723–753	Endphalangen 1–5
Mittelhand	710	Os metacarpale 1
	720	Os metacarpale 2
	730	Os metacarpale 3
	740	Os metacarpale 4
	750	Os metacarpale 5
Handwurzel	761–764	Proximale Carpusreihe
	771–774	Distale Carpusreihe

■ **Abb. 1.8** Entsprechend der anatomischen Klassifikation teilt auch die AO-Klassifikation in Handwurzel, Mittelhand und Fingerknochen ein. Während die 1. Ziffer die Region Hand kodiert (7), steht im Bereich der Mittelhand und der Phalangen die 2. Ziffer für den Strahl (1–5), die 3. Ziffer für den Mittelhandknochen (0) bzw. für Grund-, Mittel- oder Endglied (1, 2 oder 3). Die Zählung beginnt jeweils daumenseitig aufsteigend

– Beispiele:
  – 720.1-B2 metaphysäre Metacarpale-2-Basisfraktur mit 3. Zwischen-
    fragment,
  – 720.2-A3 Metacarpale-2-Schafttrümmerfraktur.
– Am Carpus bedeuten die Buchstaben folgende Kodierung:
  – A Abriss- oder Abscherfraktur,
  – B Schräg- oder Querfraktur,
  – C Mehrfragment- oder Trümmerfraktur.
– Die folgende Ziffer differenziert die Frakturschwere weiter:
  – 1: Abriss eines kleinen Fragments,
  – 2: Abscherung eines großen Anteils,
  – 3: Abriss mehrerer Fragmente.
– Bei den B-Frakturen kennzeichnen die Zahlen
  – 1: exakt horizontal zur Längsachse verlaufende Fraktur,
  – 2: die Schrägfraktur,
  – 3: eine steile Bruchlinie.
– Beim Typ C bedeuten die Zahlen folgende Codierung:
  – 1: Mehrfragmentbruch mit nach radial weisender Trümmerzone,
  – 2: nach ulnar weisende Trümmerzone,
  – 3: beidseitige Trümmerung.

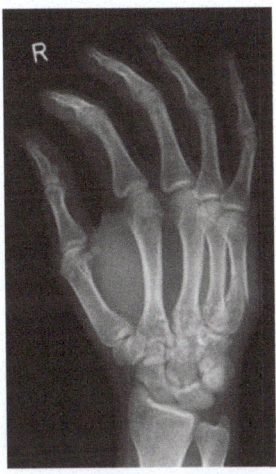

■ **Abb. 1.9 28 Jahre, männlich. Sturz auf die rechte Hand.** 750.2-B1. Diaphysäre Fraktur des 5. Mittelhandknochens (750). Offene Reposition, Plattenosteosynthese (Bilder nicht demonstriert)

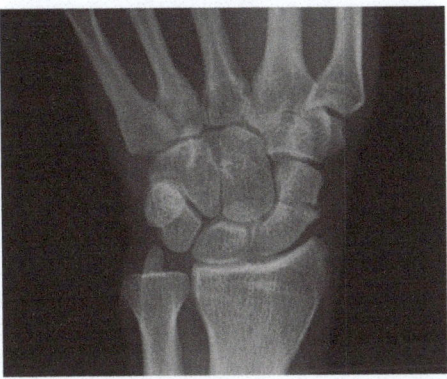

■ **Abb. 1.10 48 Jahre, männlich. Leitersturz.** 761.2-B1. Scaphoidquerfraktur in Knochenmitte. Schraubenosteosynthese, Herbert-Schraube (Bilder nicht demonstriert)

1

— Demzufolge sind
  — 761.2-B2 Scaphoidschrägfraktur in Knochenmitte,
  — 773.3-C3 distale Capitatumtrümmerfraktur mit nach radial und ulnar auslaufenden Bruchlininen.

1.3.5 Fuß

— Der Fuß ist der am schwersten zu kodierende Abschnitt der Körpers.
— Weiterführende Codes im Bereich des Fußskeletts betreffen die Aufschlüsselung
  — des Gelenks,
  — des verletzten Gewebes,
  — der Frakturschwere,
  — des Ausmaßes des Knorpel-, Kapsel- und ligamentären Schadens,
  — der Dislokation.
— Diese sehr komplexe Verfahrensweise ist für eine wissenschaftliche Erfassung erforderlich.
— Für den Klinikalltag ist diese Aufschlüsselung jedoch sicherlich nicht praktikabel; es sollten Veränderung der Begleitstrukturen deskriptiv erfasst werden.
— In der AO-Klassifikation wird der Fuß in 3 Abschnitte untergliedert – Rückfuß, Mittelfuß, Vorfuß –, die durch die beiden Gelenklinien nach Chopart und Lisfranc getrennt sind (◻ Abb. 1.11).
— Die Segmente sind von proximal nach distal durchnummeriert.
— Beispiele (s. auch ◻ Abb. 1.12; ◻ Abb. 1.13):
  — 81.1-C1 intraartikuläre komplexe Talusfraktur, ein Gelenk des Knochens betreffend,
  — 81.2-A3 extraartikuläre Calcaneusfraktur, die alle 3 Segmente (da extraartikulär) betrifft,
  — 81.2-B2 intraartikuläre einfache Calcaneusfraktur, 2 Gelenke betreffend.

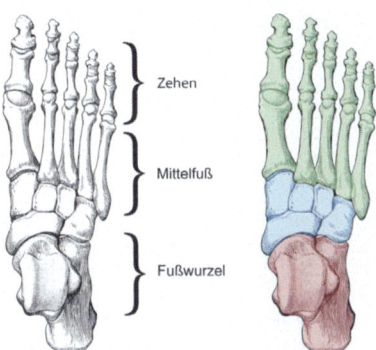

Zehen	83.1.1–5	Os metatarsale 1–5
	83.2.1–5	Grundphalangen 1–5
	83.3.1–5	Mittelphalangen 1–5
	83.4.1–5	Endphalangen 1–5
Mittelfuß	82.1	Os naviculare
	82.2	Os cuboideum
	82.3	Os cuneiforme mediale
	82.4	Os cuneiforme intermedium
	82.5	Os cuneiforme laterale
Rückfuß	81.1	Talus
	81.2	Calcaneus

■ **Abb. 1.11** Unterteilung des Fußskeletts nach der AO-Klassifikation in Vorfuß, Mittelfuß und Rückfuß (Mitte). Auffallend ist die Differenz zur vorgestellten Kodierung der Hand und zur anatomischen Einteilung (links). Bei der anatomischen Nomenklatur ist der Rückfuß mit der Fußwurzel gleichzusetzen, der Mittelfuß mit den Metatarsalia und der Vorfuß mit den Zehen. Bei der AO-Einteilung des Fußes (Mitte) werden die genannten Abschnitte durch die Gelenklinien nach Chopart und Lisfranc vorgegeben. Bei der AO-Einteilung der Hand bezeichnet die 2. Ziffer den Strahl und die 3. Ziffer die Höhe (Mittelhandknochen, Grund-, Mittel- oder Endglied). Beim Fuß ist dies umgekehrt, d. h. der Rückfuß erhält die Ziffer 81, der Mittelfuß die 82 und der Vorfuß die 83. Zudem erhält bei der Hand der Metacarpalknochen die Ziffer 0, beim Fuß das Metatarsale die Ziffer 1

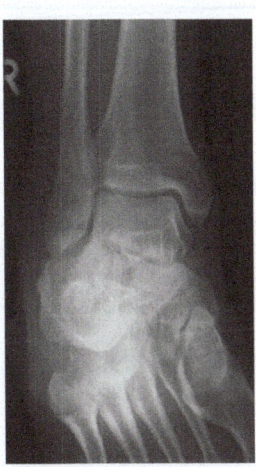

■ **Abb. 1.12 43 Jahre, männlich. Sturz von der Leiter.** 81.2-C3. Artikuläre Calcaneusfraktur, die 3 Gelenke betrifft (CT-morphologisch gesichert). Offene Reposition, Plattenosteosynthese (Bilder nicht demonstriert)

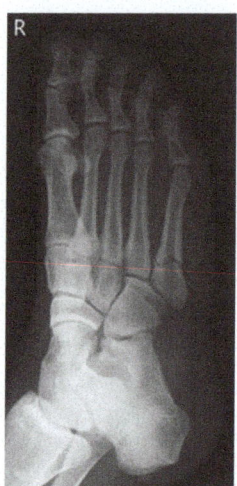

◘ Abb. 1.13 **21 Jahre, männlich.** 83.1.5-A1. Supinationstrauma, Fraktur des 5. Mittelfußknochens rechts ohne Dislokation. Konservative Behandlung im Gipsschuh

1.4   Schlussbemerkung

— Klassifikationen sind unerlässliche Hilfsmittel für die Praxis der Frakturversorgung.

— Der therapeutische und der funktionelle Aspekt werden zum bestimmenden
Kriterium, wie z. B. die Stabilität nach möglichen Wirbelkörperosteosynthesen.

— Klassifikation dienen dazu, die richtige Implantatwahl treffen zu können.

— Anhand der AO-Klassifikation kann eine vergleichende und empfehlende
Grundlage zur Behandlung von Knochenbrüchen in der Unfallchirurgie/
Orthopädie gegeben werden.

— Andere als die AO-Klassifikation werden teilweise erwähnt, dienen aber nur
zur Vervollständigung des jeweiligen Kapitels.

Proximaler Oberarm

M. Dudda, A.S. Taheri

C. Müller-Mai, A. Ekkernkamp (Hrsg.), *Frakturen auf einen Blick*,
DOI 10.1007/978-3-642-27429-9_2, © Springer-Verlag Berlin Heidelberg 2015

> ┌─ **Fraktur des proximalen Oberarms** ────────────────────────
>
> Bei Brüchen des proximalen Oberarms handelt es sich um körpernahe Frakturen des Humerus, wobei man sowohl die subkapitalen Humerusfrakturen als auch isolierte Abrissfrakturen des Tuberculum majus oder Tuberculum minus sowie mehrfragmentäre Frakturen des Oberarmkopfes hier zusammengefasst.

2.1 Mechanismus

- Der Sturz auf den gestreckten Arm stellt den häufigsten Verletzungsmechanismus gerade bei älteren Menschen mit geminderter Knochendichte (Osteoporose) dar.
- Bei Abrissfrakturen des Tuberculum majus oder minus kommt es durch periphere wie auch zentrale Kräfte über die Rotatorenmanschette zu einem Abrissmechanismus mit Dislokation.
- Bei Schulterluxationen liegt in 10–30% der Fälle eine begleitende Tuberculum-majus-Fraktur vor.

2.2 Klinik

- Es finden sich typische indirekte Frakturzeichen wie Schwellung, Druckschmerz, Hämatom und die schmerzhaft aufgehobene Funktion.
- Es besteht eine abnorme Beweglichkeit.
- Bei der Luxationsfraktur können eine »leere Pfanne« und ein unter der Haut palpabler Kopf zu finden sein.
- Begleitverletzungen: Luxation, Plexusschaden.

2.3 Diagnostisches Vorgehen

- Goldstandard sind Röntgenaufnahmen in wenigstens 2 Ebenen (a.-p., axiale Aufnahme des proximalen Humeruskopfes).
- Zusätzlich kann eine Scapula-Y-Aufnahme durchgeführt werden.
- Bei Mehrfragmentfrakturen bzw. Trümmerfrakturen ist eine Computertomographie indiziert.
- Bei Nervenläsionen bei Luxationsfrakturen ist eine neurologische Untersuchung erforderlich.

2.4 Klassifikationen

2.4.1 AO-Klassifikation

— Die gängige AO-Klassifikation unterscheidet
  — extraartikuläre Frakturen (A),
  — partiell intraartikuläre Frakturen (B),
  — vollständig intraartikuläre Frakturen in Höhe des Collum anatomicums (C) – die schematische Einteilung ist in ◘ Abb. 2.1 dargestellt.

■ **Frakturen Typ A**
— Unifokale extraartikuläre Frakturen (Zweifragmentbrüche).
— isolierte Tuberculum-majus-Frakturen.

■ **Frakturen Typ B**
— Bifokale extraartikuläre Brüche (Dreifragmentfrakturen) mit Beteiligung eines Tuberkels mit oder ohne Humeruskopfluxation.

■ **Frakturen Typ C**
— Artikuläre Frakturen des Collum anatomicum einschließlich Drei- und Vierfragmentfrakturen mit und ohne glenohumerale Luxation

2.4.2 Klassifikation nach Neer

— Die Klassifikation nach Neer unterteilt in Anlehnung an Codman den proximalen Humerus in 4 Hauptfragmente (◘ Abb. 2.2)

2.5 Therapeutisches Vorgehen

— Ziele sind
  — vollständige Wiederherstellung der Gelenkfunktion,
  — Rekonstruktion der anatomischen Verhältnisse,
— Dislozierte Fragmente müssen anatomisch reponiert werden.
— Achsenfehlstellungen sollten ausgeglichen werden.
— A3-, B- und C-Frakturen nach der AO-Klassifikation müssen in der Regel operativ versorgt werden (◘ Abb. 2.3).

	A1 tubukulär	A 2 metaphysär impaktiert	A 3 metaphysär nicht impaktiert
11-A Humerus proximal, extraartikuläre unifokale Fraktur			
11-B Humerus proximal, extraartikuläre bifokale Fraktur	B 1 mit metaphysärer Impaktion	B 2 ohne metaphysäre Impaktion	B 3 kombiniert mit scapulo-humeraler Luxation
11-C Humerus proximal, artikuläre Drei- und Vierfragmentfrakturen	C 1 wenig disloziert	C 2 disloziert und impaktiert	C 3 disloziert (luxiert)

a Extraartikuläre unifokale Fraktur
A1: Extraartikuläre Fraktur des Tuberculum majus (undisloziert, disloziert oder mit Luxation)
A2: Extraartikuläre impaktierte Fraktur im Collum chirurgicum (undisloziert, varisierend oder valgisierend):
A3: Extraartikuläre dislozierte Fraktur im Collum chirurgicum (Achsenfehler, disloziert oder multifragmentär)
b Extraartikuläre bifokale Dreifragmentfrakturen (je 3 Untergruppen B1.1–B3.3)
B1: Extraartikuläre bifokale Fraktur, impaktiert (laterale Einstauchung und Fraktur des Tuberculum majus, mediale Einstauchung und Fraktur des Tuberculum minus, dorsale Einstauchung und Fraktur des Tuberculum majus)
B2: Extraartikuläre bifokale Fraktur, disloziert (ohne Rotationsfehlstellung des proximalen Fragments, mit Rotationsfehlstellung des proximalen Fragments, Fraktur eines Tuberculums und metaphysär multifragmentär)
B3: Extraartikuläre Dreifragmentfraktur, luxiert (vertikale Fraktur mit ventraler und medialer Abkippung, vertikale Fraktur mit ventraler und medialer Abkippung sowie Fraktur des Tuberculum majus, dorsale Luxation mit metaphysärer Fraktur und Bruch des Tuberculum minus)
c Vollständig artikuläre Drei- und Vierfragmentfrakturen mit Beteiligung des Collum anatomicum (Untergruppen C1.1–C3.3)
C1: Gering disloziert (Kopffraktur und Tuberculum-majus-Fraktur in Valgusfehlstellung, Kopffraktur und Tuberculum-majus-Fraktur in Varusfehlstellung, Collum-anatomicum-Fraktur)
C2: Impaktiert und deutlich disloziert (Kopffraktur und Tubercullummajus-Fraktur in Valgusfehlstellung, Kopffraktur und Tuberculum-majus-Fraktur in Varusfehlstellung, Kopffraktur mit 2 Fragmenten, Varisierung und Tuberculum-majus-Fraktur)
C3: Luxationsfrakturen (Collum-anatomicum-, Collum-anatomicumund Tuberculum-majus-Fraktur, Fragmentierung von Kopf und Tubercula mit Dislokation)

◻ Abb. 2.1 AO-Klassifikation der Region 11 Proximaler Oberarm

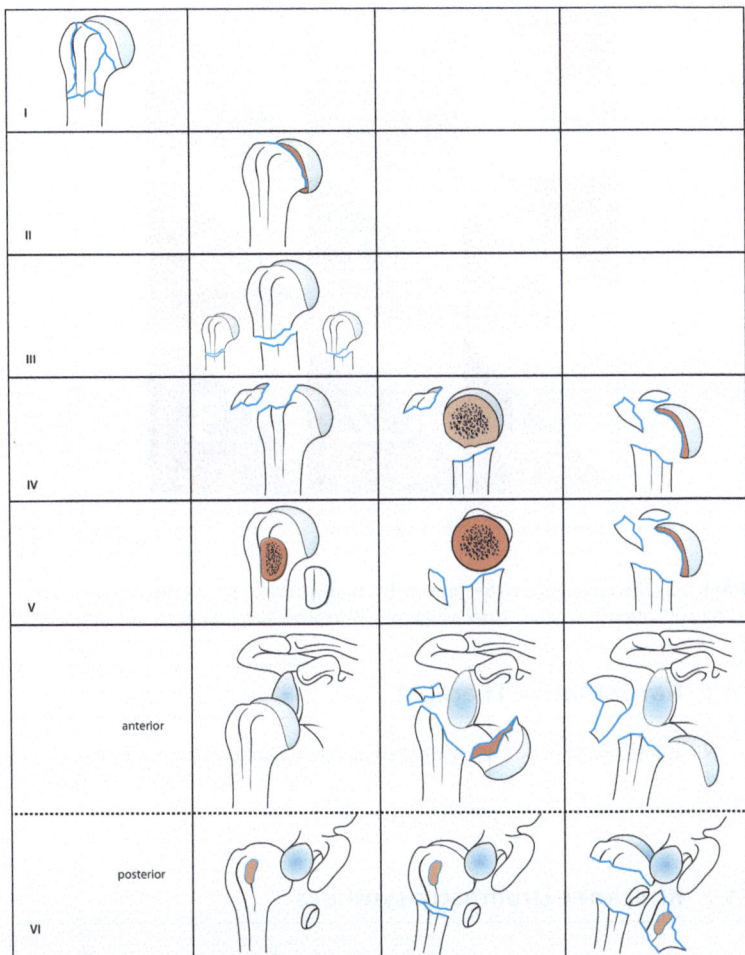

I: Unverschobene Brüche (Verschiebung bis 1 cm, Achsenabweichung bis 45°), unabhängig von der Anzahl der Fragmente
II: Verschobene Zweifragmentfrakturen im Collum anatomicum
III: Verschobene Zweifragmentfrakturen im Collum chirurgicum
IV: Zwei- bis Vierfragmentfrakturen mit Beteiligung des Tuberculum majus
V: Zwei- bis Vierfragmentfrakturen mit Beteiligung des Tuberculum minus
VI: Luxationsfrakturen (anterior oder posterior)

◘ **Abb. 2.2** Einteilung der proximalen Humerusfrakturen nach Neer (berücksichtigt werden die Anzahl der Fragmente und der Dislokationsgrad)

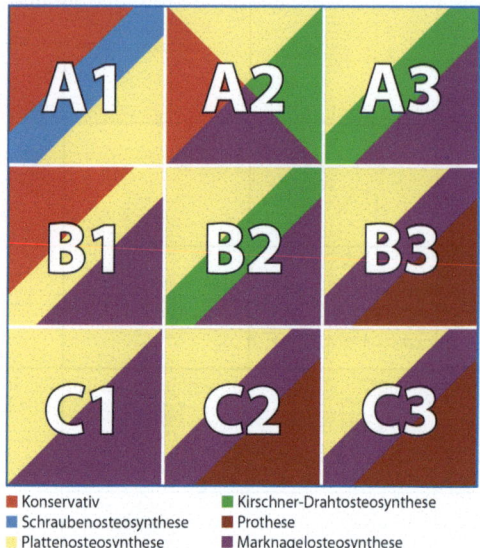

■ Konservativ   ■ Kirschner-Drahtosteosynthese
■ Schraubenosteosynthese   ■ Prothese
■ Plattenosteosynthese   ■ Marknagelosteosynthese

▣ Abb. 2.3 Therapieoptionen bei proximalen Humerusfrakturen. Einteilung nach der AO-Klassifikation (Empfehlung der gängigsten Verfahren, Abweichungen sind möglich)

2.5.1 Konservative Therapie

▬ Nicht dislozierte Frakturen wie die subkapitale Humerusfraktur (einge-staucht) oder nicht dislozierte Tuberculum-majus- oder -minus-Frakturen können konservativ behandelt werden (▣ Abb. 2.4)

2.5.2 Kirschner-Drahtosteosynthese

▬ Diese Osteosyntheseform eignet sich zur Behandlung einfacher Zweifrag-mentfrakturen insbesondere bei jüngeren Patienten (▣ Abb. 2.5)

Praxistipp

Nach geschlossener Reposition kann dann mittels Drähten in der Regel der Stärke 2 mm das Schaftfragment am proximalen Humerus fixiert werden. Bei älteren Patienten mit verminderter Knochendichte eignet sich dieses Verfahren nicht.

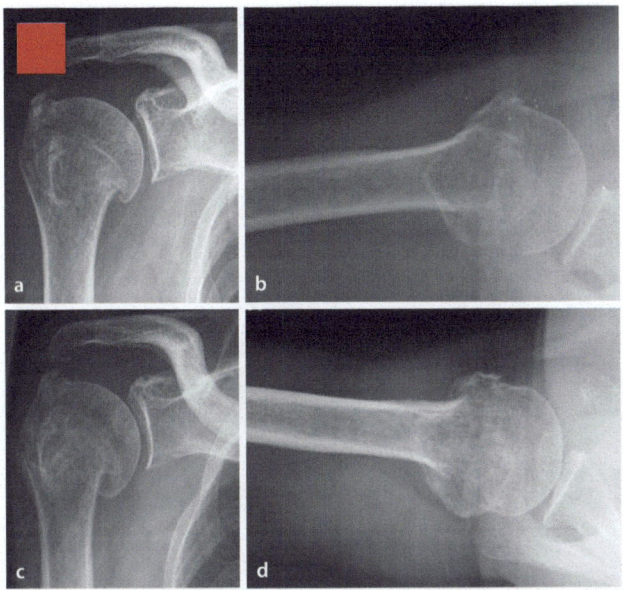

🔹 **Abb. 2.4a–d 73 Jahre, weiblich; Sturz auf den angelegten Arm.** Subkapitale nicht disloziierte Humerusfraktur (A2-Fraktur nach AO, Neer-I-Fraktur) rechts (**a** a.-p.-Aufnahme, **b** axiale Aufnahme). Konservative Behandlung im Gilchrist-Verband; Beginn mit Pendeln ab der 3. Woche nach Röntgenstellungskontrolle. Im Verlauf keine weitere Dislokation, daher weitere konservative Therapie. Röntgenverlaufskontrolle der Fraktur nach 6 Wochen, vollständige knöcherne Konsolidierung ohne Dislokation (**c** a.-p.-Aufnahme, **d** axiale Aufnahme)

2.5.3 Schraubenosteosynthese

— Indiziert bei isolierte Tuberculum-majus-Abrissfrakturen (🔹 Abb. 2.6) bzw. Tuberculum-minus-Frakturen.

Praxistipp
Hier können kanülierte oder solide Kleinfragmentzugschrauben eingesetzt werden. Unterlegscheiben haben sich bewährt, da es sich oft um Brüche des Betagten und/oder mehrere kleine Fragmente handelt.

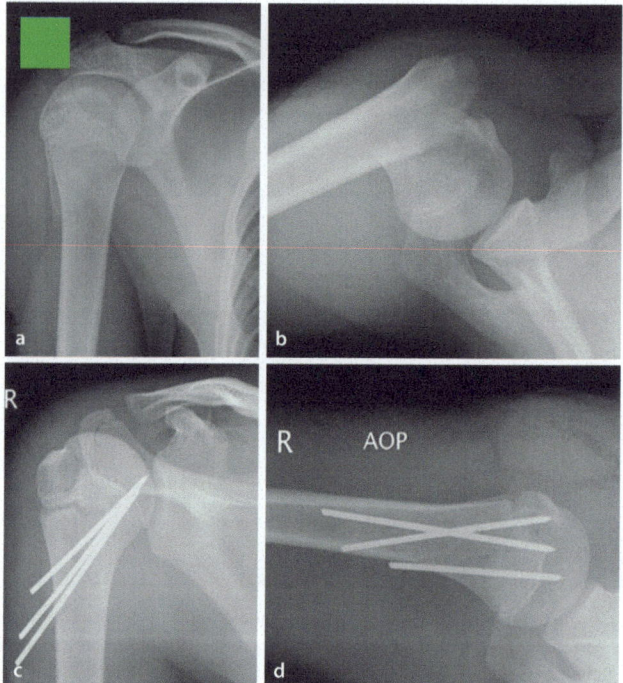

■ **Abb. 2.5a–d 16 Jahre, männlich. Sturz auf den gestreckten Arm.** Dislozierte subkapitale Humerusfraktur (A3-Fraktur nach AO, Neer-III-Fraktur) mit vollständigem Verlust des
Fragmentkontakts, Abkippung in der axialen Aufnahme um 90° (**a** a.-p.-Aufnahme, **b** axiale
Aufnahme). Versorgung durch Reposition und Osteosynthese mittels von lateral eingebrachten perkutanen Kirschner-Drähten (**c** a.-p.-Aufnahme, **d** axiale Aufnahme)

2.5.4 Plattenosteosynthese

━ Indiziert bei bei Zwei- bis Vierfragmentfrakturen
━ Bei Mehrfragmentfrakturen werden die Tubercula durch zusätzliche Nähte
 (Fadenzuggurtung) an die Platte fixiert.
━ In den letzten Jahren haben sich winkelstabile Plattensysteme durchgesetzt
 (■ Abb. 2.7).
━ Die proximalen Schrauben divergieren im Implantatkopf.
━ Einige Systeme erlauben es, die Schrauben polyaxial winkelstabil zu
 verankern.

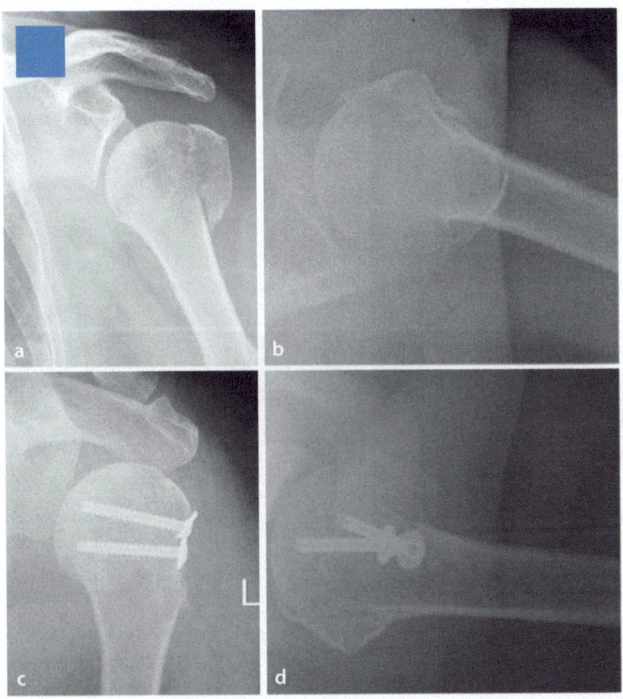

◘ Abb. 2.6a–d 42 Jahre, weiblich. Abrissfraktur nach Sturz auf den abduzierten Arm.
Isolierte Tuberculum-majus-Abrissfraktur links (**a** a.-p.-Aufnahme, **b** axiale Aufnahme).
Osteosynthese mittels 2er kanülierter Zugschrauben mit Unterlegscheiben mit anatomi-
scher Reposition und leichter Impression des lateralen Tuberculums aufgrund schlechter
Knochenqualität (Osteoporose; **c** a.-p.-Aufnahme, **d** axiale Aufnahme)

Praxistipp

Entscheidend ist, dass die proximalen Humeruskopfschrauben, die winkelstabil verankert werden, wenige Millimeter von der Kopfkalotte entfernt
bleiben, da es durch die verminderte Knochendichte häufig zur Sinterung und
Varisierung des Kopfes kommt. So wird eine Perforation ins Gelenk vermieden
(◘ Abb. 2.8).

◻ Abb. 2.7a–d 67 Jahre, weiblich. Sturz auf die oberere Extremität bei Glatteis. Drei-fragmentfraktur mit deutlicher Dislokation des Humeruskopfes und des Tuberculum majus sowie Impaktierung. B1-Fraktur nach AO-Klassifikation, nach Neer Dreifragmentfraktur vom Typ IV (**a** a.-p.-Aufnahme, **b** axiale Aufnahme). Osteosynthese mittels winkelstabiler Platte und anatomischer Rekonstruktion (**c** a.-p.-Aufnahme, **d** axiale Aufnahme, nicht ganz exakt eingestellt)

— Standardzugang: deltoideopectoraler Zugang.
— Schonung der V. cephalica.

Praxistipp

Schlüsselfragmente bei der Osteosynthese sind Kopf und Schaft. Die Reposi-tion beginnt mit dem Ausgleich der Horizontalverschiebung. Dann folgen Kalottenanhebung und Derotation. Bei jungen Patienten werden Kalotten-Schaft-Achsenwinkel und Retrotorsion wiederhergestellt. Die Reposition en-det mit dem Einpassen der Tubercula. Die Platte liegt ca. 0,5–1 cm unterhalb der Tuberculum-majus-Spitze.

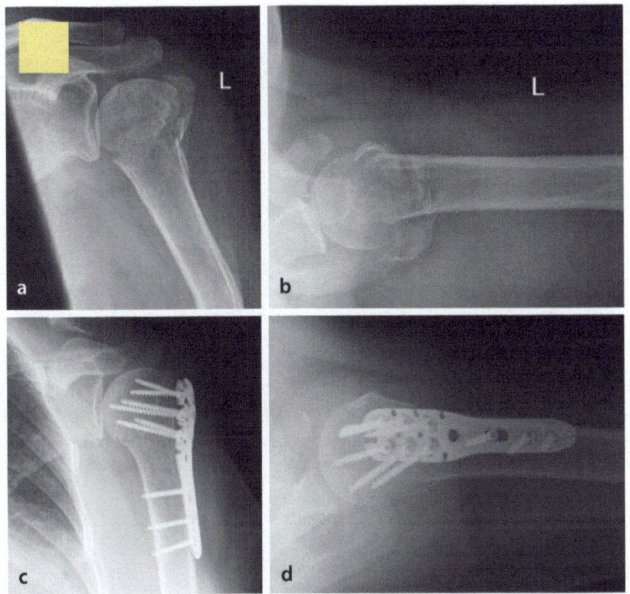

◨ Abb. 2.8a–d 44 Jahre, weiblich. Skiunfall. Humeruskopfmehrfragmentfraktur impaktiert. C1-Fraktur nach AO-Klassifikation, nach Neer Dreifragmentfraktur vom Typ IV (**a** a.-p.-
Aufnahme, **b** axiale Aufnahme). Versorgung der Fraktur mittels winkelstabilem Implantat
und anatomischer Rekonstruktion (**c** a.-p.-Aufnahme, **d** axiale Aufnahme)

2.5.5 Marknagelosteosynthese

— Indiziert bei subkapitalen Zweifragmentfrakturen, auch Drei- und Vierfragmentfrakturen.
— Vorteile:
   — höhere Stabilität,
   — weichteilschonende Technik,
   — kleiner transdeltoidaler Zugang.
— Die Tubercula können bei Mehrfragmentfrakturen durch Verriegelungsschrauben am Nagel fixiert werden (◨ Abb. 2.9).
— Prinzip ist die hohe Primärstabilität zwischen Kalotten- und Schaftfragment.
— Der Zugang verläuft quer vor dem vorderen Acromion und kann bis zum
   AC-Gelenk bzw. in den M. deltoideus im Sinne eines Delta-Splits erweitert
   werden.

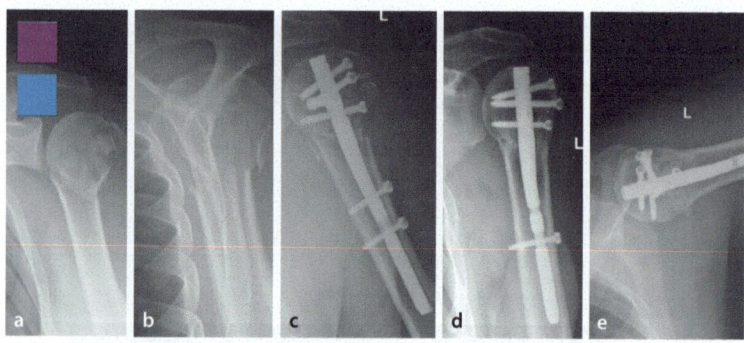

◻ Abb. 2.9a–e 49 Jahre, männlich. Direkter Sturz auf die linke Schulter beim Skifahren. B1-Fraktur nach AO bzw. Neer-IV-Dreifragmentbruch. Osteosynthese mit Marknagel über zentralen Zugang nach offener Reposition, Verriegelungsschrauben zur Stabilisierung des Kalottenfragments und Fadenzuggurtungen des getrümmerten Rotatorenmanschettenansatzes. (Aus Beickert et al. 2007)

– Der M. supraspinatus wird mit längs inzidiert.
– Kontraindikationen:
    – Luxationsfrakturen, die sich geschlossen nicht reponieren lassen,
    – Head-split-Frakturen.

2.5.6 Prothetik

– Indikationen:
    – hohes Lebensalter des Patienten,
    – stark verminderte Knochendichte bei osteoporotischen Veränderungen,
    – Mehrfragmentfraktur mit disloziertem Kopffragment mit medial am Collum anatomicum abgerissenem Periost (hier ist aufgrund der zerstörten Perfusion das Kopfnekroserisiko extrem hoch).
– Prinzip der Frakturendoprothesen ist der Ersatz des zertrümmerten Kopfes, wobei die die Muskelansätze tragenden Tubercula am proximalen Schaftanteil mit nicht resorbierbaren Nähten oder Cerclagen fixiert werden (◻ Abb. 2.10).
– Autogene Spongiosa aus dem Kopf sollte unterfüttert werden.
– Nicht selten vorbestehende Schäden der Rotatorenmanschette. Der M. deltoideus kann dann bei der Armhebung die Funktion der Rotatorenmanschette teilweise kompensieren.

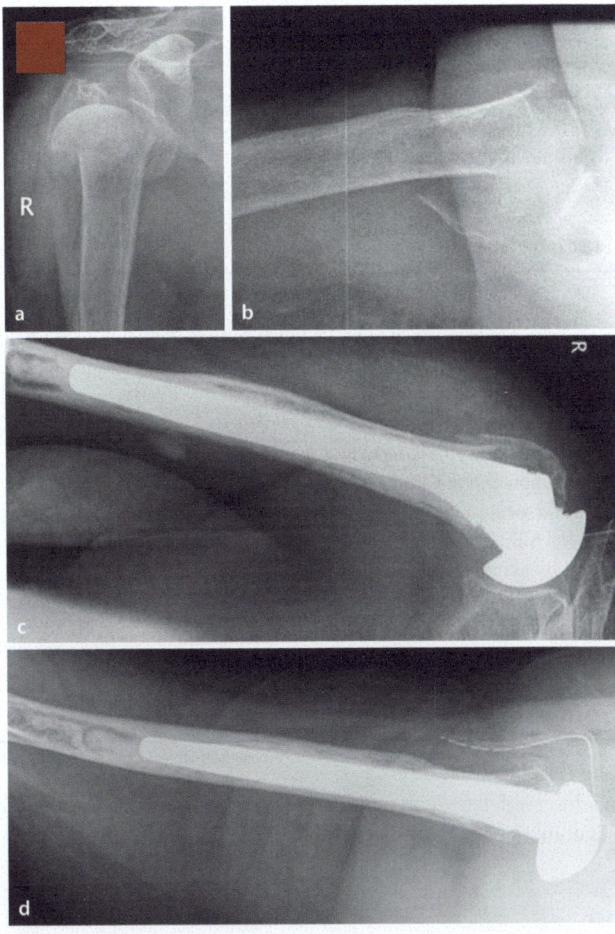

□ **Abb. 2.10a–d 76 Jahre, weiblich. Häuslicher Sturz nach Synkope; Osteoporose.** Vierfragmentfraktur des Humeruskopfes (C2-Fraktur nach AO, Neer-V-Vierfragmentfraktur) mit
völliger Destruktion des Kopfes und Impaktierung sowie Dislokation von Tuberculum
majus und minus (**a** a.-p.-Aufnahme, **b** axiale Aufnahme). Operative Versorgung mittels
zementierter Frakturendoprothese, da eine osteosynthetische Rekonstruktion nicht mehr
möglich ist. Fixierung der Tubercula an den proximalen Prothesenschaft unterhalb des
Kalottensegments mit nicht resorbierbaren Nähten (**c** a.-p.-Aufnahme, **d** axiale Aufnahme)

— Typische Indikationen:
  — valgisch impaktierte Vierfragmentfraktur,
  — Dislokation oder Luxation,
  — verhakte Frakturen,
  — Verlust von >50% der artikulierenden Humeruskopffläche,
  — Humeruskopf-Split-Frakturen.

2.6   Nachbehandlung

— Nicht dislozierte Frakturen können nach einer initialen Ruhigstellung bei konservativer Therapie nach etwa 10 Tagen mittels Pendelübungen beübt werden.

— Nach Röntgenkontrollen nach 2–3 Wochen passive Krankengymnastik möglich.

— Nach 4 Wochen aktiv assistierte Krankengymnastik.

— Nach 6 Wochen aktive Krankengymnastik.

— Perkutan versorgte Frakturen, z. B. durch Zugschraubenosteosynthese oder Kirschner-Drähte, können bei ausreichender Stabilität ab der 3. Woche passiv und aktiv assistiv beübt werden.

— Bei Platten- oder Marknagelosteosynthese ist eine frühfunktionelle Behandlung mit sofortiger aktiv assistierter Krankengymnastikmöglich.

2.7   Sonderformen

■ Schwerverletzte/Polytrauma

— Beim schwerverletzten/polytraumatisierten Patienten steht die Stabilisierung der Vitalfunktionen im Vordergrund.

■ Kinder

— Typische Verletzungsmechanismus ist der Fall auf den nach rückwärts ausgestreckten Arm.

— Eine spezielle Form ist die proximale Humerusfraktur des Neugeborenen bei hyperextendiertem oder derotiertem Arm während der Geburt.

— Einteilung nach Salter u. Harris:
  — Typ I: Lösung der Epiphyse (typische Geburtsverletzung).
  — Typ II: Epiphyse mit einem metaphysären Fragment, welches meistens posteromedial zu finden ist.

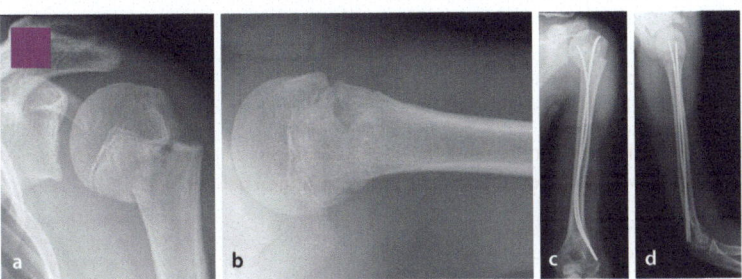

◘ Abb. 2.11a–d 14 Jahre, männlich. Sturz von einem Baum. Subkapitale Humerusfraktur links mit metaphysärem Keil, Typ Salter-Harris II (**a** a.-p.-Aufnahme, **b** axiale Aufnahme). Versorgung der Fraktur mittels zweier von lateral eingebrachter Prévot-Nägel (ESIN) als intramedullärer Kraftträger (**c** a.-p.-Aufnahme, **d** axiale Aufnahme)

— Diese Frakturen sind typischerweise bei Kinder >12 Lebensjahren zu finden.
  — Typ III: Intraartikuläre Frakturen, die selten mit Dislokationen assoziiert sind.
  — Typ IV: Sehr selten; intraartikuläre transepimetaphysäre Frakturen.
— Die Behandlung erfolgt überwiegend konservativ, da an dieser Lokalisation ein großes Korrekturpotenzial vorhanden ist.
— Salter-Harris Typ-II-Frakturen können durch intramedulläre Nagelung (elastisch-stabile intramedulläre Nagelung; ESIN) versorgt werden (◘ Abb. 2.11).

■ **Pathologische Frakturen**
— Diese Frakturen werden nach Standards der onkologischen Chirurgie behandelt.
— Hier geeignet: Verbundosteosynthese (Knochenzement und interne Fixation, z. B. über geeignete Plattenosteosynthesen)

2.8   Prognose und funktionelle Ergebnisse

— Stabile Retention wird als Voraussetzung für die Revaskularisation der Fragmente angesehen.
— Winkelstabile Versorgungen wie die Marknägel der neueren Generation und Plattenosteosynthesen weisen Vorteile zu herkömmlichen Implantaten auf wie höhere mechanische Stabilität.

- Misserfolge werden patientenabhängig beobachtet bei
  - Osteoporose,
  - fehlender Mitarbeit bei der Nachbehandlung,
  - Durchblutungsstörungen (Periostdestruktion des medialen Kopffragments).

> **Wichtig ist eine konsequente Nachbehandlung. Bis zu etwa 1 Jahr nach der Fraktur werden noch funktionelle Verbesserungen beobachtet.**

- Nicht wesentlich dislozierte Frakturen und Zweifragmentfrakturen zeigen eine gute Prognose.
- Vierfragmentfrakturen zeigen häufig eine persistierende Bewegungseinschränkung.

Oberarmschaft

S. Schultheiß, R. Hennes , C.M. Müller-Mai

C. Müller-Mai, A. Ekkernkamp (Hrsg.), *Frakturen auf einen Blick*,
DOI 10.1007/978-3-642-27429-9_3, © Springer-Verlag Berlin Heidelberg 2015

┌─ **Fraktur des Oberarmschafts** ──────────────────────────────

Oberarmschaftfrakturen betreffen die mittleren 3/5 des Humerus. Sie finden
sich am häufigsten im mittleren Schaftdrittel (ca. 60%), zu 30% im proximalen
Drittel und zu 10% im distalen Drittel. Nur wenige sind offene Frakturen.
Betroffen sind junge Menschen gleichermaßen wie ältere. Bei Kindern handelt
es sich um seltene Verletzungen.

3.1   Mechanismus

- Bei **indirekten Gewalteinwirkungen**, die etwa 2/3 ausmachen, beobachtet
  man häufig Spiralbrüche mit oder ohne Drehkeil.
- **Direkte Gewalteinwirkungen** führen eher zu Stück-, Biegungs- und
  Querfrakturen.
- Bei Skelettmetastasen im Rahmen von Tumorerkrankungen sind pathologische Frakturen zu beobachten.
- Osteoporotische Brüche finden sich oft im proximalen Drittel in Form
  von Biegungs- oder Torsionsbrüchen; sie laufen nicht selten bis in den Kopf
  aus.

3.2   Klinik

- Infolge einer direkten Gewalteinwirkung finden sich oft begleitende Weichteilverletzungen mit ausgeprägtem Hämatom.
- Die klinische Untersuchung zeigt hierbei oft die deutliche Instabilität mit
  ausgeprägten Schmerzen.
- Ein primärer N.-radialis-Schaden ist nicht selten am Übergang vom mittleren zum distalen Drittel zu finden: Hier tritt der Nerv nach seinem Verlauf
  im Sulcus n. radialis durch das Septum intermusculare laterale und ist relativ
  fixiert, sodass insbesondere Torsionsbrüche im distalen Drittel (Holstein-
  Lewis-Typ) zum Distraktionsschaden führen.

**❯ Die Häufigkeit von Radialisschäden wird mit über 10% aller Fälle angege-
ben. Daher ist die neurologische Untersuchung bezüglich einer N.-radialis-
Verletzung auch direkt postoperativ von besonderer Bedeutung.**

- Eine Fallhand und Fühlstörungen, z. B. am radialen Handrücken, sind
  auszuschließen.
- Bei distalen Frakturen sind auch Verletzungen des N. ulnaris möglich.

— Die klinischen Befunde sind hier bei der Erstuntersuchung genauso wie im Heilverlauf nach Durchführung von therapeutischen Maßnahmen zu dokumentieren.
— Infolge der direkten Gewalteinwirkung ist an Begleitverletzungen der angrenzenden Gelenke, des Thorax, der Scapula und der Clavicula zu denken.

> **Cave.** Geschlossene Repositionsversuche zur Ruhigstellung im Gilchrist-Verband zur konservativen oder vor der operativen Versorgung sind zu unterlassen, da die Gefahr des iatrogenen Radialisschadens besteht.

3.3 Diagnostisches Vorgehen

— Die Diagnostik umfasst nach Erhebung der möglichst genauen Anamnese zum Unfallhergang die dezidierte Untersuchung der oberen Extremität, insbesondere die Beurteilung von neurovaskulären Störungen.
— Die Röntgendiagnostik umfasst eine seitliche und eine a.-p.-Aufnahme unter Abbildung der ganzen Länge des Humerus einschließlich der angrenzenden Gelenke.
— Schultergelenk und Ellbogengelenk sollten zusätzlich jeweils durch eine seitliche und eine a.-p.-Aufnahme dokumentiert werden.

3.4 Klassifikation

3.4.1 AO-Klassifikation

Die Klassifikation der Humerusschaftfrakturen nach der AO unterteilt wie bei allen Schaftbrüchen:

▪ **Frakturen Typ A**
— Es handelt sich um einfache Zweifragmentfrakturen.

▪ **Frakturen Typ B**
— Dreifragmentkeilfrakturen; sie werden mit dem Buchstaben B versehen.

▪ **Frakturen Typ C**
— Dies sind verschiedenartige komplexe Brüche (◘ Abb. 3.1).
— Für alle genannten Bruchformen ist die Marknagelosteosynthese als Standard anzusehen; andere Verfahren bleiben Sonderfällen vorbehalten (◘ Abb. 3.2).

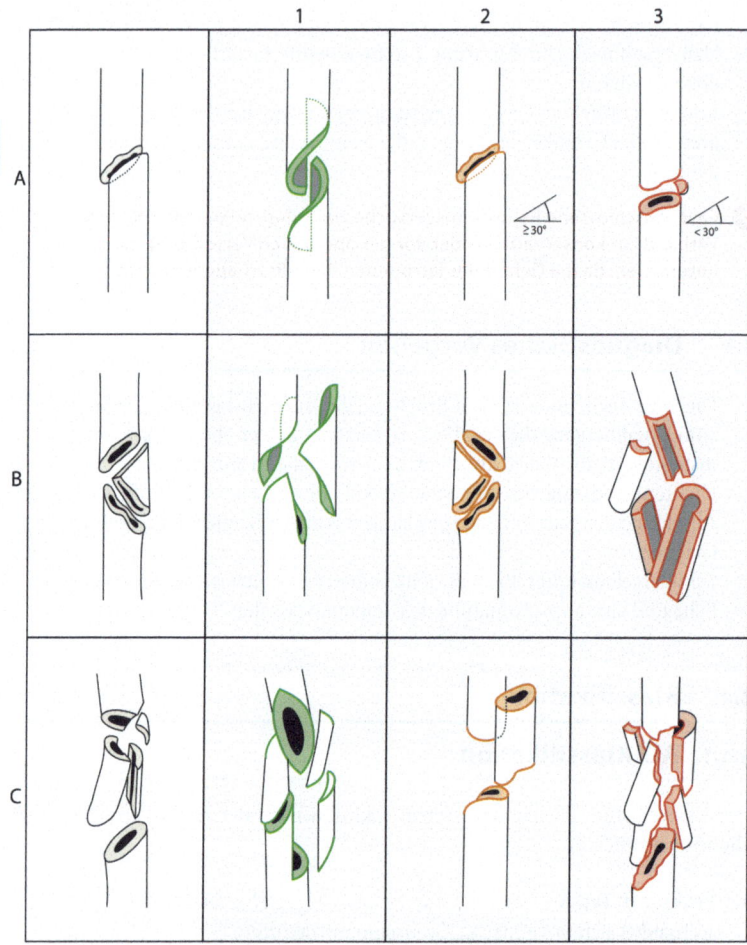

a Zweifragmentfrakturen (je 3 Untergruppen A1.1–A3.3 je nach Höhe der Frakturlokalisation)
A1: Spiralförmige Bruchlinie
A2: Schrägfraktur (>30°)
A3: Querfraktur (<30°)
b Keilfrakturen, Dreifragmentbrüche (Untergruppen B1.1–B3.3 je nach Höhe der Frakturlokalisation)
B1: Drehkeil
B2: Biegungskeil
B3: Komplexer fragmentierter Keil

c Komplexe Fraktur (Untergruppen C1.1–C3.3 je nach Anzahl der Fragmente)
C1: Spiralförmig mit Zwischenfragmenten
C2: Etagenfraktur (Herausbrechen eines Segments)
C3: Irregulärer Verlauf

■ **Abb. 3.1 AO-Klassifikation Humerusschaftfrakturen**

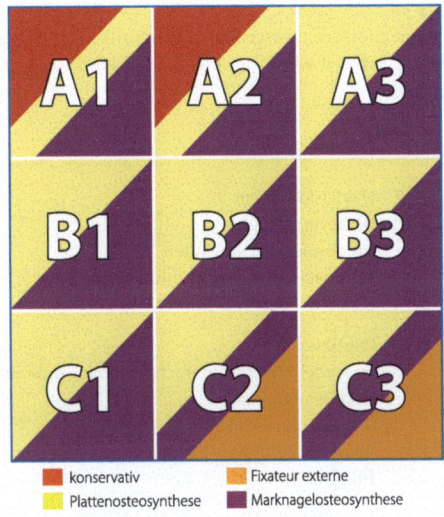

◘ Abb. 3.2 Darstellung der Therapieoptionen bei Humerusschaftfrakturen, Einteilung nach der AO-Klassifikation (Empfehlung der gängigsten Verfahren, Abweichungen sind möglich)

— Beispielhaft zu nennen sind hier der primäre Radialisschaden und die Versorgung mit Plattenosteosynthese oder der Fixateur externe bei Schwerverletzten oder offenen Frakturen und Weichteilschäden.

3.4.2 Beispiele weiterer Klassifikationen

— Weitere Klassifikationen der Humerusschaftfrakturen spielen unserer Ansicht nach keine Rolle.

Einteilung der Weichteilverletzungen

Die Einteilung der Weichteilverletzungen erfolgt unserer Ansicht nach am genauesten nach Gustilo u. Anderson (◘ Tab. 3.1)

> ◼ **Tab. 3.1** Einteilung des Weichteilschadens nach Gustilo und Anderson. Eine primäre Marknagelung verbietet sich spätestens ab Grad IIIB, da dann signifikant mehr Infekte zu erwarten sind

Grad		Charakteristik
I		Hautläsion ≤1 cm Nicht verschmutzt Durchspießung von innen Minimale Muskelkontusion Einfache Quer- oder kurze Schrägfraktur
II		Hautläsion >1 cm Ausgedehnter Weichteilschaden mit Lappenbildung oder Décollement Geringe bis mäßige Muskelquetschung Einfache Quer- oder kurze Schrägfraktur mit kleiner Trümmerzone
III		Ausgedehnter Weichteilschaden unter Einbeziehung von Haut, Muskulatur und neurovaskulären Strukturen Oft Rasanztrauma mit schwerer Gewebsquetschung
	IIIA	Ausgedehnter Weichteilschaden mit noch adäquater Knochendeckung Stückfrakturen Schussverletzungen
	IIIB	Ausgedehnter Weichteilschaden mit Deperiostierung und freiliegendem Knochen Massive Kontamination
	IIIC	Rekonstruktionspflichtige Gefäßverletzung

3.5   Therapeutisches Vorgehen

━ Die konservative Behandlung tritt mehr und mehr in den Hintergrund.

━ Vorteil nach der operativen Behandlung ist die Einleitung einer frühen funktionellen Behandlung mit deutlicher Schmerzreduzierung nach stabiler Versorgung der Fraktur.

━ Länge und Rotation des Humerus können wiederhergestellt werden.

━ Operationsindikationen zeigt die ▶ Übersicht.

Operationsindikationen
- Absolute Operationsindikationen:
  - offene Brüche
  - begleitende Gefäßverletzungen
  - Brüche bei Polytraumatisierten
  - Pseudarthrosen
- Relative Indikationen:
  - gleichzeitige Ober- und Unterarmbrüche
  - beidseitige Oberarmfrakturen
  - erhebliche Achsenabweichungen
  - Radialisparesen

3.5.1 Konservative Therapie

- Für die konservative Therapie unserer Erfahrung nach am besten geeignet ist der Sarmiento-Brace (◘ Abb. 3.3).
- Die Dauer bis zur vollständigen Konsolidierung beträgt etwa 3 Monate.
- Regelmäßige klinische wie radiologische Kontrollen zur Beurteilung des Heilungsverlaufs sind notwendig.
- Die physiotherapeutischen Behandlung ist ein wesentlicher Bestandteil des Behandlungskonzeptes.

3.5.2 Plattenosteosynthese

- Für die Plattenosteosynthese zu empfehlen ist die schmale 4,5-mm-LCDCP (»low contact dynamic compression plate«) oder eine entsprechende, wie ein Fixateur wirkende, winkelstabile LCP (»locking compression plate«).
- Für eine ausreichende Stabilität sollten in jedem der beiden Hauptfragmente mindestens 6 Corticalisanteile gefasst bzw. 3 Schrauben eingebracht werden.
- Die Schrauben sollten in der Bohrrichtung leicht divergieren, um das Risiko von iatrogenen Schaftfissuren zu minimieren (◘ Abb. 3.4).
- Der Verlauf des N. radialis ist zu beachten, er darf in keinem Fall zu sehr aus dem umliegenden Gewebe mobilisiert werden und muss sorgfältig geschont werden.
- Eine Mobilisierung erfolgt so weit, dass die Platte spannungsfrei unter dem Nerv platziert werden kann.

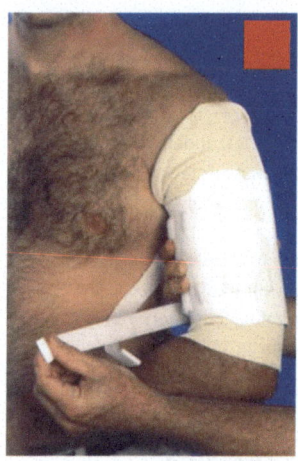

■ **Abb. 3.3 Korrekt angelegter Sarmiento-Brace bei Humerusschaftfraktur.**
(Aus Sarmientu u. Latta 2007)

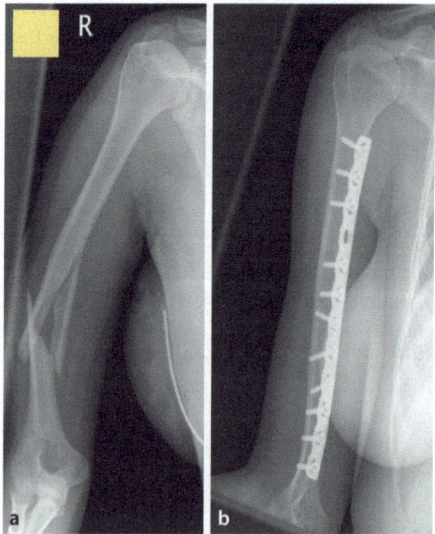

■ **Abb. 3.4a, b 35 Jahre, weiblich. Motorradunfall, Sturz auf den rechten Arm.** B1-Fraktur
mit Drehkeil, primäre Radialisläsion. Offene Revision und Plattenosteosynthese mit
12-Loch-LCDC-Platte. 2 Zugschrauben wurden durch die Platte gesetzt. Übungsstabilität

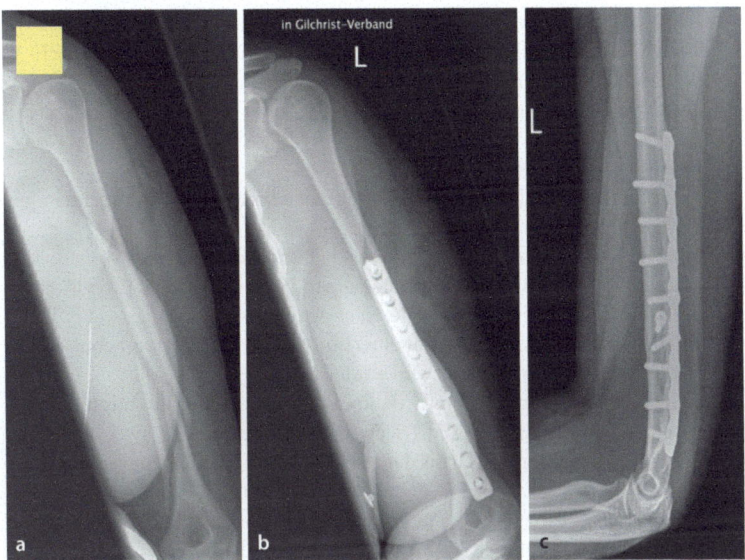

■ **Abb. 3.5a–c 40 Jahre, weiblich, Sturz beim Bodenturnen.** Komplexe Fraktur spiralförmig verlaufend mit 2 Zwischenfragmenten (C1.1 nach AO). 9-Loch-LCDC-Platte mit interfragmentärer Zugschraube für den Drehkeil. Übungsstabilität

— Zwischenfragmente sind ggf. mit Zugschrauben zunächst an die Hauptfragmente zu fixieren, um die Fraktur in eine Zweifragmentfraktur zu überführen (■ Abb. 3.5).

❯ **Es empfiehlt sich ein leichtes »Überbiegen« der Platte im Sinne einer Kompressionsplattenosteosynthese, sodass auch die der Platte abwandte Corticalis unter Kompression steht.**

— Trümmerzonen sind bei Verletzung mit primärer oder sekundärer Radialisläsion im Sinne einer »biologischen Osteosynthese« zu überbrücken: Die einzelnen Fragmente werden nicht aus dem Verbund gelöst, da bei dieser Art der Versorgung eine Radialisrevision und Neurolyse erfolgen kann.

Operative Zugänge
■ **Anterolateraler Zugang**
— Über den anterolateralen Zugang können Frakturen problemlos von proximal bis zur Schaftmitte versorgt werden, ggf. kann die Schnittführung auch nach distal erweitert werden.

— Der M. brachialis wird in Faserrichtung im Übergang vom mittleren zum distalen Drittel gesplittet; hierdurch wird der N. radialis bei seinem Durchtritt durch das Septum intermusculare laterale vom M. brachialis mit seiner Muskelmanschette geschützt.

■ **Dorsaler Zugang nach Henry**

— Dieser Zugang wird für Frakturen im mittleren bis distalen Schaftdrittel verwendet.

— Der Deltoideusansatz limitiert den Zugang nach proximal.

— Insbesondere für Frakturen, bei denen die Indikation zur Radialisrevision bei Läsion des Nervs gestellt wurde, ist er der geeignete Zugang.

— In Bauchlagerung ist der Arm auf einer Stütze so zu lagern, dass Schultergelenk und Unterarm 90° abgewinkelt sind.

— Nach dorsomedianer Inzision wird die Fascia superficialis durchtrennt und im Sulcus zwischen den beiden Tricepsköpfen eingegangen.

— In der Tiefe muss der N. radialis dargestellt und angeschlungen werden.

■ **Medialer Zugang**

— In Rückenlage erfolgt die Hautinzision von der vorderen Axillarlinie bis zum Epicondylus ulnaris.

— Danach wird beugeseitig des Septum intermusculare mediale und die Oberarmfaszie inzidiert.

— Der N. ulnaris kann aufgesucht und mit dem Gefäß-Nerven-Bündel vom Humerus abgeschoben werden.

3.5.3 **Marknagelosteosynthesen**

Antegrade Marknagelung

— Bei der antegraden Marknagelversorgung hat sich die sog. Beach-chair-Position bewährt, also die halbsitzende Lagerung des Patienten mit frei beweglich abgedecktem Arm.

— Eine klare röntgenologische Darstellung des gesamten Oberarms mit der Schulter muss gewährleistet sein.

— Der operative Zugang erfolgt über einen deltoidalen Split nach kleinem anterolateralem Hautschnitt über dem Schultergelenk.

— Die Rotatorenmanschette wird längsgespalten und am besten mit Haltefäden markiert.

— Für den UHN (»unreamed humerus nail«) liegt der ideale Eintrittspunkt etwas medial der Knorpel-Knochen-Grenze; abhängig vom Design des Nagelsystems kann der Eintrittspunkt variieren.

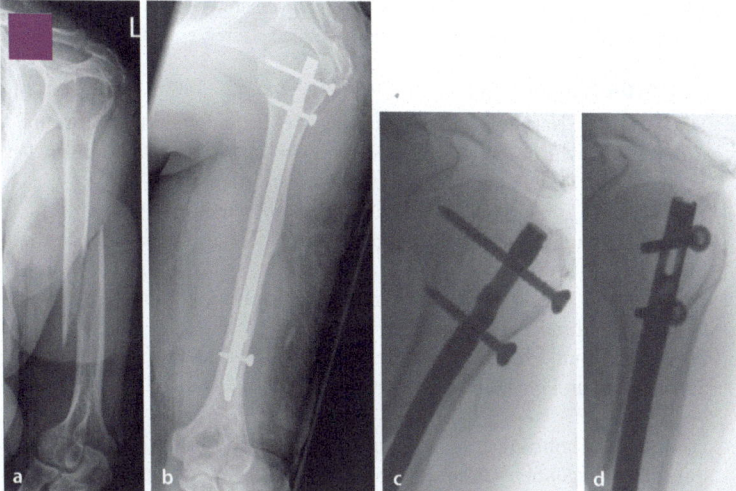

🔲 **Abb. 3.6a–d** 35 Jahre, männlich. **Verkehrsunfall mit seitlichem Aufprall.** A2-Fraktur. Nagelosteosynthese mit UHN mit proximaler und distaler Verriegelung. **a, b** Prä- und direkt postoperative Röntgenkontrollen. **c, d** Intraoperative Abschlusskontrollen proximal und distal. Der Bolzen soll möglichst direkt subchondral enden

- Eine sorgfältige und schonende Naht der Rotatorenmanschette nach Implantation des Nagels ist unverzichtbar.
- Nach Eröffnung des Markraums werden abhängig vom Nagelsystem die Frakturfragmente mit einem Führungsdraht oder direkt mit dem Nagel aufgefädelt, und die Fraktur wird in Länge und Rotation korrekt eingestellt (🔲 Abb. 3.6).
- Die Rotationsstabilität wird durch die Verriegelung gewährleistet.
- Einige Systeme erlauben die interfragmentäre Kompression über spezielle Kompressionsschrauben.
- Die Kompression ist besonders bei Querfrakturen wichtig, da sonst nicht selten Pseudarthrosen beobachtet werden.
- Über den gleichen Zugang kann auch der proximale Humerusnagel für Brüche im körpernahen Drittel angewendet werden.
- Bei Ausläufern des Bruchs bis weit in den metaphysären Bereich sind spezielle Verriegelungsoptionen möglich, wie z. B. mit dem antegrad eingebrachten UHN mit Spiralklinge, die über den Schlitz für die dynamische Verriegelung vor den anderen Verriegelungsbolzen eingebracht und winkelstabil fixiert wird.

— Das Nagelende ist sicher im Humeruskopf zu versenken, da sonst erhebliche Probleme mit der Schulterbeweglichkeit sowie Schmerzen auftreten.

Retrograde Nagelung

— Die retrograde Nagelung wird in Bauchlage des Patienten durchgeführt und ist für alle Brüche des Schafts bis etwa 5 cm vor der Fossa olecrani geeignet.

— Hierzu ist ein röntgendurchlässiger Armtisch erforderlich.

— Schulter- und Ellbogengelenk sind um jeweils 90° abgewinkelt.

— Eine Darstellung des gesamten Oberarms und Ellbogengelenks in 2 Ebenen muss möglich sein.

— Der operative Zugang erfolgt über einen dorsalen Hautschnitt und Längsspaltung der distalen Tricepssehne.

— Der Eintrittspunkt zur Eröffnung der Markhöhle befindet sich zwischen der lateralen und medialen supracondylären Kante und dem Dach der Fossa olecrani.

— Die Insertionsbohrung des Markraums kann über 3,2- bzw. 4,5-mm-Bohrungen begonnen werden, die mit konischen/zylindrischen Fräsen ausgearbeitet werde, bis ohne Spannung und Zwang der Nagel durch Drehbewegungen ohne große Kraftanwendung in ein ausreichend abgeschrägtes und geglättetes Insertionsloch eingebracht werden kann.

— Wird dies nicht ausreichend beachtet, können beim Einführen des Nagels Fissuren und Frakturen entstehen (◻ Abb. 3.7).

3.5.4   Fixateur externe

— Die Versorgung einer Oberarmschaftfraktur durch einen Fixateur externe wird angewandt
    — bei polytraumatisierten Patienten (◻ Abb. 3.8),
    — bei ausgeprägten Weichteilverletzungen,
    — als Rückzugsmöglichkeit bei Komplikationen,
    — bei offenen Frakturen.

— Proximal eignet sich als Orientierung zum Einbringen der Schanz-Schrauben der Vorderrand des M. deltoideus, während distal-posterolateral am Rand der Tricepssehne einzugehen ist. Der Verlauf des N. radialis ist zu beachten.

> **Die Reposition der Fraktur und Fixateur-Anlage sollten so erfolgen, dass auch eine Ausbehandlung der Fraktur ohne Verfahrenswechsel erfolgen kann.**

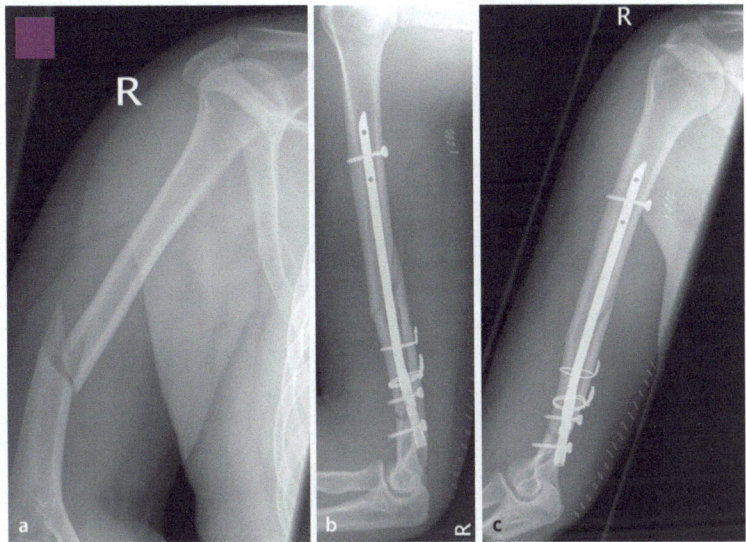

◨ **Abb. 3.7a–c 54 Jahre, männlich. Verkehrsunfall.** Spiralförmige A1-Fraktur nach AO, retrograde Marknagelosteosynthese mit UHN. Intraoperativ iatrogene Fraktur distal beim Einbringen des Nagels durch ungenügende Aufbohrung des Insertionspunkts. Erweiterung der Operation mit Anlage von 2 Draht-Cerclagen. Proximal nur einfache Verriegelung bei sehr guter intramedullärer Nagelverklemmung

3.6 Nachbehandlung

- Die frühfunktionelle Behandlung mit Muskelanspannungsübungen und Bewegung der angrenzenden Gelenke sollte bereits direkt postoperativ durchgeführt werden, soweit eine stabile Versorgung erreicht worden ist.
- Äußere Ruhigstellungsmaßnahmen sind nicht förderlich.
- Rotationsübungen sollten anfangs vermieden werden.
- Belastungsaufbau in der Regel ab der 8. Woche.
- Die radiologische Kontrolle in 2 Ebenen ist unmittelbar postoperativ obligat und sollte in regelmäßigen Abständen erfolgen (z. B. 2, 6 und 12 Wochen postoperativ jeweils in 2 Ebenen mit angrenzenden Gelenken).
- Auf die bereits hingewiesene Prüfung des N. radialis unmittelbar postoperativ darf nicht verzichtet werden.

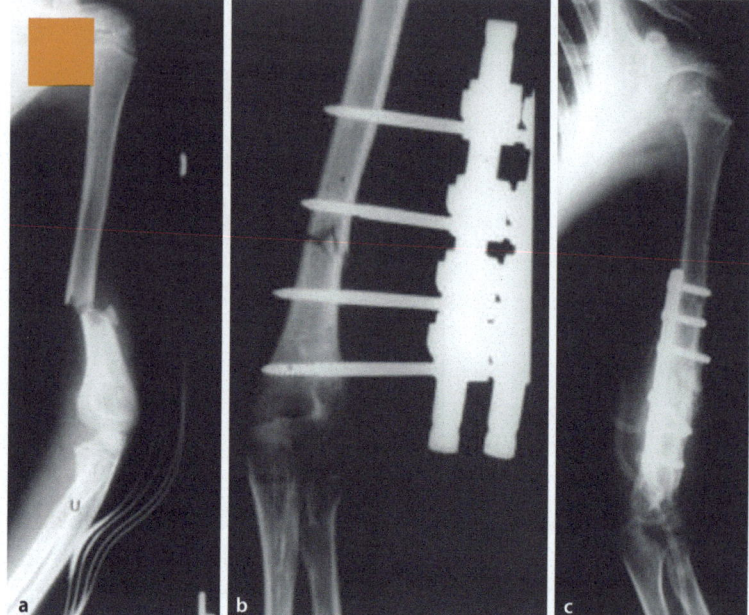

🔲 **Abb. 3.8a–c Polytraumatisierter Patient, männlich; hämorrhagischer Schock.** Distale Humerausschaftfraktur (**a**). Notfallmäßige Stabilisierung im Fixateur externe (**b**). Verfahrenswechsel auf Platte am 11. Tag nach dem Trauma (**c**)

— Die Entfernung der Implantate ist meist nicht erforderlich und sollte gerade bei Plattenosteosynthesen wegen der Gefahr einer N.-radialis-Schädigung nur nach sorgfältiger Indikationsstellung durchgeführt werden.

3.7   Sonderformen

- **Kinder und Jugendliche**
— Die erste Option der Behandlung ist die konservative Behandlung mit Ruhigstellung im Gilchrist- oder Desault-Verband.
— Achsenabweichungen über 10° oder sehr instabile Quer- und kurze Schrägbrüche sind Indikationen zur operativen Behandlung.
— Als Methode der Wahl dient die zur frühfunktionellen Nachbehandlung gut geeignete elastische intramedulläre Nagelung (ESIN; 🔲 Abb. 3.9).

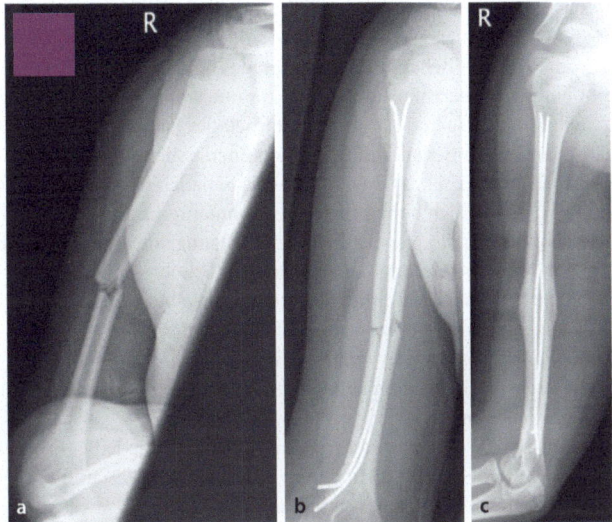

■ **Abb. 3.9a–c 16 Jahre, männlich. Sturz aus 1 m Höhe.** Retrograde Prevot-Nagelosteo-synthese (Titan, jeweils 2,5 mm). **a, b** Frakturaufnahmen und direkt postoperative Kontrolle. **c** Konsolidierung der Fraktur mit einliegenden Prevot-Nägeln (Aufnahmen vor Metallent-fernung)

■ **Pathologische Humerusschaftfrakturen**

– Diese treten insbesondere bei metastasiertem Mammakarzinom auf und werden nach den Richtlinien der onkologischen Chirurgie behandelt.

– Marknagelosteosynthesen sind prophylaktisch, also möglichst vor Fraktur-auftreten, durchzuführen.

– Nach Auftreten eines Bruchs eignen sich Plattenosteosynthesen auch als sog. Verbundosteosynthese in Kombination mit Knochenzement.

3.8 Prognose und funktionelle Ergebnisse

– Vorteile der operativen Behandlung sind die umgehende Übungsstabilität mit rascher Wiederherstellung von Funktion und Form des Oberarms.

– Kleinere Rotations- oder Achsenfehler unter 20° werden gut kompensiert.

– Hauptproblem der Marknagelung ist das Auftreten von Pseudarthrosen, die zu etwa 7% in der Literatur beschrieben werden (2% nach Plattenosteo-synthese).

— Hauptnachteil der Plattenosteosynthese sind die Radialisläsionen, die in >15% der Operationen auftreten. Infekte sind insgesamt selten (<2%).

— Beim konservativen Behandlungskonzept, das bei Wunsch des Patienten oder hohem Narkoserisiko zum Tragen kommt, sind die Beachtung der Weichteilverhältnisse und die aktive Mitarbeit des Patienten über den aufzuklärenden langen Behandlungszeitraum unerlässlich.

— Beim primären oder sekundären N.-radialis-Schaden raten einige Autoren wegen der nachweislich hohen Rate einer Spontanremission und gleichzeitiger Schädigung des Nervs durch die Freilegung von einer Behandlung ab und indizieren bei definitiv unvollständiger Erholung des Nervs die Revision nach 4–8 Wochen. Andere Autoren sehen bei manifester, begleitender Radialisparese die Indikation zur sofortigen operativen Revision.

— Tritt eine Parese postoperativ (Häufigkeit um 4%, insbesondere durch traumatische Lagerung) auf, kann auf die Revision verzichtet werden, wenn der Nerv dargestellt worden ist.

— Nach posttraumatischer Parese wird von mindestens partiellen Erholungsraten <80% berichtet, nach sekundärem Schaden von >90% und nach postosteosynthetischer Parese von bis zu 100%.

— Eine Revision hat bei dem Verdacht auf eine Einklemmung im Bruchspalt oder auf Durchtrennung zu erfolgen.

— Regeneration nach Radialisläsion wird im Mittel ab 6 Monaten erreicht.

— Bei Pseudarthrosen sollte nach Ablauf von 8 Monaten eine Revision mit Verfahrenswechsel auf eine stabile Osteosynthese erfolgen.

Distaler Oberarm

A. Paech, G. Heinrichs, A.P. Schulz, M.M. Kaiser

C. Müller-Mai, A. Ekkernkamp (Hrsg.), *Frakturen auf einen Blick*,
DOI 10.1007/978-3-642-27429-9_4, © Springer-Verlag Berlin Heidelberg 2015

- Die genaue Klassifikation der Frakturen ist entscheidend, da die Ergebnisse bei komplexen Brüchen mit Gelenkflächenbeteiligung oftmals unbefriedigend sind.
- Osteoporose und Ausdehnung der Verletzung (offene Frakturen) haben ebenfalls einen entscheidenden Einfluss auf das Ausheilungsergebnis, aber auch auf die Wahl des operativen Vorgehens.
- Die supracondyläre Humerusfraktur ist die häufigste ellbogengelenknahe Verletzung im Wachstumsalter (50–60%).
- Die zweithäufigste Ellbogengelenksverletzung im Kindesalter ist die Fraktur des Condylus radialis humeri (10–15%); es sind eher kleinere Kinder zwischen 4 und 8 Jahren betroffen.
- Die Epicondylus-ulnaris-Fraktur betrifft eher ältere Kinder zwischen 9 und 15 Jahren.
- Die Epicondylus-ulnaris-Fraktur kann sowohl isoliert auftreten als auch als Begleitverletzung einer Ellbogenluxation.

4.1   Mechanismus

- Meist handelt es sich um direkte Anpralltraumata.
- Bei Kindern begünstigt die physiologische Überstreckbarkeit die Frakturentwicklung.
- Durch eine zusätzliche Rotation entsteht eine dislozierte Fraktur.
- Häufiger als andere Frakturen sind distale Humerusfrakturen mit Gefäß- und Nervenverletzungen assoziiert (meist betroffen: N. ulnaris bzw. N. radialis, A. brachialis).

❯ Genaue Dokumentation des neurologischen Status bei der initialen Untersuchung erheben.

4.2   Klinik

- Typische indirekte Frakturzeichen vorhanden:
  - Hämatome,
  - Ödembildung,
  - Schwellungen,
  - Druckschmerz.
- Bei Kindern kann die massive Schwellung eine Luxation vortäuschen.
- Schmerzbedingt eingeschränkte Beweglichkeit im Ellbogengelenk und Schonhaltung.

▬ Bei Nervenschädigungen imponieren Parästhesien oder Lähmungen, bei Gefäßschädigungen Blässe und fehlende periphere Pulse.

▬ In bis zu 30% der Fälle handelt es sich um Mehrfachverletzte.

4.3 Diagnostisches Vorgehen

▬ Inspektion und radiologische Diagnostik sind obligat.

▬ Röntgenaufnahmen des Ellbogengelenks in 2 streng senkrecht zueinander stehenden Ebenen (a.-p. in Steckstellung und Supination, seitlich in 90° Beugung und Supination) sind anzufertigen.

▬ Die seitliche Ebene ermöglicht eine Beurteilung der Gelenkfläche und ist bei Fehlprojektion zu wiederholen.

▬ Bei unklarem Ergebnis kann die Diagnostik durch Schrägaufnahmen ergänzt werden.

Praxistipp

Besteht der Verdacht auf eine Gelenkbeteiligung, ist die Durchführung einer CT – ggf. mit 3-D-Rekonstruktion – empfehlenswert, da die Art der Osteosynthese und der operative Zugang von der genauen Klassifikation der Fraktur abhängen.

▬ Bei Verdacht einer Nervenschädigung sollte eine neurologische Diagnostik mittels Untersuchung und ggf. EMG/ENG erfolgen.

▬ Die Gefäßdarstellung ist dopplersonographisch oder durch Angiographie möglich.

4.4 Klassifikationen

4.4.1 AO-Klassifikation

Die allgemein gültige AO-Klassifikation (◘ Abb. 4.1) unterteilt bei Erwachsenen auch die Brüche am distalen Humerus in:

▬ extraartikuläre Frakturen (A-Frakturen),

▬ partiell intraartikuläre Frakturen (B-Frakturen),

▬ artikuläre Frakturen (C-Frakturen).

4

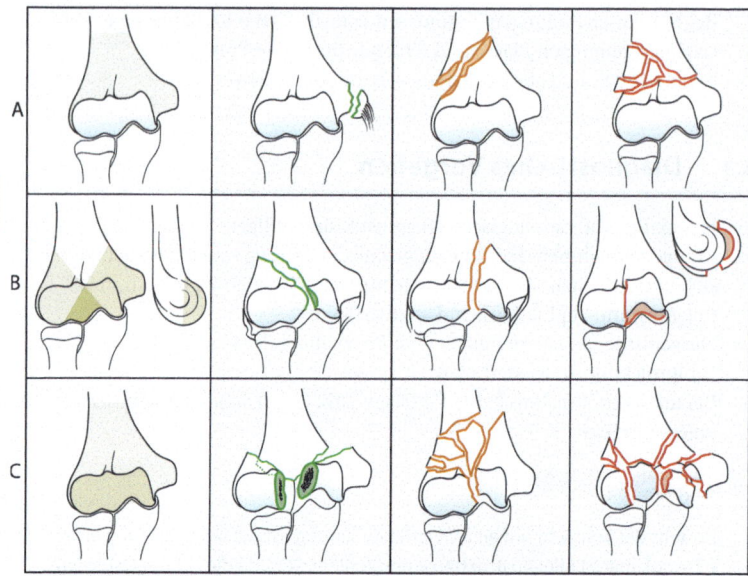

a Extraartikuläre Frakturen
(je 3 Untergruppen A1.1–A3.3)
A1: Apophysär
A2: Metaphysär einfach (supra- oder transcondylär)
A3: Metaphysär mehrfach fragmentiert
b Intraartikuläre einfache Frakturen
(je 3 Untergruppen B1.1–B3.3)
B1: Radialer (lateraler) Condylus
B2: Medialer (ulnarer) Condylus
B3: Abscherung in der Frontalebene

c Intraartikuläre vollständige Frakturen
(je 3 Untergruppen C1.1–C3.3)
C1: Intraartikulär und metaphysär einfach (T- oder Y-förmig, intercondylär)
C2: Intraartikulär einfach, metyphysär mehrfach
C3: Intraartikulär mehrfach und metyphysär mehrfach

▣ **Abb. 4.1 AO-Klassifikation: Extra- und intraartikuläre Frakturen, distaler Oberarm**

▪ Frakturen vom Typ A

— Die extraartikulären A-Frakturen sind extraartikuläre Ausrissfrakturen der Condylen.

— Oftmals sind sie von einer Subluxation oder Luxation begleitet.

— Die Behandlung der Luxationsstellung steht im Vordergrund.

— Bei der Reposition muss verhindert werden, dass es zu einer Interposition von Knochenfragmenten oder Weichteilgeweben im Gelenkspalt kommt.

— Im Allgemeinen ist der Ellbogen nach Reposition stabil, sodass eine konservative Behandlung möglich ist.

— Bei größeren Fragmenten empfiehlt sich eine Fixation mit 3,5- oder 4,5-mm-Schrauben und einer monocondylären Platte.

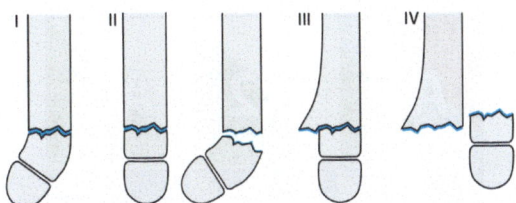

■ **Abb. 4.2 Von-Laer-Klassifikation.** Abgegrenzt werden 4 Formen: **Typ I:** undisloziert,
Typ II: Dislokation nur in 1 Ebene, **Typ III:** Dislokation in 2 Ebenen, meist mit Rotationsfehler
und **Typ IV:** komplette Dislokation

- **Frakturen vom Typ B**
  – Bei den partiell intraartikulären B-Frakturen handelt es sich oftmals um
    sagittal verlaufende Brüche
  – Entweder die mediale (ulnare) oder die laterale (radiale) Condyle ist betroffen.
  – Die Bruchlinie kann bis in die Gelenkfläche reichen (B1 und B2).
  – B3-Frakturen verlaufen in der Frontalebene.
  – Schrauben- oder Plattenosteosynthese bieten sich hier zur sicheren Stabili-
    sierung nach stufenfreier Reposition der Gelenkfläche an.

- **Frakturen vom Typ C**
  – C-Frakturen des distalen Humerus beinhalten immer eine Gelenk-
    beteiligung und sind oftmals Mehrfragmentfrakturen.

4.4.2 Beispiele weiterer Klassifikationen

Im Kindesalter findet v. a. die Klassifikation der supracondylären Frakturen nach
von Laer (■ Abb. 4.2) Anwendung.

4.5 Therapeutisches Vorgehen

– Ziel der operativen Versorgung ist die anatomische Rekonstruktion der
  Fragmente und der Gelenkfläche sowie eine dauerhafte Retention der
  Reposition bis zur knöchernen Konsolidierung.

❯ **Die Indikation zur operativen Therapie ist bei Dislokation, Mehrfragmentfraktur und Beteiligung der Gelenkfläche immer gegeben (■ Abb. 4.3).**

4

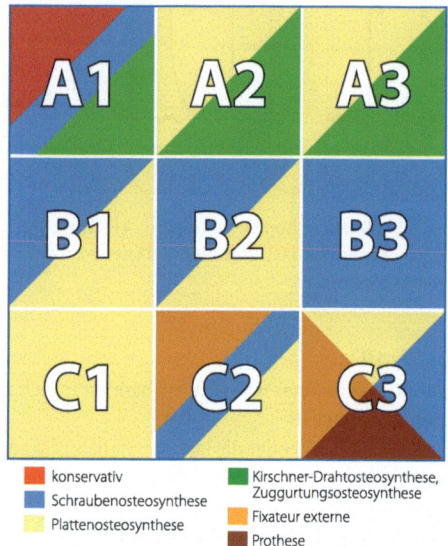

konservativ

Schraubenosteosynthese

Plattenosteosynthese

Kirschner-Drahtosteosynthese,
Zuggurtungsosteosynthese

Fixateur externe

Prothese

◘ **Abb. 4.3 Therapieoptionen bei distalen Humerusfrakturen. Einteilung nach der AO-Klassifikation** (Empfehlung der gängigsten Verfahren, Abweichungen sind möglich)

— Bei Gelenkfrakturen vom C-Typ wird die Fraktur durch Schrauben oder K-Drähte zunächst in eine A-Fraktur umgewandelt, im Anschluss erfolgt dann eine Plattenosteosynthese.

— Eine relative Kontraindikation besteht bei fehlender Verankerungsmöglichkeit der Schrauben bei ausgedehnter Gelenkzertrümmerung und/oder zusätzlicher schwerer Osteoporose.

— Intraoperativ darf der N. ulnaris nicht geschädigt werden.

— Eine sekundäre Schädigung des Nervs ist durch die Bildung heterotoper Ossifikationen möglich (tritt gehäuft nach Schädel-Hirn-Trauma oder verspäteter Versorgung auf).

— Eine Prophylaxe periartikulärer Ossifikationen (PAO) für mindestens 14 Tage postoperativ wird unbedingt empfohlen.

— Auf eine ausreichende, in jedem Fall übungsstabile Fixation der Bruchstücke ist zu achten; nur so kann die vermehrte Bildung von Pseudarthrosen vermieden werden.

— Bei älteren Patienten oder schlechter Knochenqualität ist ein Versagen der Osteosynthese, z.B. Schraubenauslockerung, vermehrt zu beobachten.

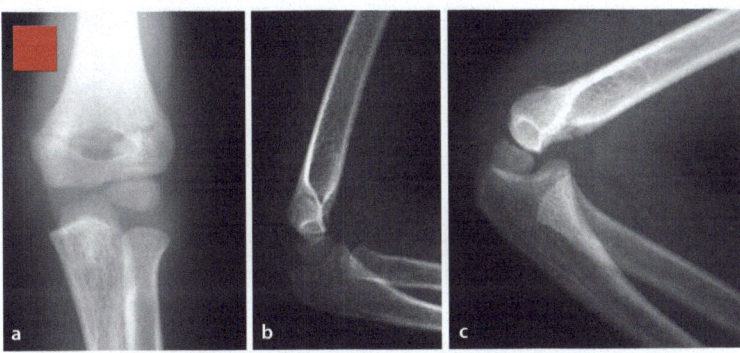

Abb. 4.4a–c **7 Jahre, männlich. Sturz vom Skateboard.** Undislozierte supracondyläre Humerusfraktur. Problemlose Behandlung in der Blount-Schlinge (»cuff and collar«). Röntgenkontrolle nach 1 Woche nach dem Nachspannen der Blount-Schlinge (**c**)

— Hier empfiehlt sich die konsequente Ruhigstellung des Arms, ggf. zusätzliche Versorgung mit einem Fixateur externe neben der eigentlichen Osteosynthese für 3–5 Wochen.

4.5.1 Konservative Therapie

— Die konservative Therapie ist beim Erwachsenen nur selten indiziert.
— Versorgung mit einem Oberarmgips in sog. Spucknapf- oder Neutralstellung des Unterarms.
— Eine Kurznarkose kann erwogen werden.
— Bei **Kindern** finden sich auch undislozierte Frakturen; manchmal sind diese Brüche nur anhand der Klinik und des sog. **Fettpolsterzeichens** (Abhebung von üblicherweise nicht darstellbaren kleinen Fettpolstern durch das subperiostale Hämatom) radiologisch darzustellen; dann kann die Sonographie zur Detektion hilfreich sein.
— Nicht dislozierte supracondyläre Frakturen Typ I nach von Laer sowie stabile Frakturen vom Typ II (<20° ventrale Aufklappung bei Patienten unter 6 Jahren) werden im Oberarmgips oder in der Blount-Schlinge behandelt (Abb. 4.4).
— In der Blount-Schlinge (»cuff and collar«) wird das Handgelenk über eine Schlaufe am Hals fixiert und so eine ca. 120°-Beugung des Ellbogengelenks erzielt.
— Undislozierte Frakturen des Condylus radialis (<2 mm Gelenkstufe) und des Epicondylus ulnaris (<1 cm Dehiszenz) können im Oberarmgips behandelt werden.

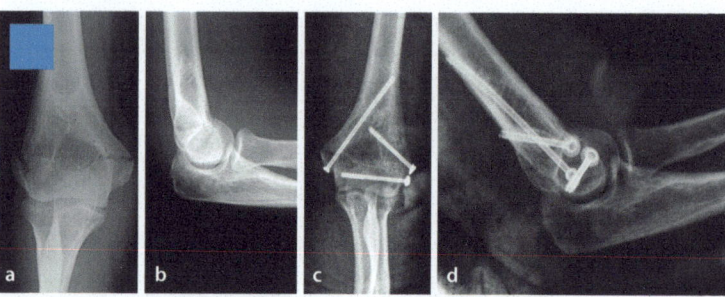

◘ Abb. 4.5a–d 29 Jahre, weiblich. **Sturz auf den ausgestreckten Arm.** Frakturtyp 13-A3 nach AO, wenig disloziert. Keine Neurologie. Nach offener Reposition bei guter Knochenqualität Zugschraubenosteosynthese. Eine vorsichtige Beübung war postoperativ möglich

4.5.2 Kirschner-Drahtosteosynthese, Schraubenosteosynthese

- Der Ellbogen des Erwachsenen toleriert eine Immobilisierung selbst für wenige Tage nicht gut (→ Bewegungseinschränkungen, insbesondere Streckhemmung).
- Höhergradige Funktionseinschränkungen sind oft bei Trümmerbrüchen oder Polytraumatisierten aufgrund periartikulärer Verkalkungen die Folge.
- Aus diesem Grund ist bei Frakturen eine übungsstabile Versorgung anzustreben.
- Eine alleinige K-Drahtfixation ist beim Erwachsenen nicht indiziert.
- Eine Schraubenosteosynthese bietet jedoch bei einigen Frakturformen ausreichend Stabilität, z. T. auch zur vorsichtigen Beübung (◘ Abb. 4.5).
- Im Gegensatz dazu sind bei kindlichen Frakturen Kirschner-Draht- und Zugschraubenosteosynthesen etablierte Verfahren.
- Supracondyläre Humerusfrakturen (immer Typ III und IV nach von Laer sowie instabile Typ-II-Frakturen) werden geschlossen reponiert und das Ergebnis mit gekreuzten K-Drähten retiniert.
- Die Drähte werden unter Durchleuchtung perkutan über den Condylus radialis und den Epicondylus ulnaris eingebracht, kreuzen jenseits der Fraktur und gehen über die Gegenkortikalis hinaus.
- Entscheidend ist hierbei zusätzlich, den ulnaren Draht über den sicher palpierten Epicondylus zu platzieren, um eine Verletzung des N. ulnaris zu vermeiden; bei schlanken Kindern und geringer Schwellung ist der Nerv selbst sicher vor dem Eintritt in den Sulcus palpierbar.
- Abschließend Anlage einer Oberarmgipsschiene unter Aussparung der mit Kompressenverband versorgten Drähte.

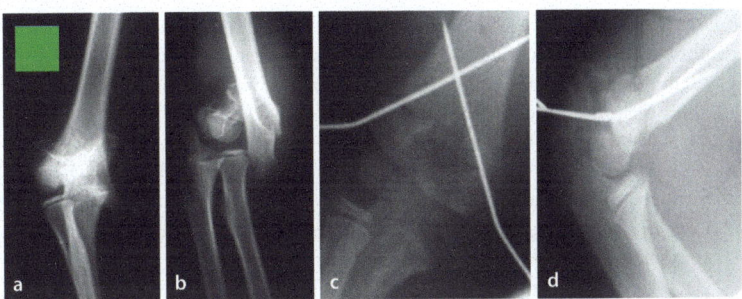

◘ Abb. 4.6a–d 7 Jahre, männlich. Sturz vom Skateboard. Supracondyläre Humerusfraktur Typ IV nach von Laer. Die Reposition war geschlossen möglich, die intraoperativen Bilder zeigen die perkutan eingebrachten gekreuzten K-Drähte

— Offene Operationen sind über einen ulnaren oder besser radialen Zugang möglich.

— Die geschlossene Reposition ist auch bei grob dislozierten Frakturen möglich (◘ Abb. 4.6).

— Grundsätzlich vereinfacht die offene Technik die Reposition nicht, und die Ergebnisse der offenen Reposition sind selbst bei grob dislozierten Frakturen nicht besser als beim geschlossenen Vorgehen.

— Alternativen der operativen Versorgung sind hier der radiale Minifixateur oder die Osteosynthese mit deszendierenden elastischen Marknägeln (ESIN) mit dem Vorteil der gipsfreien Nachbehandlung.

— Entscheidend sind immer das optimale Repositionsergebnis und die stabile Fixierung der Fraktur, da nur dann sehr gute funktionelle Ergebnisse erzielt werden können.

❯ Das Repositionsergebnis wird immer am sichersten in der exakt eingestellten seitlichen Ebene überprüft. Findet sich hier ventral am proximalen Hauptfragment bei der Extensionsfraktur eine Stufe, so ist die Rotation nicht exakt.

— Durch die meist 4-wöchige Gipsruhigstellung nach Kirschner-Drahtosteosynthese sind bei Kindern keine Komplikationen zu befürchten.

— In seltenen Fällen kann es aufgrund von Wachstumsstörungen zu einer Achsenänderung kommen oder bedingt durch Weichteilschäden ein Bewegungsdefizit verbleiben.

— Die Zugschraubenosteosynthese stellt ein sehr gutes Verfahren für condyläre und epicondyläre kindliche Frakturen dar.

- Bei Dislokation des Condylus radialis >2 mm wird eine offene Reposition und übungsstabile Zugschraubenosteosynthese durchgeführt; dadurch sind das Pseudarthroserisiko minimiert und eine gipsfreie Nachbehandlung möglich.
- Das Ergebnis der Reposition muss eine Gelenkfläche ohne Stufe erbringen.
- Über den exakt positionierten Draht wird die kanülierte Schraube eingedreht.
- Bei der Fraktur des Condylus radialis ist zu beachten, dass eine nur schalenförmige Frakturlinie nicht übersehen wird.
- Eine gipsfreie Röntgenkontrolle muss unbedingt nach 5 Tagen erfolgen, um eine sekundäre Dislokation nicht zu übersehen.
- Nach von Laer können undislozierte Frakturen in komplette und inkomplette Frakturen unterteilt werden; Letztere sind für die sekundäre Dislokation prädestiniert.
- Gering dislozierte Frakturen des Epicondylus ulnaris (deutlich weniger als 2 cm Abstand) werden konservativ behandelt.
- Bei Dehiszenz ist in ungefähr 50% der Fälle eine Pseudarthrose zu erwarten.
- Eine absolute Operationsindikation besteht somit nur bei der Einklemmung im Gelenk oder der Kombination mit einer persistierenden Luxation.
- Relative Indikationen sind Dehiszenz deutlich über 1 cm sowie der Wunsch nach Übungsstabilität.
- Der dislozierte Epicondylus ulnaris wird nach offener Reposition und Darstellung des N. ulnaris mit einer Zugschraubenosteosynthese versorgt (◘ Abb. 4.7).

4.5.3 Plattenosteosynthese

- Bei einfachen isolierten Frakturen nur eines Pfeilers (B1/B2-Frakturen nach AO) ist eine einzelne Platte meist ausreichend.
- Komplexere Frakturen sollten in der Regel mittels zweier Platten versorgt werden, um eine übungsstabile Situation zu erreichen.
- Die Operation sollte in Bauchlage durchgeführt werden.
- Bei Mehrfragmentfrakturen sollte zunächst eine Reposition der gelenkbildenden Abschnitte erfolgen.
- Eine temporäre K-Drahtfixierung erleichtert oft das Halten des Repositionsergebnisses.
- Der wiederhergestellte Gelenkblock kann mit Hilfe einer oder mehrerer Zugschrauben fixiert werden.
- Im Anschluss kann der Block mittels K-Drähten am Schaft fixiert werden, um in der Folge ulnar und/oder radial die Platten aufzubringen.
- Als mögliche Platten kommen Kleinfragment-(LC)-DC-Platten und Rekonstruktionsplatten zur Anwendung (◘ Abb. 4.8).

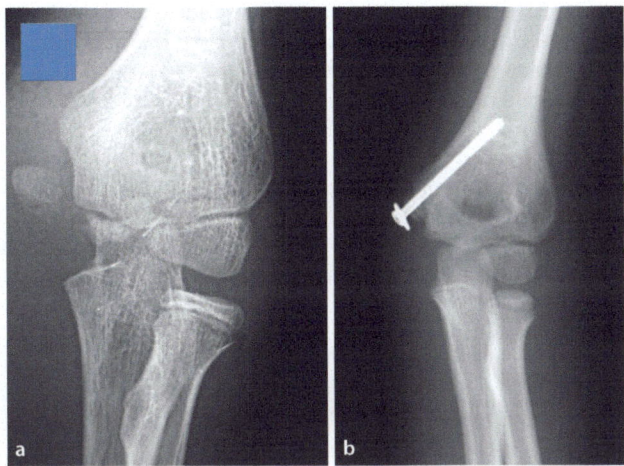

🔳 **Abb. 4.7a, b 7 Jahre, weiblich. Sturz vom Klettergerüst als Schulunfall.** Dislozierte und rotierte Fraktur des Epicondylus ulnaris (**a**). Versorgung mit offener Reposition und Zugschraubenosteosynthese (Hohlschraube, **b**). Gipsfreie Nachbehandlung und problemlose Heilung

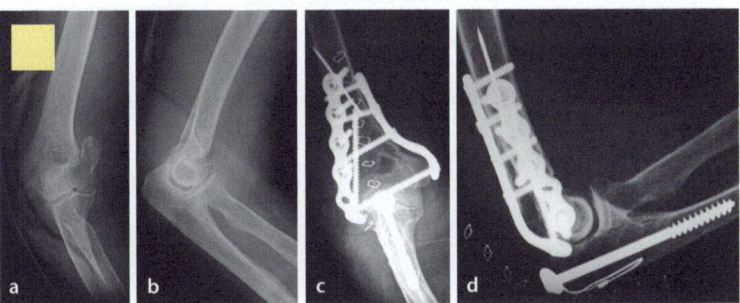

🔳 **Abb. 4.8a–d 74 Jahre, weiblich. Direkter Sturz auf den Ellbogen im Rahmen eines Treppensturzes.** AO-C1-Fraktur. Bei mäßigem Weichteiltrauma erfolgte die Ruhigstellung für 5 Tage im Oberarmgips, gefolgt von einer Osteosynthese mit winkelstabilen Rekonstruktionsplatten über eine Olecranonosteotomie. Die Platten sind exakt 90° zueinander angeordnet. Bei Begutachtung 18 Monate nach Trauma Bewegungsausmaß 0–10–120°, dies entsprach 1/10 Armwert

- Unserer Erfahrung nach sind Rekonstruktionsplatten jedoch vorzuziehen.
- Winkelstabile Implantate sind bei osteoporotischem Knochen oder Trümmerfrakturen empfehlenswert.
- inzwischen sind auch anatomisch vorgeformte Implantate erhältlich.
- Bei Verwendung zweier Platten sollte die dorsoradiale Platte zunächst provisorisch platziert werden.
- Im Anschluss wird die ulnare Platte an der ulnaren Kante aufgebracht, sodass die Platten nahezu im rechten Winkel zueinander stehen.
- Danach Kontrolle der trochlearen Fragmente einschließlich Durchleuchtung.
- Im Anschluss kann die dorsoradiale Platte endgültig fixiert werden.

> **Praxistipp**
>
> Die größte Stabilität bei der Plattenosteosynthese wird erreicht, wenn die Platten sich in ihrer Längsebene im Winkel von 90° gegenüberliegen.

- Kleinere Fragmente können meist gut eingepasst und ggf. zwischen größeren Fragmenten passgenau verkeilt werden.
- Der Patient wird für die Operation auf dem Bauch gelagert.
- Der dorsale Zugang führt leicht geschwungen radial um das Olecranon herum und beginnt ca. 10 cm proximal davon.
- Zunächst Präparation bis auf den Sulcus N. ulnaris und Darstellung des Nervs nach Spaltung des Sulkusdachs.
- Im Anschluss erfolgt eine V-förmige Olecranonosteotomie, die in der Folge die bestmögliche Aufsicht auf die Fraktur bzw. die Gelenkfläche bietet.
- Am Ende Rekonstruktion des Olecranons mittels zweier Kirschner-Drähte und einer Zuggurtungsosteosynthese.
- Bei Frakturen nur eines Pfeilers genügt ggf. ein radialer oder ulnarer Zugang ohne Olecranonosteotomie.

4.5.4 Fixateur externe

- Bei polytraumatisierten Patienten oder ausgeprägten Weichteildefekten ist die oben beschriebene Primärversorgung meist nicht möglich.
- Hier wird eine Versorgung mit dem Fixateur externe angestrebt.
- Die endgültige Versorgung erfolgt dann in der Regel über eine Plattenosteosynthese wie in ▶ Abschn. 4.5.3 beschrieben.
- Bei der Platzierung der Schanz-Schrauben am Humerus ist der Verlauf des N. radialis zu beachten.

- Eine Dreieckskonstruktion erhöht die Stabilität.
- Am Unterarm werden die Schanz-Schrauben in die Ulna eingebracht; die Drehbewegung ist damit erhalten.

4.6   Nachbehandlung

- Postoperativ ist das Anlegen eines Oberarmgipses empfehlenswert.
- Nach Weichteilkonsolidierung kann der Gips durch eine Oberarmgips-schiene ersetzt werden (sollte für 2–4 Wochen zumindest zur Nacht getragen werden).
- Ab dem 2. postoperativen Tag passive krankengymnastische Beübung.
- Das Schultergelenk sollte stets mitbewegt werden.
- Übungen gegen Widerstand erst nach 4 Wochen und in Abhängigkeit von Röntgenkontrollen.
- Generell sind regelmäßige Röntgenkontrollen in 2 Ebenen, a.-p. und streng seitlich, obligat.
- Nach K-Drahtosteosynthese von supracondylären Humerusfrakturen des Kindesalters wird die Gipsschiene nach 4 Wochen abgenommen und die perkutanen K-Drähte ambulant ohne Narkose entfernt.
- Danach spontane Mobilisation.
- Physiotherapie ist gelegentlich erforderlich.
- Bei übungsstabilen Osteosynthesen des Condylus radialis und isolierten Epicondylus-ulnaris-Frakturen ist die sofortige Mobilisation möglich.
- Lag eine Luxation als Begleitverletzung vor, wird für 10 Tage in einer Ober-armgipsschiene ruhiggestellt und danach unter Physiotherapie aus der Schiene heraus bewegt.
- Die Metallentfernung erfolgt üblicherweise nach 3 Monaten.

4.7   Sonderformen

- **Polytrauma**
- Bei Polytraumatisierten empfiehlt sich meist die temporäre Versorgung mit Fixateur externe.
- Osteosynthese in erfolgt dann nach Stabilisierung der Allgemeinsituation nach 6–10 Tagen (■ Abb. 4.9).
- Diese Patienten profitieren sehr von einer Prophylaxe gegen periartikuläre Ossifiaktionen (z. B. Diclofenac für 3 Wochen postoperativ).

4

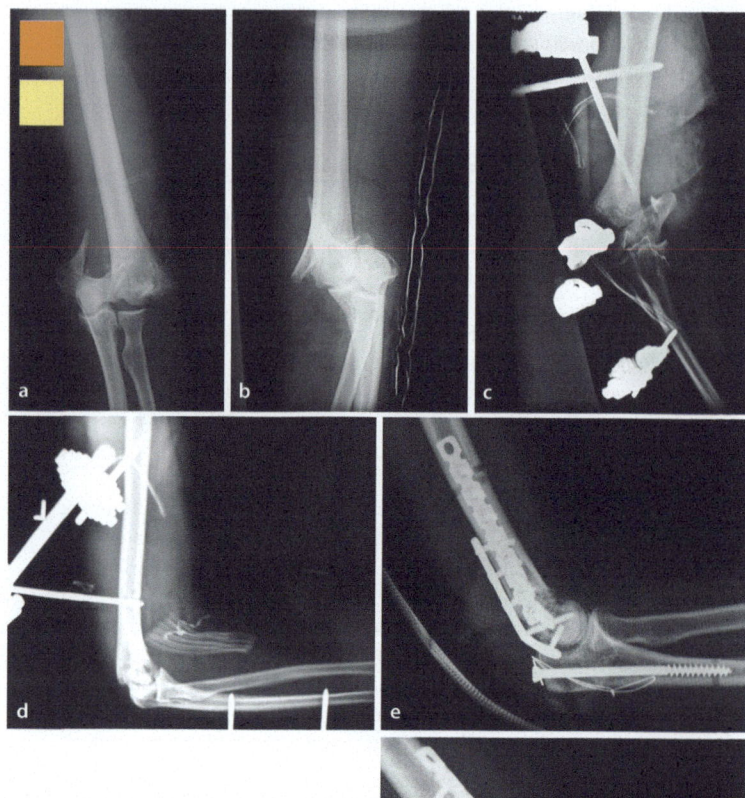

◘ **Abb. 4.9a–f 44 Jahre, männlich.** Offene C1-Fraktur 2. Grades nach AO im Rahmen eines Verkehrsunfalls neben einem
Schädel-Hirn-Trauma und Rippenserienfraktur mit Lungenkontusionen. Primär
Débridement, Anlage AO-Fixateur externe
sowie Intensivbehandlung. Nach 8 Tagen
war eine Plattenosteosynthese mit Rekonstruktionsplatten möglich, danach unauf-
fällige Wundheilung

■ **Osteoporose**

— Die Versorgung mit winkelstabilen Implantaten hat sich etabliert.
— Auch die Versorgung mittels Endoprothese sollte bei Komplexfrakturen mit höhergradiger Osteoporose erwogen werden.

4.8 Prognose und funktionelle Ergebnisse

Die Versorgung distaler Humerusfrakturen ist oft schwierig, da es sich häufig um komplizierte Brüche (C2- oder C3-Frakturen nach AO) handelt.

In einem relativ hohen Prozentsatz – bis zu 30% – handelt es sich um Mehrfachverletzte.

❯ **Im Fall einer mehrfragmentären Gelenkbeteiligung ist fast immer mit einem bleibenden Funktionsdefizit zu rechnen.**

— Mindestens 15% eher schlechte Ergebnisse mit Funktionsverlust oder anhaltenden Beschwerden sind zu befürchten.
— Die Ergebnisse sind jedoch in den verschiedenen Studien uneinheitlich.
— Eine Pseudarthrose tritt in bis zu 5% auf, eine Revision führt in ca. 80% zum Erfolg.
— Bei Kindern tritt in bis zu 7% ein Cubitus varus, seltener eine Valgusdeformität auf.
— Hier liegt meist ein suboptimales Repositionsergebnis vor.
— Eine Stimulation der Wachstumsfuge ist selten möglich.

Proximaler Unterarm

A. Paech, G. Heinrichs, M. Faschingbauer, A.-P. Schulz

C. Müller-Mai, A. Ekkernkamp (Hrsg.), *Frakturen auf einen Blick*,
DOI 10.1007/978-3-642-27429-9_5, © Springer-Verlag Berlin Heidelberg 2015

> ┌─ **Fraktur des proximalen Unterarms** ──────────────────
> │
> │ Verletzungen der an der Bildung des Ellbogens beteiligten Strukturen. Ulna
> │ oder Radius oder beide Knochen können betroffen sein. Des Weiteren können
> │ bis zu 3 Gelenke geschädigt werden:
> │ ▬ Humeroulnargelenk,
> │ ▬ Humeroradialgelenk,
> │ ▬ proximales Radioulnargelenk.

Frakturen des Ellbogengelenks sind mit 7% aller Frakturen des Erwachsenen relativ selten.

▬ In 38% der Fälle ist das Olecranon und in 20–30% das Radiusköpfchen betroffen.

▬ Bei Kindern sind diese Brüche selten (nur etwa 1–2% aller kindlichen Frakturen sind am proximalen Radiusende lokalisiert, davon mehr als 2/3 am Radiushals; von diesen zeigt etwa 1/3 eine Beteiligung der Wachstumsfuge).

5.1   Mechanismus

▬ Meist handelt es sich um ein direktes Trauma durch Sturz bei gestrecktem Arm.

▬ Die direkte Krafteinwirkung führt häufig zu Mehrfragmentfrakturen mit Impaktion von Teilen der Gelenkfläche am Olecranon und Abrissfrakturen des Proc. coronoideus.

▬ Gelegentlich kommt es zu einer Luxation in den 3 ellbogenbildenden Gelenken, die mit einer Fraktur einhergehen können.

▬ Hochenergietraumata können mit weiteren Verletzungen kombiniert sein, z. B. bei axialer Gewalteinwirkung mit distalen Radiusfrakturen, einer Ruptur der Membrana interossea und/oder einer Luxation im distalen Radioulnargelenk (Essex-Lopresti-Läsion).

5.2   Klinik

▬ Funktionseinschränkung ist das führende Symptom.

▬ Bei Frakturen des Olecranons ist ggf. die Funktion des M. triceps brachii aufgehoben, es bestehen eine Streckunfähigkeit sowie eine palpable Delle.

▬ Bei Frakturen des Radiusköpfchens sind die Pro- und die Supination eingeschränkt.

— Deutlicher Druckschmerz über dem Köpfchen

— Begleitverletzungen sind immer mitzubeurteilen, z. B. Nervenschädigungen (v. a. des N. ulnaris) oder Bandverletzungen mit höhergradigen
Instabilitäten und Luxationsneigung.

> **Neurologische Begleitverletzung und Pulsstatus sicher abklären.**

5.3 Diagnostisches Vorgehen

— Die klassische Diagnostik umfasst die Anamnese, die körperliche Untersuchung v. a. die Röntgendiagnostik in 2 Ebenen

— Auf eine streng seitliche Aufnahme zur Beurteilung des Gelenkspalts ist zu
achten.

— Als 2. Ebene dient meist eine a.-p.-Aufnahme.

— Bei Verdacht auf Radiusköpfchenfraktur ggf. Radiusköpfchenzielauf-
nahme.

— Die angrenzenden Gelenke des distalen Vorderarms sollten zum
Ausschluss von Begleitverletzungen ebenfalls der Röntgendiagnostik
zugeführt werden.

— Bei komplexeren Frakturen mit Gelenkbeteiligung ist die CT indiziert.

— Sollte nach Reposition bei Luxation eine Reluxationstendenz in 30–60°
Flexion bestehen, ist die ergänzende MRT-Diagnostik zur Beurteilung der
Bandverletzungen erforderlich.

— In vollständiger Streckung sind diese Verletzungen primär fast immer
instabil, was jedoch nicht gegen eine frühzeitige vorsichtige frühfunktionelle
Beübung spricht.

Praxistipp

Um Begleitfrakturen bis hin zur Essex-Lopresti-Verletzung sicher ausschließen
zu können, ist eine radiologische Diagnostik des gesamten Unterarms inkl.
angrenzender Gelenke nötig, insbesondere bei großen axial einwirkenden
Kräften. Zur präoperativen Planung bei komplexen Frakturen ist eine CT hilfreich.

5.4   Klassifikationen

5.4.1 AO-Klassifikation

— Laut AO (⬛ Abb. 5.1) unterscheidet man auch hier zwischen folgenden
  Frakturen:
    — **A-Frakturen**, die extraartikulär verlaufen,
    — **B-Frakturen**, bei denen einer der Knochen unter Beteiligung der Gelenk-
      fläche isoliert frakturiert ist (B1/B2) und der zweite Knochen ggf. extra-
      artikulär ebenfalls gebrochen sein kann (B3),
    — **C-Frakturen**, bei denen beide Knochen mit Gelenkbeteiligung gebrochen
      sind.
— In der klinischen Anwendung sind jedoch andere Einteilungen häufiger.

5.4.2 Beispiele weiterer Klassifikationen

Mason

— Einteilung der Radiusköpfchenfrakturen nach Dislokationsgrad und Anzahl
  der Fragmente.
— Es werden 3 Typen unterschieden (⬛ Abb. 5.2):
    — Mason I mit einfacher Fraktur und ohne wesentliche (<2 mm große)
      Dislokation,
    — Mason II mit dislozierter einfacher Fraktur,
    — Mason III mit fast immer dislozierten Mehrfragmentfrakturen.

Regan und Morrey

— Bei Frakturen des Proc. coronoideus wird am häufigsten diese Klassifikation
  angewendet.
— Die Einteilung lässt über die Größe des Fragments indirekt auch einen Rückschluss auf die Instabilität des Gelenks zu
— Es werden 3 Typen unterschieden (⬛ Abb. 5.3):
    — Typ-I-Frakturen sind isolierte Abscherfrakturen der Coronoidspitze.
    — Typ-II-Frakturen umfassen bis zu 50% des Proc. coronoideus.
    — Bei Typ III geht die Fragmentgröße darüber hinaus.

Judet

Einteilung kindlicher Radiushalsfrakturen nach dem Grad der Dislokation und
Abkippung mit prognostischer Aussagekraft im Hinblick auf Folgestörungen wie
Deformierungen des Radiusköpfchens, Achsenfehlstellungen und funktionelle
Einschränkungen:

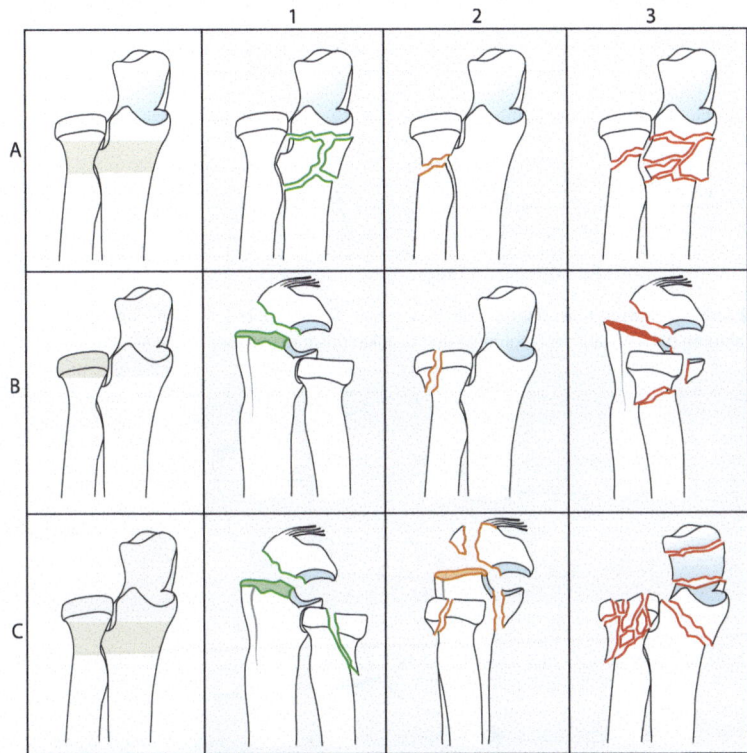

a Extraartikuläre Frakturen, proximaler Unterarm
(je 3 Untergruppen A1.1–A3.3)
A1: Isolierte extraartikuläre Ulnafraktur, Radius intakt
A2: Isolierte extraartikuläre Radiusfraktur, Ulna intakt
A3: Beide Knochen extraartikulär
b Intraartikuläre Frakturen
(je 3 Untergruppen B1.1–B3.3)
B1: Isolierte intraartikuläre Ulnafraktur, Olecranonfraktur,
Radius intakt
B2: Isolierte intraartikuläre Radiusköpfchenfraktur, Ulna
intakt (B2.1 einfach, B2.2 multifragmentär ohne
Impression, B2.3 multifragmentär mit Gelenkflächen-
impression und Dislokation der Fragmente)

B3: Ein Knochen intra- und der zweite extraartikulär
frakturiert
c Intraartikuläre Frakturen
(je 3 Untergruppen C1.1–C3.3)
C1: Beide Knochen intraartikulär einfach frakturiert
C2: Ein Knochen intraartikulär einfach und der zweite
intraartikulär mehrfach frakturiert
C3: Beide Knochen intraartikulär mehrfach frakturiert

■ **Abb. 5.1 AO-Klassifikation der proximalen Unterarmfrakturen**

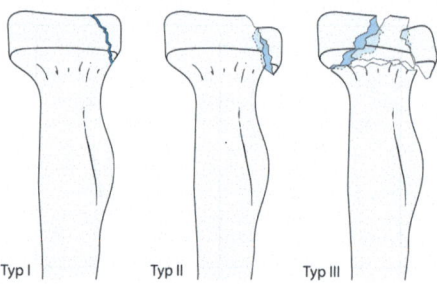

◼ **Abb. 5.2 Mason-Klassifikation.** Die Mason-Klassifikation unterteilt die Radiusköpfchen-frakturen nach Anzahl der Fragmente und Dislokationsgrad genauer als die AO-Klassifikation

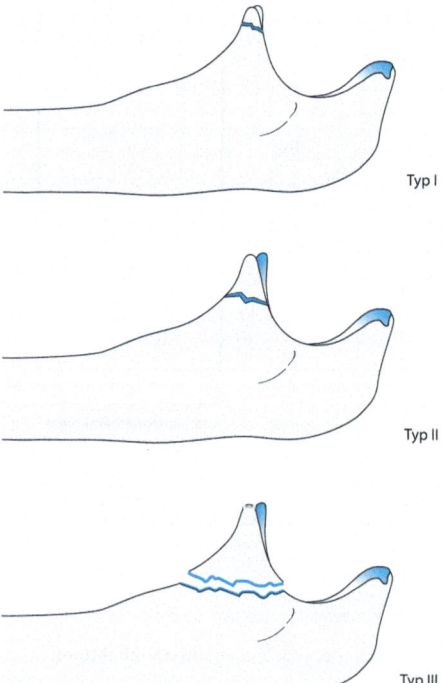

◼ **Abb. 5.3 Regan-und-Morrey-Klassifikation der Coronoidfrakturen.** Es wird über die Größe des Fragments indirekt ein Rückschluss auf die Instabilität des Gelenks abgeleitet. Typ-I-Frakturen sind isolierte Abscherfrakturen der Coronoidspitze, Typ-II-Frakturen umfassen bis zu 50% des Proc. coronoideus, bei Typ III mehr als 50%

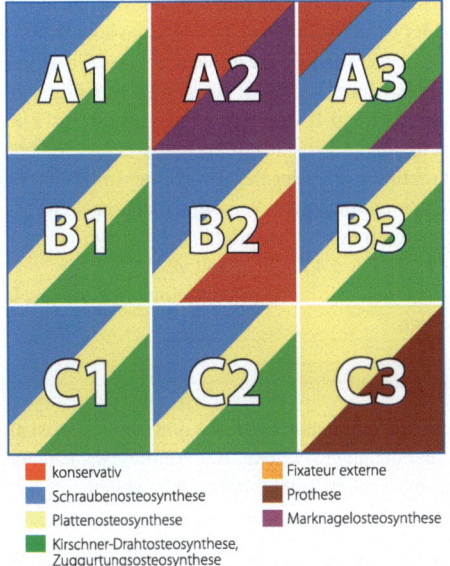

Abb. 5.4 Therapieoptionen bei körperfernen Frakturen des Unterarms. Einteilung nach der AO-Klassifikation (Empfehlung der gängigsten Verfahren, Abweichungen sind möglich)

- Typ I – undisloziert,
- Typ II – Verschiebung bis halbe Schaftbreite und Kippung bis 30%,
- Typ III – Abkippung 30–60° mit variabler Dislokation,
- Typ IV – vollständige Dislokation mit Abkippung >60°.

5.5 Therapeutisches Vorgehen

- Wie bei allen anderen gelenknahen Frakturen ist eine anatomisch korrekte Wiederherstellung der Gelenkfläche das vorrangige Ziel.
- Die Therapieoptionen anhand der Einteilung nach der AO-Klassifikation zeigt ◘ Abb. 5.4 im Überblick.
- Bei Luxationen ist eine zügige Reposition und anschließende Ruhigstellung nötig.
- Im Verlauf folgt die Beurteilung von Bandläsionen und ggf. bei Reluxationstendenz die notwendige operative Versorgung des Bandapparates.

- Bei Frakturen des Olecranons kommt es fast immer zu einer Dislokation des Fragments – hier ist ein konservatives Vorgehen kontraindiziert.
- Frakturen des Proc. coronoideus können bei Typ-I-Frakturen nach Regan und Morrey (▶ Abschn. 5.4.2) meist konservativ versorgt werden.
- Läuft die Fraktur bei Typ-II-Frakturen nach medial zum knöchernen Ansatz des ulnaren Seitenbandes aus, resultiert in der Regel eine Instabilität.
- Bei Typ-III-Frakturen ist in der Regel von einer instabilen Fraktur mit der Notwendigkeit einer operativen Versorgung auszugehen.
- Bei Radiusköpfchenfrakturen empfiehlt sich bei Typ-II- und -III-Frakturen nach Mason (▶ Abschn. 5.4.2) die operative Versorgung.
- Typ-I-Frakturen nach Mason dagegen können in der Regel konservativ behandelt werden.

> **Praxistipp**
>
> Bei allen ellbogengelenksnahen Frakturen und Luxationen ist als wichtiges Kriterium für oder gegen eine operative Versorgung die begleitende Bandverletzung mit daraus resultierender Instabilität zu prüfen.

5.5.1 Konservative Therapie

- Eine konservative Therapie ist bei undislozierten, stabilen Frakturen möglich; in der Regel sind dies
    - Abscherfrakturen der Coronoidspitze (Regan und Morrey Typ I),
    - undislozierte Radiusköpfchenfrakturen (Mason Typ I).
- Jedoch ist auch hier eine Prüfung der Stabilität vorzunehmen.
- Bei Luxationstendenz ist auch bei diesen Frakturen eine Operationsindikation gegeben.
- Methode der Wahl in der konservativen Behandlung: Ruhigstellung in einer Oberarmgipsschiene bzw. im Oberarm-Cast in 90° Beugung des Ellbogengelenks bei Neutralstellung des Unterarms.
- Bei Frakturen des Radiusköpfchens sollte der angelegte Gips eine Pro- und Supination zunächst verhindern.
- Eine frühfunktionelle Beübung des Ellbogens nach ca. 1 Woche ist empfehlenswert.

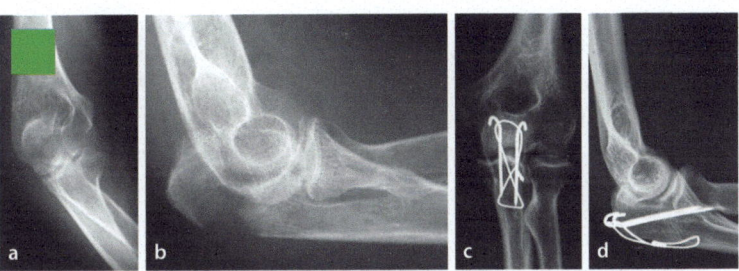

🔲 **Abb. 5.5a–d 55 Jahre, weiblich. Alkoholisiert Sturz auf den gebeugten Ellbogen.**
B1-Fraktur nach AO. Zuggurtungsosteosynthese am Unfalltag, seitliche Ebenen nicht exakt
eingestellt. Es erfolgte eine aktiv assistierte Beübung

5.5.2 Kirschner-Drahtosteosynthese, Zuggurtungsosteosynthese

— Die Zuggurtungsosteosynthese empfiehlt sich bei einfachen proximalen
  Schrägfrakturen und Querfrakturen des Olecranons.
— Durch die Zuggurtungsosteosynthese soll der Tricepszug in interfragmentäre Kompression umgewandelt werden.
— Das Prinzip der Zuggurtung funktioniert nur zuverlässig, wenn die Kirschner-Drähte parallel gelenkflächennah eingebracht sind und die Gegencorticalis perforieren (🔲 Abb. 5.5).

5.5.3 Schraubenosteosynthese

— Sowohl die dislozierten Frakturen des Proc. coronoideus als auch die des
  Radiusköpfchens stellen eine Indikation zu einer schraubenosteosyntheti-
  schen Versorgung dar.
— Mini- oder Kleinfragmentschrauben (meist 1,5–2,7 mm) kommen hier zum
  Einsatz.
— Wenn das Coronoidfragment hochgradig zerstört ist und gleichzeitig eine
  Radiusköpfchenfraktur vorliegt, kann ein Teil des Radiusköpfchens als
  Ersatz des Proc. verwendet werden.
— Es ist darauf zu achten, dass die Schraubenköpfe im Knorpel versenkt wer-
  den, damit bei Pro- und Supination die Drehung des Radiusköpfchens im
  Lig. anulare nicht behindert wird.
— Im Anschluss an die Osteosynthese wird das Lig. anulare radii genäht und
  die Stabilität bei voller Bewegung geprüft.

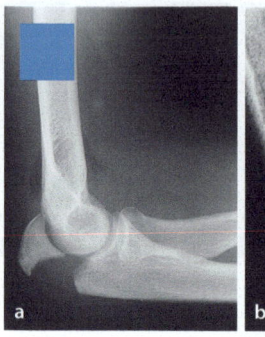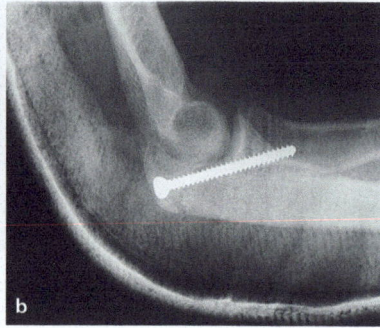

○ **Abb. 5.6a, b 17 Jahre, weiblich. Sturz auf den Ellbogen beim Kitesurfen.** AO-B1-Fraktur. Zugschraubenosteosynthese am Unfalltag. Typische Klinik mit tastbarer Delle und eingeschränkter Streckfähigkeit. Problemlose Ausheilung und freies Bewegungsausmaß

— Wenn Luxationsneigung besteht, müssen der laterale und evtl. der mediale Bandkomplex ebenfalls versorgt werden.

— Bei guter Knochenqualität und einfachen Frakturformen ist manchmal eine einfache Schraubenosteosynthese von Olecranonfrakturen möglich (○ Abb. 5.6).

❯ Die Schraubenköpfe müssen bei Radiusköpfchenfrakturen mittels Kopfraumfräse sicher unter das Knorpelniveau versenkt werden, damit bei Pro- und Supination die Drehung des Radiusköpfchens im Lig. anulare nicht behindert wird.

5.5.4 Plattenosteosynthese

— Bei distal gelegenen Frakturen und Trümmerfrakturen des Olecranons ist eine Plattenosteosynthese empfehlenswert.

— Gleiches gilt bei stark osteoporotischen Knochen (○ Abb. 5.7).

— Der Einsatz von LCDC-Platten oder Rekonstruktionsplatten ist sinnvoll; zunehmend finden winkelstabile LC-Platten Verwendung.

— Die Platten müssen immer anatomisch korrekt dem Olecranon angepasst werden.

— Die Platten werden meist von dorsal angelegt.

— Bei zusätzlichen Proc.-coronoideus-Frakturen ist es möglich, den Processus mit einer Schraube durch die Platte mitzufassen.

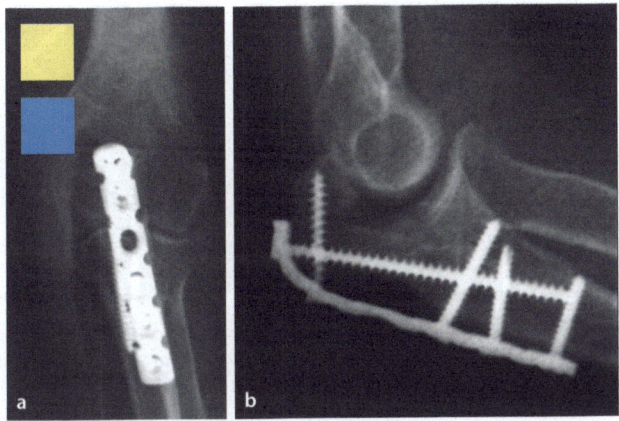

◘ Abb. 5.7a, b 54 Jahre, weiblich. Olecranonfraktur nach Sturz auf den Ellbogen.
Bei chronischer Polyarthrose und Osteoporose Entschluss zur Plattenosteosynthese und
Schraubenosteosynthese. Eine vermeintliche Gelenkstufe zeigte sich bei Revision als
arthrotische Deformität im Rahmen der Grunderkrankung

5.5.5 Marknagelosteosynthese

— Diese Form der Versorgung des Olecranons wird von einigen Autoren bei
z. B. osteoporotischem Knochen oder begleitenden Weichteilproblematiken
empfohlen, von den Autoren bisher jedoch nicht angewendet.

5.5.6 Fixateur externe

— Komplexe Frakturen im Ellbogenbereich, oftmals im Sinne kombinierter
Verletzungen mit distalen Oberarmfrakturen, bei polytraumatisierten
Patienten oder ausgedehnten Weichteilverletzungen, erfordern häufig zu-
nächst die Anlage eines Fixateur externe zur primären Stabilisierung, die zur
Vermeidung sekundärer Begleitverletzungen – v. a. Nervenschädigungen –
unvermeidbar ist,
— Indiziert ist der Fixateur externe bei offenen Verletzungen und hochgradiger
Instabilität, auch in Kombination mit anderen Verfahren (◘ Abb. 5.8).
— Bei Kindern ist manchmal die Ausbehandlung möglich.

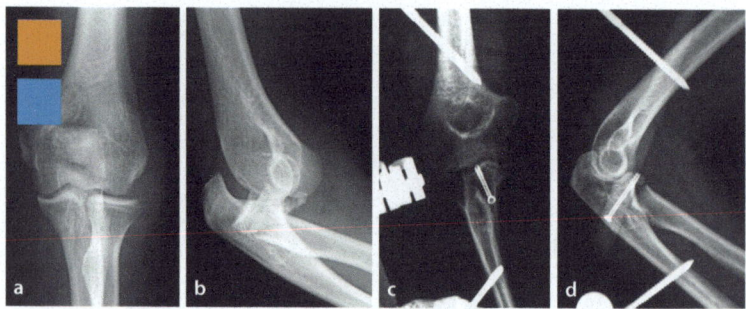

■ **Abb. 5.8a–d 68 Jahre, weiblich. Sturz auf den ausgestreckten Unterarm.** Ellbogenluxation mit Fraktur des Proc. coronoideus Typ III nach Regan und Morrey. Reposition
und Ruhigstellung im Fixateur externe für 4 Wochen, Schraubenosteosynthese des
Proc. coronoideus. Bei Nachuntersuchung nach 12 Wochen noch deutliche Bewegungseinschränkung

5.6   Nachbehandlung

— Einlage einer Redon-Drainage und die Anlage einer Oberarmgipsschiene für
  24 h.
— Bei guter Knochenqualität und Versorgung mittels Zuggurtungsosteosynthese sollte bei diesem Wirkprinzip auf die Ruhigstellung verzichtet
  werden.
— Standardmäßig postoperative Röntgenkontrolle.
— In der exakt seitlich eingestellten Ebene ist bei Beteiligung der Olecranon-
  gelenkfläche die stufenfreie Reposition zu dokumentieren.
— Am 2. postoperativen Tag kann mit der frühfunktionellen Beübung begon-
  nen werden.
— Bei schlechter Knochenqualität oder komplexen Frakturen Ruhigstellung für
  1–2 Wochen und im Anschluss zunächst passive Beübung.
— Bei einfachen Olecranonfrakturen für 4 Wochen aktiv assistierte physio-
  therapeutisch angeleitete Mobilisation; möglichst gipsfreie Behandlung.
— Es empfiehlt sich, die Bewegung in den ersten Wochen auf eine Extension/
  Flexion von 0/30/100° zu limitieren.
— Gleiches gilt für die Nachbehandlung der Proc.-coronoideus-Fraktur.
— Bei der Radiusköpfchenfraktur ebenfalls frühfunktionelle Beübung.
— Bei einfachen Frakturen und stabilen Bandverhältnissen ist eine Nach-
  behandlung ohne Gips mit sofortiger freier Supination und Pronation
  schmerzadaptiert möglich.

- Bei der Verwendung von Miniplatten im Radiusköpfchenbereich empfiehlt sich eine frühzeitige Materialentfernung mit nachfolgender intensiver Physiotherapie.
- Kindliche proximale Radiusfrakturen, die operativ reponiert und retiniert worden sind, sollten für 2 Wochen im Oberarm-Cast ruhiggestellt und anschließend aus dem Gips beübt werden.
- Entfernung der retrograden Nägel nach etwa 3 Monaten.
- Bei Erwachsenen auf die Entstehung periartikulärer Ossifikationen oder Bewegungseinschränkungen achten – es empfiehlt sich postoperativ eine Prophylaxe, z. B. mit Diclofenac, für mindestens 14 Tage.

5.7   Sonderformen

▪ Radiusköpfchenfrakturen Typ Mason III
- Oftmals ist es nicht möglich, die Fragmente adäquat zu rekonstruieren.
- Daher empfiehlt sich bei ausgeprägten Trümmerfrakturen eine (Teil-)Resektion des Radiusköpfchens.
- Findet sich bereits intraoperativ oder im Verlauf eine Instabilität mit erhöhter Luxationsneigung, z. B. bei Versagen der Osteosynthese, so ist die Implantation einer Radiusköpfchenprothese das Mittel der Wahl (◘ Abb. 5.9).

▪ Essex-Lopresti-Läsion.
- Die Essex-Lopresti-Läsion ist eine kombinierte Läsion aus Radiusköpfchenfraktur, Ruptur der Membrana interossea und Dissoziation im distalen Radioulnargelenk mit konsekutivem Ulnavorschub.
- Wird bei dieser Situation das Radiusköpfchen reseziert, kommt es zu einer weiteren Migration des Radius nach proximal mit nachfolgender Schmerzsymptomatik und Bewegungseinschränkung im distalen Gelenk.
- Die primäre Implantation einer Radiusköpfchenprothese als Spacer ist in diesem Sonderfall indiziert.

▪ »Terrible triad of the elbow«.
- Kombination aus
  - Radiusköpfchenfraktur,
  - Fraktur des Proc. coronoideus und
  - Ruptur des ulnaren Kollateralbandes.
- Um eine ausreichende Stabilität und frühfunktionelle Behandlung zu ermöglichen, ist die primäre Prothesenversorgung sinnvoll.

🔲 **Abb. 5.9a–i 21 Jahre, männlich. Fahrradsturz auf den ausgestreckten Arm.** In der Primärdiagnostik wurde eine extraartikuläre Radiusköpfchenfraktur Typ 21 A2 (**a–c**) vermutet, bei der CT-Untersuchung (**d, e**) stellte sich diese als intraartikuläre B2-Fraktur oder Mason Typ III heraus. Es erfolgte eine Plattenosteosynthese (**f, g**). Nach Beübung am 10. postoperativen Tag Versagen der Osteosynthese. Aufgrund des Alters Entschluss zur Implantation einer Prothese. Bei der Nachuntersuchung nach 12 Monaten (**h, i**) freie Rotation, 10° Streckverlust, radiologisch Verkalkung des Bandapparates bei ungelockert einliegender Osteosynthese

■ **Monteggia-Fraktur**

▬ Seltene Frakturform (ca. 1–5% der Frakturen des proximalen Unterarms).

▬ Diagnose durch exakt seitlich eingestellten Röntgenbildgebung: Das luxierte Radiusköpfchen zeigt nicht mehr auf das Capitulum humeri.

▬ Die Behandlung besteht in der exakten, also anatomischen Reposition der Ulnafraktur.

▬ In der Regel erfolgt dadurch die spontane Reposition des Radiusköpfchens.

■ **Radiusfrakturen bei Kindern**

▬ Proximale Radiusfrakturen kommen um das 9.–10. Lebensjahr gehäuft vor.

▬ Sie treten als metaphysäre Brüche oder auch als Fugenlösungen oder Aitken-I-Frakturen mit metaphysärem Keil auf.

▬ Abkippungen bis ca. 50° können bis zum 10. Lebensjahr belassen werden, ansonsten erfolgt eine möglichst schonende geschlossene Reposition und Fixierung mittels aufsteigender elastisch stabiler intramedullärer Nagelung (ESIN) bzw. Prévot-Nagel.

▬ Ab dem 10. Lebensjahr ist das Korrekturpotenzial deutlich eingeschränkt, sodass Kippungen von >20° (Judet Typ II) reponiert und retiniert werden müssen.

▬ Offene Repositionen sind, wenn immer möglich, zu vermeiden.

▬ Gelingt die geschlossene Reposition nicht, kann nach der sog. Joystick-Methode das Radiusköpfchen über einen perkutanen Kirschner-Draht auf den Schaft gehebelt werden; verbleibender Seitversatz kann durch Drehung des bereits im Köpfchen platzierten Prévot-Nagels und seines gebogenen Endes um seine Längsachse verbessert werden.

▬ Verbleiben größere Fehlstellungen, sind Deformierungen des Radiusköpfchens, Kopfnekrosen und Achsenfehlstellungen möglich, die zu funktionellen Einschränkungen führen.

▬ Durch vorzeitigen Epiphysenschluss kann ein gestörtes Längenwachstum bedingt werden.

5.8   Prognose und funktionelle Ergebnisse

> ❯ **Entscheidend für die Prognose und das funktionelle Ergebnis ist die korrekte anatomische Reposition.**

— Bei den meisten unkomplizierten Olecranonfrakturen ist ein gutes Ergebnis zu erzielen.

— Bei guter Stabilität werden bei den Radiusköpfchenfrakturen und den Abrissfrakturen des Proc. coronoideus durch die Schraubenosteosynthese ebenfalls gute oder sehr gute Ergebnisse erzielt.

— Auch bei Radiusköpfchenprothesen sind die Ergebnisse überwiegend gut bis befriedigend.

— Deutliche schlechtere Ergebnisse sind zu verzeichnen
    — bei komplexeren, kombinierten Verletzungen,
    — bei polytraumatisierten Patienten,
    — bei osteoporotisch vorgeschädigtem Knochen.

— Die kindlichen Verletzungen des proximalen Radius auch nach starker Dislokation zeigen bei entsprechender operativer Reposition und Stabilisierung zu über 70% exzellente Ergebnisse.

Unterarmschaft

C.M. Müller-Mai, E. Mielke

C. Müller-Mai, A. Ekkernkamp (Hrsg.), *Frakturen auf einen Blick*,
DOI 10.1007/978-3-642-27429-9_6, © Springer-Verlag Berlin Heidelberg 2015

Fraktur des Unterarmschafts

Es handelt sich um Brüche beider Unterarmknochen oder jeweils eines Knochens isoliert, verursacht durch direkte oder indirekte Mechanismen mit sehr unterschiedlichen Weichteilschäden. In fast 1/3 der Fälle liegen offene Verletzungen vor. Sie treten oft bei Kindern mit zweigipfliger Inzidenz auf (8. und 12. Lebensjahr); bis zum 11. Lebensjahr als Grünholzbruch. Bei Kindern ist überwiegend das distale Drittel betroffen, und es liegen in über der Hälfte der Fälle Grünholzbrüche vor. Beim Erwachsenen ist dagegen meist das mittlere Drittel betroffen.

— Die bindegewebige Membrana interossea verbindet die beiden Knochen im Sinne einer Syndesmose und trennt beuge- und streckseitige Muskulatur.
— Die Unterarmdrehung findet im proximalen und distalen Radioulnargelenk statt. Dabei dreht sich die Speiche um die Elle.

6.1   Mechanismus

— Beim Erwachsenen sind meist ein direktes Trauma mit Schlag auf den Arm (Parierfraktur), der direkte Anprall im Rahmen von Verkehrsunfällen (ca. 40% der Fälle) oder Stürze aus größerer Höhe ursächlich.
— Spezielle Unfallmechanismen:
    — Luxationsfrakturen durch direkte Gewalteinwirkung als Parierfraktur,
    — Monteggia-Frakturen in Pronation des Unterarms,
    — Galeazzi-Frakturen bei supiniertem Unterarm.
— Liegt die Schädigung nicht im mittleren Drittel, ist immer an eine Luxationsfraktur zu denken.
— Bei Kindern ist meistens der Sturz auf die ausgestreckte Hand ursächlich.

6.2   Klinik

— Bei der instabilen Fraktur ist in der Regel eine Fehlstellung zu beobachten.
— Eine Fehlstellung kann bei Brüchen nur eines Knochens fehlen.
— Fast immer schmerzhafte Bewegungseinschränkung.
— Bei proximalen Brüchen steht das körpernahe Radiusfragment in Supination und Flexion durch Zug der Mm. supinator et biceps.
— Das distale Fragment steht proniert (Zug der Mm. pronator teres et quadratus).
— Die Reposition gelingt in Supination.

— Indirekte Frakturzeichen – Schwellung, Hämatom, Ödem, Spontan- und Druckschmerzhaftigkeit – sind oft direkt über der Stelle der einwirkenden Gewalt zu finden.

— Alle Formen der Weichteilverletzung kommen vor.

— Nervenschäden sind besonders bei nach dorsal dislozierten distalen Frakturen zu finden.

— Bei der Galeazzi-Fraktur zeigt sich ein prominentes Ulnaköpfchen.

— Kettenverletzungen sind besonders bei axialer Krafteinwirkung auszuschließen.

> **Begleitverletzungen von Muskeln/Sehnen, Nerven und Gefäßen sind primär zur adäquaten Primärversorgung zu sichern und mitzuversorgen.**

— Auf ein primär vorliegendes oder sekundär (ggf. auch postoperativ) sich entwickelndes Kompartmentsyndrom ist zu achten:
  — Besonders gefährdet ist der Parona-Raum mit der tiefen Beugemuskulatur.
  — Wegweisend sind Sensibilitätsstörungen, passiver Dehnungsschmerz (Fingerstreckung), Glanzhaut und später auftretende Spannungsblasen.
  — Intrakompartimentelle Druckmessung bei Unsicherheit.
  — Entscheidend ist die Klinik.
  — Im Zweifelsfall immer Druckentlastung der Logen durch vollständige Spaltung der Fascien.
  — Ergänzend Lagerung der betroffenen Extremität in Herzhöhe und Eisstraße.
  — Ein Überwachungsbogen muss angelegt werden.

> **Die sekundäre Entwicklung eines Kompartmentsyndroms darf nicht übersehen werden. Frakturierte Unterarmknochen sind im Rahmen der Kompartmentspaltung mitzuversorgen.**

6.3   Diagnostisches Vorgehen

— Die Diagnostik umfasst die Anamnese (Mechanismus), lokale Inspektion und Palpation, genaue Untersuchung der Nerven, Gefäße und Muskelfunktion.

— Die Röntgendiagnostik erfolgt in 2 exakt eingestellten Ebenen jeweils mit Ellenbogen und Handgelenk.

— Die Bilder müssen sich überlappen, damit der gesamte Unterarm abgebildet wird.

— Insbesondere ist auf Luxationsfrakturen oder die seltene Essex-Lopresti-Läsion nach axialem Stauchungstrauma bei Hochrasanzmechanismus (► Kap. 5 »Proximaler Unterarm«) zu achten, die häufig (bis 50%) übersehen werden.

— Eine CT ist im Schaftbereich in der Regel verzichtbar.
— Eine MRT ist nur bei Verdacht auf Nerven- oder Gefäßverletzung in Sonder-
    fällen (Essex-Lopresti-Läsion) notwendig.

> **Praxistipp**
>
> Die angrenzenden Gelenke sind in exakt eingestellten Ebenen (insbesondere
> seitlich) abzubilden, um Luxationsfrakturen sicher auszuschließen, sonst wer-
> den sie übersehen.

6.4   Klassifikationen

6.4.1   AO-Klassifikation

■ A-Frakturen

— Nach der alphanumerischen AO-Klassifikation (■ Abb. 6.1) sind die A-Frak-
    turen Zweifragmentfrakturen eines oder beider Knochen.
— Nicht dislozierte stabile Frakturen der Ulna (weniger als 1/2 Schaftbreite)
    können auch konservativ behandelt werden, ebenso wie kindliche Grün-
    holzbrüche.
— Bei operativer Versorgung eignen sich insbesondere 3,5 mm-LCDC-Platten
    als Kompressionsplattenosteosynthese.

■ B-Frakturen

— Die B-Frakturen sind Keilbrüche eines oder beider Knochen.
— Der Keil ist durch eine möglichst in der Platte gesetzte Zugschraube unter
    Kompression zu bringen; die Platte fungiert als Neutralisationsplatte.
— Um die Vaskularisation zu erhalten, liegt die Platte nicht auf der Basis des
    Keils.
— Kindliche Brüche werden durch intramedulläre Verfahren stabilisiert.

■ C-Frakturen

— C-Frakturen sind komplexe Frakturen eines Knochens mit einfachem Bruch
    des anderen oder komplexer Bruch beider Knochen.
— Immer operative Versorgung.
— Verwendet werden die bei den A-Frakturen genannten Implantate (3,5 mm-
    LCDC-Platten als Kompressionsplattenosteosynthese).
— Bei ausgedehnten Trümmerzonen kann eine Platte – vorzugsweise »locking
    compression plate« (LCP), winkelstabil – im Sinne einer biologischen Osteo-
    synthese eingeschoben werden.

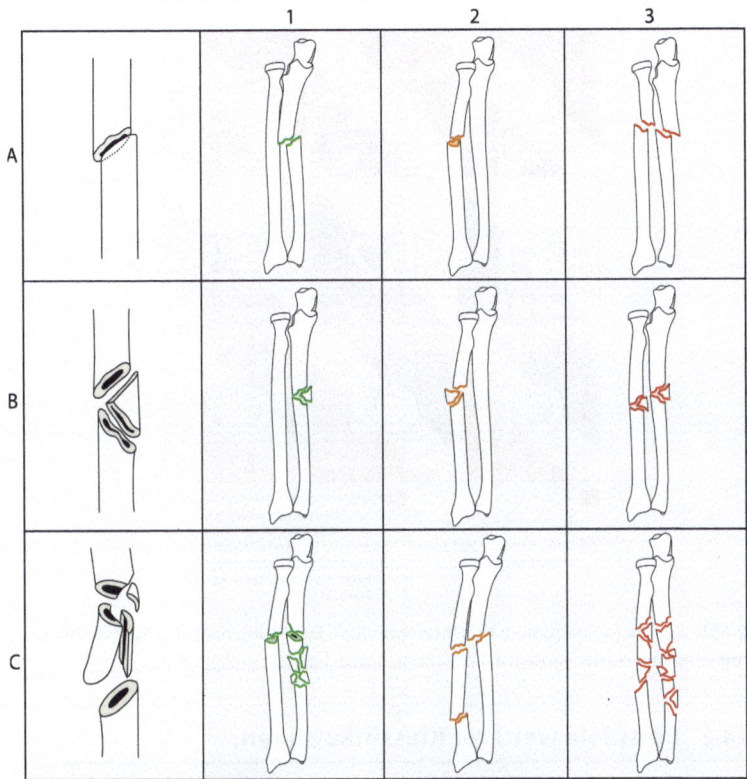

a Zweifragmentfrakturen des Unterarms
A1: Zweifragmentfraktur der Ulna, Radius intakt
A2: Zweifragmentfraktur des Radius, Ulna intakt
A3: Zweifragmentfraktur beider Knochen
b Keilfrakturen des Unterarms
B1: Keilbruch der Ulna, Radius intakt
B2: Keilbruch des Radius, Ulna intakt
B3: Keilbruch beider Knochen oder Keilbruch des einen
kombiniert mit einfachem Bruch des anderen Knochens

c Komplexe Frakturen
C1: Komplexe Fraktur der Ulna, Radius mit einfacher
Zweifragmentfraktur oder ohne Bruch
C2: Komplexe Fraktur des Radius, Ulna mit einfacher
Zweifragmentfraktur oder ohne Bruch
C3: Beide Knochen komplex frakturiert

🔹 **Abb. 6.1 AO-Klassifikation der Region 22 Unterarmschaft**

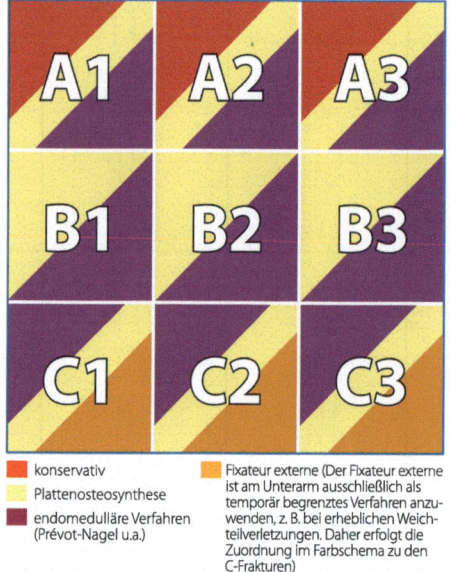

konservativ

Plattenosteosynthese

endomedulläre Verfahren
(Prévot-Nagel u.a.)

Fixateur externe (Der Fixateur externe
ist am Unterarm ausschließlich als
temporär begrenztes Verfahren anzuwenden, z. B. bei erheblichen Weichteilverletzungen. Daher erfolgt die
Zuordnung im Farbschema zu den
C-Frakturen)

◻ **Abb. 6.2 Therapieoptionen bei Unterarmschaft. Einteilung nach der AO-Klassifikation** (Empfehlung der gängigsten Verfahren, Abweichungen sind möglich)

6.4.2 Beispiele weiterer Klassifikationen:

Bado

— Einteilung der Monteggia-Frakturen in Typ I–IV in Abhängigkeit von der
Luxationsrichtung des Radiusköpfchens:
  — I: palmar,
  — II: dorsal,
  — III: radial,
  — IV: Fraktur beider Knochen mit palmarer Radiusköpfchenluxation.

6.5 Therapeutisches Vorgehen

— Die Therapieoptionen in Abhängigkeit vom Frakturtyp zeigt ◻ Abb. 6.2.
— Beim Erwachsenen wird fast ausschließlich operativ behandelt.
— Indikationen: alle dislozierten Unterarmbrüche, isolierte Radiusschaft-
frakturen, isolierte instabile Ulnafrakturen oder Ulnafrakturen mit einer

Angulation von >10°, alle Luxationsfrakturen (Monteggia, Galeazzi, Essex-Lopresti), offene Brüche, Kompartmentsyndrom; Ausnahmen stellen lediglich einige wenig bis nicht dislozierte Brüche der Ulna dar.

— Gründe für das überwiegend operative Vorgehen:
  — schwierige Reponierbarkeit und Retention,
  — lange Ruhigstellungsdauer,
  — funktionelle Einschränkung insbesondere in der Unterarmdrehung.

— Ziele:
  — Wiederherstellung der Länge beider Knochen,
  — unveränderte Stellung in den beteiligten Gelenken,
  — freie Beweglichkeit und Funktion,
  — zeitnahe knöcherne Konsolidierung.

— Pseudarthrosen oder ein CRPS (»chronic regional pain syndrome«) nach wiederholten Repositionen sind häufig.

— Operationszeitpunkt:
  — zeitnah,
  — Luxationsfrakturen immer sofort,
  — offene Brüche oder die Essex-Lopresti-Läsion notfallmäßig bzw. dringlich.

— Die definitive Osteosynthese wird angestrebt.

— Auch bereits geringe Fehlstellungen in den beiden Radioulnargelenken führen zu erheblichen funktionellen Einschränkungen, z. B. in der Unterarmdrehung und Handgelenkbeweglichkeit.

— Isolierte Ulnaschaftfrakturen (Parierfraktur) können, wenn sie bei der Umwendbewegung stabil und nicht mehr als um 1/2 Schaftbreite verschoben sind, konservativ behandelt werden.

— Anzustreben ist immer eine frühfunktionelle Nachbehandlung.

— Intramedulläre Verfahren haben sich nicht allgemein durchsetzen können.

> **Bei Weichteilverletzungen soll wegen der Infektgefahr innerhalb von 6 h nach dem Trauma oder erst nach Weichteilkonsolidierung operiert werden.**

6.5.1 Konservative Therapie

— Konservative Verfahren eignen sich fast nur für Kinder.

— Indikationen: »bowing fractures« und »bowing deformations« (konvexe Corticalis gestaucht oder »infraktioniert«, konkave Corticalis nicht vollständig frakturiert bzw. lediglich Achsenabweichung sichtbar), Grünholzbrüche oder andere Frakturformen mit bis zu 20° Achsenabweichung.

— Bei Grünholzbrüchen ist eine kurze Überkorrektur zum Brechen der Gegencorticalis erforderlich, damit spannungsfrei retiniert werden kann, mit dem Nachteil, dass damit ein instabiler Bruch geschaffen wird.

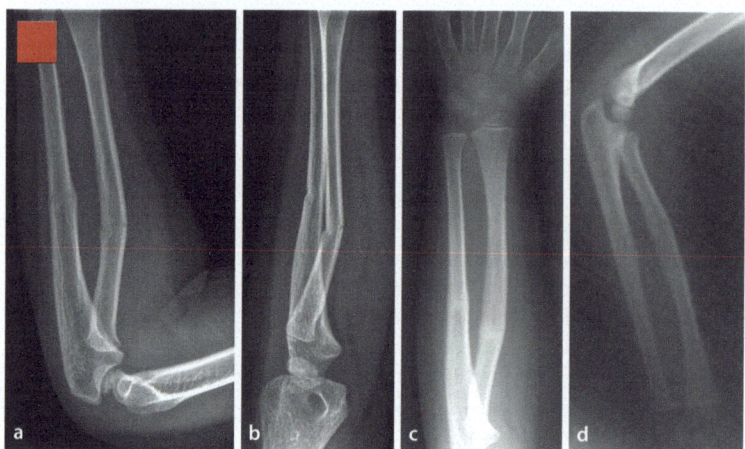

◪ Abb. 6.3a–d 7 Jahre, männlich. Zustand nach Sturz und Abstützen mit dem linken Arm. Nicht dislozierte Ulnafraktur und Radiusschaftfraktur mit 20° Angulation (A3). Konservative Therapie durch Reposition und Gipsretention. Auswärtige Kontrolle nach 8 Wochen

– Vollständig dislozierte kindliche Brüche eignen sich nur dann zur konservativen Therapie, wenn eine sichere Retention nach Reposition in Spucknapf- oder Neutralstellung im gespaltenen Oberarmgips erreicht werden kann (◪ Abb. 6.3).

– Der Oberarmspaltgips wird für 6–8 Wochen belassen.

– Bei polytraumatisierten Erwachsenen ist eine kurze Behandlung im gespaltenen Oberarmgips in Neutralstellung oder Spucknapfstellung bis zur Osteosynthese bei konsequenter Weichteilkontrolle möglich (◪ Abb. 6.4).

> **Stabile/instabile kindliche Unterarmschaftfraktur**
>
> Als instabil gelten kindliche Unterarmschaftbrüche mit Dislokation >1/2 Schaftbreite, mit vollständigem Kontaktverlust der Frakturfragmente oder mit Verkürzung. Stabile Frakturen betreffen nur einen Knochen, sind Grünholzbrüche oder stehen nicht disloziert.

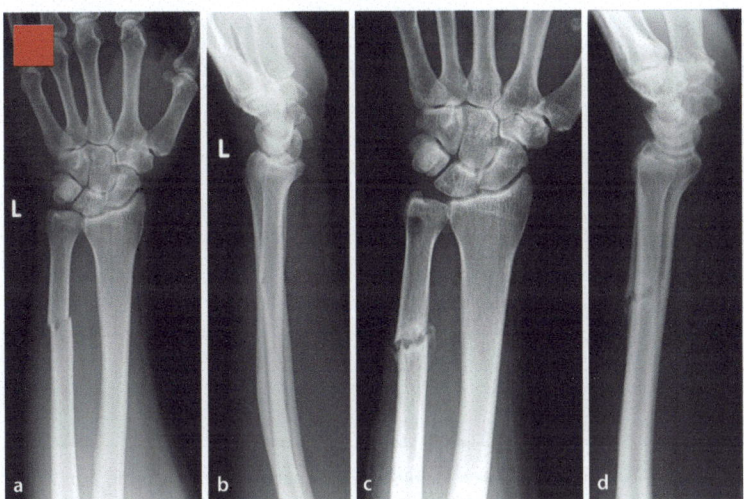

◘ Abb. 6.4a–d 54 Jahre, männlich. Verkehrsunfall (im Rahmen eines Wegeunfalls als Rollerfahrer mit einem Lkw zusammengeprallt). Schädel-Hirn-Trauma, offene Unterschenkelfraktur und gering dislozierte distale Ulnaschaftfraktur (A1). Konservative Behandlung. Kontrolle nach 8 Wochen mit Kallusbildung noch ohne stabile Konsolidierung

6.5.2 Plattenosteosynthese

- Ziele:
  - exakte anatomische Reposition,
  - übungsstabile Osteosynthese zur frühfunktionellen Nachbehandlung.
- Die Operation erfolgt in Blutleere und Rückenlage unter Auslagerung des Arms auf einem Beistelltisch.
- In der Regel Neutralisationsplatten, platziert von dorsoulnar (Ulna) und dorsoradial (Radius).
- Die Platte kann aber auch als Kompressionsplatte insbesondere bei Querbrüchen aufgebracht werden und muss exakt vorgebogen werden.
- Auf der plattenabgewandten Seite kann Kompression durch geringfügiges »Überbiegen« erzeugt werden.
- Auf jeder Seite sind mindestens 3 Schrauben bicortical zu verankern.
- Fragmente sind im Weichteilverbund zu belassen.
- Implantat der Wahl ist die 3,5-mm-LCDCP (»low contact dynamic compression plate«; ◘ Abb. 6.5 bis ◘ Abb. 6.7).

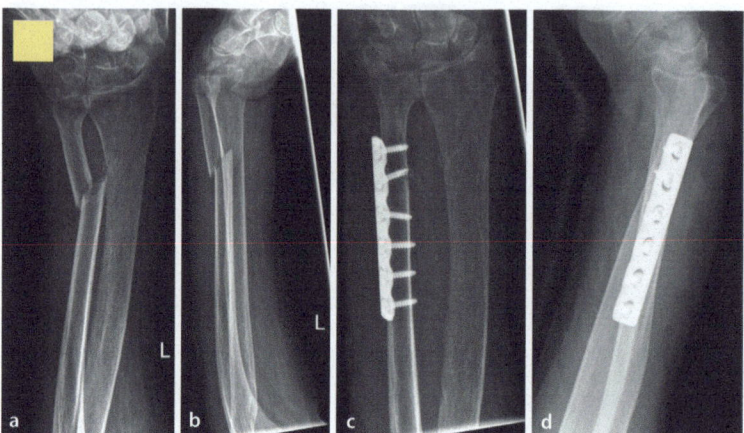

◨ **Abb. 6.5a–d 84 Jahre, männlich. Hemiplegie links nach cerebralem Insult.** Sturz mit direktem Anpralltrauma auf den ulnarseitigen Unterarm. Dislozierte distale Ulnafraktur (A1-Fraktur im Schaftbereich) und nicht dislozierte distale Radiusfraktur. Primärversorgung mit dorsoulnarer LCDC-Plattenosteosynthese. Die 3. Schraube von distal ist als Zugschraube durch die Platte gesetzt

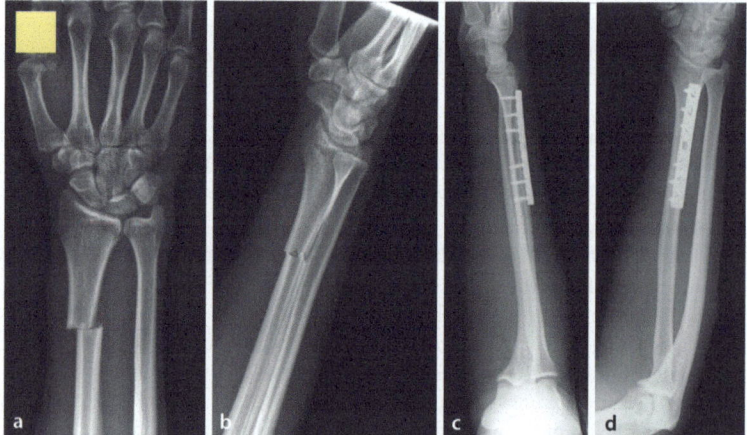

◨ **Abb. 6.6a–d 49 Jahre, männlich. Zustand nach alkoholbedingtem Sturz; unklarer Mechanismus.** Distale Radiusschaftfraktur (A2). Offene Reposition und Osteosynthese mit 7-Loch-Platte

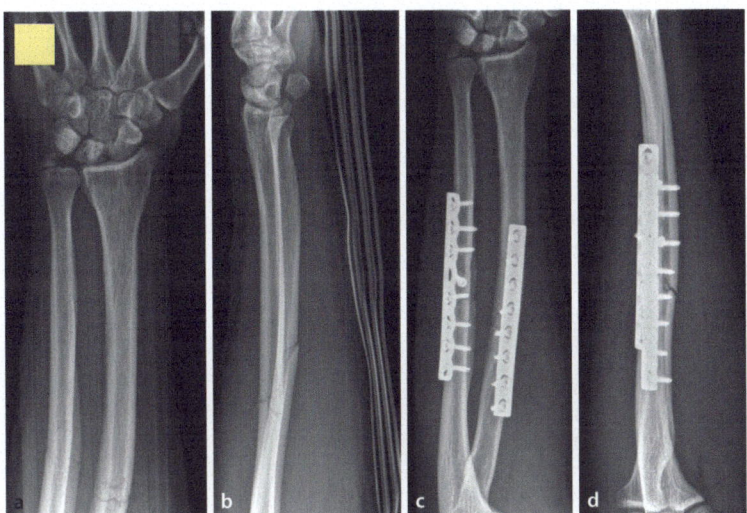

Abb. 6.7a–d 25 Jahre, männlich. Sturz beim Fußballspielen auf den linken Arm.
Unterarmschaftfraktur links mit angedeutetem Keilfragment der Ulna (B3-Fraktur). Osteosynthetische Versorgung mit 8-Loch-Titan-LCDCP-Kleinfragmentplatte

— Alternativ kann eine DCP (»dynamic compression plate«) oder bei Mehrfragment- und Trümmerbrüchen eine LCP (»locking compression plate«) verwendet werden.

— Bauchlagerung ist auch möglich; u. U. ist die Reposition bei frei hängendem Arm in Supination erleichtert.

— Spongiosaplastiken sind bei Defekten oder Pseudarthrosen indiziert.

— Bei der Operation werden die beiden Knochen über separate Zugänge dargestellt; Mindestbreite der Hautbrücke 5 cm aufweisen.

— Die Fascien werden wegen der relativ großen Gefahr der Entwicklung eines Kompartmentsyndroms offen gelassen.

— Die Membrana interossea darf nicht verletzt werden.

Standardzugänge für den Radiusschaft:

— Dorsoradialer Zugang nach Thompson:
  – Darstellung des distalen und mittleren Radius.
  – Bei proniertem Unterarm verläuft er längsgestellt zwischen Epicondylus radialis und der Mitte der dorsalen radialen Gelenkfläche.
  – Eingegangen wird in die Tiefe wird zwischen M. extensor digitorum communis und M. extensor carpi radialis brevis.

- Die kreuzenden Muskeln (M. abductor pollicis longus und M. extensor pollicis brevis) werden unterminiert, angeschlungen und beiseite gehalten.
- Schnittführung nach Henry:
  - Vorderer, beugeseitiger Zugang zum Radius.
  - Supinierter Unterarm und Auslagerung auf einem Beistelltisch.
  - Darstellung des proximalen Radiusanteils.
  - Eingegangen wird medial am M. brachioradialis.
- Dorsaler Zugang nach Boyd:
  - Alternative zum proximalen Radius, aber auch zur proximalen Ulna.

> **Praxistipp**
>
> Die Plattenosteosynthese wird am einfacher zu reponierenden Knochen begonnen. Die Reposition gelingt am leichtesten in vollständiger Supination des Unterarms. Standardimplantat ist die 3,5-mm-LCDCP.

6.5.3 Intramedulläre Verfahren

- Marknägel haben sich beim Erwachsenen bisher nicht bewährt, denn sie führen bei anspruchsvoller Implantationstechnik nicht zu besseren Resultaten im Vergleich zu den Plattenosteosynthesen.
- Einen hohen Stellenwert haben Drähte oder Nägel bei kindlichen Unterarmfrakturen, z. B. Prevot-Nägel, ESIN (elastische, stabile intramedulläre Nagelung) oder TEN-Nägel (»titanium elastic nail«) u. a.
- Die Nageldicke sollte bis maximal 2/3 der minimalen Markraumweite betragen.
- Ein Vorbiegen entfällt am Unterarm.
- Prinzip ist hier daher die innere Schienung (◘ Abb. 6.8, ◘ Abb. 6.9).

6.5.4 Fixateur externe

- Die Stellung von Unterarmfrakturen ist mit einem Fixateur nicht zu sichern.
- Der Fixateur externe eignet sich daher nur als temporäre Fixierung bei ausgedehnten Weichteilschäden, wenn eine primär definitive Osteosynthese nicht möglich ist, beim Polytrauma oder bei Kettenverletzungen der oberen Extremität (◘ Abb. 6.10).

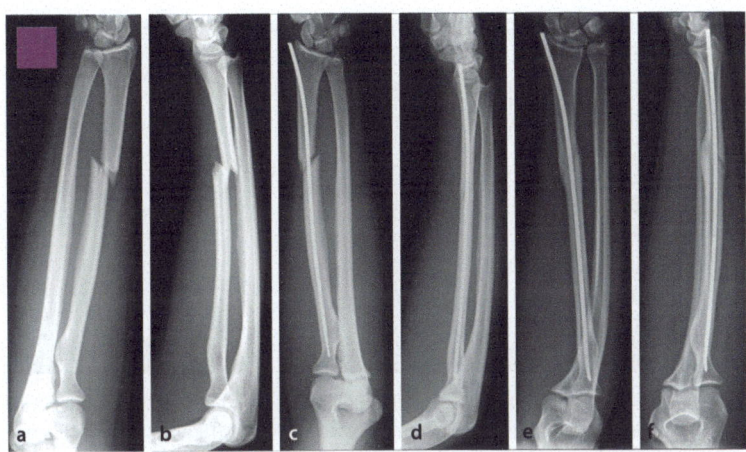

■ **Abb. 6.8a–f 28 Jahre, weiblich. Sturz vom Motorroller im Urlaub.** Isolierte Radius-schaftschrägfraktur (A2-Fraktur). Primär Schienung und Verlegung heimatnah. Sekundär-versorgung innerhalb von 5 Tagen mit Prevot-Nagel

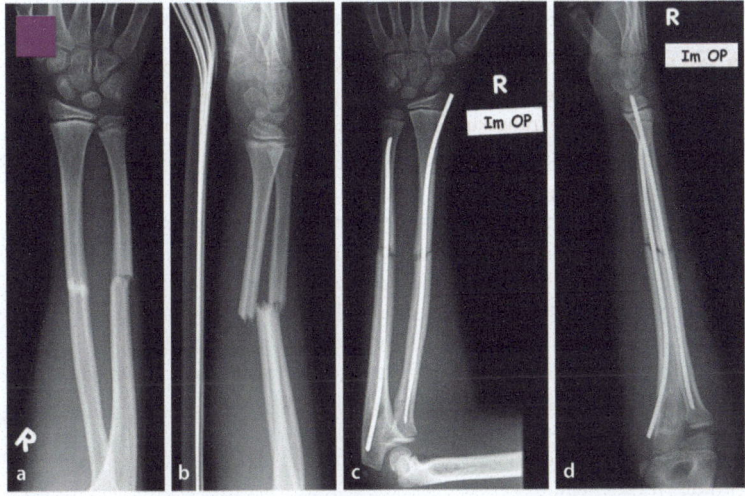

■ **Abb. 6.9a–d 11 Jahre, männlich. Zustand nach Treppensturz auf den rechten Unter-arm.** Ad latus dislozierte Unterarmschaftfraktur (A3-Fraktur). Offene Reposition des Radius und Osteosynthese mit 2,5-mm-Prevot-Nagel von radial distal sowie geschlossene Reposi-tion und Osteosynthese der Ulna mit 2,5-mm-Prevot-Nagel von proximal-radial

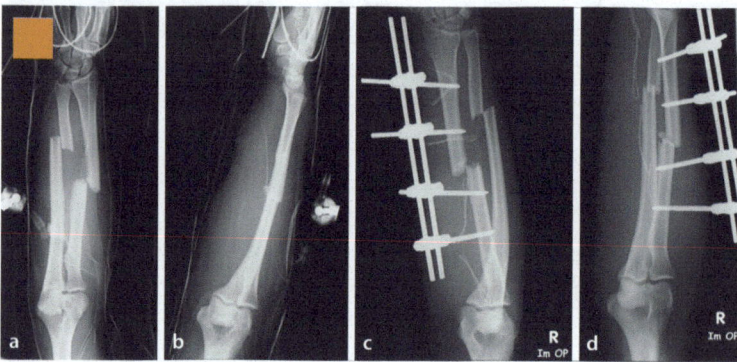

🔹 **Abb. 6.10a–d** **66 Jahre, männlich. Grunderkrankung Lymphom; Sprung von einer Brücke in suizidaler Absicht.** Polytrauma mit geschlossenem Schädel-Hirn-Trauma und Unterschenkelfraktur links u. a. erstgradig offene Fraktur des Unterarmschaftes rechts (A3). Nach Débridement der Unterarmwunde mit Drainage und Naht rein radiale Montage eines Fixateur externe am rechten Unterarm nach den Prinzipien des »damage control orthopedics«

— Die Schanz-Schrauben werden ulnar proximal und distal radial verankert; gelenküberbrückende Montage am Ellbogen- und Handgelenk.

⊙ **Der Fixateur externe am Unterarm ist ausschließlich zur temporären Stabilisierung von offenen Brüchen oder bei Polytraumatisierten zu verwenden. Es folgt immer die frühsekundäre endgültige operative Versorgung.**

6.6   Nachbehandlung

— Die Nachbehandlung wird je nach Knochenzustand, Osteosyntheseverfahren und Stabilität durch den Operateur festgelegt.
— Frühfunktionelle Behandlung ist anzustreben: ab dem 1. postoperativen Tag gipsfreie Beübung unter Einschluss von Isometrie und Bewegung der Gelenke.
— Bei Kindern ist die zusätzliche Gipsanlage oder auch eine krankengymnastische Behandlung nur in Ausnahmefällen erforderlich.
— Röntgenkontrollen nach 1 Woche und vor Metallentfernung.
— Metallentfernungen beim Erwachsenen nur bei lokaler Irritation oder bei jungen Patienten.
— Entfernung beider Platten frühestens nach 2 Jahren, da sonst Refrakturen nicht selten auftreten.
— Bei früherer Metallentfernung kann im 1. Eingriff die erste und nach einem weiteren halben Jahr die zweite Platte entfernt werden.

━ Immer röntgenologischer Konsolidierungsnachweis: Der Frakturspalt sollte nicht mehr sichtbar sein.

6.7 Sonderformen

■ **Luxationsfrakturen**
━ Luxationsfrakturen dürfen keinesfalls übersehen werden.
━ Sie werden sofort operiert.
━ Die anatomische Rekonstruktion ist unabdingbar, um die Funktion der Radioulnargelenke wiederherzustellen.
━ Die Luxationskomponente kann in der Regel geschlossen reponiert werden.
━ Bei verbleibender Reluxationstendenz im distalen Radioulnargelenk (DRUG):
  ━ Gelenk ist für 5 Wochen mit einem Kirschner-Draht (Stärke 2,0 mm) in Supinationsstellung temporär ruhigzustellen mit Gips für diesen Zeitraum zur Ausschaltung der Rotation.
  ━ Alternativ Kleinfragmentschraube.

❯ Luxationsfrakturen sind immer sofort zu operieren. In der jeweils exakt seitlich eingestellten Ebene erfolgt die Stellungskontrolle der distalen Ulna bzw. des proximalen Radius.

■ **Monteggia-Fraktur**
━ Kombination einer Ulnafraktur im proximalen Drittel mit einer Radiusköpfchenluxation.
━ Nach anatomischer Reposition und übungsstabiler Plattenosteosynthese steht das Radiusköpfchen in aller Regel stabil reponiert.
━ Dies ist in der streng exakt seitlich stehenden Ebene zu überprüfen.
━ Bei verbleibender Fehlstellung ist das Radiusköpfchen zu reponieren.
━ Begleitverletzungen des Proc. coronoideus und des Capitulum radii dürfen nicht übersehen werden.

■ **Galeazzi-Fraktur**
━ Fraktur im Bereich der distalen Radiushälfte mit Ulnaköpfchenluxation.
━ Empfohlen: dorsaler Thompson-Zugang (▶ Abschn. 6.5.2).
━ Der trianguläre fibrocartilaginäre Komplex (TFCC) ist aufgrund der Luxation verletzt.
━ Für die Versorgung gelten die gleichen Prinzipien wie bei der Monteggia-Verletzung (s. oben).
━ Auch hier ist die streng seitlich eingestellte Bildwandlerkontrolle nach Plattenosteosynthese obligat.

▬ Bei verbleibender Subluxation ist diese bei supiniertem Unterarm zu beseitigen und das Repositionsergebnis mit einem perkutanen Kirschner-Draht (Stärke 2,0 mm) zu fixieren.

▬ Gipsbehandlung in Spucknapfstellung bis zur Drahtentfernung nach 5 Wochen.

▬ Bei Kindern ist eine Aitken-I-Fraktur mit einem intramedullären Draht zu retinieren.

■ **Divergierende radioulnare Luxation**

▬ Sehr seltene Form der Luxation.

▬ Zerreißung der Membrana interossea mit Interposition des Carpus zwischen distaler Ulna und Speiche → Separation im distalen Radioulnargelenk (DRUG).

■ **Kinder**

▬ Besondere Prinzipien: Zu unterscheiden sind stabile oder inkomplette Brüche (»bowing deformation/fracture«, Grünholz- oder Wulstfrakturen) von instabilen oder kompletten Brüchen.

▬ Bis zum 10. Lebensjahr kann konservativ behandelt werden.

▬ Grünholzbrüche werden nach Reposition bis zur leichten Überkorrektur mit einem gespaltenen Oberarmgips in Neutral- oder Spucknapfstellung ausbehandelt.

▬ Der Gips kann nach Röntgenkontrolle oft schon nach 3 Wochen auf Unterarmlänge gekürzt werden, um Immobilisationsschäden zu minimieren.

▬ Ausheilung in der Regel nach 5–6 Wochen.

▬ Gelingt die Reposition nicht, sollte operativ behandelt werden.

▬ Achsenfehler >20° sollten nicht toleriert werden, Rotationsfehler dürfen gar nicht verbleiben.

▬ Bei offenen Brüchen, Begleit- oder Mehrfachverletzungen wie beim Erwachsenen immer operative Versorgung.

▬ Um eine frühfunktionelle Behandlung zu ermöglichen, haben sich intramedulläre Drähte bewährt.

▬ Über eine ulnar-radiale proximale Stichinzision wird die Ulnacorticalis in ≤45° oder flacher zur Längsachse des Knochens perforiert und ein Titannagel nach distal mit rotierenden Bewegungen bis zur Bruchstelle vorgeschoben.

▬ Das distale Fragment wird dann, ggf. unter Röntgenkontrolle oder unter Zuhilfenahme eines Kirschner-Drahts als »Joystick«, aufgefädelt und das Implantat bis zur Epiphysenfuge vorgeschoben.

▬ Gleiches Vorgehen am Radius; Zugang radial distal zwischen dem 1. und 3. Strecksehnenfach über dem Proc. styloideus radii.

- Die Implantate sollten etwa 2/3 des endostalen Durchmessers ausmachen.
- Plattenosteosynthesen stellen hier absolute Ausnahmeindikationen dar, für z. B. Korrekturosteotomien oder die distale Schaftfraktur des Jugendlichen.

- **Ältere Personen**
- Betagte Patienten werden nach denselben Prinzipien wie Erwachsene versorgt.
- Bei erheblicher Osteoporose wird ggf. eine Verbundosteosynthese oder auch eine zusätzliche Gipsbehandlung erforderlich.

- **Polytrauma**
- Polytraumatisierte werden nach primärer Stabilisierung und initialer Gips- oder Fixateur-Behandlung plattenosteosynthetisch versorgt.

- **Pathologische Frakturen**
- Pathologische Brüche sind die Ausnahme.
- Corticalisarrosionen werden möglichst vor dem Eintritt des Bruchs versorgt.
- Verfahren der Wahl ist die Verbundplattenosteosynthese.

6.8   Prognose und funktionelle Ergebnisse

- Die Ergebnisse sind gut.
- Begleitende Weichteilschäden oder Nerven- und Gefäßverletzungen bestimmen daher oft die Prognose und das funktionelle Ergebnis.
- Konservative Therapie:
  - Nicht selten sekundäre Dislokationen und verzögerte Heilungen bei Grünholzbrüchen.
  - Bei Redislokationen ist eine operative Versorgung indiziert.
  - Refrakturrisiko konservativ behandelter Grünholzbrüche lt. Literatur bis zu 30%.
  - Komplikationsrate bei konservativer Behandlung der kindlichen Unterarmschaftfraktur insgesamt bis zu 50%.
- Plattenosteosynthese:
  - Gute bis befriedigende Ergebnisse bei 90% der Patienten.
  - Deutlich bessere Ellbogen- und Handgelenkbeweglichkeit als Umwendbewegung.
  - Ein klarer Vorteil von Kompressionsplattenosteosynthesen ist bewiesen (um 10 Wochen verkürzte Konsolidierungszeit).

- Nicht selten verzögerte Heilungen oder Pseudarthrosen (Ursachen: zu große Devaskularisierung während der Operation oder nicht ausreichende Stabilität der Osteosynthese).
- Nicht selten führt eine weichteiltraumatisierende Operationstechnik zur Bildung von Brückenkallus (kann die Unterarmumwendung vollständig aufheben).
- Prädisponierende Faktoren sind Frakturen beider Knochen auf derselben Höhe, schwere Weichteilverletzungen, ein Zugang zu beiden Knochen, verzögerte Versorgung und schweres Schädel-Hirn-Trauma.
- Reosteosynthesen sind in bis zu 10% der Fälle notwendig.

> **Am wichtigsten ist eine genaue Rekonstruktion der Anatomie. Nur geringe Fehlstellungen führen zu Beeinträchtigungen der Ellbogen-, Hand- und v. a. der Unterarmumwendbewegungen.**

- Die Einschränkung der Pro- und Supination ist am häufigsten.
- Wiederherstellung der Länge hat zu erfolgen, um nicht die Gebrauchsfähigkeit der Hand einzuschränken.
- Achsenfehler >10° sollten nicht belassen werden, da eine erhebliche Einschränkung der Umwendbewegung resultieren kann.
- Metallentfernung nicht zu früh, sonst Refrakturen in 4,5% der Fälle.
- Bei Kindern treten Längenzunahmen der Speiche nicht selten auf, wenn der Bruch im körperfernen Abschnitt liegt.
- Die sachgerechte konservative Therapie führt in fast allen Fällen zu komplikationsfreier Ausheilung.
- Die funktionellen Ergebnisse sind bei >94% der Kinder exzellent, in seltenen Fällen Einschränkungen der Unterarmdrehfähigkeit im Bereich von 25° (besonders betroffen: die seltenen Brüche im proximalen Drittel).
- Behandlungsergebnisse mit Prevot-Nägeln sind bei Kindern sehr gut.

Distaler Unterarm

C.M. Müller-Mai, M. Frank

C. Müller-Mai, A. Ekkernkamp (Hrsg.), *Frakturen auf einen Blick*,
DOI 10.1007/978-3-642-27429-9_7, © Springer-Verlag Berlin Heidelberg 2015

Fraktur des distalen Unterarms

Es handelt sich um körperferne Brüche der Elle bzw. der Speiche, jeweils allein oder in Kombination auftretend.

— Die körperferne Fraktur des Radius ist die häufigste Fraktur des Menschen.

7.1   Mechanismus

— In der Regel handelt es sich um Stürze auf den ausgestreckten Arm:
  — ca. 90%: in Streckstellung des Handgelenks (Extensionsfraktur nach Poteau-Colles, Fractura loco typico sive classico),
  — ca. 10%: in Beugestellung (Flexionsfraktur nach Goyrand-Smith).
— Oder direkte Gewalt; dann häufig Begleitverletzungen: Gefäße, Nerven, Sehnen; distales Radioulnargelenk (DRUG), triangulärer fibrokartilaginärer Komplex (TFCC), erhebliche Weichteilschäden.

7.2   Klinik

— Typische indirekte Frakturzeichen:
  — Schwellung,
  — Hämatom,
  — Ödem,
  — Druckschmerz;
  — bei direkter Gewalt auch: Prellmarke und Weichteilverletzung.
— Direkte Frakturzeichen:
  — Fehlstellung nach radial (Bajonett) bzw.
  — Fehlstellung nach dorsal (Fourchette).
— Bei Begleitverletzungen:
  — Verletzung des DRUG → Klaviertastenphänomen,
  — Scaphoidfraktur → Druckschmerz im Bereich der Tabatière,
  — Perilunäre Luxationsfraktur de Quervain,
  — Ruptur des Lig. scapholunatum (SL-Ruptur) → skapholunäre Dissoziation.

7.3   Diagnostisches Vorgehen

— Anamnese (Mechanismus).
— Inspektion.
— Röntgendiagnostik in 2 Ebenen.

> **Praxistipp**
>
> CT nur bei komplexen gelenkbeteiligenden Frakturen, um die Stellung der Fragmente beurteilen zu können.

— Schrägaufnahmen in 45° Pronation/Supination, wenn keine CT möglich ist.

> **Praxistipp**
>
> MRT nur bei Verdacht auf Verletzung der karpalen Bandstrukturen oder des TFCC. Ein Verdacht auf Verletzungen des intrinsischen Bandapparates ergibt sich aus Frakturverläufen im Bereich der Fossa lunata.

— Ein Verdacht auf eine SL-Bandläsion ergibt sich bei zusätzlich bestehendem Abriss des Proc. styloideus ulnae und einem Frakturverlauf in die Crista zwischen Fossa lunata et scaphoidea; in diesen Fällen hat die dynamische Bildwandlerkontrolle vor und nach einer Osteosynthese hohen Stellenwert.
— Neurologische Untersuchung → posttraumatisches Karpaltunnelsyndrom (KTS) bei Läsion des N. medianus.

7.4   Klassifikation

7.4.1   AO-Klassifikation

■ **A-Frakturen**
— Extraartikuläre Brüche.

■ **B-Frakturen**
— Partiell intraartikuläre Brüche.

■ **C-Frakturen**
— Vollständig intraartikuläre Brüche (■ Abb. 7.1).

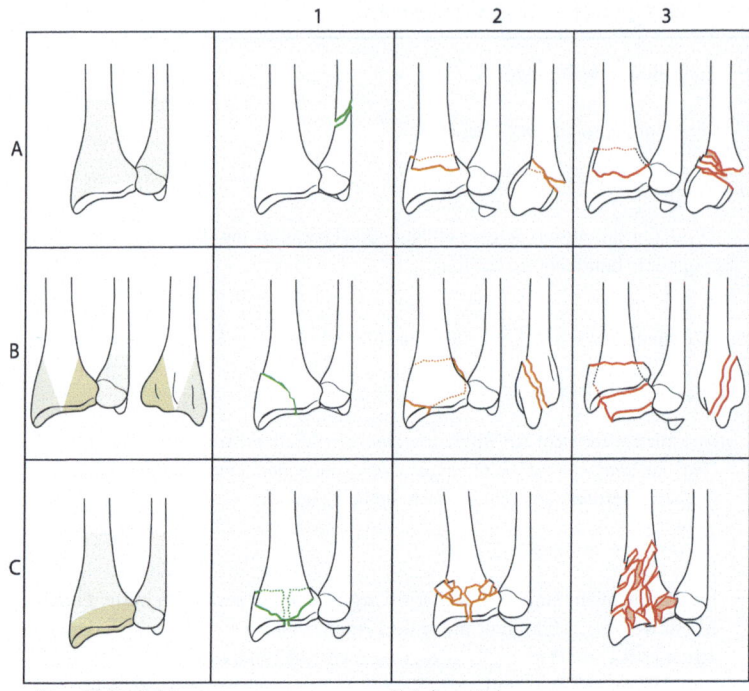

a Extraartikuläre Frakturen
(je 3 Untergruppen A1.1–A3.3; [3])
A1: Ulnafraktur, Radius intakt (eine Operationsindikation
für diese Brüche ergibt sich bei Instabilität des DRUG)
A2: Radius extraartikulär, einfach
A3: Radius extraartikulär, mehrfach
b Partiell intraartikuläre Frakturen
(Untergruppen B1.1–B3.3; [3])

B1: Radius sagittal
B2: Dorsale Kantenfraktur (Barton)
B3: Palmare Kantenfraktur (»reverse Barton«)
c Vollständig artikuläre Fraktur
(Untergruppen C1.1 bis C3.3; [3])
C1: Artikulär und metaphysär einfach
C2: Artikulär einfach, metaphysär mehrfach
C3: Artikulär und metaphysär mehrfach

◘ **Abb. 7.1** AO-Klassifikation der distalen Unterarmfrakturen

7.5   Therapeutisches Vorgehen

— Eine schematische Übersicht über die Therapieoptionen in Abhängigkeit
vom Frakturtyp gibt ◘ Abb. 7.2.
— Ziele:
   — Rekonstruktion der Gelenkfläche und Wiederherstellung der Gelenk-
   mechanik.
   — Retention des Repositionsergebnisses.

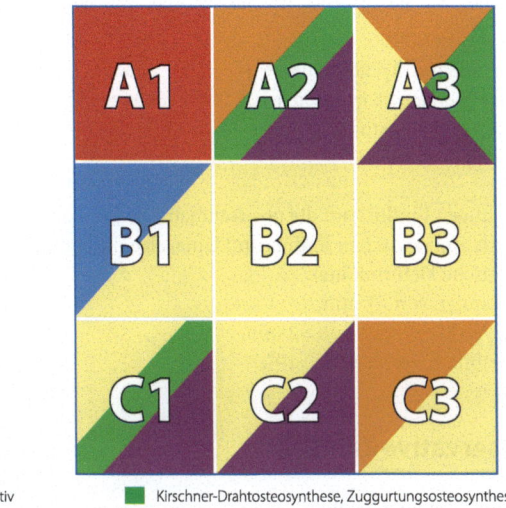

konservativ

Schraubenosteosynthese

Plattenosteosynthese

Kirschner-Drahtosteosynthese, Zuggurtungsosteosynthese*

Fixateur externe

Marknagelosteosynthese

* Die Zuggurtungsosteosynthese wird von einigen Autoren bei Fraktur des Proc. Styloideus ulnae angewandt.

▣ Abb. 7.2 Therapieoptionen bei körperfernen Brüchen des Unterarms. Einteilung nach der AO-Klassifikation (Empfehlung der gängigsten Verfahren, Abweichungen sind möglich)

- Dazu müssen Achsenfehler ausgeglichen und die Länge der Unterarm- knochen angeglichen werden.
- Beurteilung der Operationsindikation:
  - Aussagekräftige Frakturklassifikation.
  - Instabilitätskriterien → Ableitung aus Röntgenaufnahmen (▶ Übersicht).
- Je mehr dieser Instabilitätskriterien gesehen werden und je ausgeprägter deren Grad ist, desto größer ist die Instabilität.

Instabilitätskriterien
- Dorsalabkippung des distalen Fragments um >20°
- Palmarabkippung bei schrägem Frakturverlauf
- Abbruch der palmaren Gelenkkante
- Dorsale oder palmare Kantenfragmente
- Trümmerzonen (besonders dorsal, wenn >50% des dorsopalmaren Durch- messers betroffen sind)
- Ulnavorschub ≥3 mm

- Sprengung des DRUG
- Fraktur des Proc. styloideus ulnae
- Verkürzungen um >5 mm und grobe Dislokationen um >1 cm
- Zusätzliche Ulnafraktur

- Einen wichtigen Einfluss auf die posttraumatische Beweglichkeit hat das Längenverhältnis zwischen Radius und Ulna, also die Stellung des DRUG.
- Präarthrotische Deformitäten:
  - Gelenkstufen von >1 mm,
  - radiale Verkürzungen von >2 mm,
  - dorsopalmare Verkippung >10°.

7.5.1 Konservative Therapie

- Anwendung heutzutage selten.
- Konservativ versorgbar sind:
  - A1- bis A3-Frakturen (◘ Abb. 7.3),
  - B1-Frakturen (selten),
  - C1-Frakturen (selten),
  - kindliche Frakturen; diese stellen noch heute eine Domäne der konservativen Therapie dar.
- Reposition mit dem Mädchenfänger bei Dislokation (manueller Druck):
  - Je nach Muskelapparat des Patienten erfordert Aushang eine Gewichtsbelastung zwischen 4 kg und 8 kg.
  - Längszug über Daumen und 2. sowie evtl. den 3. Finger.
  - Bei Kindern nur ohne Gewicht zu empfehlen.
  - Bei Schmerz Bruchspaltenanästhesie unter sterilen Kautelen.
  - Bei der Reposition die Corticalis des distalen Fragments über die proximale Corticalis hebeln.

> **Praxistipp**
>
> Eine konservative Weiterbehandlung bietet sich nur an, wenn nach dem Nachlassen des Längszugs die Reposition erhalten bleibt.

- Weitere Behandlung durch dorsoradiale Gipsschiene.
- Alternativ gespaltener Unterarmgips in Funktionsstellung.

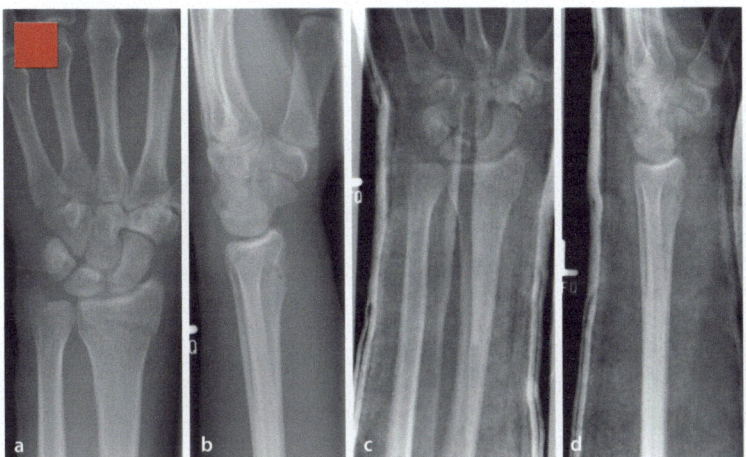

☐ **Abb. 7.3a–d** 23 Jahre, männlich. Ball gegen die Hand beim Fußballspielen. Dorsal kaum abgekippte metaphysäre Fraktur (A2). Geschlossene Reposition. Dorsoradiale Gipsschiene; konservative Behandlung

— Faustschluss und Opposition sollten nach Gipsanlage nicht eingeschränkt sein.

7.5.2 Kirschner-Drähte

— Extrafokal nach Willenegger oder intrafokal nach Kapandji (☐ Abb. 7.4).
— Beide Verfahren lassen sich gut kombinieren.

Praxistipp

Kirschner-Drähte nach Willenegger werden von radial über den Proc. styloideus radii eingebracht und divergieren gering in beiden Ebenen, d. h. unter Durchleuchtung in der a.-p.- und in der seitlichen Ebene. Dies verbessert die Stabilität und reduziert die sekundäre Dislokationsrate.

— Kreuzen in Höhe des Frakturspalts vermeiden → Rotationsinstabilität.
— Deutliche Verkürzung: Über stärkeren Kirschner-Draht (2 mm) in der Kapandji-Technik von dorsal in den Bruchspalt proximal einer möglichen Trümmerzone eingehen und über diesen Draht reponieren.

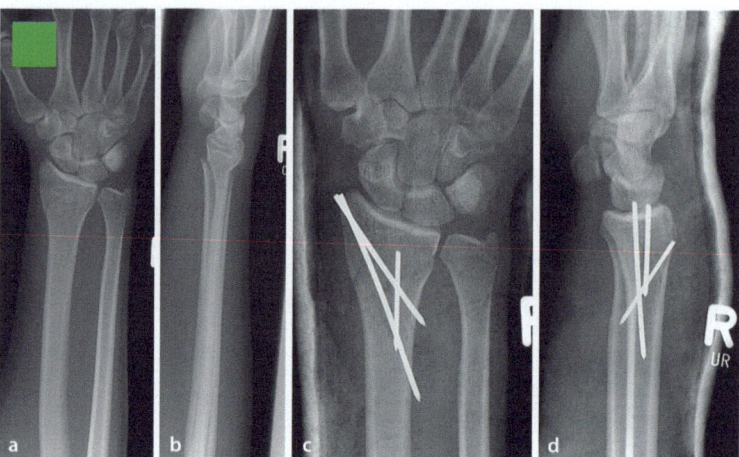

■ **Abb. 7.4a–d 26 Jahre, männlich. Ball gegen hyperextendierte Hand.** Metaphysäre
Fraktur (A2).Geschlossene Reposition Kirschner-Drahtosteosynthese in der Technik nach
Willenegger über den Proc. styloideus radii sowie modifiziert nach Kapandji zur dorsalen
Abstützung. Der Kapandji-Draht perforiert die Gegencorticalis und ist am distalen Ende
des Schaftfragments einzubohren

Praxistipp

Generell empfehlen wir zur Osteosynthese Drähte der Stärke 1,8 mm;
Abweichungen in Abhängigkeit von der Situation sind möglich.

— Bei Extensionsfrakturen zusätzlicher Draht in modifizierter Kapandji-
Technik (Draht wird durch die proximale Gegenkortikalis gebohrt).

❯ **Bei einer Kirschner-Drahtosteosynthese ist die Perforation der Gegencorticalis unbedingt sicherzustellen, da nur dann eine ausreichende Stabilität
erreicht wird.**

7.5.3 Schraubenosteosynthese

— Bei den partiellen Gelenkfrakturen bzw. den kompletten Gelenkfrakturen
(B- und C-Frakturen nach der AO) treten die Kirschner-Drähte in den Hintergrund.

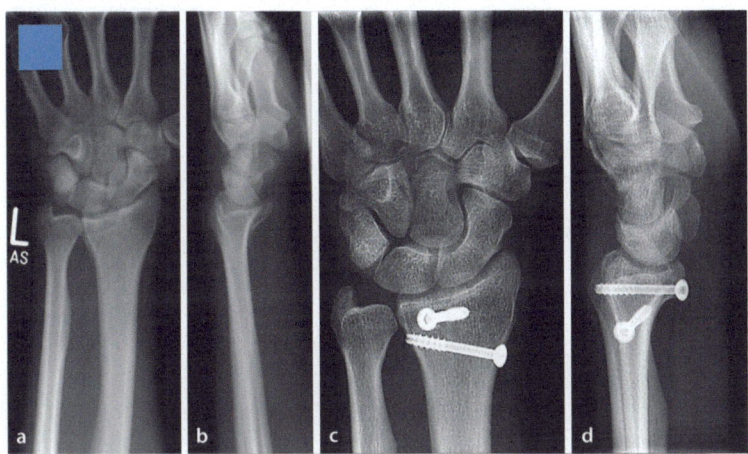

■ **Abb. 7.5a–d 39 Jahre, männlich. Sturz beim Mountainbikefahren.** Radiopalmares bis nach ulnar verlaufendes Kantenfragment (B3). Offene Reposition. Aufgrund der besonderen Lokalisation Zugschrauben- statt Plattenosteosynthese mit kanülierten 4-mm-Zugschrauben

— Ausnahme: B1-Fraktur, die nicht disloziert ist. Hier kann ggf. mit Kirschner-Drähten oder aber – besser – mit einer interfragmentären Zugschraube versorgt werden (■ Abb. 7.5).

7.5.4 Plattenosteosynthese

— Die palmaren oder dorsalen Kantenbrüche (B3- oder B2-Frakturen nach der AO) sind eine Domäne der Plattenosteosynthese.
— Es bieten sich z. B. 2,4- oder 3,5-mm-T-Plättchen mit schrägen Bügeln an.
— Die palmare Plattenlage wird meist bevorzugt (■ Abb. 7.6).
— Die Versorgung auch komplexerer Extensionsfrakturen ist über den einfachen palmaren Zugang möglich; winkelstabile Platten sind so erreichbar.

❯ **Ist der Abstand Knochen zu Platte zu groß, resultiert eine Einengung der Gleiträume, und ein postoperatives Kompartmentsyndrom (KTS) ist möglich.**

— Metallentfernung ist nicht regelhaft erforderlich.
— Wir empfehlen bei stark dislozierten Extensionsfrakturen oder bei Brüchen mit disloziertem dorsoulnarem Kantenfragment die dorsale Plattenlage, da

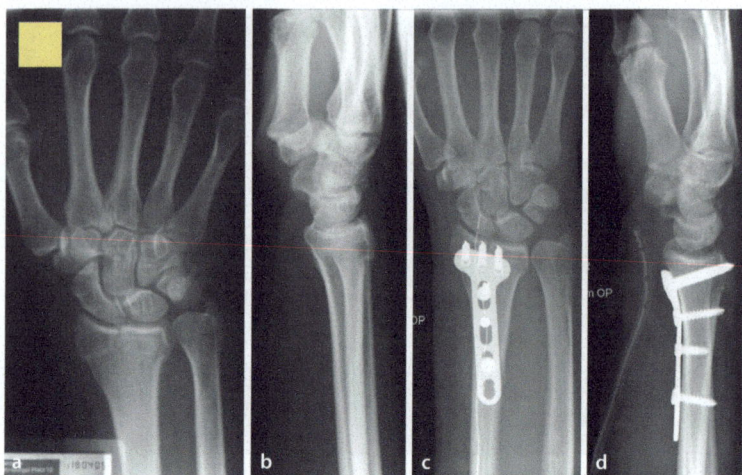

◘ Abb. 7.6a–d 60 Jahre, weiblich. Sturz auf den rechten Unterarm. Artikuläre und metaphysäre Fraktur (C1). Offene Reposition. Palmare winkelstabile Plattenosteosynthese, 3,5 mm mit schrägem Bügel

— die Platte zugleich abstützend wirkt und
— der dorsale Zugang leichten Einblick in das Gelenk ermöglicht.
— Schmale dorsale Kantenfragmente eignen sich insbesondere zur Versorgung mit einer dorsale π-Platte (◘ Abb. 7.7).
— Auch C3-Frakturen sind mit Plattenosteosynthesen gut zu versorgen (◘ Abb. 7.8, ◘ Abb. 7.9).
— Standardzugänge:
  — Längs dorsal zwischen 2. Zwischenfingerspalte und Epicondylus radialis humeri.
  — Palmar radial längs in Höhe der Sehne des M. flexor carpi radialis.
— Reposition:
  — Direkt über sukzessive Reposition der Fragmente und temporärer Kirschner-Drahtfixierung.
  — Indirekt über die am distalen Radiusfragment angelegte Platte und anschließende Plattenverschraubung am proximalen Fragment. Schraubenlage direkt subchondral.

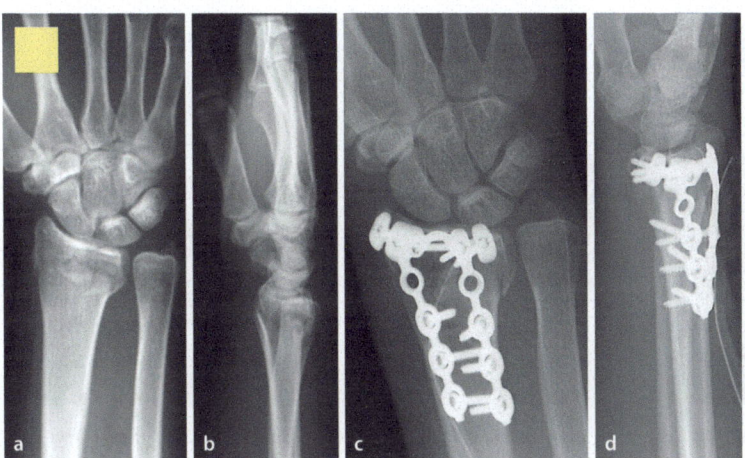

■ **Abb. 7.7a–d 27 Jahre, weiblich. Sturz beim Snowboardfahren.** Intraartikuläre meta-physäre Fraktur mit dorsoulnarem Kantenfragment (C1), dorsale Plattenosteosynthese mit π-Platte

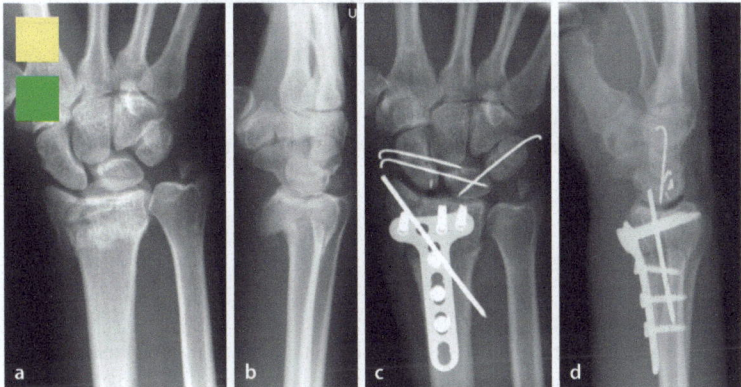

■ **Abb. 7.8a–d 49 Jahre, männlich. Sturz auf die rechte Hand.** Dorsoulnares, nach Repo-sition gut stehendes Kantenfragment, Impression der radiokarpalen Gelenkfläche, Abriss des radialen Griffelfortsatzes, SL-Bandläsion (C3). Palmare winkelstabile Plattenosteosyn-these, 3,5 mm, Kirschner-Draht zur Retention des Griffelfortsatzes, Rekonstruktion des SL-Bands, temporäre perkutane Kirschner-Drahtarthrodese der Handwurzel für 6 Wochen

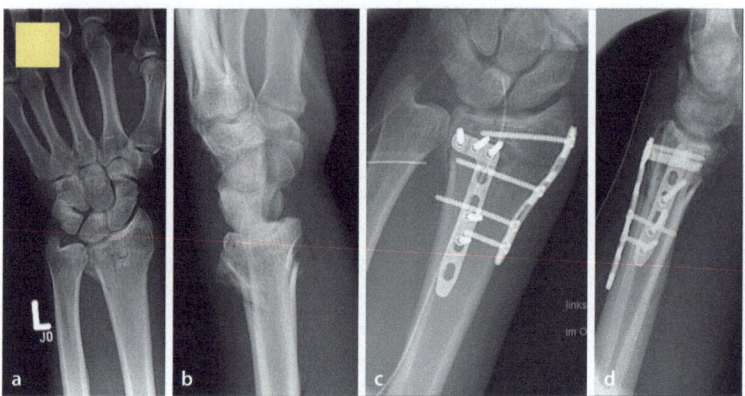

◘ **Abb. 7.9a–d 42 Jahre, männlich. Sturz beim Fußballspielen.** Intraartikuläre Extensionsfraktur mit dorsalem Schlüsselfragment (C3). Dorsale winkelstabile Plattenosteosynthese (2,4 mm), Retention des Proc.-styloideus-radii-Fragments mittels separater S-förmig gebogener Platte

7.5.5 Augmentation von Knochendefekten

— Insbesondere bei Extensionsfrakturen nach Reposition von C-Frakturen bestehen oft große metaphysäre Knochendefekte.
— Verfahren der Wahl bei C3-Frakturen mit zentral imprimierten Fragmenten ist die Plattenosteosynthese kombiniert mit Augmentation durch Biomaterialien oder Spongiosa.

7.5.6 Fixateur externe

— Die Reposition erfolgt prinzipiell über Ligamentotaxis.
— Bei offenen Frakturen und bei Frakturen mit erheblichem Weichteilschaden ist der Fixateur das Verfahren der Wahl, da die Weichteilproblematik im Vordergrund steht.
— C3-Frakturen: Temporär bis zur Konsolidierung der Weichteilverhältnisse, dann ggf. Verfahrenswechsel (◘ Abb. 7.10).
— Fixateur-Montage: 4 Schanz-Schrauben, die von dorsal gesehen ca. 40° nach radial gekippt werden.
— Distale bzw. proximale Schraubenpaare etwa um 45° konvergieren lassen.

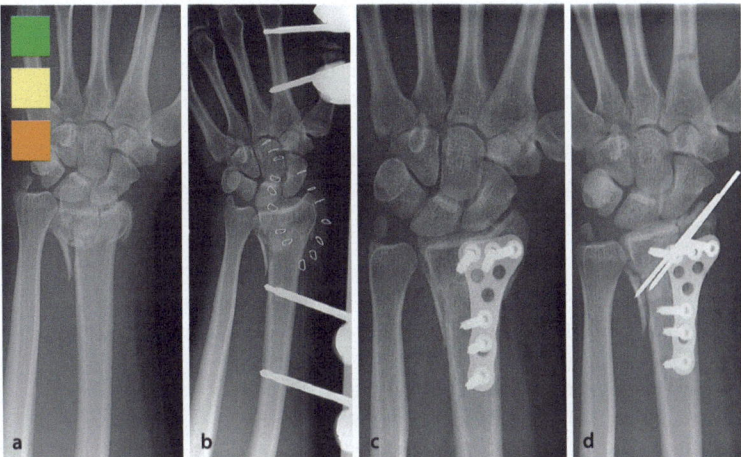

◨ Abb. 7.10a–d 27 Jahre, männlich. Polytrauma nach Motorradunfall. Offene distale Radiusfraktur (C2) u.a. Initial Fixateur externe (**a**, **b**), radiopalmarer Weichteildefekt mit Vacuseal behandelt. Nach Konsolidierung der Weichteile kombinierte palmare winkelstabile Platten- und Kirschnerdrahtosteosynthese (**c**), Röntgenkontrolle 9 Monate postoperativ nach Entfernung der Kirschner-Drähte mit verbliebener geringer Dorsalkippung (**d**). Funktionell kein Defizit im Vergleich zur Gegenseite

- Zwei 3 bis 4-mm-Schrauben werden im Os metacarpale 2 und zwei weitere im proximalen Fragment des Radius eingebracht.
- Ergänzend können perkutane Kirschner-Drähte angewendet werden, insbesondere, wenn dadurch eine endgültige Versorgung erreicht wird.
- Die Anlage erfolgt in der Regel in Neutralstellung des Handgelenks.
- Der Fixateur externe sollte auch bei Ausbehandlung nach 4 Wochen entfernt werden, dann ggf. Unterarmgips für weitere 2 Wochen.

7.6   Nachbehandlung

- Je nach Knochenzustand, Verfahren und Stabilität.
- Prinzipiell ist eine frühfunktionelle Behandlung anzustreben.
- Jede Radiusfraktur, konservativ oder operativ behandelt, sollte engmaschig röntgenkontrolliert werden.

> **Praxistipp**
>
> Wir empfehlen zur postoperativen Bildwandlerkontrolle im Operationssaal insbesondere bei Frakturen mit Gelenkbeteiligung eine Anhebung des Handgelenks auf der Unterlage um etwa 10° in der a.-p.-Ebene und um ca. 25°–30° in der seitlichen Ebene, um einen Eindruck von der Rekonstruktion der Gelenkfläche zu erhalten. In dieser Technik wird der Gelenkspalt frei projiziert.

— Im Fall einer Unsicherheit ist auch postoperativ eine CT zu empfehlen.
— Weitere Röntgendiagnostik nach der 4711-Regel: Anforderung von Bildern am 4., 7. und 11. postoperativen Tag, bei stabiler Osteosynthese auch in größeren Abständen.
— Eine Gipsbehandlung ist in vielen Fällen zusätzlich zur Osteosynthese zu empfehlen, z. B. bei starker Osteoporose.
— Distale Radiusfrakturen treten insbesondere in höherem Alter auf → Osteoporosediagnostik und -prophylaxe gehören deshalb zum Therapiekonzept.

7.7   Sonderformen

■ **Kinder**
— Bei Kindern finden sich:
    — Epiphysenfrakturen (Einteilung nach Aitken oder Salter),
    — Stauchungs- oder Wulstfrakturen,
    — Biegungs- oder Grünholzbrüche.
— Diese Frakturen stellen auch heute noch eine Domäne der konservativen Therapie dar.
— Dislokationen von >¼ Schaftbreite sollten reponiert werden.
— Abkippungen in der Frontal- oder Sagittalebene von bis zu 40° werden bis zu einem Alter von 10 – 12 Jahren spontan korrigiert.
— Stärkere Dislokationen oder deutliche Verkürzungen erfordern die Reposition in Kurznarkose und Stabilisierung mittels Kirschner-Drähten.
— In Sonderfällen sind Plattenosteosynthesen indiziert.
— Zu beachten ist, dass der Epiphysenspalt nicht mit eingebrachten Schrauben tangiert wird.

■ **Ältere Personen**
— Die Fraktur des alten Menschen betrifft überwiegend das weibliche Geschlecht (postklimakterische Osteoporose; ◻ Abb. 7.11).

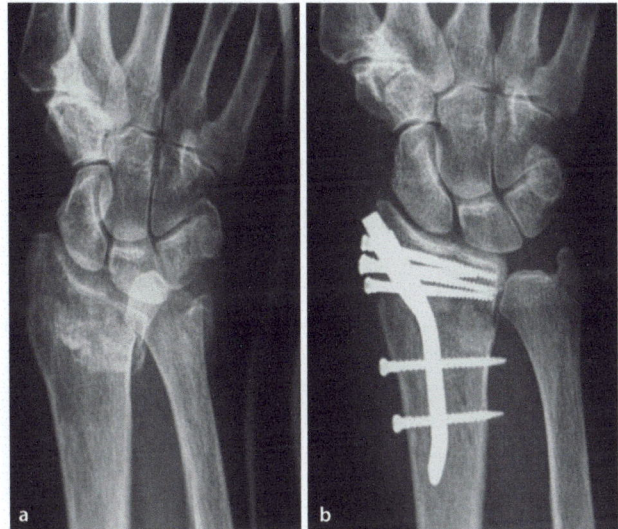

🔲 **Abb. 7.11a, b Osteoporotische A3-Fraktur.** Distaler Radiusnagel bei guter Reposition der Fragmente. (Bilder von G. Gradl, Universität Rostock, mit freundlicher Genehmigung)

— Bei osteoporotischem Knochen ist eine Augmentation mit entsprechenden Biomaterialien sinnvoll.

— Alternativ bieten sich winkelstabile Platten an.

▪ **Polytrauma**

— Eine primäre Versorgung ist in der Regel mit dem Fixateur externe zu empfehlen (minimalinvasiv) (🔲 Abb. 7.10).

— Gipsbehandlungen sind prinzipiell möglich, bergen aber Risiken, wie z. B. Drucknekrosen.

— Die endgültige Versorgung erfolgt nach Stabilisierung des Patienten.

7.8   Prognose und funktionelle Ergebnisse

— Bei richtiger Behandlung und exakter Reposition ist die Prognose ausgesprochen gut.

— Verfahren der Wahl bei Plattenosteosynthesen ist die winkelstabile palmare Platte.

- 85–90% sehr gute und gute Ergebnisse nach 10 Monaten bei plattenosteo-
  synthetisch versorgten C-Frakturen nach der AO-Klassifikation.
- Belassene Fehlstellungen im DRUG oder der radialen Gelenkfläche führen
  zu Schmerzen, Bewegungseinschränkungen, Arthrosen, Instabilitäten.
- Zu beachten sind folgende Komplikationen:
  - posttraumatisches Karpaltunnelsyndrom,
  - Kompartmentsyndrom,
  - CRPS (»chronic regional pain syndrome« früher: »M. Sudeck«).

Praxistipp

Die Inzidenz eines CRPS kann deutlich reduziert werden, wenn initial bereits
eine endgültige Versorgung erreicht wird und das Auftreten mehrfacher
Manipulationen oder sekundärer Dislokationen verhindert wird.

Proximaler Oberschenkel

C. Müller-Mai, E. Mielke

C. Müller-Mai, A. Ekkernkamp (Hrsg.), *Frakturen auf einen Blick*,
DOI 10.1007/978-3-642-27429-9_8, © Springer-Verlag Berlin Heidelberg 2015

Fraktur des proximalen Oberschenkels

Am proximalen Femur finden sich hüftgelenknahe Frakturen der per- bis subtrochantären Region, des Schenkelhalses sowie acetabulumnahe Brüche des Hüftkopfs. Per- und subtrochantäre Frakturen treten meist isoliert in hohem Alter auf, können aber auch bei Jüngeren bei Hochrasanztraumata vorkommen und mit einer Fraktur des dorsalen Pfannenpfeilers oder einer Luxation kombiniert sein.

- Zu Region 31 nach der AO-Klassifikation zählen nur pertrochantäre Brüche, Schenkelhalsfrakturen und Brüche des Hüftkopfes. Diese Region stellt daher eine Ausnahme dar, da subtrochantäre Brüche generell der Region 32 Femurschaft zugeordnet werden. Für andere Lokalisationen gilt, dass die Brüche der Region zugeordnet werden, in der das Frakturzentrum liegt.
- Aus historischen, anatomischen und praktischen Gründen (Unfallmechanismen, Differenzialdiagnose, Versorgungsprinzipien etc.) werden die subtrochantären Frakturen in der Region 31 mitbesprochen.
- 50% der Knochenbrüche der per- bis subtrochantären Region betreffen den Schenkelhalsbereich, 45% den pertrochantären Bereich.
- Bis zu 10% der Operationen an Traumazentren betreffen das coxale Femurende.
- Etwa 100.000 Brüche pro Jahr werden in Deutschland behandelt.
- Lebenszeitrisiko: für Frauen 11–23%, für Männer 5–11%.
- Perioperative Mortalität: ca. 7%, Sterberate im 1. Jahr nach der Fraktur: ca. 20%.
- Kosten allein in Deutschland: ca. 2,5 Mrd. Euro/Jahr.
- Frakturen des proximalen Oberschenkels sind die dritthäufigste Frakturlokalisation beim Erwachsenen.

8.1   Mechanismus

- Typischer Mechanismus der per- und subtrochantären Frakturen bei Niedrigenergietrauma ist der Sturz auf die Hüfte, meist mit gedrehtem Oberkörper (→ Rotationskräfte am Trochantermassiv).
- Nur etwa 50% der Patienten weisen eine gute Knochenstruktur auf (Singh-Index), daraus ergibt sich die Wichtigkeit weiterführender Diagnostik und der antiosteoporotischen Therapie.
- Die Schenkelhalsfrakturen treten bei direktem Sturz auf die Hüfte auf.
- Bei jüngeren Patienten ist in aller Regel größere Gewalt mit Scherbelastung erforderlich, z. B.

- Sturz aus größerer Höhe,
- Knieanprall am Armaturenbrett bei Verkehrsunfall (sog. »dashboard injury«),
- Sportunfall.
- Bei den Hüftkopffrakturen kam es zum Knieanprall bei Hochrasanztrauma.
- Die Hüfte ist durch die sitzende Position flektiert, typischerweise resultieren Abscherfrakturen im Femurkopfbereich, meist kombiniert mit einer dorsalen Luxation oder mit einer hinteren Pfeilerfraktur des Acetabulums.
- Die Kopffragmente betreffen den ventrocaudalen Anteil.
- Der abgescherte Kopfanteil verbleibt meist in der Pfanne.

8.2 Klinik

> **Der jeweils typische Mechanismus mit Sturz auf die Hüfte bei den Schenkelhals- und pertrochantären Brüchen mit charakteristischen Fehlstellungen sowie der Dashboard-Mechanismus bei Hüftkopffrakturen weisen den Weg.**

- Die Behandlung beginnt mit Schmerztherapie und einer geeigneten Lagerung.

■ Pertrochantäre Frakturen

- Pertrochantäre Brüche betreffen das hohe Alter.
- Wegweisend sind die typische Außenrotationsfehlstellung und die Verkürzung des Beins (Blickdiagnose).
- Der laterale Fußrand liegt häufig direkt auf der Unterlage.
- Diese klinischen Zeichen können bei der Schenkelhalsfraktur vorhanden sein, sind aber weniger stark ausgeprägt oder fehlen bei der stabilen Abduktionsfraktur ganz.

■ Schenkelhalsfrakturen

- Betreffen typischerweise Patienten in höherem Alter, bei denen der funktionelle Status vor dem Frakturereignis zu klären ist, da er das therapeutische Vorgehen beeinflusst.
- Bei jüngeren Patienten ist große Gewalt wegweisend (Polytrauma oder Mehrfachverletzte).
- Schmerzlokalisation ist die Leistengegend.
- Die aktive Beinhebung gelingt zumeist nicht, ausgenommen bei stabilen Abduktionsbrüchen.

– Lokale Symptome:
  – Druck- oder Klopfschmerz in der Trochanter-major-Region,
  – evtl. Hämatome/Prellmarken,
  – im Seitenvergleich Trochanterhochstand.

- **Subtrochantäre Frakturen**
– Typische Fehlstellungen aufgrund des Muskelzugs.
– Das proximale Fragment wird durch Zug der Glutäalmuskulatur und des M. iliopsoas in Abduktion, Außenrotation und Flexion gebracht.
– Der Femurschaft steht in Adduktion.

- **Hüftkopffrakturen**
– In der Regel besteht eine Luxationsfehlstellung.
– Wenn keine knöcherne Läsion des Acetabulums nachweisbar ist, liegt meistens eine Luxatio iliaca mit typischer Fehlstellung (nach hinten oben) vor.
– Klinisch zeigt sich nur eine leichte Adduktion und Innenrotation sowie eine Beugung und Verkürzung im Hüftgelenk.
– Die Luxatio iliaca macht 60% aller Hüftgelenksluxationen aus, ist in der a.-p. eingestellten Beckenübersicht oft nicht darstellbar.
– Vordere Luxationen (wegweisend: Außenrotationsstellung und Verkürzung) sind ausgesprochen selten.
– Selten wird auch eine Luxatio ischiadica nach hinten unten beobachtet; dann ist eine starke Adduktion klinisch führend: typische federnde Fixation.
– In der Beckenübersicht steht der Kopf in Höhe des Sitzbeinhöckers.

> **Bei Polytraumatisierten und Mehrfachverletzten treten alle Formen der Hüftluxationen auf. Es bestehen starke Schmerzen, Nervenausfälle und Durchblutungsstörungen sind möglich.**

8.3   Diagnostisches Vorgehen

– Bei den pertrochantären Brüchen und den Schenkelhalsfrakturen weisen Anamnese und Fehlstellung den Weg (Ausnahme: Abduktionsfrakturen; s. oben).
– Die Diagnostik umfasst Röntgenbilder (Beckenübersicht, axiale Aufnahme oder Lauenstein-Aufnahme), gelegentlich ist eine Aufnahme unter Längszug und Innenrotation erforderlich.

> **Praxistipp**
>
> Eine CT-Untersuchung ist bei radiologisch manchmal nicht zu sichernden Abduktionsfrakturen zur Ergänzung erforderlich.

- Auch bei Hüftkopffrakturen zunächst Erhebung der Anamnese (Unfall-mechanismus, bei Polytrauma Fremdanamnese).
- Ein Hochrasanztrauma bei gebeugter Hüftgelenkstellung und Knieanprall, z. B. im Rahmen eines Verkehrsunfalls, sowie die typische Fehlstellung bei Luxation können wegweisend sein.
- Der Inspektion kommt nach der Anamnese entscheidende Bedeutung zu.
- In der betroffenen Region bestehen stärkste Schmerzen.
- Bei Hüftkopffrakturen sind neurologische Ausfälle im Bereich des N.-ischia-dicus-Versorgungsgebiets häufig.
- Die Durchblutung ist peripher zu kontrollieren.
- Wegweisend ist die Röntgendiagnostik (Beckenübersicht und die betroffene Seite axial).
- Besteht der Verdacht auf eine zusätzliche Beckenringfraktur, sind Inlet- und Outlet-Pojektionen zu ergänzen, bei Acetabulumfrakturen Ala- und Obtura-tor-Aufnahmen.

> **Praxistipp**
>
> Bei Beckenbeteiligungen ist eine CT obligat, um die Fragmentstellung sichern und die Operation planen zu können. Auch bei Hüftkopffrakturen kann das CT wegweisend sein.

- Bei der CT sind Schichtdicken von 1–3 mm zu empfehlen, um die Fragmente, auch Repositionshindernisse wie Pfannenfragmente, beurteilen zu können.
- Auch die MRT-Diagnostik spielt eine Rolle nach Hüftkopffrakturen.
- Komplikationen, die in der MRT detektiert werden können:
  - avaskuläre Kopfnekrose,
  - begleitender Knorpelschaden, z. B. durch eine osteochondrale Fraktur (»flake fracture«),
  - Ischiadicuskontusionen,
  - Abriss des hinteren Labrums,
  - interponierte Weichteile,
  - trabekuläre Mikrofrakturen (»bone bruises«).

> **Praxistipp**
>
> Für die Verlaufsbeurteilung von Hüftkopfnekrosen ist eine erneute MRT zu empfehlen.

- Differenzialdiagnostisch sind reine Hüftkopfluxationen (nur in Einzelfällen vorkommend) abzugrenzen.
- Bei Beckenringfrakturen sollte eine Acetabulumeinstrahlung durch zusätzliche Ala- und Obturatoraufnahmen ausgeschlossen werden, eine Beteiligung des hinteren Beckenrings durch die Inlet- und Outlet-Projektion.
- Sicherer ist im Verdachtsfall jeweils eine CT.
- Auch Coxarthrosen führen zu einem typischen Leistenschmerz; zum Ausschluss ist in aller Regel die Anamnese wegweisend.
- Weitere Differenzialdiagnosen:
  - Synovitis,
  - bakterielle Entzündungen,
  - Epiphyseolyse bei jugendlichen Patienten.

8.4   Klassifikationen

8.4.1   AO-Klassifikation

- Die AO-Klassifikation (◘ Abb. 8.1) unterscheidet extraartikuläre Frakturen der Trochanterregion (A1–A3) von intraartikulären Schenkelhalsfrakturen (B1–B3) und Kopfbrüchen mit Gelenkflächenbeteiligung (C1–C3).

Frakturen vom Typ A (pertrochantäre Frakturen)

- A-Frakturen lassen sich auf dem Extensionstisch oder, wenn sie frisch sind, auch auf dem Normaltisch problemlos reponieren.
- A2-Frakturen beziehen die mediale Corticalis mit ein.
- A3-Frakturen betreffen die mediale und laterale Corticalis; sie sind mit dynamischen Schrauben oder entsprechenden Nagelsystemen zu versorgen.

Frakturen vom Typ B (Schenkelhalsfrakturen)

- Die B-Frakturen werden mit kanülierten oder dynamischen Schrauben (B1 und B2) bzw. Gelenkersatz oder -teilersatz (B3-Frakturen mit kleinem Kopffragment) versorgt.

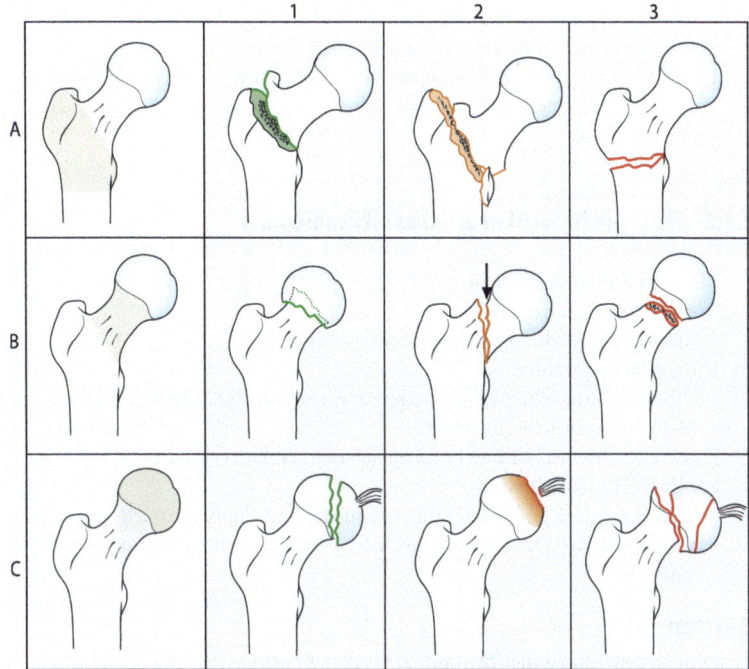

	1	2	3
A			
B			
C			

a Pertrochantäre Frakturen
(je 3 Untergruppen A1.1–A3.3)
A1: Pertrochantär einfach
A2: Pertrochantär mehrfragmentär
A3: Intertrochantär
b Schenkelhalsfrakturen (je 3 Untergruppen B1.1–B3.3)
B1: Impaktierte oder nicht impaktierte valgisierte Brüche
(Abduktionsfrakturen, in impaktierter Form stabil, Pauwels I
oder Garden I)

B2: Transcervicale Frakturen
B3: Subcapitale dislozierte Brüche
c Hüftkopffrakturen (je 3 Untergruppen C1.1–C3.3)
C1: Spaltbrüche (Pipkin I oder II)
C2: Impressionsbruch, auch in Kombination mit
Spaltbruch C2.3
C3: Hüftkopffraktur in Kombination mit Schenkelhals-
fraktur (Pipkin III)

◻ **Abb. 8.1 AO-Klassifikation der proximalen Oberschenkelfrakturen**

– Konservative Behandlung nur in Ausnahmefällen bei B1-Fraktur, wenn ein
erhebliches Operationsrisiko besteht; geeignet sind nur die um >15° valgi-
sierten und impaktierten B1.1-Brüche (Abduktionsfraktur).

▪ **Frakturen vom Typ C (Hüftkopffraktur)**

– Abscherfrakturen.
– Machen häufig offene Repositionen, meist über einen vorderen Zugang, und
Titanschraubenosteosynthese erforderlich.

- Titanschrauben sind obligat, um MRT-Kontrollen zu ermöglichen.
- Hohes Risiko der Entwicklung einer Hüftkopfnekrose.
- Da die C-Frakturen in Abhängigkeit vom Mechanismus in typischen Verletzungskombinationen auftreten, hat sich hier auch die Klassifikation nach Pipkin bewährt.

8.4.2 Beispiele weiterer Klassifikationen

- Einfache Einteilungen richten sich
  - nach dem Mechanismus,
  - nach der Lage des proximalen Frakturfragments.
- Unterschieden werden
  - Abduktionsbrüche (stabil), stehen in eingestauchter Valgusfehlstellung,
  - Adduktionsbrüche (instabil).
- Des Weiteren werden Einteilungen nach dem Frakturverlauf im Verhältnis zur Kapsel beschrieben:
  - extraartikuläre Frakturen (gute Prognose, kein Kopfnekroserisiko),
  - intraartikuläre Frakturen (schlechtere Prognose, erhöhtes Kopfnekroserisiko).

Garden

- Die Garden-Einteilung (◘ Abb. 8.2) beschreibt die Dislokation in der a.-p.-Röntgenaufnahme.
- Die Garden-Einteilung erlaubt die Beurteilung der Stabilität.
- Prognostische Bedeutung hinsichtlich einer avaskulären Kopfnekrose:
  - Garden-I-Frakturen: Nekroserate 10%,
  - Garden-IV-Frakturen: Nekroserate 50%.
- Alignement-Index nach Garden (◘ Abb. 8.3): Bei >20° Abkippung in der axialen Ebene sind weitere Dislokationen häufig.

Pauwels

- Die Einteilung nach Pauwels (◘ Abb. 8.4) beschreibt den Verlauf der Frakturlinie im Vergleich zur Horizontalen.
- Beurteilt wird die Stabilität des Frakturverlaufs.

- **Typ I**
- Frakturlinienverlauf um <30° von der Horizontalen abweichend.
- Prognostisch günstig.

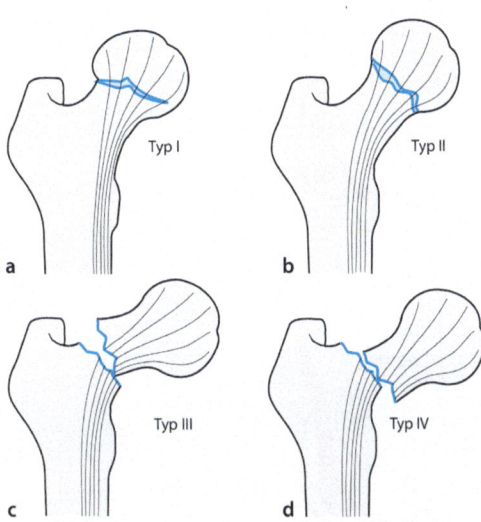

a Typ I: Stabiler Abduktionsbruch in eingestauchter Valgusfehlstellung

b Typ II: Nicht dislozierte Fraktur

c Typ III: Teilweise Dislokation des distalen Fragmentes nach cranial, wobei noch ein partieller Fragmentkontakt am medialen Schenkelhals besteht; zusätzlich Varusfehlstellung und Retrotorsion des Kopfs

d Typ IV: Vollständige Dislokation des distalen Fragments nach dorsal

◘ **Abb. 8.2a–d Einteilung der Schenkelhalsfraktur nach Garden.** Diese Einteilung beschreibt die Dislokation in der a.-p.-Röntgenaufnahme. Die Bedeutung besteht in ihrem prognostischen Wert bezüglich der Hüftkopfnekrose

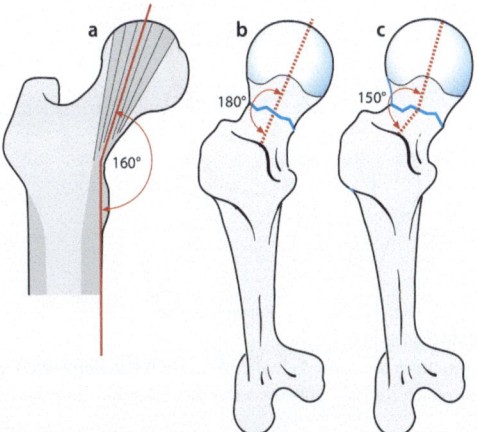

◘ **Abb. 8.3a–c Alignement-Index nach Garden zur Ermittlung der Ausrichtung der zentralen Trabekelstruktur** (in der a.-p.-Röntgenaufnahme 160°-Winkel mit medialer Schaftcorticalis, in der axialen Aufnahme parallel zur medialen und lateralen Halscorticalis). Eine gute Reposition besteht bei einem Winkel von >160° in der axialen Aufnahme

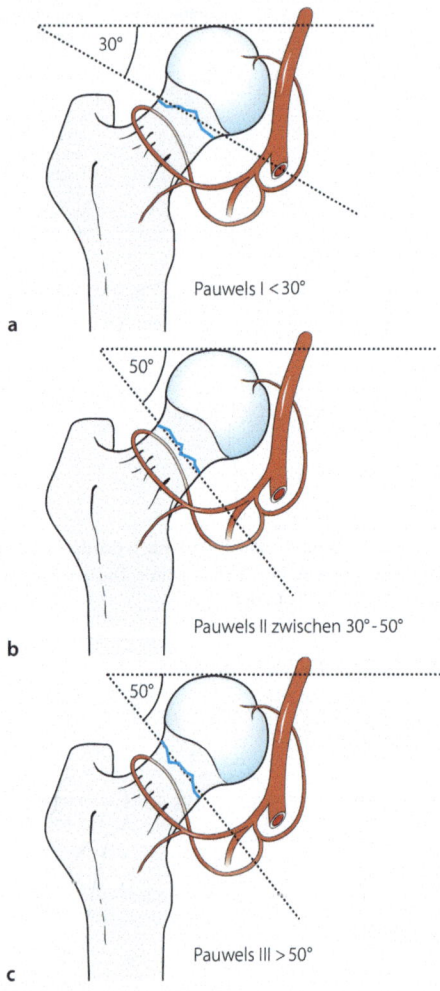

□ Abb. 8.4a–c Einteilung der Schenkelhalsfraktur nach Pauwels (1935). Verlauf der Frakturlinien im Vergleich zur Horizontalen: **a** stabile Abduktionsfraktur; **b, c** instabile Adduktionsbrüche

- **Typ II**
- Frakturverläufe von 30–50° Kippung; es treten Scherkräfte auf.
- Gehäuft Komplikationen (Kopfnekrose, Pseudarthrose, sekundäre Dislokation).

- **Typ III**
- Frakturen mit einer Steilheit von >50°; es wirken Scherkräfte und ein varisierendes Kippmoment.
- Komplikationen (Kopfnekrose, Pseudarthrose, sekundäre Dislokation) sind häufig.

Verrenkungsfrakturen nach Pipkin

- Die Einteilung nach Pipkin (◘ Abb. 8.5) unterteilt die Hüftkopffrakturen und erfasst die typischen Begleitfrakturen.

- **Typ I**
- Kalottenfraktur unterhalb des Einstrahlens des Lig. capitis femoris.
- Die Fraktur liegt außerhalb der Belastungszone und ist in aller Regel mit einer hinteren oberen Luxation kombiniert.

- **Typ II**
- Kalottenfraktur, beginnend oberhalb des Lig. capitis femoris.
- Häufig mit einer hinteren oberen Luxation vergesellschaftet.

- **Typ III**
- Kombination von Typ I oder II mit einer Schenkelhalsfraktur.
- Ursächlich ist meist ein Doppelmechanismus, d. h. zweizeitig kurz aufeinander folgende kraftvolle Ereignisse:
  - Zunächst Luxation mit Kalottenfraktur.
  - Dann folgt eine zweite Krafteinwirkung, die zur Fraktur des Schenkelhalses führt.

- **Typ IV**
- Kombination aus Typ I oder Typ II mit einer Acetabulumfraktur.
- Auch hier handelt es sich um ein zweizeitiges Ereignis – das Zweitereignis beinhaltet eine Kraft von lateral, die zum Abbrechen des Pfannenhinterrandes führt.

Evans-Klassifikation

- Die Evans-Klassifikation (◘ Abb. 8.6) beurteilt den Grad der Instabilität anhand des Frakturverlaufs und der Anzahl der Fragmente.

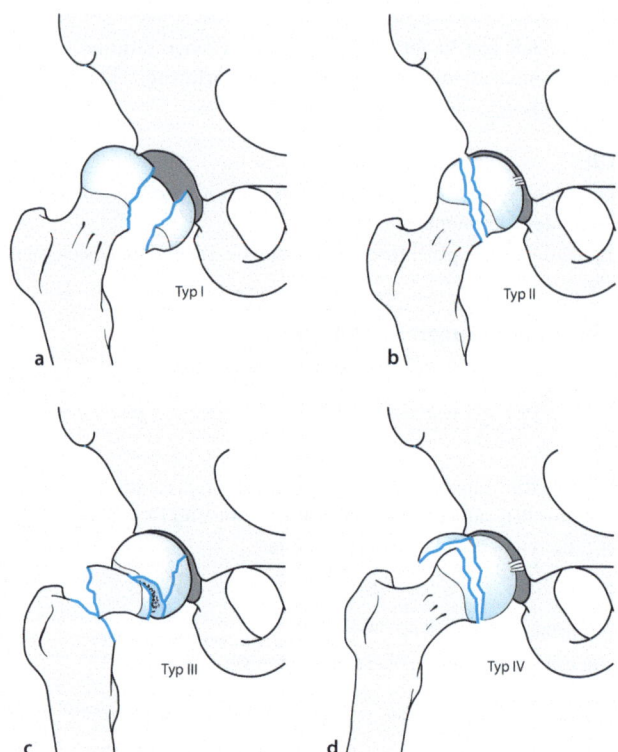

🔲 **Abb. 8.5a–d Einteilung der Hüftkopffrakturen nach Pipkin.** Typ III und IV umfassen Begleitfrakturen des Schenkelhalses und des dorsalen Pfannenrandes

8.5   Therapeutisches Vorgehen

— Einen schematischen Überblick über die Therapieoptionen zeigt 🔲 Abb. 8.7.
— Ziele:
  — Wiederherstellung der Gelenkfläche und -geometrie,
  — Rekonstruktion der Gelenkmechanik.
— Zur Rekonstruktion der Gelenkmechanik müssen Achsenfehler ausgeglichen werden
— Bei dynamischen Verfahren (DHS) kann insbesondere beim osteoporotischen Knochen und bei steilem Verlauf der Frakturlinie eine Valgisierung zur besseren Einstauchung nach Osteosynthese erfolgen.

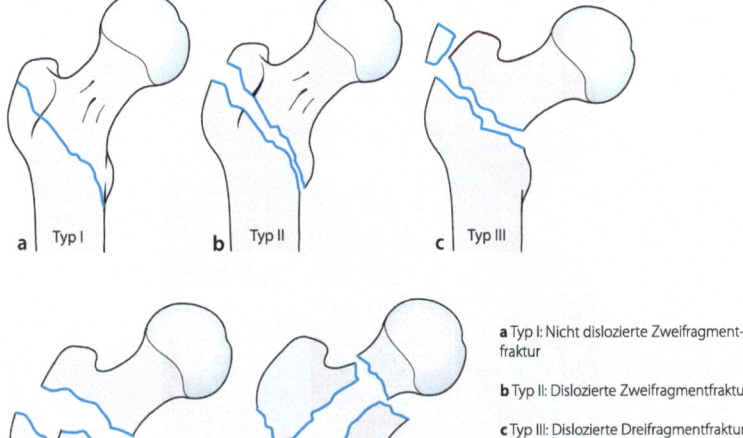

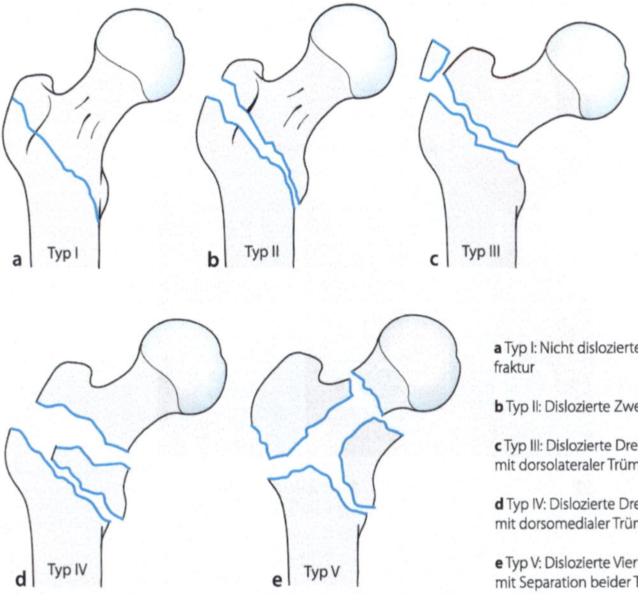

a Typ I
b Typ II
c Typ III

d Typ IV
e Typ V

a Typ I: Nicht dislozierte Zweifragmentfraktur

b Typ II: Dislozierte Zweifragmentfraktur

c Typ III: Dislozierte Dreifragmentfraktur
mit dorsolateraler Trümmerzone

d Typ IV: Dislozierte Dreifragmentfraktur
mit dorsomedialer Trümmerzone

e Typ V: Dislozierte Vierfragmentfraktur
mit Separation beider Trochanteren

�***Abb. 8.6a–e** Einteilung der pertrochantären Frakturen nach Evans*

- Bei sehr steilen Frakturverläufen werden auch primäre intertrochantäre Valgisierungsosteotomien empfohlen.
- Bei jüngeren Patienten ist die anatomische Reposition anzustreben.
- Die Reposition kann in den allermeisten Fällen bei den pertrochantären oder Schenkelhalsfrakturen geschlossen erfolgen.
- Eine Extension ist nicht mehr zeitgemäß, da zeitnah operiert werden soll und außerdem der intrakapsuläre Druck unter der Extension ansteigt.
- Thromboseprophylaxe ist obligat bis zum sicheren Erreichen der Vollbelastung oder 5 Wochen postoperativ.

> **Praxistipp**
>
> Die Reposition umfasst mit oder ohne Extensionstisch die Innenrotation und Adduktion unter Längszug (Umkehrung des Mechanismus). Kontrolle der Einstellung in der a.-p.- und exakt seitlichen Ebene.

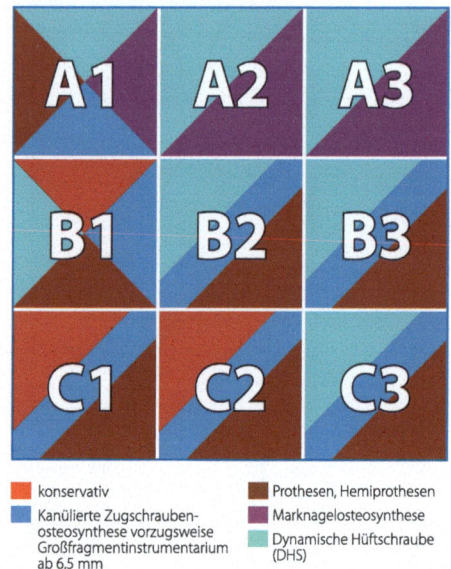

konservativ

Kanülierte Zugschrauben-
osteosynthese vorzugsweise
Großfragmentinstrumentarium
ab 6,5 mm

Prothesen, Hemiprothesen

Marknagelosteosynthese

Dynamische Hüftschraube
(DHS)

Abb. 8.7 Therapieoptionen bei proximalen Femurfrakturen. Einteilung nach der AO-Klassifikation (Empfehlung der gängigsten Verfahren). Abweichungen wie Kombinationen von Verfahren sind möglich, z. B. DHS und Antirotationsschraube bei B1-Brüchen oder Kombination mit einer Trochanterabstützplatte bei Schweregraden ab A2

— Schenkelhalsfrakturen müssen in aller Regel operativ versorgt werden wegen der Fehlstellung des Kopffragments und der sekundären Dislokationsrate bei konservativ behandelten Abduktionsfrakturen.
— Die Prognose nach operativer Versorgung wird durch die Komplikationen bestimmt.
— Prognosekriterien: Alter, Geschlecht, Allgemeinzustand, präoperative Mobilität, Frakturtyp und insbesondere Zeit bis zur operativen Versorgung, Art der Versorgung, Grunderkrankungen des Patienten.
— Zeitpunkt der Operation: dringliche Frühversorgung, bei Schenkelhalsfrakturen und kopferhaltender Osteosynthese innerhalb von 6 h.
— Die Nebendiagnosen erfordern häufig eine Vorbereitung, z. B. internistisch konsiliarische Vorstellung/Optimierung, dürfen allerdings nicht zu wesentlicher Verzögerung der Operation führen (Anstieg der Sterblichkeit).

> **Ein Cephalosporin der 2. Generation als Single-Shot 30 min vor der Operation zur Senkung der Infektrate ist obligat.**

- Zeitpunkt der Operation bei kopferhaltenden Osteosynthesen: sofortig = innerhalb der ersten 6–8 h.
- Punktion bzw. Kapsulotomie erforderlich.
- Indikationen für die kopferhaltende Zugschraubenosteosynthese sind:
  - Lebenserwartung >15 Jahre,
  - geringes Pseudarthrose- bzw. Nekroserisiko (Garden I und II, <20° axiale Kippung).
- Kopfnekrose:
  - Bei sofortiger Operation keine Kopfnekrose beobachtet,
  - Operation erst nach >6 h: Kopfnekroserate 30%.
- Einnahme gerinnungshemmender Substanzen ist keine Kontraindikation zur Operation.
  - Geforderter Quick-Wert für die Implantation von Prothesen: mindestens 50%,
  - für osteosynthetische Verfahren: 40%.

Leitsätze zur Behandlung hüftgelenknaher Frakturen
- Eine Operation innerhalb von 6 h verbessert die Ergebnisse der Osteosynthese.
- Eine Operation innerhalb von 24 h reduziert allgemeine Komplikationen.
- Eine Operation innerhalb von 48 h senkt die Mortalität.
- Bei jungen und aktiven Patienten soll das Gelenk erhalten werden.
- Betagte und Gebrechliche sollen postoperativ sofort voll belasten können.
- Betagte Aktive erhalten eine Totalendoprothese, nicht Aktive eine Duokopfprothese.
- Stabile Abduktionsfrakturen des Schenkelhalses sollen prophylaktisch operiert werden.

- Bei den seltenen Hüftkopfverletzungen ist ein offenes chirurgisches Vorgehen, z. B. über einen vorderen Zugang, indiziert.
- Bei Hüftkopffrakturen ist immer Notfallreposition oberstes Ziel: Je kürzer das Intervall zwischen Ereignis und Reposition, desto geringer die Kopfnekroserate (Kopfnekroserate auch bei regelrechter Durchführung der Osteosynthese >10%).
- Reposition in Kurznarkose.
- Da eine geschlossene Reposition nicht immer möglich ist, ggf. schnellstmöglich Umstieg auf offene Reposition und Osteosynthese.

- Bei Mehrfachverletzten oder Polytrauma ist die Reposition der erste Schritt nach der Sicherung der Vitalfunktionen.
- Auch bei Hüftkopffrakturen kommen konservative Verfahrensweisen in Frage, insbesondere bei Impressionen des Kopfes (C2-Fraktur nach AO), Pipkin-I-Frakturen, wenn die anatomische Reposition erreicht werden kann.
- Postrepositionell CT-Kontrolle.
- Die Stabilitätsprüfung der Hüft- und Kniegelenke in Narkose ist obligat.
- Neurovaskulären Status prae und post repositionem unbedingt überprüfen.
- Die Reposition erfolgt in Rückenlage unter Längszug bei 90° Flexion in Hüft- und Kniegelenk; Becken fixieren.
- Durch Wechsel aus der Innen- in die Außenrotation und Zug (s. oben) kann die Reposition (nach Allis) erreicht werden.
- Nach der Reposition Schaumstoffschienenlagerung in leichter Abduktion wegen der besseren Hüftkopfeinstellung.
- Titanschrauben sind obligat, um MRT-Kontrollen zu ermöglichen.

8.5.1 Konservative Therapie

- Mögliche Indikationen:
- C2-Frakturen nach AO,
- exakt reponierte Pipkin-I-Frakturen,
- nur in Ausnahmefällen und bei erheblicher Morbidität: nicht dislozierte Abduktionsbrüche des Schenkelhalses (B1 nach AO, Garden und Pauwels I).
- Entlastung
    - mindestens 5 Wochen bei der Schenkelhalsfraktur,
    - 8–12 Wochen bei der Pipkin-Fraktur.

8.5.2 Schraubenosteosynthese

- Jeder kopferhaltende Eingriff ist eine Notfallmaßnahme.
- Klassische Indikation für Zugschrauben: Schenkelhalsfraktur des jüngeren Patienten, der postoperativ unter Teilbelastung mobilisiert werden kann.
- Nach exakter Reposition beim jungen, in leichter Valgisierung und Einstauchung beim älteren Patienten werden 3 Zugschrauben minimalinvasiv eingebracht (◘ Abb. 8.8).
- Die untere Schraube sollte zuerst gesetzt werden, direkt am Calcar verlaufend.
- Die 2. Schraube läuft cranial dazu parallel und wird weiter dorsal gesetzt.
- Die 3. Schraube liegt parallel ventral von der 2. Schraube.
- Die 3 Zugschrauben sollten im Kopf leicht divergieren.

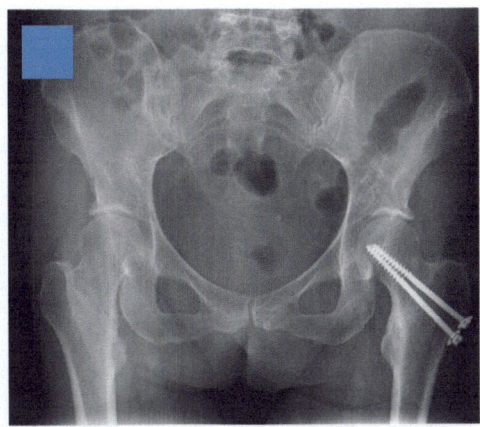

🔲 **Abb. 8.8 47 Jahre, weiblich. Sturz auf die linke Körperhälfte.** Gering dislozierte laterale Schenkelhalsfraktur. Versorgung mit 2 kanülierten Zugschrauben mit Unterlegscheiben. Auf eine 3. Schraube wurde hier verzichtet. Dies wird von den Autoren nicht empfohlen, da die Stabilität reduziert ist

- Das Gewinde der Schrauben muss im Kopffragment liegen, um die gewünschte interfragmentäre Kompression zu ermöglichen.
- Idealerweise sollten Titanschrauben verwendet werden, um MRT-Kontrollen zu ermöglichen.
- Typische Patienten für diese Versorgung sind junge und gut mobile Patienten, die die anschließende Entlastung unter Abrollbelastung durchführen können.
- Aufgrund eines intrakapsulären Hämatoms Punktion oder Kapsulotomie.
- Weitere Indikation zur Schraubenosteosynthese ist die Abscherfraktur des Hüftkopfs.
- Gut geeignetes Implantat ist hier die kanülierte Titankleinfragmentschraube (subchondral verankert und als Zugschraube gesetzt; 🔲 Abb. 8.9).
- Bei über 60-jährigen Patienten und Pipkin-Frakturen empfiehlt sich die primäre Implantation einer Hüfttotalendoprothese; Gründe:
  - Sofortige Mobilisation unter Vollbelastung.
  - Die Kopfnekroserate wäre in diesem Alter sehr hoch.
- Zugang: Standardzugänge der Hüftendoprothetik.
- Bei Pipkin-IV-Frakturen nach Versorgung des Kopffragments immer sofort anschließend offene Reposition der Pfannenfragmente und osteosynthetische Versorgung in derselben Sitzung.

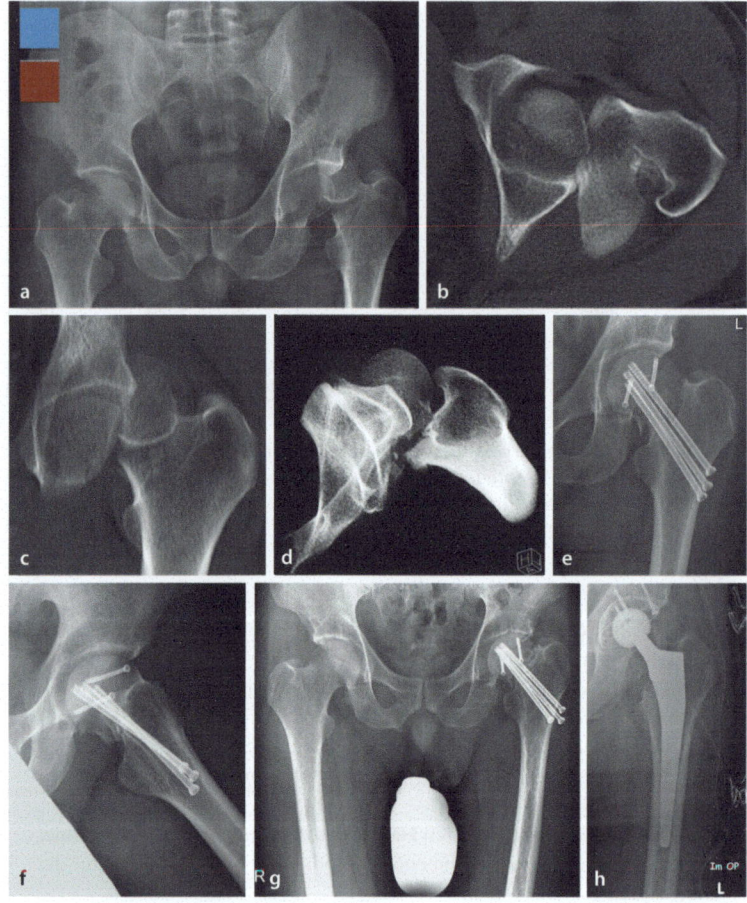

◘ **Abb. 8.9a–h 41 Jahre, männlich. Hüftkopffraktur mit Schenkelhalsfraktur und Luxation des Hauptfragmentes (C3, Pipkin III) aufgrund eines Motorradunfalls.** Primäre Sofortversorgung am Unfalltag. In der Beckenübersicht Hüftkopffraktur und Verdacht auf Schenkelhalsfraktur. Zu Sicherung der Diagnose und Operationsvorbereitung CT unabdingbar. Die CT-Bilder (multiplanare Rekonstruktionen und halbtransparente VRT (»volume rendering technique« – zur Oberflächenrekonstruktion) veranschaulichen die dorsale Luxation des größeren Kopffragments und die Rotation des Fragments innerhalb der Pfanne. Weitere Fragmente sind nur in der CT zu erfassen. **e, f** Aufgrund des Alters Zugschraubenosteosynthese des Kopfs über Smith-Peterson-Zugang und perkutane Zugschraubenosteosynthese der Schenkelhalskomponente. **g, h** Im Verlauf Femurkopfnekrose und Verfahrenswechsel auf zementfreie Totalendoprothese

8.5.3 Dynamische Systeme (dynamische Hüftschraube, proximale Femurmarknägel)

— Vorteil der interfragmentären dynamischen Kompression (dynamisch durch die Belastung):
  — Die Patienten sind direkt postoperativ voll belastbar.
— Typisches Implantat ist die dynamische Hüftschraube (DHS):
  — Standardindikation bei unkomplizierten pertrochantären Frakturen (A1 nach AO),
  — erhältlich in verschiedenen Winkeln.
— Ebenfalls angewendet werden DHS in Form längerstreckiger Implantate bei komplexen pertrochantären oder subtrochantären Frakturen, z. T. in Kombination mit einer Trochanterabstützplatte.
— Bei den komplexeren Frakturen sowie den subtrochantären Brüchen sind jedoch Nagelsysteme indiziert; Beispiele:
  — proximale Femurmarknagel (PFN),
  — Klassiknagel,
  — γ-Nagel.
— Alle Verfahren besitzen einen Gleitmechanismus der Schenkelhalskomponente, wodurch die oben genannte interfragmentäre Kompression erzielt wird.

> **Praxistipp**
>
> Alle dynamischen Implantate sind stabil genug für eine Sofortmobilisation. Je älter die Patienten und je steiler der Frakturverlauf, desto eher sollte die Stabilisierung in leichter Valgisierung erfolgen, insbesondere bei Osteoporose, um ein Cutting-out der Schraube zu vermeiden.

Dynamische Hüftschraube (DHS)

— Prinzip der dynamischen Hüftschraube: laterale Zuggurtung, zusätzlich innere Schienung mit interfragmentärer Kompression.
— Die ideale Lage ist leicht unterhalb der Mitte des Schenkelhalses nahe dem Adam-Bogen in der a.-p.-Ebene sowie zentral oder leicht dorsal in der axialen Ebene.
— Das Gewinde darf nur im kontralateralen Kopffragment liegen.
— Eine 2-Loch-DHS ist bei B1-Frakturen (Abduktionsbruch) indiziert (◘ Abb. 8.10).

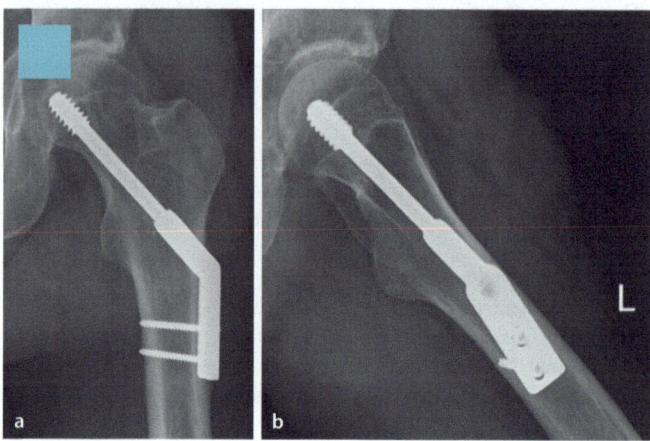

■ **Abb. 8.10a, b 44 Jahre, männlich. Skiunfall.** Impaktierte, valgisierte Schenkelhalsfraktur nach initialer Ruhigstellung (B1, Garden I, Pauwels I). Sekundär Übernahme zur prophylaktischen Stabilisierung mittels 2-Loch-DHS

— Bei pertrochantären Brüchen sind 2- bis 4-Loch-Platten zu empfehlen, bei subtrochantären Frakturen sind entsprechend längere Implantate zu verwenden (aber: Zugangsmorbidität nicht vernachlässigen).

— Eingangswinkel ist 130°; je nach Anatomie der Gegenseite können andere Winkel verwendet werden.

— Ist die Rotationsstabilität aufgrund der Frakturmorphologie nicht sicher gegeben, empfiehlt sich eine Antirotationsschraube (→ das Gewinde darf nur im Kopffragment fassen).

— Schenkelhalsfrakturen (Garden III und IV) bei über 60-Jährigen sind mit erheblichen Kopfnekroseraten bis >50% vergesellschaftet, deshalb die Prothese anstreben.

— Pertrochantäre Frakturen sollten so früh wie möglich operiert werden, da sonst die typischen Komplikationen durch Immobilität auftreten.

— Biomechanisches Prinzip ist die interfragmentäre Kompression durch die Schraube, die den Bruch von innen her schient. Die Antirotationsschraube (6,5 mm) ist bei geradem Frakturverlauf zu empfehlen. Des Weiteren ist eine Sperre des dynamischen Mechanismus möglich, was bei jungen Patienten indiziert sein kann, um ein weiteres Zusammensintern des Bruchs zu verhindern.

— Bei Trochanter-major-Frakturen wird die DHS häufig mit einer Trochanterabstützplatte (TAP) kombiniert (■ Abb. 8.11).

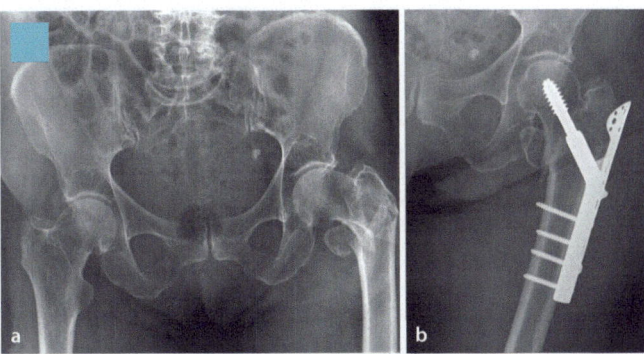

■ **Abb. 8.11a, b** **84 Jahre, weiblich. Sturz auf die linke Körperhälfte.** Mehrfragmentäre, pertrochantäre Fraktur (A2 nach AO). Nach Initialer Versorgung Trochanterabstützplatte zur Erhöhung der Stabilität

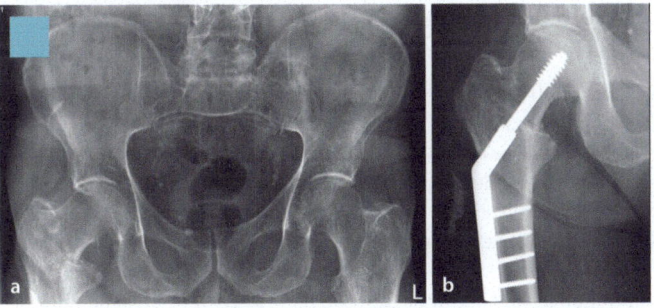

■ **Abb. 8.12a, b** **80 Jahre, männlich. Sturz auf dem Wochenmarkt auf die rechte Hüfte.** Laterale Schenkelhalsfraktur rechts mit erhaltener medialer Stabilität (B2 nach AO). Versorgung initial mit DHS nach anatomischer Reposition

— Bei Schenkelhalsbrüchen ist die Trochanterabstützplatte (TAP) meist nicht erforderlich (■ Abb. 8.12).
— Obligat ist die Traochanterabstützplatte bei inversen Brüchen (A3 nach AO).
— Nachteile der DHS:
  — Bei nicht exakter Platzierung der Schenkelhalsschraube ist maximal eine Korrekturbohrung mit dem Dreistufenbohrer möglich.
  — Gelegentlich Cutting-out der Schraube, insbesondere bei osteoporotischen Knochen.
  — Erhebliche Spongiosazerstörung → Schraubenkopf soll nicht in der Trajectorienkreuzung der Hauptbelastungszone liegen.

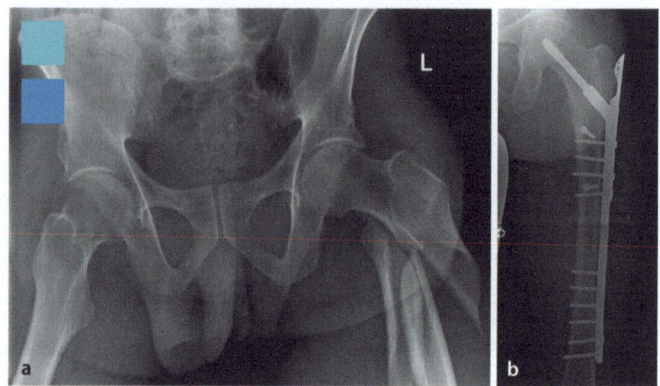

■ **Abb. 8.13a, b 53 Jahre, männlich. Arbeitsunfall: Als Bergmann nach der Arbeit in der Waschkaue vor der Dusche ausgerutscht.** Subtrochantäre Spiralfraktur links. Initiale Versorgung mit DHS und Trochanterabstützplatte (14-Loch-Platte 135°, DH-Schraube 100 mm) sowie 2 zusätzlichen Zugschrauben zur Anbindung des Zwischenfragments

- Relative Kontraindikationen der DHS:
  - A3-Frakturen nach AO,
  - subtrochantäre Frakturen (s. jedoch ■ Abb. 8.13). Aufgrund der höheren Stabilität sind hier Nagelsysteme besser geeignet.
- Niedrige Komplikations- und Reoperationsraten der DHS (<2%).
- Vollbelastung ist bei den meisten Bruchformen auch bei Osteoporose möglich.
- Innovationen am DHS-Design sollen die typischen Komplikationen – Cutting-out, Impaktierung, Medialisierung des Femurschafts (Z-Effekt) – verringern:
  - winkelstabile Schrauben,
  - verriegelbare Trochanterabstützplatte.

Nagelsysteme

- Der γ-Nagel ist eine Kombination aus Marknagel und Hüftschraube. Biomechanisch zeigt er eine bessere Belastbarkeit als die DHS.
- Das Schraubengewinde des γ-Nagels verankert sich mechanisch besser im Knochen als die DHS; Folgen:
  - verbesserte »cut-out resistance«,
  - Migration unter Last im Knochen vermindert.
- Implantierung auf dem Extensionstisch.
- Indikationen:

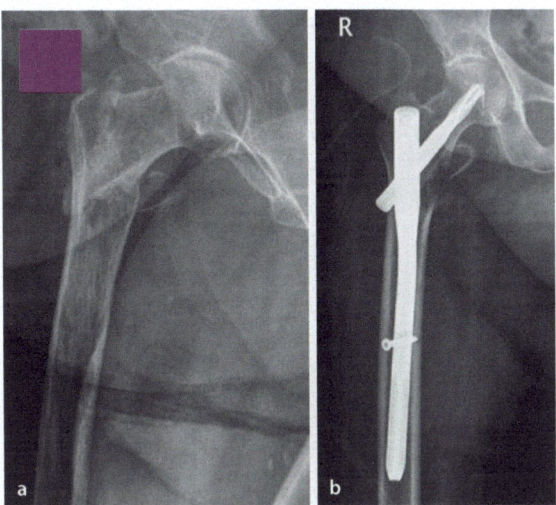

◧ Abb. 8.14a, b 79 Jahre, weiblich. Sturz auf ebenem Boden auf die Hüfte; Zustand nach Apoplex. Mehrfragmentäre, pertrochantäre Fraktur (A2). Versorgung mit kurzem PFN-α

- instabile Vierfragmentfrakturen (Evans-Typ V),
- subtrochantäre Frakturen.
- Mobilisierbarkeit direkt postoperativ unter Vollbelastung.
- Nachteile:
  - deutliche Zerstörung im Bereich der Trochanterregion,
  - Fettembolie,
  - Drehfehler.
- Typische intraoperative Fehler:
  - zu craniale Platzierung der Schenkelhalsschrauben,
  - Verriegelungsprobleme.
- weitere wichtige Komplikation ist die Femurschaftfraktur (intraoperativ bis mehrere Monate postoperativ; Ursache: Stresskonzentration am Nagelende). Diese Komplikation ist jedoch in durch eine geringe Änderung des Nageldesigns reduziert worden.
- Die Reoperationsrate liegt bei etwa 8%.
- Ähnliche Ergebnisse zeigen Klassiknagel und proximaler Femurmarknagel (PFN; ◧ Abb. 8.14).

> ❯ **Alle Nagelsysteme bieten den Vorteil einer direkten Krafteinleitung in den Femurschaft.**

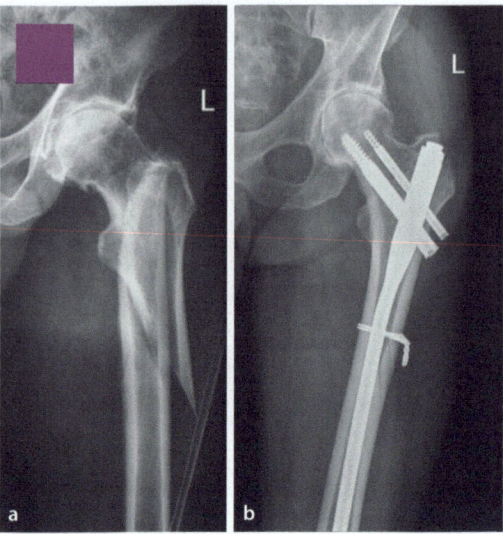

■ **Abb. 8.15a, b 64 Jahre, weiblich. Sturz auf der Kellertreppe.** Subtrochantäre Femurfraktur (32A1-Fraktur). Versorgung mit langem PFN nach offener Reposition bei Interponat
und Stabilisierung mittels Cerclage. Korrekte Platzierung der Schenkelhals- und Antirotationsschraube in beiden Ebenen (a.-p. und seitlich)

— Klassiknagel und proximaler Femurmarknagel (PFN) weisen eine einfache
Operationstechnik (unaufgebohrtes Einbringen) und eine geringe Fraktur-
gefahr am Nagelende auf.
— Die Rotationsstabilität des PFN ist besonders hoch durch eine zusätzliche
Schraube (■ Abb. 8.15), die außerdem den Vorteil aufweist, dass der Opera-
teur gezwungen ist, die Schenkelhalsschraube nahe am Adam-Bogen zu
platzieren.
— Der PNF-α verzichtet auf die Antirotationsschraube.
— Der PNF-α besitzt ein besonderes Design der Schenkelhalsschraube, das als
Vorteil für osteoporotischen Knochen gilt wegen der höheren Auflagefläche
und der Impaktierung des umliegenden Knochens (→ mehr Stabilität gegenüber Varisierung und Rotation).
— Die Schenkelhalskomponente wird in den Hals eingeschlagen; typischer Eintrittspunkt ist die Trochanterspitze.

8.5.4 Prothetik

- Klassische Indikation ist ein höheres Patientenalter, also >60-Jährige.
- Weitere Indikationen:
  - vorbestehender Coxarthrose,
  - Hüftdysplasie,
  - pathologischen Frakturen,
  - chronische Polyarthritis,
  - instabile Trümmerfrakturen im Kopf- oder Schenkelhalsbereich,
  - intraoperative Komplikationen.
- Vorteil: initial meist voll belastbar.
- Nachteile: typische Prothesenkomplikationen wie
  - sekundäre Lockerung,
  - Luxationen,
  - Dislokationen,
  - Infekte,
  - periartikuläre Ossifikationen,
  - Protrusio acetabuli bei Hemialloarthroplastik.
- Die unipolare Femurkopfendoprothese weist als typischen Nachteil eine erhöhte Abriebrate bei fehlender Beweglichkeit des Kopfs auf (Folge: eine sich schnell entwickelnde Protrusio acetabuli). Die Implantation solcher Systeme ist daher nicht mehr zu empfehlen.
- Besser geeignet sind pfannenprotektive bipolare Systeme mit beweglichen Kopfprothesen (Duokopfprothese).
- Protrusionen werden bei diesen Implantaten kaum mehr beobachtet, außerdem ist ein solcher Eingriff deutlich geringer belastend als die Implantation einer Totalendoprothese (◘ Abb. 8.16, ◘ Abb. 8.17).
- Bipolare Prothesen werden in der Regel zementiert, können jedoch auch bei Bedarf zementfrei implantiert werden.
- Totalendoprothesen weisen ein höheres Operationstrauma, längere Operationszeit, höhere Blutverluste und eine geringgradig erhöhte Infektrate auf.

Fixierung

- Generell kann zementfrei implantiert werden; dies bietet sich bei jungen Patienten mit guter Knochenqualität an.
- Zementierten Systemen kann bei älteren Patienten mit einer geschätzten Lebenserwartung von <15 Jahren der Vorzug gegeben werden; diese sind ebenfalls zu empfehlen, wenn kurze Operationszeiten und eine sofortige postoperative Mobilisierbarkeit wichtig sind.
- Kombinationen im Sinne von Hybridsystemen sind möglich.

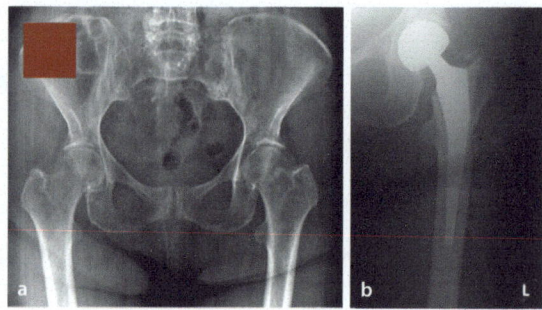

■ **Abb. 8.16a, b 79 Jahre. Direkter Sturz auf die Hüfte. Grunderkrankung B-Zelllymphom unter Chemotherapie.** Impaktierte, valgisierte Schenkelhalsfraktur (B1-Fraktur nach AO, Garden I, Pauwels I). Aufgrund der Abduktionsfraktur zunächst Versuch einer DHS-Implantation. Intraoperativ beim Beginn des Eindrehens in den Kopf Splitterung desselben; aufgrund dessen Verfahrenswechsel und Implantation einer zementierten Duokopfprothese

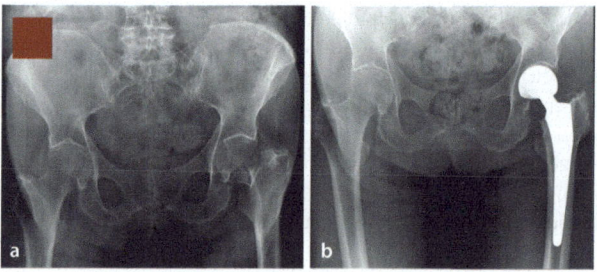

■ **Abb. 8.17a, b 78 Jahre. Treppensturz auf die linke Hüfte.** Transcervicale Schenkelhalsfraktur (B2 nach AO, Garden II). Versorgung initial mittels Duokopfprothese. Zement reicht nicht bis zur Prothesenspitze

- Bei alten Patienten ist prinzipiell auch eine zementfreie Implantation möglich, hier am besten aufgrund des besseren Anwachsens mit Hydroxylapatitbeschichtung der Titanschäfte.
- Bei hemisphärischen Pfannen wird die zusätzliche Verschraubung aufgrund einer besseren Primärstabilität empfohlen.
- Bei der Zementapplikation sollte das Aufraffeln des Schaftes etwa eine Nummer größer erfolgen.
- Das Implantieren einer Markraumsperre ist obligat.
- Die Jet-Lavage des Knochenmarkraums ist unbedingt durchzuführen (exakte Verzahnung von Zement und trabekulären Strukturen).

▬ Die Vakuumtechnik und Druckapplikation haben zur entscheidenden Verbesserung der Langzeitstabilität geführt.

Zugang

▬ Der anterolaterale Zugang nach Watson-Jones und der transmuskuläre Zugang nach Bauer haben sich bewährt.

▬ Posteriore Zugänge (Kocher-Langenbeck) sind möglich, führen aber zu einer etwas erhöhten Luxationsrate.

▬ Intraoperative Frakturen/Fissuren treten insbesondere bei zementfreien Prothesen auf.

▬ Schaftperforationen und Varusfehllage, die mit Frakturen an der Schaftspitze (auch noch nach Jahren) einhergehen kann, sind zu vermeiden.

▬ Minimalinvasive Zugangswege
  ▬ führen zu geringerem Blutverlust, vermindertem postoperativen Schmerzen und verkürzter Rehabilitation,
  ▬ ziehen aber u. U. Probleme mit der Wundheilung, Nervenverletzungen und sogar Fehlpositionierungen einzelner Implantatkomponenten nach sich.

8.6 Nachbehandlung

▬ Jede operativ versorgte Fraktur ist direkt nach Operationsende noch in der Narkosezeit röntgenologisch zu kontrollieren (a.-p.) → Überprüfung der zentralen Lage des Implantats im Hüftkopf.

▬ Bei Hüftkopffrakturen ist ein CT postrepositionell obligat → Ausschluss von noch vorhandenen intraartikulären Fragmenten, Stellungskontrolle.

▬ Obligat ist auch die Stabilitätsprüfung auf dem Operationstisch in Narkose.

▬ Hüftkopffrakturen sollten im Verlauf einer MRT-Untersuchung unterzogen werden → Nachweis der Vaskularität des Kopfs bzw. Ausschluss einer Kopfnekrose.

▬ Bei allen Hüftkopffrakturen, aber auch bei den Schenkelhalsfrakturen ist direkt nach der Versorgung bzw. Behandlung eine frühfunktionelle Therapie mit möglichst sofortiger Mobilisation zu empfehlen.

▬ Verfahren wie die Bewegungsschiene (»continuous passive motion«; CPM) werden ebenfalls empfohlen.

❯ **Eine Ossifikationsprophylaxe, z. B. mit Diclophenacpräparaten 2×1 Tbl. für mindestens 3 Wochen postoperativ wird dringend angeraten.**

▬ Hüftkopffrakturen, aber auch Schenkelhalsfrakturen sollten teilbelasten oder sogar abrollbelasten; Dauer:

- bei Schenkelhalsbrüchen 5 Wochen,
- bei Hüftkopfverrenkungsbrüchen 8–12 Wochen.
- Nach sicherer Wundheilung sind Bewegungsbäder zu empfehlen, zusätzlich isometrische Übungen.

8.7   Sonderformen

- **Mehrfachverletzungen**
- Insbesondere bei bei Vorliegen von Femurschaftfrakturen werden ipsilaterale proximale Femurfrakturen initial oft übersehen.

> **Daher ist eine Beckenübersichtsaufnahme bei Schwerverletzten obligat.**

- Für die Versorgung stehen Marknagelsysteme mit der Option zur Schenkelhalsverriegelung zur Verfügung.
- Alternativen:
  - antegrader Femurmarknagel in Miss-A-Nail-Technik,
  - retrograder Marknagel und separate Versorgung der Schenkelhalsfraktur.
- Zuerst sollte die Schenkelhalsfraktur versorgt werden.
- Ein geringes Divergieren von Schrauben ist anzustreben.
- Eine temporäre Sicherung mit Kirschner-Drähten vor Insertion des Nagels kann alternativ erfolgen.
- Hüftkopffrakturen sind ein Resultat höherer Gewalteinwirkungen, oft mit begleitenden Verletzungen wie z. B. Schädel-Hirn-Trauma oder Thoraxtrauma.

> **Zunächst sind die Vitalfunktionen zu sichern, dann erfolgt die Reposition der Fraktur.**

- Nach Kreislaufstabilisierung und Reposition Operation der gut reponiert stehenden Hüftkopffraktur.
- Die durch Knochenfragmente oder Weichteilinterposition nicht reponierbaren hinteren Luxationen oder auch Subluxationen sind nach dem Versuch einer geschlossenen Reposition offen und so schnell wie möglich zu reponieren.
- Primäre Ischiadicusläsionen in bis zu 20% der Fälle.

> **Sollte die Reposition eine neu aufgetretene Neurologie verursachen, ist eine Sofortoperation obligat.**

- Restitutio ad integrum nach Ischiadicusläsionen in bis zu 60% der Fälle.
- Bei Nervenschäden Verordnung einer Peronaeusschiene und strikte Spitzfußprophylaxe.

- Die Prophylaxe der heterotopen Ossifikationen ist auch unter diesem Aspekt bedeutsam.
- Hüftluxationen ohne Fraktur werden selten beobachtet; sie betreffen insbesondere 20- bis 30-jährige Patienten (80% davon Männer).
- Häufige Begleitverletzungen sind im Bereich der Füße zu beobachten.

■ **Kinder und Jugendliche**
- Frakturen sind selten und nur bei Einwirkung großer Gewalt im Rahmen von Hochrasanztraumata.
- Häufig bei Mehrfachverletzungen.
- Sie stellen eine Notfallindikation dar, die zu einer schnellstmöglichen Versorgung mit anatomischer Reposition führen muss.
- Eine Sonderform ist die Epiphysiolyse.
- Bis zum 9. Lebensjahr sind alle Brüche als Verletzungen der Wachstumsfuge anzusehen, da die Femurepiphyse und die Apophyse des Trochanter major als einzige gemeinsame quer liegende Epiphysenfuge angelegt sind.
- Wird verzögert operiert, treten gehäuft Wachstumsstörungen auf.
- Ganz besonders wichtig ist hier die Druckentlastung im Gelenk (Kapsulotomie oder Ausbohrung mit Führungsdraht).
- Prinzipiell ist eine Reposition und definitive Versorgung sofort anzustreben.
- Die Therapie richtet sich nach dem Alter der Kinder:
  - Bis zu 3 Jahren sind Kirschner-Drähte das Implantatmaterial der Wahl; ein Becken-Bein-Gips sollte sichernd postoperativ angelegt werden.
  - Bis zum etwa 8. Lebensjahr sind kanülierte Zugschrauben zu empfehlen, die die Epiphysenfuge des Hüftkopfs nicht tangieren sollten. Das Vorschneiden des Gewindes ist grundsätzlich aufgrund der bei Kindern guten Knochenqualität zu empfehlen. Eine Sicherung der Rotation durch parallele Drähte ist erforderlich.
- Die Auswirkung einer Epiphysenverletzung ist gering, da diese Epiphyse nur zu ca. 13% am Längenwachstum der unteren Extremität teilnimmt.
- Implantierte Kirschner-Drähte sollten nach Frakturkonsolidierung, andere Implantate nach 1 Jahr entfernt werden.

■ **Ältere Personen**
- Eine Operation innerhalb von 48 h kann toleriert werden.
- Die Leitlinie der Deutschen Gesellschaft für Unfallchirurgie sieht die nicht kopferhaltenden Verfahren als Eingriffe der dringlichen Frühversorgung.
- Warte- und Vorbereitungszeiten führen zu einer erhöhten Morbidität und einer Zunahme von Frühkomplikationen.

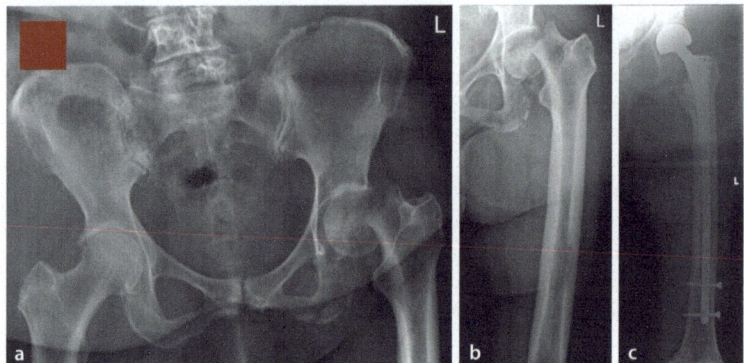

◻ **Abb. 8.18a–c 66 Jahre, weiblich. Während eines stationären Aufenthalts bei onkolo-
gischer Grunderkrankung pathologische Spontanfraktur des linken Schenkelhalses
(a, b).** Zustand nach Uteruskarzinom vor 2 Jahren, aktuell Primärtumorsuche aufgrund
ossärer Clivusmetastase eines schlecht differenzierten Adenokarzinoms. Versorgung mit
Duokopfprothese und distal verriegelbarem Langschaft (c) bei Metastase der lateralen
Schaftcorticalis

- **Pathologische Frakturen**
– Bei Stabilitätsgefährdung mit drohender Fraktur sollte vor dem Eintreten der
  Fraktur operiert werden.
– Prinzip ist die marginale Resektion des Herdes im Gesunden bei mechanisch
  sicherer Stabilisierung.
– Bei weit fortgeschrittenem Tumorleiden ist ein nicht resezierendes stabilisie-
  rendes Verfahren angezeigt (◻ Abb. 8.18).

8.8   Prognose und funktionelle Ergebnisse

– Die Mortalität hüftgelenknaher Femurfrakturen während des stationären
  Aufenthalts ca. 5–7%.
– Eine operative Versorgung hat unstrittig zu erfolgen.
– Die Rate von Pseudarthrosen und Beinlängendifferenzen ist bei Operation
  signifikant geringer als nach konservativer Behandlung.
– Operationszeitpunkt:
  – Kopferhaltende Operationen sind als Notfalleingriffe einzustufen (mög-
    lichst innerhalb eines 6-h-Fensters).
  – Nicht kopferhaltende Verfahren gelten als Operationen der dringlichen
    Frühversorgung.

— Bezüglich der Morbidität, Mortalität, den Kosten sowie der Länge des stationären Aufenthalts in Abhängigkeit vom präoperativen stationären Intervall sind die Ergebnisse uneinheitlich. Der stationäre Aufenthalt verteuert sich, wenn erst nach dem 2. Tag nach Aufnahme operiert wird.

Praxistipp

Als Faustregeln gelten die Aussagen:
— Je jünger der Patient ist, desto »anatomischer« sollte reponiert werden.
— Je älter der Patient ist, desto eher kann leicht valgisiert fixiert werden.
Grundlage: Bei anatomischer Reposition entwickeln sich nur bei 21% der Fälle Coxarthrosen, bei Operation in mehr als 5° Valgisierung: bei 56%. Auch wurde ein besseres funktionelles Resultat bei anatomischer Reposition erreicht.

— Komplikationen:
  — sekundäre Dislokation (5%),
  — Kopfnekrose (20%),
  — Pseudarthrose (15%).
— Probleme:
  — Rund 15% der Patienten benötigen im weiteren Verlauf eine Endoprothese.
  — Die Infekthäufigkeit liegt im Bereich von wenigen Prozent und ist bei Frakturen etwas höher als bei elektiven Eingriffen.
  — Es empfiehlt sich daher eine prophylaktische Resektion von eingeblutetem und nekrotisch gewordenem Gewebe.
— Weitere Komplikationen: Rotationsfehler, Schraubendislokation, Implantatversagen (16%), Pseudarthrose (32%), avaskuläre Nekrose (16%).
— Die intraoperativen Komplikationen und Reoperationsraten sind beim γ-Nagel höher als bei der DHS.
— Ähnliches gilt für subtrochantäre Brüche, wobei die intramedullären Verfahren etwas bessere Resultate bringen als die extramedullären Implantate.
— Intraoperative Komplikationen beim γ-Nagel in 10,5% der Fälle, bei der DHS 2,9%.
— In 7,9% der Fälle waren Reoperationen erforderlich.
— Vorteil des proximalen Femurmarknagels (PFN) ist die bessere Rotationsstabilität aufgrund des 2-Schrauben-Systems (Design in der Zwischenzeit geändert).
— Nachteile:
  — Die Nagelspitze kann die ventrale Corticalis erreichen → Schaftfrakturen in bis zu 4% der Fälle.
  — Reoperationen in ca. 5% der Fälle erforderlich.

— Die DHS in Kombination mit einer Trochanterabstützplatte hat eine gegenüber dem PFN kürzere Operationszeit und eine geringere Dauer des stationären Aufenthalts.

— Allerdings wurden bei intramedullären Verfahren mehr intraoperative Komplikationen beobachtet als bei der DHS.

— 6 Monate postoperativ zeigten die mit dem Marknagel versorgten Patienten eine signifikant geringere Schmerzintensität.

— Sekundäre Dislokationen wurden in 2,6% der Fälle nach Versorgung mit DHS beobachtet.

> **Bei A1-Frakturen die ist DHS, bei A2- und A3-Frakturen ein intramedulläres Verfahren als Implantat der Wahl anzusehen.**

— Deutliche Probleme bei valgisierender intertrochantärer Osteotomie:
  — axialer Kollaps,
  — klinisch apparente Beinverkürzung
  — Infektionen,
  — Cutting-out,
  — Außenrotationsfehler.

— Allgemeine Komplikationen:
  — Lungenarterienembolie,
  — tiefe Beinvenenthrombose,
  — Pneumonie,
  — Harnwegsinfekt,
  — prolongierter Ileus,
  — Decubitus (→ Wichtigkeit der Frühmobilisation).

— Bei prothetischer Versorgung ist die Lockerung das klassische implantatbedingte Problem: Ein aseptischen Mechanismus führt zur Knochenresorption.

— Frühlockerungen bei etwa 4% der Fälle, zwingen zur Wechseloperation.

— Aufgrund der hohen Komplikationsrate empfehlen viele Autoren bei hohem Lebensalter die großzügige Implantation von Hemiprothesen oder Totalendoprothesen.

— Bei Schenkelhalsfrakturen ist die Hemiendoprothese die führende Versorgung.

— Die Infektrate bei Endoprothesen beträgt ca. 0,5%, wenn eine Single-Shot-Antibiotikaprophylaxe durchgeführt wird.

— Operationsdauer, intraoperativer Blutverlust und die Notwendigkeit von Bluttransfusionen sind bei der Prothetik etwas erhöht gegenüber der Versorgung mit DHS.

— Spätkomplikationen stellen Pseudarthrosen (Nichtheilung von >6 Monaten) dar.

- Die Kopfnekrose kann über verschiedene Zwischenstadien bis zur vollständigen Gelenkdestruktion führen.
- Bis zum Stadium III sind Revaskularisationsversuche möglich, z. B. gefäßgestielter corticospongiöser Span, intraossäre Druckentlastung durch Knochenentnahme, vaskularisiertes Fibulafragment.
- Stadium IV stellt eine völlige Destruktion dar und macht die Endoprothese erforderlich.
- Unipolare Femurkopfendoprothesen weisen den typischen Nachteil erhöhter Abriebraten und besonders hoher Protrusio-acetabuli-Raten (bis 28%) auf und werden deshalb von den Autoren als obsolet betrachtet.
- Besser sind bipolare Prothesensysteme mit beweglichen Kopfprothesen, die direkt auf den Schaft aufgesetzt werden (Duokopfprothesen).
- Vorteil dieser zwei Gelenke: geringe Protrusionsrate (<1%).
- Die Prognose der Hüftkopffrakturen ist generell nicht besonders gut; Komplikationen:
    - 20% Ischiadicusläsionen (davon etwa 60% reversibel),
    - im Verlauf auftretende Spätläsionen des N. ischiadicus durch heterotope Ossifikationen,
    - ossifizierende Hämatome.
- Bei bis zu 25% der Patienten treten begleitende Knieverletzungen auf:
    - Fraktur des Tibiakopfs,
    - Fraktur der Femurcondylen,
    - Patellafraktur,
    - ligamentäre Schäden der Kreuz- oder Seitenbänder.
- Die Zugangsmorbidität ist ebenfalls nicht zu vernachlässigen → weichteilschonende Operationstechnik und Prostaglandininhibitoren zur Prophylaxe von Schäden.
- Weiteres Problem: Arthrose des Hüftkopfes bzw. des Hüftgelenks dar (ursächlich sind Stufen und Knorpelschäden durch den Mechanismus).
- Arthroseraten:
    - <20% bei Luxation ohne Fraktur,
    - bis zu 90% bei Luxationen mit Frakturen.
- Besonders problematisch hinsichtlich Arthrose sind Pipkin-II- und -IV-Frakturen (in ca. 50% der Fälle relevante Arthrosen); die schlechteste Prognose haben Pipkin-III-Frakturen – langfristig ist hier häufig die Implantation einer Hüfttotalendoprothese nötig.
- Hintere Instabilitäten sind häufig bei Verlust von hinteren Pfannenfragmenten. Mögliche Therapieoption: Implantation eines tricorticalen Beckenkammspans am hinteren Acetabulumrand.
- Die chronische Subluxation führt infolge einer Gelenkinkongruenz die immer zur Früharthrose.

— Bei bis zu 15% der Luxationen ohne Frakturen wird eine avaskuläre Kopfnekrose beobachtet; die Häufigkeit steigt bei zunehmender Länge des thera-
   piefreien Intervalls.

Praxistipp

Kopfnekrosen treten meist innerhalb der ersten beiden Jahre auf, sodass der
oben genannte MRT-Verlauf dringend zu dokumentieren ist.

— Bei den kindlichen Frakturen ist meist nach 4–6 Wochen eine knöcherne
   Heilung erreicht.
— Nekrosen (Häufigkeit: 31%) zeigen folgende Symptome:
   — Schmerzen,
   — Einschränkung der Beweglichkeit durch die reaktive Synovitis.
— Auch Pseudarthrosen (Häufigkeit: ca. 7%) und Varusfehlstellungen werden
   beobachtet.
— Insgesamt werden bei Kindern in bis zu 60% der Fälle Komplikationen
   beschrieben.
— MRT-Verlaufsuntersuchungen sind nach dem Belastungsaufbau und nach
   1–2 Jahren zu empfehlen.
— Eine Coxa vara (Wahrscheinlichkeit: 19%) tritt insbesondere nach konser-
   vativer Behandlung auf; Ursachen:
   — verzögerte Knochenheilungen,
   — avaskuläre Nekrosen,
   — vorzeitiger Epiphysenschluss,
   — Kombinationen.
— Typisch ist das Trendelenburg-Hinken bei Insuffizienz der Glutäalmuskulatur.
— Therapie der Wahl ist die intertrochantäre subtraktive valgisierende Osteotomie.

Oberschenkelschaft

A. Paech, G. Heinrichs, A.P. Schulz, M.M. Kaiser

C. Müller-Mai, A. Ekkernkamp (Hrsg.), *Frakturen auf einen Blick*,
DOI 10.1007/978-3-642-27429-9_9, © Springer-Verlag Berlin Heidelberg 2015

> **Fraktur des proximalen Oberschenkels**
>
> Aufgrund des Einsatzes moderner Verriegelungsnägel hat sich die operative Versorgung dieser Frakturen inzwischen auf 3/5 des Femurs und sogar darüber hinaus ausgeweitet und umfasst nun auch subtrochantäre Frakturen und distale, supracondyläre Frakturen.

- Der Oberschenkelschaftbruch ist vornehmlich eine Verletzung bei jungen Männern.
- Diese Frakturform wird i. Allg. nicht dem osteoporotischen Formenkreis zugeordnet; einzige Ausnahmen bilden hier die periprothetischen Frakturen, die bei bis zu 5% der Hüftendoprothesenträger auftreten.

9.1 Mechanismus

> Eine Femurfraktur bei einem jüngeren Menschen ist immer als Hinweis auf ein beträchtliches Trauma anzusehen, das oft mit zusätzlichen Verletzungen kombiniert ist. Empfehlenswert ist erfahrungsgemäß dabei v. a. der Ausschluss einer gleichzeitigen Schenkelhalsfraktur.

- Bei älteren Patienten ist aufgrund von Osteoporose oder auch bei pathologischen Frakturen ein als Bagatelltrauma eingestuftes Geschehen ausreichend. Hier gilt es, das klinische Bild korrekt einzuordnen. Bei Kindern finden sich als Ursachen große Torsionskräfte oder direkte Anpralltraumata.

9.2 Klinik

- Oftmals sind die typische indirekten Frakturzeichen vorhanden:
  - Schwellung,
  - Hämatombildung,
  - Schmerzen.
- Des Weiteren klinische Zeichen:
  - Achsenabweichung,
  - Verkürzung,
  - anormale Beweglichkeit,
  - fehlende Funktion.
- Bei erheblicher Krafteinwirkung finden sich häufig ausgeprägte Weichteilverletzungen.
- Offene Frakturen sind aufgrund des starken Weichteilmantels selten.

- Muskelrisse und subkutane Décollements dürfen nicht übersehen werden.
- Das Ausmaß des Weichteilschadens hat entscheidenden Einfluss auf die Wahl der Versorgung.

> **Cave. Auch am Oberschenkel ist ein Kompartmentsyndrom möglich.**

9.3 Diagnostisches Vorgehen

- Standardverfahren ist eine Röntgenaufnahme in 2 Ebenen – a.-p. und seitlich.
- Verpflichtend ist die Erhebung eines neurovaskulären Status der peripheren Regionen.
- Beim polytraumatisierten Patienten ist ein ausführlicher Untersuchungsalgorithmus – beispielsweise die Durchführung einer sog. Traumaspirale mittels CT – erforderlich, da mögliche Zusatzverletzungen einen Einfluss auf die Versorgung haben (z. B. Kontraindikation für endomedulläres Verfahren bei relevantem Thoraxtrauma).

> **Schenkelhalsfraktur sicher ausschließen!**

- Bei Kindern sind Oberschenkelschaftfrakturen nahezu immer disloziert und imponieren durch eine sichtbare Fehlstellung, sodass in der Notfalldiagnostik eine Röntgenaufnahme genügt.
- DMS (periphere Durchblutung, Motorik, Sensibilität) prüfen.

9.4 Klassifikationen

9.4.1 AO-Klassifikation

- **Frakturen Typ A**
- A-Frakturen können daneben schräg oder quer verlaufen (◻ Abb. 9.1).
- >30° im Vergleich zur Schaftebene verlaufend werden die Frakturen dem schrägen Typ zugeordnet (A2); <30° dem queren Typ. Bei letzteren Frakturen ist die Pseudarthroserate erhöht.

- **Frakturen Typ B**
- Der meist mediale Keil bei B-Frakturen kann als Biegungskeil vorliegen (B2) oder in sich noch teils mehrfach gebrochen sein (B3).
- Die Lage des Keils gibt einen Hinweis auf die einwirkende Kraft (Spitze zeigt in die gleiche Richtung wie die einwirkende Kraft).

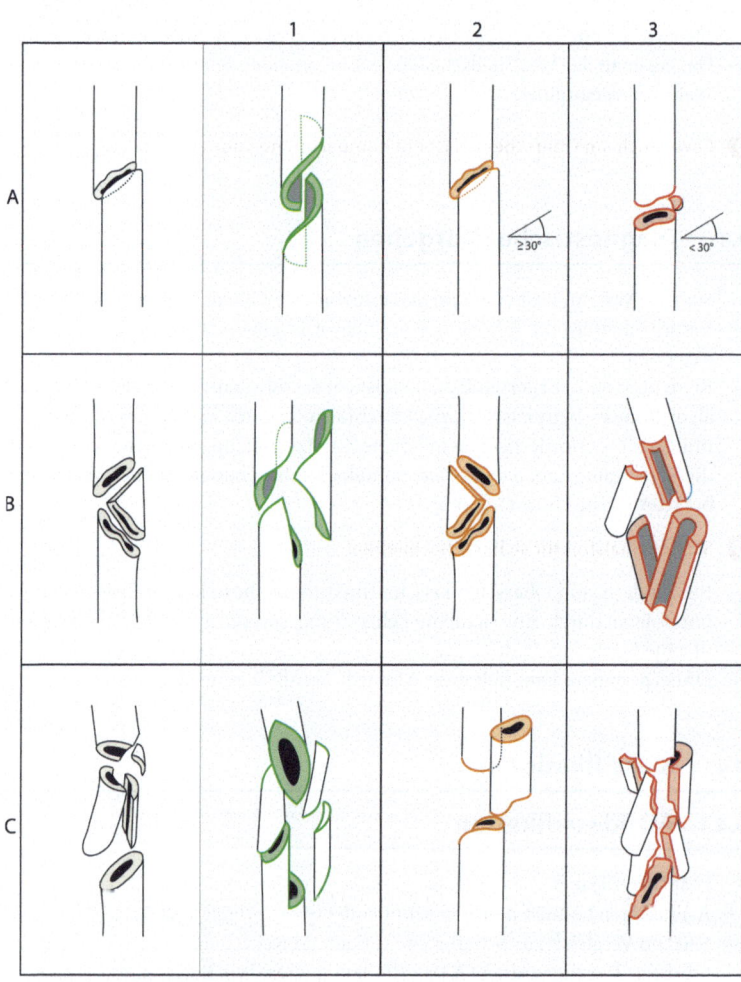

a A-Frakturen (Zweifragmentfrakturen)
A1: Einfache Spiralfraktur mit 2 Fragmenten
A2: Schrägfraktur, Winkel zur Schaftachse >30°
A3: Querfraktur
b B-Frakturen (Keilfrakturen)
B1: Spiralkeilfraktur
B2: Biegungskeilfraktur
B3: Komplexer Keilbruch

c C-Frakturen (komplexe Brüche)
C1: Komplexer Spiralbruch, Winkel zur Schaftachse <30°
C2: Etagenfraktur
C3: Komplexer Bruch, irregulär

▪ **Abb. 9.1 AO-Klassifikation der Femurschaftfrakturen**

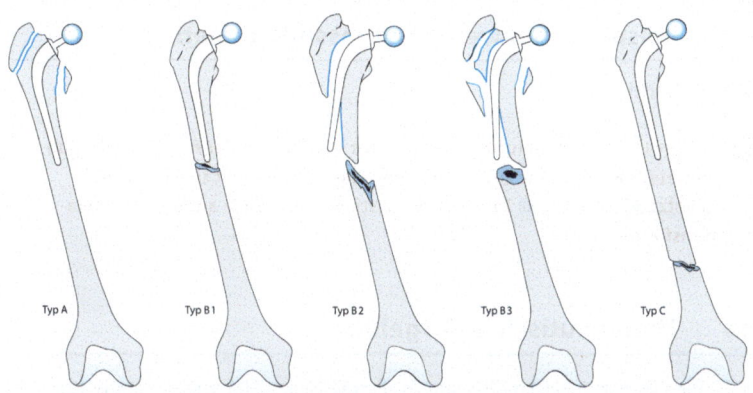

Typ A   Typ B 1   Typ B 2   Typ B 3   Typ C

◻ Abb. 9.2 Vancouver-Klassifikation nach Duncan u. Masri (1995)

◻ Tab. 9.1 Diagnostisches und therapeutisches Vorgehen bei periprothetischen Femurfrakturen anhand der Vancouver-Klassifikation nach Duncan u. Masri (1995)

Typ	Frakturlokalisation	Subtyp	Therapie der Wahl
A	Regio trochanteria	A_G: Trochanter major	Konservativ
		A_L: Trochanter minor	
B	Distal des Trochanter major bis zur Region der Prothesenspitze	B_1: Stabile Prothese	Winkelstabile Plattenosteosynthese
		B_2: Lockere Prothese	Prothesenwechsel, meist mit Langschaftendoprothese
		B_3: Schlechte Knochenqualität	Meist komplexe Strategien notwendig, es empfiehlt sich die Weiterleitung in ein Zentrum
C	Weit unterhalb des Prothesenschafts		Wie bei normalen Femurschaftfrakturen

---

■ **Frakturen Typ C**
– Komplexe C-Frakturen beinhalten neben dem spiralförmigen Verlauf (C1)
   – entweder Brüche auf >1 Etage (C2, Etagenfraktur; entspricht dem Herausbrechen eines Femursegments)
   – oder irregulär verlaufende Mehrfragmentfrakturen (C3).

9.4.2 Beispiel einer weiteren Klassifikationen

Vancouver

> ❯ Periprothetische Frakturen können nicht sinnvoll mit der AO-Klassifikation eingeteilt werden. Die sog. Vancouver-Klassifikation hat sich hier durchgesetzt (◘ Abb. 9.2, ◘ Tab. 9.1); es existieren aber viele andere Klassifikationsformen.

9.5 Therapeutisches Vorgehen

— Eine Oberschenkelschaftfraktur im Erwachsenenalter muss operativ versorgt werden (◘ Abb. 9.3).

> ❯ Standardverfahren ist heutzutage die intramedulläre Marknagelung.

— Alternativ steht die Plattenosteosynthese zur Verfügung.
— Bei ausgeprägtem Weichteilschaden oder bei Mehrfachverletzten ist eine temporäre Versorgung mit einem Fixateur externe möglich.
— Bei gleichzeitigem Thoraxtrauma ist die Gefahr einer Lungenembolie durch Fettmarkeinschwemmung möglicherweise erhöht. Beim polytraumatisierten Patienten deshalb zunächst die rasche Versorgung mit einem externen Fixateur-System erwägen.
— Bei isolierten Femurschaftfrakturen ist fast immer die Indikation zur raschen Primärversorgung gegeben.
— Behandlungsziel ist die Wiederherstellung der korrekten Beinlänge und der Beinachse. Rotationsfehler stellen dennoch eine relativ häufige Komplikation dar.

9.5.1 Konservative Therapie

— Eine konservative Therapie ist beim Erwachsenen nur bei einer allgemeinen Operationsunfähigkeit durch den Patienten gegeben.
— Bei Säuglingen und Kleinkindern ist eine Behandlung im Becken-Bein-Gips, evtl. auch in der Overhead-Extension, sowohl bei undislozierten als auch bei dislozierten Frakturen möglich.
— Verbliebene Verkürzungen und Achsenfehlstellungen werden in bei Kindern durch Remodelling zuverlässig ausgeglichen.
— Der Trend bei dislozierten Frakturen geht jedoch zunehmend zur osteosynthetischen Versorgung bei Kindern ab 4 Jahren.

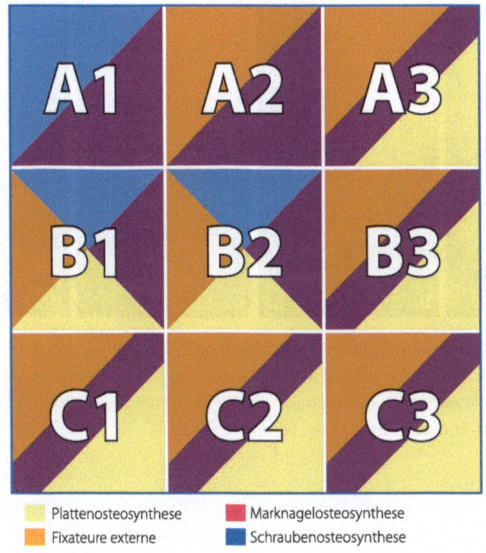

Plattenosteosynthese		Marknagelosteosynthese
Fixateure externe		Schraubenosteosynthese

▫ **Abb. 9.3 Therapieoptionen bei Femurschaftfrakturen. Einteilung nach der AO-Klassifikation** (Empfehlung der gängigsten Verfahren, Abweichungen sind möglich)

9.5.2 Marknagelosteosynthese

— Bei einer Fraktur im diaphysären Bereich ist der intramedulläre Marknagel heute die Standardmethode (▫ Abb. 9.4).

— Die Operation erfolgt in Rückenlage auf dem Extensionstisch unter intraoperativer Bildwandlerkontrolle.

— Der Femurschaft wird in der Regel geschlossen reponiert.

— Das Einbringen des Nagels kann je nach genauer Frakturhöhe antegrad oder retrograd erfolgen.

— Bei proximal gelegenen subtrochantären Frakturen sollte ein Nagel mit Verriegelungsmöglichkeit im Schenkelhals genutzt werden, um die Stabilität zu erhöhen. Viele Nagelsysteme erlauben eine dynamische Verriegelung – es besteht dann Rotationsstabilität.

— Da aber die Schraube in dem Schlitz beweglich ist, kann der Frakturspalt bei Belastung des Beins weiter komprimiert werden.

— Diese Methode sollte nur bei Querfrakturen angewandt werden.

— Im Anschluss an die Reposition wird bei antegrader Nagelung ein proximaler Zugang etwa 10 cm oberhalb der Trochanter-major-Spitze geschaffen.

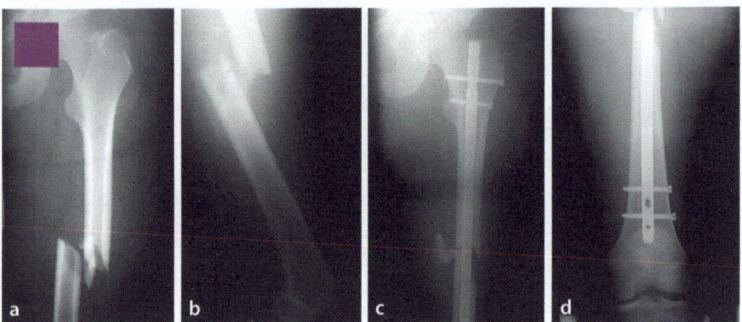

🔲 **Abb. 9.4a–d 22 Jahre, männlich. Polytrauma nach Pkw-Unfall.** Oberschenkelschaftfraktur links mit fragmentiertem Keil in Schaftmitte Typ AO B3. Operative Versorgung am
Unfalltag (kein relevantes Thoraxtrauma) mit geschlossener Reposition und Implantation
eines antegraden, statisch verriegelten Femurmarknagels

— Der korrekte Eintrittspunkt mit dem Eröffnungspfriem muss in 2 Ebenen
  mit dem Bildwandler kontrolliert werden. Gelingt dies nicht, ist mit einem
  vermehrten Auftreten von Rotationsfehlern oder Achsenabweichungen zu
  rechnen. Als idealer Eintrittspunkt wird die Fossa piriformis oder der Bereich unmittelbar lateral der Fossa beschrieben.
— Traditionell erfolgte eine Aufbohrung des Markraums mit Einschlagen des
  Nagels.
— Einzelne Studien zeigten einen möglichen Einfluss auf die Entwicklung von
  pulmonalen Komplikationen, sodass in den 1990-er Jahren zunehmend un-
  aufgebohrte Marknagelsysteme mit relativ dünnen Nägeln entwickelt wurden.
— Daraus resultieren erhöhte Pseudarthroseraten und mechanischen Kompli-
  kationen, deshalb bohren die meisten Operateure heutzutage wieder sehr
  kontrolliert um wenige Millimeter im mittleren Abschnitt des Knochens auf.
— Bei Trümmerfrakturen wird die Welle im Bereich der Trümmerzone unter
  Bildwandlerkontrolle ohne zu bohren vorgeschoben.
— Der Nagel muss bei diesen Frakturen distal und proximal statisch verriegelt
  werden.
— Auch ein retrogrades Einbringen des Nagels ist möglich und wird bei ent-
  sprechend lokalisierten distalen Frakturen angewendet.
— Die Verriegelung kann mit einem röntgendurchlässigen Winkelgetriebe oder
  »frei Hand« durchgeführt werden.
— Nach Eindrehen des Bolzens ist die Lage zu überprüfen.

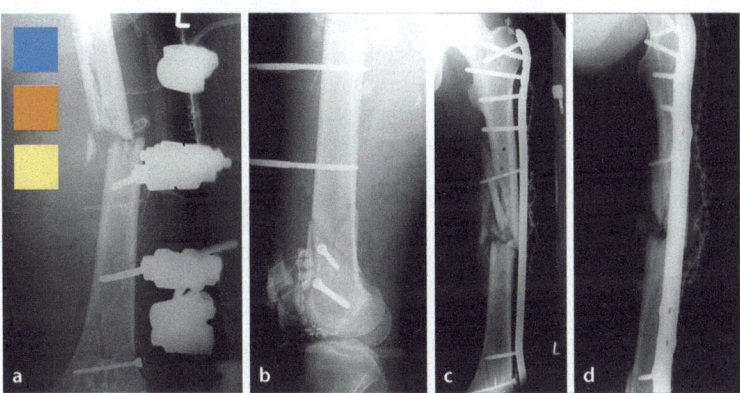

■ **Abb. 9.5a–d 25 Jahre, männlich. Polytrauma nach Pkw-Unfall.** Oberschenkelschaftfraktur links (nach AO B3), distale Femurfraktur und zweitgradige offene Patellafraktur links. Zunächst Débridement, Antibiotikaträgereinlage, Schraubenosteosynthese und Anlage eines Fixateur externe. Versorgung am 8. Tag mit offener Reposition und winkelstabiler Plattenosteosynthese in »biologischer« Technik als eingeschobene Platte

9.5.3 Plattenosteosynthese

— Die Plattenosteosynthese (■ Abb. 9.5) stellt inzwischen die Minderheit bei der Versorgung von Femurschaftfrakturen dar.

— Die Plattenosteosynthese ist eine übungs- oder lediglich teilbelastungsstabile Versorgung.

— Als Platte steht die breite LCDC-Platten (»low contact dynamic compression«) zur Verfügung.

— Bei schlechter Knochenqualität haben sich im Sinne einer Überbrückungsosteosynthese minimalinvasive Verfahren mit winkelstabilen Implantaten bewährt, z. B. »less invasive stabilisation sytem« (LISS); Condylen-TiFix.

— LISS wirkt im Prinzip wie ein Fixateur interne, auf eine anatomische Reposition kann verzichtet werden, und der Kontakt Platte/Knochen ist minimiert.

— Operativer Zugang am lateralen Oberschenkel in der Linie zwischen Trochanter major und lateraler Femurcondyle.

— Die Fascia lata wird inzidiert und im Anschluss der M. vastus lateralis entlang des Septum intermusculare bis zur Linea aspera hin abgelöst; dabei ist auf die Perforansgefäße zu achten.

— Die minimalinvasive Technik sieht eine ca. 4–5 cm lange anterolaterale Hautinzision am lateralen Femurcondylus vor.

- Von dort erfolgt die submuskuläre Präparation entlang des Femurschafts.
- Auf Höhe des proximalen Plattenendes wird die korrekte Positionierung durch eine weitere 3–4 cm lange Inzision kontrolliert.
- Die einzelnen Schrauben werden über zusätzliche Stichinzisionen eingebracht.
- Trümmerfrakturen werden am besten im Sinne einer biologischen Osteosynthese versorgt.
- Dabei ist besonders die Einhaltung der Länge und der Rotation zu beachten.

9.5.4 Fixateur externe

- Der Fixateur externe ist beim Erwachsenen eine temporäre Therapieoption beim Mehrfachverletzten.
- Nach 5–7 Tagen erfolgt der Umstieg auf die endgültige Versorgung.
- Bei Frakturen in Schaftmitte bietet sich eine laterale Lage der Pins an. Bei distalen Frakturen, insbesondere bei kniegelenkübergreifenden Konstruktionen, ist auch eine ventrale Lage der Pins möglich.

> **Auch am Oberschenkel ist auf das Vorliegen eines Kompartmentsyndroms zu achten. Es ist im Vergleich zu den Unterschenkelkompartments aufgrund der Anatomie seltener.**

- Bei Kindern kann der Fixateur externe als definitive Versorgung mit guten funktionellen Ergebnissen verwendet werden.
- Mögliche Probleme:
  - Verlust der Reposition,
  - Refrakturen,
  - Beinlängendifferenzen im weiteren Verlauf.
- Zur Schonung der Muskulatur, hier v. a. des M. vastus lateralis, sollten die Pins posterolateral in der Ebene des intermuskulären Septums platziert werden.

9.5.5 Elastisch stabile intramedulläre Nagelung (ESIN)

- Größere Kinder bedürfen der operativen Stabilisierung zur schnellen Mobilisation.
- Aufgrund der noch offenen Epi- und Apophysenfugen sind die verfügbaren Marknägel in ihrer bisherigen Form nicht einsetzbar.
- Die Plattenosteosynthese bedingt große Narben und ein erhöhtes Risiko einer Beinlängendifferenz.
- Für Quer-, Schräg- und kurze Spiralfrakturen hat sich die ESIN-Versorgung etabliert (◨ Abb. 9.6).

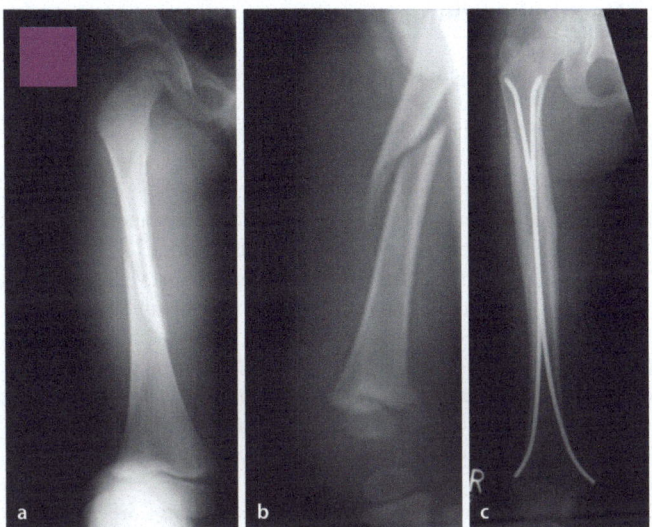

◘ **Abb. 9.6a–c 8-jähriges Mädchen, Sturz vom Klettergerüst.** Eine kurze Spiralfraktur wurde am Aufnahmetag geschlossen reponiert und mittels ESIN (»Prevot-Nagel«) versorgt. Entlastung für 4 Wochen. Problemlose Ausheilung ohne wesentliche Fehlstellung. Metallentfernung nach 6 Monaten

— Über kleine Inzisionen am distalen Femur werden medial und lateral 2 elastische Nägel kranial der Wachstumsfuge in den Markraum eingebracht, die durch eine Dreipunktabstützung die Fraktur stabilisieren.

— Die am distalen Femur herausstehenden Nagelenden sollen eine Länge von 0,5–1 cm haben, um eine spätere Metallentfernung zu ermöglichen.

— Die Prinzipien der Biomechanik sind strikt zu befolgen:
  — Verwendung zweier Nägel gleicher Stärke, die in identischer Weise (ca. 40°) vorgebogen werden.
  — Identische Eintrittsstellen im distalen Femur.
  — Aufspannung der Fraktur durch Anlegen der Nägel im entsprechenden Markraumbereich.
  — Unbedingtes Vermeiden von Verdrehen der Nägel umeinander (»Korkenzieherphänomen«).

— Bei komplexeren Frakturen wie Trümmer- oder langen Spiralbrüchen oder bei Jugendlichen mit einem Gewicht >50 kg muss eine Modifikation der Technik oder eine Fixateur-Anlage erfolgen.

9.5.6 Nachbehandlung

- Die Mobilisierung beginnt am 1. postoperativen Tag.
- Teilbelastung von maximal 20 kg in den meisten Fällen ratsam.
- Zur weiteren Physiotherapie gehören Bewegungs- und Anspannungs-übungen.
- Wichtig ist die Beübung der angrenzenden Gelenke.
- In der Regel ist bei einer Marknagelosteosynthese ein schnelleres Erreichen der Vollbelastung (meist nach 6–8 Wochen) zu erwarten.
- Querfrakturen sollten zügig aufbelastet, ggf. auch sofort vollbelastet werden.
- Plattenosteosynthesen sind zunächst nur übungsstabil und werden ab der 7. Woche aufbelastet; volle Belastbarkeit meist nach 10–12 Wochen.
- Bei Fixateur externe ist die regelmäßige Pin-Pflege unverzichtbar.
- Nach ESIN-Versorgung im Kindes- und Jugendalter ist bei Querfrakturen eine Teilbelastung und zügige Steigerung bis zur Vollbelastung möglich. Komplexere Frakturen benötigen jedoch eine längere Entlastung des Beins.
- Die Dauer wird anhand der Fraktur, des Alters und des Körpergewichts des Patienten sowie der Kallusbildung festgelegt.
- Metallentfernung:
  - bei Erwachsenen nach 1,5–2 Jahren,
  - bei Kindern deutlich früher (nach etwa 6 Monaten).

9.6 Sonderformen

Pseudarthrose
- Bei ausbleibender Frakturheilung ist der Nagelwechsel Therapie der Wahl.
- Es sollte ein Nagel mit einem größeren Durchmesser verwendet werden.
- Das bei der Überbohrung anfallende Knochenmehl dient als »innere Spongiosaplastik«.
- Sollte nach einem Nagelwechsel weiter keine Frakturkonsolidierung erfolgen, so ist der Einsatz einer Wellenplatte mit Spongiosaplastik zu erwägen.

Subtrochantäre Fraktur
- Die Versorgung mit einem proximalen Femurnagel oder einem Rekonstruk-tionsnagel hat sich in diesen Fällen bewährt.
- Der γ-Nagel wird über eine Hautinzision im Bereich oberhalb der Trochan-ter-major-Spitze eingebracht.
- Bei subtrochantären Brüchen lange Nagelversionen verwenden.

— Einbringen der Schenkelhalsschraube über das Zielgerät, im Anschluss distale Verriegelung.

■ **Periprothetische und osteoporotische Frakturen**
— Femurschaftfrakturen sind selten osteoporotisch bedingt (Ausnahme: die periprothetischen Frakturen; ◘ Abb. 9.7).
— Die Frakturbehandlung bei Osteoporose erfolgt prinzipiell nach den gleichen Prinzipien.
— Winkelstabilen Implantaten sollte der Vorzug gegeben werden.
— Zumindest teilbelastungsstabile Osteosyntheseverfahren sind bei den meist geriatrischen Patienten zu bevorzugen.

■ **Pathologische Frakturen**
— Eine postoperative Bestrahlung ist zu diskutieren.
— Eine Auffüllung mit PMMA-Knochenzement kann ggf. erfolgen.

9.7   Prognose und funktionelle Ergebnisse

— Bei richtiger Indikationsstellung und exakter Rekonstruktion der Achse und der Rotation sind bei mehr als 2/3 der Patienten mit einfachen Frakturen gute Ergebnisse zu erzielen.
— Bei Mehrfachverletzten sind das funktionelle Ergebnis und die Prognose durch die Begleitverletzungen beeinflusst.
— Pseudarthroseraten bei der modernen Marknageltechnik scheinen bei realistischer Betrachtung in der Gegend von 6% angesiedelt zu sein.
— Vergleichbare Pseudarthroseraten wurden für das »less invasive stabilisation system« (LISS) angegeben.
— Bei Kindern und Jugendlichen sind belassene Fehlstellungen nach der Behandlung teilweise durch Modelling zu korrigieren. Dieses Phänomen ist durch die Zeitdauer des Knochenwachstums limitiert.
— Für Jugendliche ist daher eine achsengerechte Reposition anzustreben.

> **Praxistipp**
>
> Tolerable Fehlstellungen sind altersabhängig:
> — Bei Kleinkindern können sich Varus- und Valgusfehlstellungen bis 15°, bei 6- bis 10-Jährigen bis 10° und bei älteren Kindern bis 5° ausgleichen.
> — Ante- bzw. Rekurvationen werden in den genannten Altersstufen bis 20°, 15° bzw. 10° korrigiert.

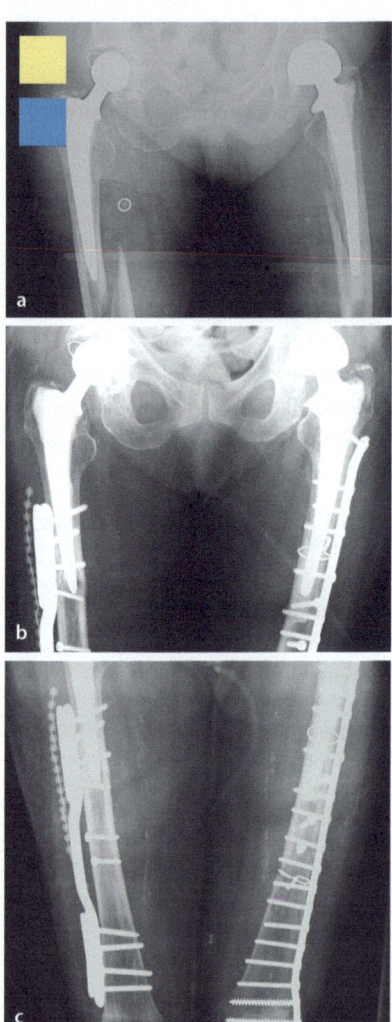

■ **Abb. 9.7a–c 85 Jahre, weiblich. Treppensturz.** Beidseitige periprothetische Femur-schaftfrakturen, Vancouver Typ B1. Es erfolgte eine zweizeitige Versorgung der periprothe-tischen Femurschaftfrakturen: Rechte Seite versorgt mit Druckplattenfixateur, Schrauben-osteosynthese und prophylaktischer Einlage von Septopalketten, linke Seite versorgt mit DC-Platte, Zugschraubenosteosynthese und Cerclagen. Postoperativ beidseits Entlastung für 12 Wochen

— Bis zum Wachstumsabschluss muss an die Gefahr einer Beinlängendifferenz gedacht werden: Bei Kindern unter 10 Jahren führt die Fugenstimulation und das evtl. erforderliche Modelling eher zu einer Verlängerung, bei größeren Kindern tritt eher ein Verkürzung der betroffene Seite ein.

Distaler Oberschenkel

A. Paech, S. Hillbricht, A.P. Schulz

C. Müller-Mai, A. Ekkernkamp (Hrsg.), *Frakturen auf einen Blick*,
DOI 10.1007/978-3-642-27429-9_10, © Springer-Verlag Berlin Heidelberg 2015

> ┌─ **Fraktur des distalen Oberschenkels** ──────────────────
>
> Es handelt sich um Frakturen im Bereich des distalen Anteils des Oberschenkelknochens, zumeist durch eine erhebliche Krafteinwirkung (Verkehrsunfall, Sturz aus großer Höhe). Dies trifft v. a. auf jüngere und insbesondere männliche Patienten zu; 1/3 dieser Patienten sind mehrfach verletzt.

- Distale Femurfrakturen machen nur etwa 6% aller Femurfrakturen aus, sind aber oftmals durch schwerwiegende Begleitverletzungen gekennzeichnet.
- Selten treten diese Frakturen als isolierte Verletzungen auf, v. a. bedingt durch osteoporotischen Knochen oder bei einliegenden Endoprothesen.
- Frakturen des distalen Femurs im Kindesalter mit Beteiligung der epiphysären Strukturen sind äußerst selten.

10.1 Mechanismus

- In den meisten Fällen kommt es zur direkten Krafteinwirkung.
- Bei Anprall von vorn wirkt die Patella als Keil, es resultieren percondyläre Frakturen, die oft von einer Patellafraktur begleitet werden.
- Bei Einklemmung des Femurs resultieren meist supracondyläre Frakturformen.
- Wirkt das Tibiaplateau gegen die Condylen in axialer Richtung, entstehen meist supracondyläre Bruchformen mit Einstauchung des Femurschafts in das Condylenmassiv, wobei bei zentrischer Krafteinleitung meist bicondyläre Brüche und bei exzentrischer Kraft unicondyläre Frakturen entstehen.
- Die Mechanismen beim Kind sind ebenfalls durch große Gewalt begründet.
- Ein »Battered-child-Syndrom« ist auszuschließen.

> **❯** **Meist handelt es sich um Hochenergietraumata mit direktem Anprall der Knieregion. Begleitverletzungen sind immer auszuschließen**

10.2 Klinik

- Die Diagnose lässt sich in den meisten Fällen rein klinisch stellen.
- Bereits die typischen direkten und indirekten Frakturzeichen lassen eine Fraktur in diesen Bereich vermuten.
- Ein z. T. erheblicher Gelenkerguss bei B- und C-Frakturen nach AO kann auftreten.
- Die Prüfung des neurovaskulären Status ist obligat.

- Typische Begleitverletzungen sind u. a. Gefäß- und Nervenverletzungen, Kreuzbandrupturen, Läsionen der Menisci und osteochondrale Frakturen in 8–12% sowie begleitende Patellafrakturen.
- Bei Luxationsverletzungen resultiert ein komplexes Knietrauma, meist mit Ruptur des hinteren Kreuzbands und der Kapsel. Oft wird diese begleitet von einem Ausriss der Popliteussehne, Seitenbandausrissen und anderen Bandverletzungen.
- Bei Luxationsverletzung erweiterte Diagnostik nach primärer oder sekundärer Versorgung, die eine MRT und ggf. Angiographie einschließen muss.

10.3 Diagnostisches Vorgehen

> **Bei Hochenergietraumata steht der Ausschluss von neurovaskulären Verletzungen im Vordergrund.**

- Bei klinischem Verdacht oder bei jeder Kniegelenkluxation sollte prä- oder intraoperativ eine Angiographie zum Ausschluss einer Dissektion durchgeführt werden.
- Aufgrund der geringen Kollateralisierung ist die Extremität bedroht. Daher empfiehlt sich beim Nachweis einer Gefäßverletzung die sofortige Transfixation im Fixateur und anschließende Gefäßrekonstruktion. Die definitive Osteosynthese folgt im Verlauf.
- Zur Diagnostik nativradiologische Aufnahmen a.-p. und seitlich von Femur und Knie.
- Die Computertomographie bietet Zusatzinformationen für B- und C-Verletzungen.

Praxistipp

Eine Angiographie muss immer bei Kniegelenksluxation nach Reposition durchgeführt werden. Eine Dissektion kann zunächst symptomlos bleiben und darf daher nicht übersehen werden. Ein MRT ermöglicht die Diagnostik von Band- und Meniskusverletzungen, ist aber beim Hochenergietrauma meist nicht sinnvoll durchführbar und in der Initialphase wegen des Zeitverlustes kontraproduktiv.

10.4 Klassifikationen

- Die distalen Femurfrakturen werden nach der AO-Klassifikation eingeteilt (Region 33; ◨ Abb. 10.1):

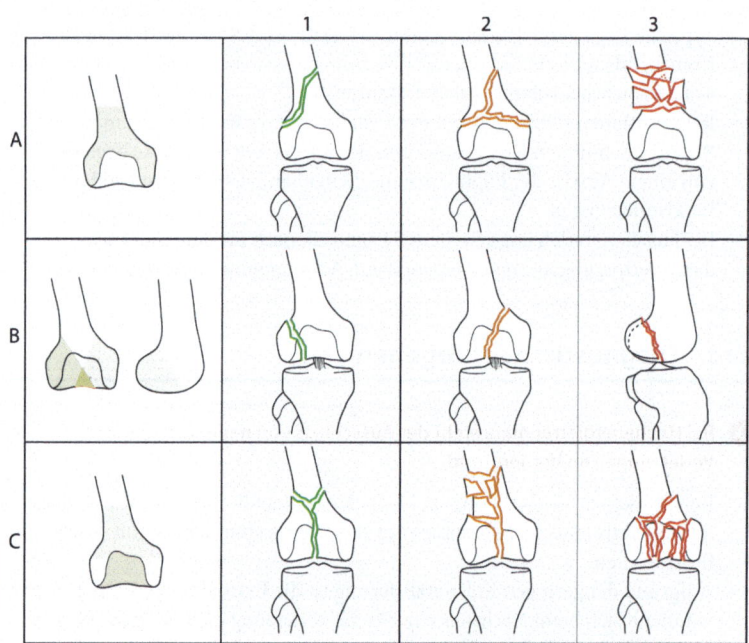

10

a **Extraartikuläre Frakturen (je 3 Untergruppen A1.1–A3.3)**
A1: Metaphysär einfach
A2: Metaphysärer Keil
A3: Metaphysär mehrfach
b **Partiell intraartikuläre Frakturen
(je 3 Untergruppen B1.1–B3.3)**
B1: Sagittal unicondylär lateral

B2: Sagittal unicondylär medial
B3: Frontal unnicondylär (Hoffa)
c **Vollständig artikuläre Frakturen
(je 3 Untergruppen C1.1–C3.3)**
C1: Artikulär und metaphysär einfach
C2: Artikulär einfach, metaphysär mehrfach
C3: Artikulär und metaphysär mehrfach

◘ **Abb. 10.1 AO-Klassifikation der Region 33 Distaler Oberschenkel**

■ Extraartikuläre Frakturen Typ A

▬ A-Frakturen eignen sich auch für ein minimalinvasives Verfahren; zur Auswahl stehen:
  ▬ retrograde Nägel,
  ▬ eingeschobene winkelstabile Platten.
▬ Diese Systeme können auch bei periprothetischen Frakturen problemlos angewendet werden.

■ Intraartikuläre, monocondyläre Frakturen Typ B

▬ Bei B-Frakturen sind z. T. reine Schraubenosteosynthesen möglich.
▬ Bei osteoporotischem Knochen sollte jedoch eine Platte zur Abstützung verwendet werden.

- Bei der Sonderform der Hoffa-Fraktur (B3 nach AO) ist eine Verschraubung (meist versenkt von ventral) die einzig sinnvolle Option.

■ **Intraartikuläre, bicondyläre Frakturen Typ C**
- Bei den C-Frakturen wird zunächst die Rekonstruktion des Gelenkblocks und damit eine »Umwandlung« in einen A-Typ empfohlen.
- Dann wird wie bei den A-Brüchen versorgt.

10.5   Therapeutisches Vorgehen

- Therapieziel ist die Rekonstruktion der Gelenkfläche und der Achsenverhältnisse; eine stabile Fixation der Condylen an den Femurschaft ist essenzielle Voraussetzung (◘ Abb. 10.2).
- Die Osteosynthese sollte eine frühfunktionelle Nachbehandlung ermöglichen und muss daher mindestens übungsstabil sein.
- Bei Trümmerfrakturen führen überbrückende Osteosynthesetechniken ohne weitere Denudierung der Frakturzone zu guten Konsolidierungsraten.
- Zur Reposition kann der auf die Fraktur wirkende Muskelzug des M. gastrocnemius und des M. adductor magnus durch eine Flexion des Kniegelenks der betroffenen Seite, z. B. über eine Knierolle, korrigiert werden. Oftmals lässt sich hierdurch bereits eine Reposition des Bruchs erreichen.
- Der Zugangsweg zum distalen Femur ist implantat- und frakturabhängig. Aktuell ein minimalinvasiver Zugang mit Schonung des umgebenden Weichteilgewebes favorisiert.
- Ziel der operativen Therapie ist die präzise Rekonstruktion der Condylen und der Gelenkflächen, was oftmals den direkten Einblick in das Kniegelenk durch einen entsprechenden Zugang erforderlich macht.
- Typisch sind für die Marknägel ein transligamentärer ventraler Zugang, ein lateraler oder anterolateraler Hautschnitt für Plattenosteosynthesen und selten für mediale Verletzungen ein entsprechend medial positionierter Zugang.
- Nur bei offenen Fakturen sowie bei schweren Begleitverletzungen (Gefäßschaden) ist ein sofortiger Eingriff erforderlich.
- Bei polytraumatisierten, mehrfachverletzten Patienten bietet die sofortige Transfixation der Fraktur mit approximativer Reposition mittels Fixateur externe Vorteile in der intensivmedizinischen Behandlung bis zur definitiven operativen Frakturversorgung.
- Bei Nervenverletzungen ist eine primäre Rekonstruktion nur dann sinnvoll, wenn eine definitive Osteosynthese zuvor durchgeführt wird und die entsprechenden mikrochirurgischen Techniken vorhanden sind.

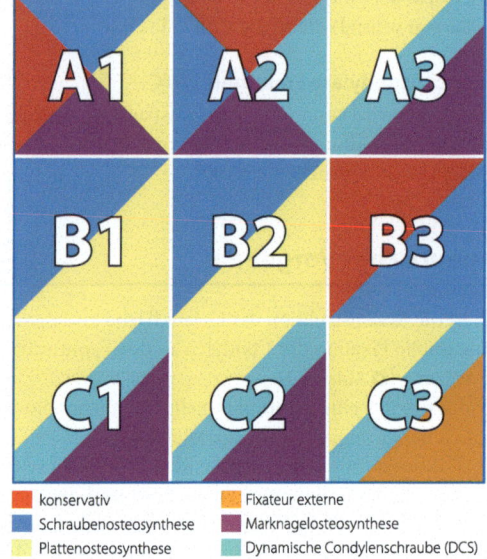

konservativ

Schraubenosteosynthese

Plattenosteosynthese

Fixateur externe

Marknagelosteosynthese

Dynamische Condylenschraube (DCS)

Abb. 10.2 Therapieoptionen bei körperfernen Brüchen des Oberschenkels (Empfehlung der gängigsten Verfahren, Abweichungen sind möglich)

━ Meniscusläsionen können während der definitiven Osteosynthese mitversorgt werden.

━ Kreuzbandrisse werden besser nach Konsolidierung versorgt. Ausgenommen sind knöcherne Ausrisse auch der Seitenbänder, die bei der Osteosynthese verschraubt werden.

10.5.1 Konservative Therapie

━ Als Standardbehandlung gilt heute die operative Versorgung mittels interner Osteosynthese.

━ Bei Kindern können Stauchungsfrakturen und nichtdislozierte supracondyläre Frakturen mit gutem Ergebnis konservativ therapiert werden.

10.5.2 Schraubenosteosynthese

━ Geeignet v. a. für Frakturen mit einem schrägen Verlauf (A1 und A2, B1–B3) bei jüngeren Patienten mit guter Knochenqualität.

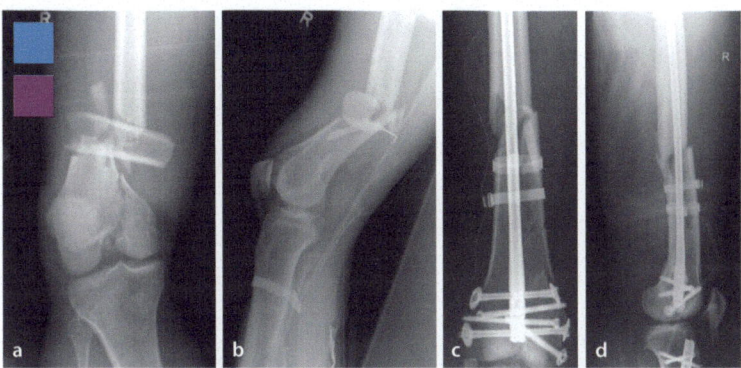

▣ **Abb. 10.3a–d** 38 Jahre, männlich. Als Pkw-Fahrer polytraumatisiert mit seitlichem **Anprall.** Distale Femurfraktur Typ AO 33-C2 u. a. Operative Versorgung mit offener Reposition und Zugschraubenosteosynthese gefolgt von retrograder Marknagelung und Titanband-Cerclage am gleichen Tag

— Bei kurzen Schräg- und Spiralbrüchen (A1- und A2-Frakturen) sollte eine Kompressionsosteosynthese durch Schrauben nach offener Reposition erfolgen oder besser eine primäre retrograde Nagelung (▣ Abb. 10.3).

— Die Hoffa-Fraktur als Sonderform (B3) wird fast ausschließlich mit einer Schraubenosteosynthese (von ventral) versorgt.

❯ **Schraubenköpfe müssen immer unter das Knorpelniveau versenkt werden und möglichst außerhalb der Hauptbelastungszone liegen.**

10.5.3 Retrograder Marknagel

— Retrograde Femurmarknägel werden über eine mediane Arthrotomie transligamentär oder medial neben dem Lig. patellae bei gebeugtem Kniegelenk unter Bildwandlerkontrolle eingebracht.

— Der Markraum wird ventral der Kreuzbänder in der Notch eröffnet, sodass der distale Femurnagel über das montierte Zielgerät in den Markkanal eingebracht werden kann.

— Eine intraoperative Kontrolle der Rotation nach Anbindung des Gelenkblocks an den Schaft ist obligat.

— Nebeneinander stehende Konturdifferenzen des Trochanters weisen auf einen Rotationsfehler hin.

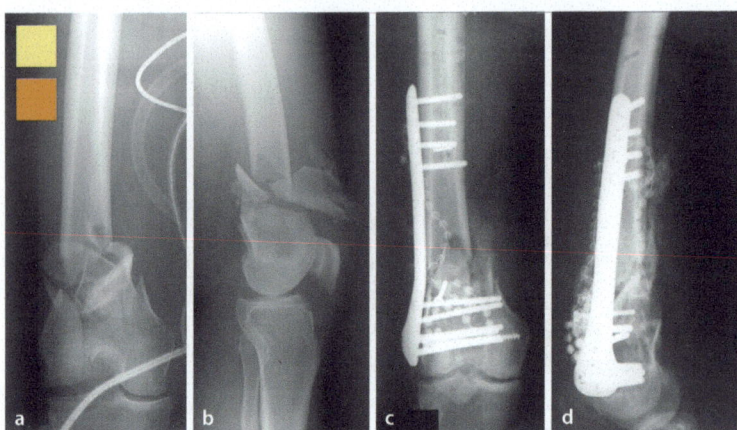

🔳 **Abb. 10.4a–d 41 Jahre, männlich. Polytraumatisiert nach Pkw-Unfall mit Dashboard-Verletzung.** Drittgradig offene, distale Oberschenkelfraktur Typ AO 33-C3. Zweizeitige operative Versorgung, zunächst mit Fixateur externe, dann nach Weichteilkonsolidierung mit winkelstabiler Plattenosteosynthese (Condylen-TiFix) und Antibiotikaketten

> **Eine intraoperative Bildwandlerkontrolle der Rotation nach Anbindung des Gelenkblocks an den Schaft ist obligat. Rotationsfehler sind zu beheben.**

10.5.4 Plattenosteosynthesen

– Es existieren verschiedenste anatomisch vorgeformte Systeme auf dem Markt.
– Die Größe des Zugangs hängt vom Frakturverlauf und der ggf. notwendigen offenen Reposition ab.
– Im distalen Bruchfragment werden möglichst viele winkelstabile multidirektionale Schrauben eingebracht.
– Auf eine ausreichende Plattenlänge proximal des Bruchs ist zu achten, diese sollte 10–15 cm betragen (🔳 Abb. 10.4).

> **Die Schraubenlänge ist immer unter Durchleuchtung in einer schrägen Ebene (Bein in ca. 20° Innenrotation) intraoperativ zu überprüfen, da medial überstehende Schraubenenden klinisch Beschwerden verursachen.**

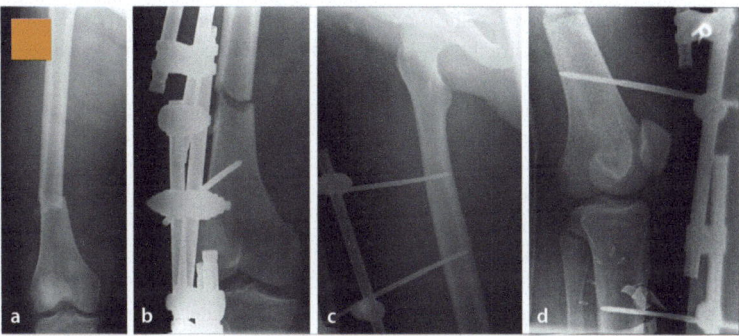

▣ Abb. 10.5a–d 27 Jahre, männlich. Zustand nach Motorradunfall, u. a. mit distaler Femurfraktur. Versorgung des Patienten am Unfalltag mit einem kniegelenksübergreifenden Fixateur externe und anschließende intensivmedizinische Behandlung; die definitive Versorgung des Patienten erfolgte mit einem retrograden Marknagel

10.5.5 Fixateur externe

- Die Versorgung erfolgt über einen lateral oder ventral-lateral montierten kniegelenküberbrückenden Fixateur temporär bei Weichteilschäden oder Begleitverletzungen (Gefäßschaden).
- Die ventrale Montage am Oberschenkel führt häufig zu Irritationen am Quadriceps, sodass wir die rein laterale Anlage favorisieren.
- Zur Ausbehandlung ist der Fixateur bei dieser Bruchform wenig geeignet (▣ Abb. 10.5).

10.6 Nachbehandlung

- Die Nachbehandlung ist von früh einsetzender Physiotherapie und effektiver Schmerzausschaltung bestimmt, sodass am 1. postoperativen Tag mit Bewegungstherapie und Mobilisation an Gehstützen unter (Teil-)Entlastung begonnen werden kann.
- Teilbelastung der verletzten Extremität zu empfehlen, da fast immer nur eine übungsstabile Versorgung erreicht wird.
- Bei C-Frakturen bietet sich eine Abrollbelastung über 12 Wochen unter entsprechender Thromboseprophylaxe an.
- Direkt postoperativ ist eine frühfunktionelle Nachbehandlung mit Hilfe der CPM-Motorschiene wie auch eine Mobilisation an Unterarmgehstützen und Teilbelastung möglich.

— Das Bewegungsausmaß sollte für die ersten 2 Wochen auf 0°–0°–60° Extension/Flexion eingeschränkt werden. Danach ist eine Beübung bis 90° Flexion im Kniegelenk möglich.

— Eine während der Nachbehandlung angestrebte Belastungssteigerung orientiert sich am Frakturtyp und der erreichten Reposition und Osteosynthesestabilität.

— Radiologische Kontrollen sind anzuraten
  — unmittelbar postoperativ,
  — nach Erstmobilisation,
  — in 4-wöchentllichen Abständen.

— Die Metallentfernung ist bei Platten oder Marknägeln bei sicherer Konsolidierung nach Ablauf eines Jahres zu empfehlen.

— Eine konservative Therapie erfordert eine 6- bis 12-wöchige Behandlung im immobilisierenden Oberschenkelgips. Eine funktionelle Behandlung ist hier nicht möglich, und die lange Ruhigstellung mit entsprechendem Immobilisationsschaden ist keinem Patienten mehr zumutbar.

10.7   Sonderformen

■ **Osteoporotischer Knochen**

— Beim älteren Menschen gilt es, eine höchstmögliche Stabilität zu erreichen.

— Insbesondere die periprothetischen Frakturen bei liegender Knieendoprothese werden stetig zunehmen. Bei diesen Frakturen hat sich je nach Form der einliegenden Prothese sowohl die retrograde Nagelung als auch die winkelstabile Plattenosteosynthese bewährt.

■ **Polytrauma**

— Der polytraumatisierte Patient sollte je nach Verletzungsmuster gemäß den ETC- (»early total care«) oder den DC- (»damage control«) Richtlinien versorgt werden.

— Das Damage-Control-Prinzip beinhaltet eine zunächst temporären Versorgung durch einen Fixateur externe und später die interne Versorgung.

■ **Kinder**

— In Abhängigkeit vom Alter stehen intramedulläre Fixationsverfahren sowie schraubenosteosynthetische Verfahren zur Wahl.

— Insgesamt ist mit einer hohen Komplikationsrate dieser im Kindesalter seltenen Frakturform zu rechnen.

10.8 Prognose und funktionelle Ergebnisse

- Nach erfolgreicher anatomischer Rekonstruktion der Gelenkflächen ist die Prognose günstig.
- Bei unvollständiger Rekonstruktion, z. B. nach Impressionsfrakturen und Einschränkung der postoperativen Beweglichkeit, ist die Prognose entsprechend schlechter, sodass Sekundäreingriffe notwendig werden.

10.8.1 Frühkomplikationen

- Möglich sind Implantat- und Schraubenlockerung sowie Implantatbrüche.
- Meist wird eine Revision mit Implantatwechsel erforderlich.
- Bei Implantatbruch sind eine Revision und Reosteosynthese unumgänglich.
- Bewegungseinschränkungen verbleiben bei etwa 1/3 der Patienten, insbesondere bei intraartikulären Frakturen.

10.8.2 Spätkomplikationen

- Verzögerte Frakturheilungen und Pseudarthrosen sind in der Nachbehandlungsphase durch klinische und radiologische Diagnostik zu erkennen.
- Anhaltende Schmerzen und Instabilität deuten neben einem Infekt auf eine drohende Pseudarthrose hin.
- Bei der Revision sind oftmals ein Implantatwechsel und eine Spongiosaplastik im Frakturbereich notwendig.

Infektion

- Ein Infekt zwingt immer zu einer sofortigen Revision.
- Bei B- und C-Frakturen schließt die Revision die Gelenkinspektion und Synovektomie mit ein.
- Das Auftreten einer Infektion wird nicht vom gewählten Verfahren beeinflusst.

Beinverkürzungen

- Beinverkürzungen treten bei stark einstauchender Fraktur bzw. Substanzverlust auf.
- Verkürzungen der gesamten Extremität von 1,5–2 cm können toleriert werden.
- Gegebenenfalls kann nach Frakturheilung eine Verlängerung erfolgen.

Achsenfehler

— Korrekturbedürftige Achsenfehler sind in bis zu 30% der Fälle zu beobachten.

— Die Korrektur ist mit dem Patienten gemeinsam abzuwägen.

— Rotationsfehler über 10% sollten auf Dauer nicht akzeptiert werden.

— Außenrotationsfehler werden bis 20/30° besser toleriert.

— Bei Kindern ist in vielen Fällen mit Beinlängendifferenzen und Bewegungseinschränkungen zu rechnen.

— Bei Erwachsenen ist der Vorteil moderner Nagel- und Plattensysteme gegenüber der DCS nachgewiesen.

10

Proximaler Unterschenkel

S. David, A.S. Taheri, M. Dudda, L. Özokyay

C. Müller-Mai, A. Ekkernkamp (Hrsg.), *Frakturen auf einen Blick*,
DOI 10.1007/978-3-642-27429-9_11, © Springer-Verlag Berlin Heidelberg 2015

┌─ **Fraktur des proximalen Unterschenkels** ──────────────────

Liegt das Frakturzentrum innerhalb eines Quadrats, dessen Kantenlänge der
Breite des Tibiakopfs entspricht, wird der Bruch der Region 41 zugerechnet.
Von allen Tibiafrakturen treten 10% als Frakturen des proximalen Drittels auf.

└──

— Oft handelt es sich um schwere Kniegelenkverletzungen.
— Langfristig kann es zu einem posttraumatischen Gelenkverschleiß kommen.
— Erforderlich ist ein differenziertes Therapiekonzept, das sich nach der
  Frakturmorphologie, den Weichteilkonditionen, dem biologischen Alter und
  Gesamtzustand des Patienten richtet.
— Ziele der Therapie:
  — Wiederherstellung der Gelenkflächen und Achsenverhältnisse,
  — Rekonstruktion der Weichteile,
  — übungsstabile Osteosynthese.

11.1   Mechanismus

— Tibiakopffrakturen entstehen
  — durch direkte Gewalteinwirkung, insbesondere durch axiale Kompression,
  — durch seitliche oder rotatorische Krafteinwirkung.
— Tibiakopffrakturen werden unterschieden in
  — Stauchungsfrakturen,
  — Luxationsfrakturen,
  — Trümmerfrakturen.
— Komplexverletzungen des Kniegelenks mit begleitender Tibiakopffraktur
  sind schwere Kniegelenkverletzungen mit Beteiligung mindestens einer
  weiteren funktionellen Komponente des Kniegelenks.
— Die häufigsten Ursachen für Tibiakopffrakturen sind Stürze und Verkehrs-
  unfälle und nur in 5–10% Sportunfälle.
— Es können zwei Altersgipfel charakterisiert werden:
  — beim jugendlichen Patienten gehäuft Luxations- und Trümmerfrakturen,
    häufiger auch Spaltbrüche,
  — bei betagten Patienten vermehrt Impressions-Depressions-Frakturen.

┌─ **Impressionsfraktur, Depressionsfraktur** ──────────────────

Die Depressionsfraktur ist ein Spaltbruch eines Kompartiments mit Absinken
des frakturierten Plateaus. Beim Impressionsbruch kommt es zum Einsinken
eines begrenzten Gelenkflächenanteils.

└──

- Stufen von >2 mm bei Depressions- und Impressionsfrakturen sind Indikationen zur operativen Versorgung.
- Extraartikuläre Tibiafrakturen entstehen durch direkte Krafteinwirkung, indirekte Krafteinwirkung und Quetschverletzungen.
- Im kurzen proximalen Fragment besteht eine starke Dislokationstendenz.
- Eine Stauchungsbelastung führt zu einer starken Dorsalkippungstendenz des Tibiakopffragments.

11.2 Klinik

- Es finden sich die typischen indirekten und direkten Frakturzeichen.

> **Eine exakte Untersuchung des Kniegelenks ist meistens schmerzbedingt nicht möglich.**

- Neben der Fraktur können auch Verletzungen des Kapsel-Band-Apparats vorliegen.
- Bei einer intraartikulären Fraktur ist oft ein Hämarthros zu beobachten.
- Wesentliche Bedeutung haben Überprüfung der peripheren Durchblutung der betroffenen Extremität, des neurologischen Status und des Weichteilschadens.
- Besonderes Augenmerk ist auf das Kompartmentsyndrom zu richten.

11.3 Diagnostisches Vorgehen

- Anamnese (Unfallmechanismus).
- Inspektion.
- Orientierende Beurteilung des Weichteilschadens.
- Unerlässlich: akribische Erhebung des neuromuskulären Befundes und des Gefäßstatus.
- Bei geringstem Verdacht auf eine Gefäßverletzung muss eine dopplersonographische Untersuchung durchgeführt werden. Bei erhärtetem Verdacht ist eine selektive Femoralisangiographie obligat.
- Bei begleitenden Frakturen des Fibulaköpfchens ist auf eine Schädigung des N. peronaeus zu achten.
- Ebenfalls wesentlich: frühzeitige Erkennung und Behandlung eines Kompartmentsyndroms.
- Bildgebung:
  - Beurteilung des Frakturtyps: konventionelle Röntgendiagnostik des Kniegelenks in 2 exakt eingestellten Ebenen.

— Beurteilung der Verletzungen des Kapsel-Band-Apparates und der Menisci: Kernspintomographie.

11.4   Klassifikationen

— Die im deutschsprachigen Raum am häufigsten angewendete und sich zunehmend durchsetzende Klassifikation ist die der Arbeitsgemeinschaft für Osteosynthesefragen (AO-Klassifikation).

11.4.1 AO-Klassifikation

— Die AO-Klassifikation (◨ Abb. 11.1) unterscheidet
  — extraartikuläre Brüche (A),
  — unicondyläre Spalt- und Impressionsfrakturen (B),
  — bicondyläre und Trümmerbrüche (C).

■ **A-Frakturen**
— Isolierte Eminentiaausrisse werden in der Gruppe A berücksichtigt (AO 41 A1).
— A2- und A3-Frakturen stellen einfache oder mehrfragmentäre Brüche der proximalen Tibiametaphyse dar.
— Die Behandlung reicht von konservativen Maßnahmen bis zur Plattenosteosynthese.

■ **B-Frakturen**
— Unicondyläre Spalt-, Impressionsbrüche oder Kombinationen beider Formen.
— Die Behandlung ist in der Regel operativ und reicht von der einfachen Zugschraubenosteosynthese bis hin zur Plattenosteosynthese.

■ **C-Frakturen**
— Einbeziehung der Gelenkfläche und der Metaphyse.
— Diese Frakturform ist eine Domäne der Plattenosteosynthese, ggf. in Kombination mit Zugschrauben oder gemeinsam mit geeigneten Biomaterialien oder autologer Spongiosa zur Auffüllung von Knochendefekten.

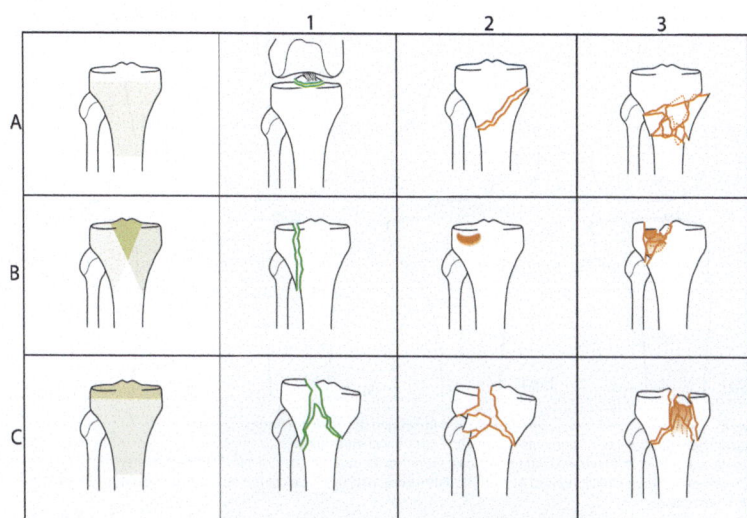

Typ A: Extraartikuläre Fraktur, das Gelenk ist nicht direkt betroffen, und die Gelenkflächen sind nicht mit einbezogen
Typ B: Partiell intraartikuläre Fraktur, das Gelenk ist nur zu einem Teil betroffen, andere Anteile des gelenktragenden Knochens stehen noch in Kontakt zum Schaft
Typ C: Komplex intraartikuläre Fraktur, hier ist die Gelenkfläche mit den Frakturfragmenten vollständig von der Diaphyse gelöst
a Extraartikuläre Frakturen
(je 3 Untergruppen A1.1–A3.3)
A1: Ausriss der Eminentia intercondylaris
A2: Metaphysär einfach
A3: Metaphysär mehrfragmentär

b Partiell intraartikuläre Frakturen
(je 3 Untergruppen B1.1–B3.3)
B1: Reiner Spaltbruch, meist mit Depression, d. h. Absinken des frakturierten Anteils
B2: Impression
B3: Kombinationen aus Spalt- und Impressionsbrüchen
c Vollständig intraartikuläre Frakturen
(je 3 Untergruppen C1.1–C3.3)
C1: Artikulär einfach, metaphysär einfach
C2: Artikulär einfach, metaphysär mehrfragmentär
C3: Artikulär und metaphysär mehrfragmentär

▣ **Abb. 11.1 AO-Klassifikation der Region 41 Tibiakopffraktur**

11.4.2 Beispiele weiterer Klassifikationen

Meyers u. McKeever

– Unterteilung der reinen Eminentiaausrisse nach Dislokation und betroffenem Anteil (▣ Abb. 11.2).
– Meistens sind Kinder und Jugendliche betroffen.

Schatzker

– Enthält wesentliche Elemente der AO-Klassifikation.
– Es werden 6 Typen unterschieden (▣ Abb. 11.3).

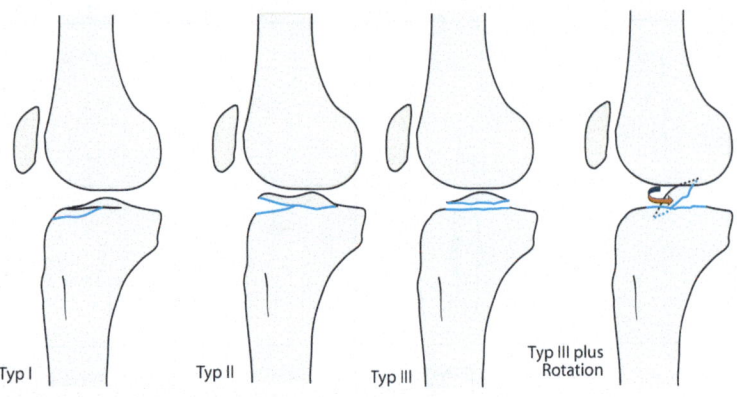

Typ I: Kaum dislozierte Fraktur, allenfalls minimale Anhebung des vorderen Fragmentrands
Typ II: Heraushebung des Fragments aus der Tibia, noch knöcherner Kontakt
Typ III: Kompletter Ausriss ohne Fragmentkontakt, beim Typ IIIa zusätzlich zur Diastase Fragmentverdrehung
In Erweiterung dieser Einteilung wird der isolierte Ausriss des medialen Tuberculums als Typ IV und der des lateralen als Typ V bezeichnet

■ **Abb. 11.2 Unterteilung der Eminentiaausrisse nach Meyers u. McKeever (1959)**

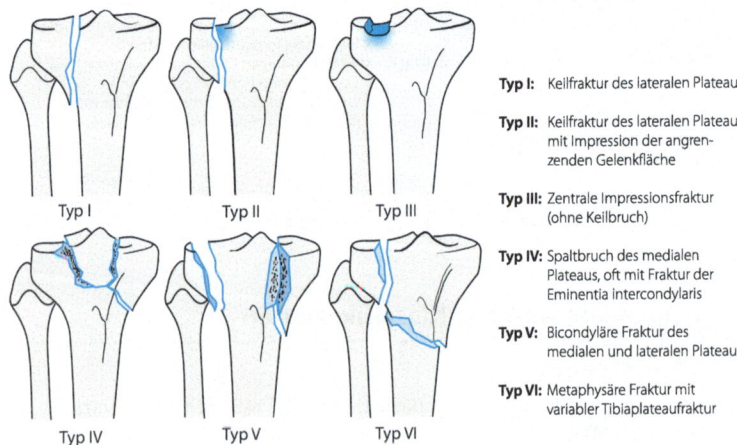

Typ I: Keilfraktur des lateralen Plateaus

Typ II: Keilfraktur des lateralen Plateaus mit Impression der angrenzenden Gelenkfläche

Typ III: Zentrale Impressionsfraktur (ohne Keilbruch)

Typ IV: Spaltbruch des medialen Plateaus, oft mit Fraktur der Eminentia intercondylaris

Typ V: Bicondyläre Fraktur des medialen und lateralen Plateaus

Typ VI: Metaphysäre Fraktur mit variabler Tibiaplateaufraktur

■ **Abb. 11.3 Unterteilung der Tibiakopffrakturen nach Schatzker (1987)**

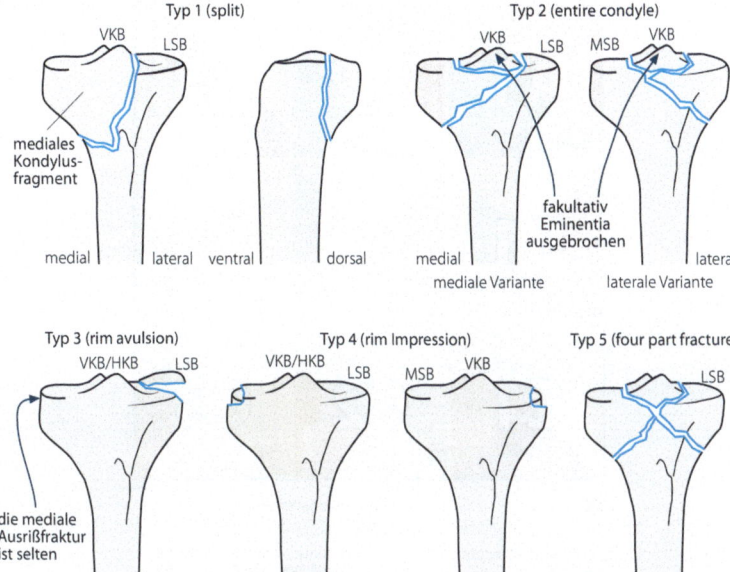

KP1: Spaltbrüche; P2: Impressionsfrakturen; P3: Spalt-Impressions-Brüche; P4: Bicondyläre Brüche

🔲 **Abb. 11.4 Unterteilung der Tibiakopfluxationsfrakturen nach Moore (1981).** VKB vorderes Kreuzband, HKB hinteres Kreuzband, LSB laterales Seitenband, MSB mediales Seitenband

Moore

▬ Die mit begleitender Verletzung der ligamentären Strukturen und mit Subluxation/Luxation einhergehenden Bruchformen werden nach einem funktionellen Schema klassifiziert (🔲 Abb. 11.4).

11.5   Therapeutisches Vorgehen

> **Ziele der Therapie von Tibiakopffrakturen**
> ▬ Wiederherstellung der tibialen Gelenkflächenkongruenz
> ▬ Wiederherstellung der Achsenverhältnisse
> ▬ Vermeidung einer längerfristigen Immobilisation
> ▬ Adäquate Therapie der Begleitverletzungen
> ▬ Schmerzarmut

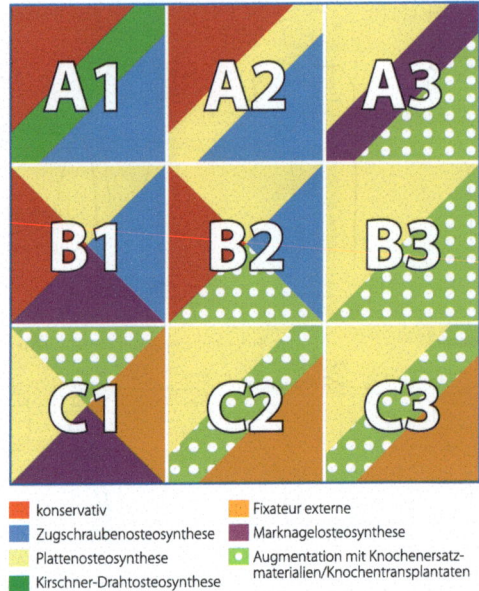

konservativ
Zugschraubenosteosynthese
Plattenosteosynthese
Kirschner-Drahtosteosynthese

Fixateur externe
Marknagelosteosynthese
Augmentation mit Knochenersatz-
materialien/Knochentransplantaten

Abb. 11.5 Therapieoptionen bei körpernahen Brüchen des Unterschenkels. Einteilung nach der AO-Klassifikation (Empfehlung der gängigsten Verfahren). Abweichungen sind möglich. Der Fixateur externe (verschiedene Formen, ▶ Abschn. 11.5.5) wird in aller Regel als temporäres Implantat verwendet. Indikationen sind Polytraumatisierte oder Mehrfachverletzte mit proximaler Tibiafraktur, offene Brüche oder Frakturen mit erheblichem Weichteilschaden. Solche Situationen werden in den meisten Fällen bei höhergradigen Frakturen beobachtet. Daher wird der Fixateur den C-Frakturen zugeordnet, andere Anwendungen sind möglich

— Die Therapiestrategie ist abhängig vom Frakturtyp und vom Ausmaß des initialen Weichteilschadens.
— Eine überwiegend an der Frakturschwere orientierte Übersicht über mögliche Versorgungsstrategien gibt ▪ Abb. 11.5.
— Vor einer geplanten osteosynthetischen Maßnahme sollten die Weichteile zunächst konditioniert werden.
— Die Indikation zur Kompartmentspaltung sollte großzügig gestellt werden.

> **Die offene Fraktur, das Kompartmentsyndrom und begleitende Gefäßverletzungen sind Notfallindikationen und müssen sofort operativ versorgt werden.**

- Bei höhergradig instabilen Frakturen sollte eine temporäre Transfixation mittels Fixateur externe erfolgen.
- Bei offenen Frakturen mit zweit- oder drittgradiger Weichteilschädigung ist mehrzeitiges Vorgehen zu empfehlen.
- Ein zerstörter Streckapparat sollte bereits bei der Erstversorgung rekonstruiert werden.

11.5.1 Konservative Therapie

- Nicht verschobene, stabile Brüche und kleine Impressionsfrakturen (bis 2 mm Stufe) können konservativ behandelt werden.
- Anlage eines in der Initialphase bis auf die letzte Faser gespaltenen Oberschenkelgipsverbandes, alternativ sind auch entsprechende Klettschienen möglich.
- Einsatz von abschwellenden Maßnahmen, Analgetika und Antiphlogistika.
- Nach Abklingen der akuten Schmerzphase Bewegungsübungen auf der Motorschiene (»continuous passive motion«; CPM).
- Frühzeitige Mobilisierung.
- Die Frakturen sollten weitgehend entlastet werden.
- Patienten mit einer impaktierten Tibiakopffraktur können wenige Tage nach dem Unfall an Gehstützen mit Abrollbelastung mobilisiert werden. Die Konsolidierung ist mittels Röntgenkontrollen zu sichern.
- Wird eine sekundäre Dislokation befürchtet, so ist eine (Minimal-)Osteosynthese anzustreben.
- Gelenkergüsse aufgrund des Infektionsrisikos nur dann abpunktieren, wenn sie ausgeprägt sind und zu deutlichen Beschwerden führen.

11.5.2 Minimalinvasive Verfahren

- Bei Bestehen hoher Operationsrisiken, ist die Reposition unter Bildverstärkerkontrolle mit Hilfe von Kirschner-Drähten oder transkutan eingebrachten Schrauben indiziert (◘ Abb. 11.6).
- Auch arthroskopisch gestützte Operationstechniken können eingesetzt werden.

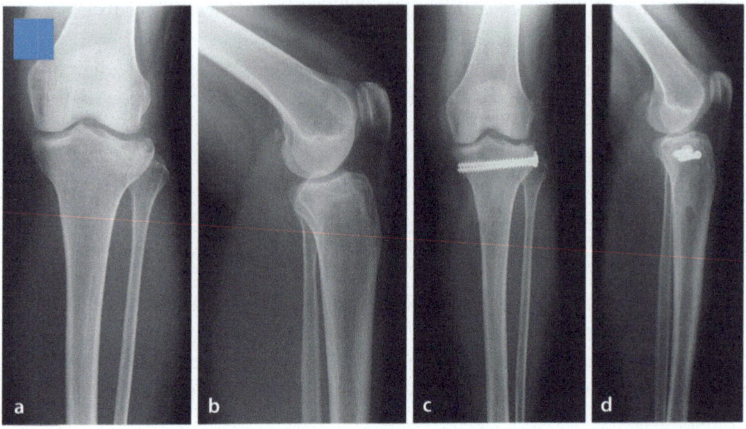

○ **Abb. 11.6a–d 56 Jahre, weiblich. Stolpersturz mit valgisierendem Moment.** Kaum dislozierter Spaltbruch (B1 nach AO). Minimalinvasive Zugschraubensynthese mit Übungsstabilität

> **Praxistipp**
>
> Die Arthroskopie ermöglicht die exakte optische Beurteilung der Gelenkflächen und damit der Qualität der erzielten Reposition. Außerdem erlaubt die Kniegelenksarthroskopie die Erfassung osteochondraler, ligamentärer und meniscaler Schäden.

— Meniscusläsionen können simultan operativ behandelt werden.

— Bei isolierten Frakturen der Eminentia intercondylaris (AO 41-A1) besteht die Indikation zur arthroskopischen Reposition und internen Fixation. Eine minimalinvasive Schraubenosteosynthese ist hier möglich.

— Bei der als »Jail-Technik« bekannten Methode kann, um die Stabilität zu erhöhen, eine weitere Schraube unterhalb der eigentlichen Osteosyntheseschrauben in das Hauptfragment eingebracht werden. Diese zusätzliche Schraube verläuft im 90°-Winkel und dient als Widerlager.

— Bei Frakturen nach AO 41-B2 bzw. -B3 (isolierte unicondyläre Impressionsfraktur sowie Impressionsspaltfraktur) wird die laterale oder mediale Tibiakopfcorticalis vorsichtig mit einem Bohrer eröffnet. Die Impression wird unter Bildwandlerkontrolle hochgestößelt. Dabei ist eine minimale Überkorrektur anzustreben. Die Impression wird durch eine Spongiosa- oder Knochenersatzmaterialunterfütterung reponiert und abgestützt.

- Sollen stark dislozierte Fragmente transkutan reponiert werden, können kräftige Kirschner-Drähte oder Steinmann-Nägel als Joysticks manipulativ verwendet werden.
- Große Repositionszangen aus dem Beckeninstrumentarium erleichtern auch hier die Reposition.
- Randimpressionen (posteromedial oder posterolateral) oder Randabrisse kommen häufig in Kombination mit einer Ruptur des vorderen Kreuzbandes vor.

> **Praxistipp**
>
> Bei lateralem »Segond-Fragment« ist eine Schraubenosteosynthese nur bei größeren gelenktragenden Fragmenten erforderlich. Im Vordergrund steht bei diesen Verletzungen der Kreuzbandersatz, der jedoch nicht akut oder subakut erfolgen muss.

11.5.3 Plattenosteosynthese

- Die günstigsten lokalen Voraussetzungen sind bis zu 6 h nach dem Unfall gegeben.
- Später ist bis zum Rückgang der Schwellung zu warten (dann Ruhigstellung der betroffenen Extremität ggf. mittels Fixateur externe, entsprechenden Klettschienen).

> **Als Faustregel gilt: Tibiakopffrakturen werden aufgrund der schnellen und massiven Weichteilschwellung nicht zwischen 6 h und 6 Tagen nach dem Trauma operiert.**

- Bei den operativen Zugängen wird auf ausgedehnte Freilegungen des Knochens über große Zugänge verzichtet.
- Nach Möglichkeit werden Periost und Muskulatur an den Fragmenten belassen.
- Standardzugänge sind der anterolaterale und bei medial stärker ausgeprägter Fraktur auch der anteromediale Zugang. Eine mediane Längsinzission ist schwersten, anders nicht rekonstruierbaren Frakturen vorbehalten.
- Anterolateraler Standardzugang:
  - Der Tractus iliotibialis wird am Vorderrand subperiostal gelöst.
  - Durchtrennung der meniscotibialen Bänder.
  - Anheben des Außenmeniscus an seiner Basis, somit gute Einsicht auf die Gelenkfläche.

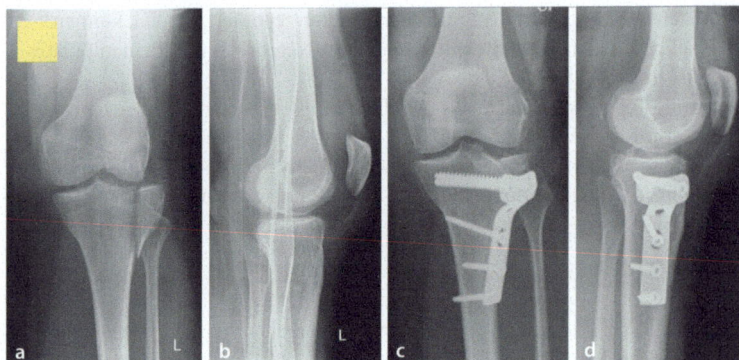

■ **Abb. 11.7a–d 70 Jahre, weiblich. Sturz in häuslicher Umgebung.** Depressionsfraktur (B1 nach AO). Osteosynthese nach offener Reposition über anterolateralen Zugang mit konventioneller T-Platte. Reposition im medialen Anteil des lateralen Gelenkkompartiments nicht ganz optimal

— Posterolateraler Zugang:
   — Über diesen Zugang können die hinteren Anteile des Tibiaplateaus operativ angegangen werden.
   — Er wird wegen der Gefahr einer iatrogenen Peronaeusläsion selten benutzt.
— Anteromedialer Zugang:
   — Gerader Hautschnitt ca. 2 cm medial der Tuberositas tibiae.
   — Über eine kleine mediale Arthrotomie kann die Gelenkfläche eingesehen werden.
— Posteromedialer Zugang:
   — Über einen posteromedialen Zugang können posteriore Luxationsfrakturen erreicht werden.
— Direkter posteriorer Zugang nach Trickey:
   — Zur Darstellung des posterioren medialen Tibiaplateaus bei hinteren Luxationsfrakturen und zur direkten Fixation dislozierter dorsaler Eminentiafragmente im Sinne eines knöchernen Ausrisses des hinteren Kreuzbandes.
— Das oberste Ziel der Reposition ist die stufenlose Wiederherstellung der Gelenkfläche.
— Zur korrekten Längenausrichtung wird mit der distalen Fragmentreposition begonnen (große Schlüsselfragmente).
— Verwendet werden T- oder besser L-förmige Platten oder anatomisch vorgeformte winkelstabile Platten (■ Abb. 11.7, ■ Abb. 11.8, ■ Abb. 11.9).

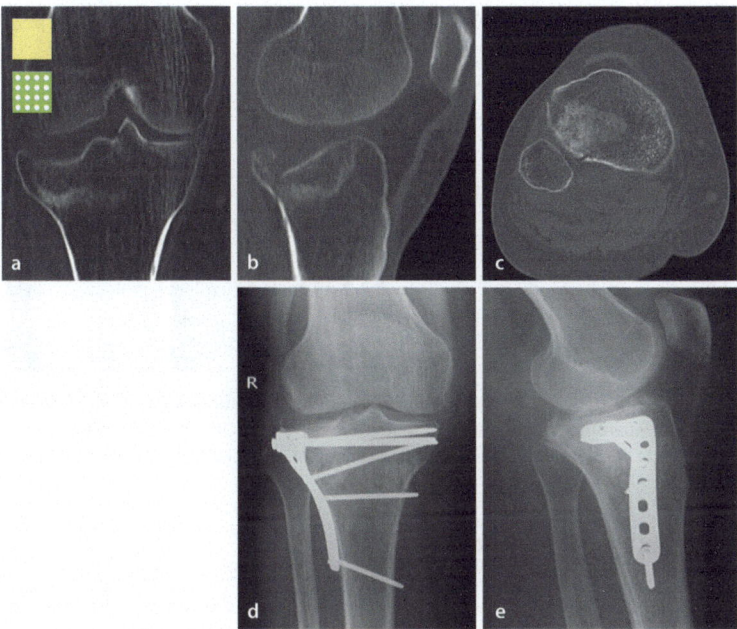

■ **Abb. 11.8a–e 46 Jahre, männlich. Sportverletzung.** Impressionsbruch (B2 nach AO) durch valgisierende Krafteinwirkung. Arthroskopisch assistierte Anhebung des lateralen Plateaus mit dem Stößel über distales Corticalisfenster, autologe Spongiosaplastik vom gleichseitigen Beckenkamm. Konventionelle L-Platte über anterolateralen Zugang. Die cranialen Schrauben werden zur Abstützung der Gelenkfläche soweit gelenkflächennah wie möglich gesetzt. **a–c** Präoperatives CT zur Operationsplanung (coronar, sagittal und axial)

— Bei korrekt wiederhergestellter Gelenkfläche und Achse wird eine anatomisch vorgeformte, bei osteoporotischem Knochen auch winkelstabile Platte eingebracht und die subchondrale Gelenkzone mit subchondralen (winkelstabilen) Schrauben fixiert.

— Die Platte wird anschließend am Tibiaschaft und zuletzt an der metaphysären Tibia winkelstabil fixiert.

— Die abstüzend wirkende Platte ist auf der Seite der Fraktur zu platzieren. Bei bicondylären Trümmerfrakturen empfiehlt es sich gelegentlich, die kontralaterale Seite ebenfalls osteosynthetisch mit einer additiven Abstützplatte zu stabilisieren.

— Als Alternativen bieten sich Hydroxylapatit oder Tricalciumphosphat an.

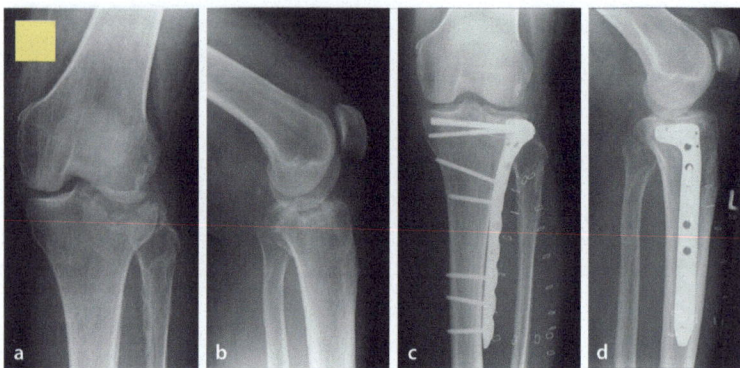

◘ **Abb. 11.9a–d 62 Jahre, männlich. Valgisierendes Anpralltrauma.** Impressionsbruch des lateralen Kompartiments (B2 nach AO). Kompartmentspaltung, Osteosynthese mit winkelstabiler Platte nach Anhebung der Gelenkfläche. Temporäre Deckung mit Vakuumverband

11.5.4 Fixateur interne

- Eine weichteilschonende Osteosynthese wird durch das Konzept des Fixateur interne mit winkelstabiler minimalinvasiver perkutaner Plattenosteosynthese (MIPPO) oder »less invasive stabilisation system« (LISS) ermöglicht.
- Vorteil: weichteilschonende, geschlossene Operationstechnik.
- Die Platte kann zwischen dem Periost und der Muskulatur hindurchgeschoben werden; so wird die periostale Perfusion geschont.
- Es findet eine beschleunigte knöcherne Konsolidierung der Frakturen mit geringerer Infektinzidenz statt.
- Die knochennahe Fixation der Platte wird durch speziell anatomisch für den Tibiakopf geformte Implantate ermöglicht.

11.5.5 Fixateur externe

- Zur Stabilisierung ausgedehnter Trümmerfrakturen, ggf. kombiniert mit desolaten Weichteilverhältnissen, bei Infektionen und bei der Versorgung Polytraumatisierter sind initial Fixateure die Versorgungsart der Wahl (◘ Abb. 11.10).
- Der Fixateur externe erfüllt primär als Notfall- und Kurzzeitimplantat ebenfalls die Forderungen der biologischen Osteosynthese.

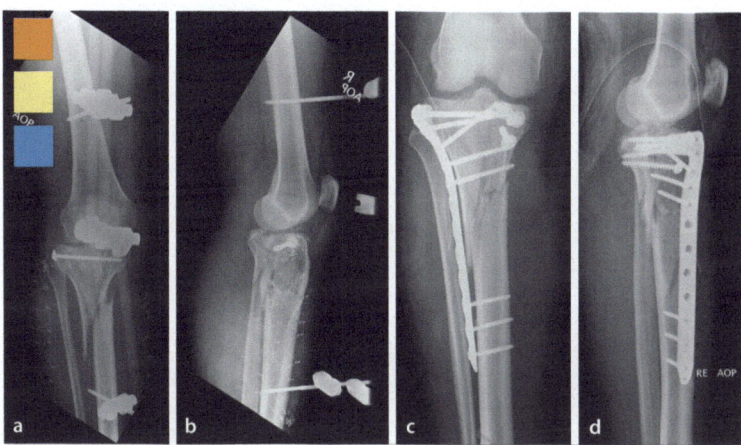

D Abb. 11.10a–d 31 Jahre, männlich. Polytrauma nach einem Motorradunfall. Unter anderem erstgradig offene proximale Tibiafraktur (C3 nach AO) und Kompartmentsyndrom. Primäre Stabilisierung mit einem Fixateur externe und einer perkutan quer eingebrachten Schraube am Tibiakopf zur Stellung des Tibiakopfs; Spaltung aller Kompartimente des Unterschenkels und Anlage eines Vakuumverbands. Definitive winkelstabile Platten- und Schraubenosteosynthese der Tibia mit verbliebener minimaler Varusfehlstellung mit endgültigem Wundverschluss nach Stabilisierung des Allgemeinzustands

11.5.6 Hybridfixateur

- Der Hybridfixateur setzt sich aus 2 Modularsystemen (Ringmodul und AO-Fixateur) zusammen.
- Das proximale Gelenkfragment wird an einem horizontal liegenden Carbonring verankert und perkutan stabilisiert (D Abb. 11.11).
- Die Reposition und die Retention der Unterschenkelachse werden durch eine Verbindung der Ringkonstruktion mit den in der Diaphyse distal der Fraktur verankerten Schanz-Schrauben erreicht.
- Vorteile:
  - weichteilschonendes Verfahren,
  - sofortige Lagerungs- und Belastungsstabilität.
- Geeignet besonders auch als temporäre Osteosynthese, die nach Konsolidierung in ein geschlossenes System konvertiert werden kann.

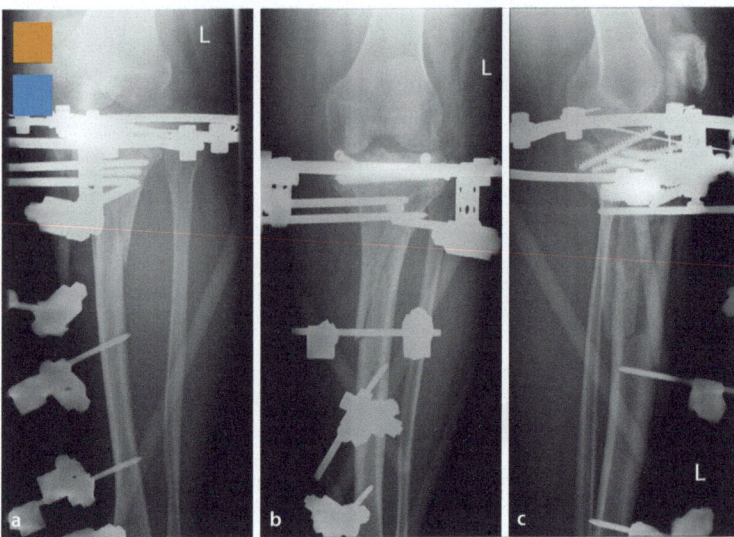

◘ **Abb. 11.11a–c 74 Jahre, männlich. Polytrauma als Fahrradfahrer, der von einem PKW erfasst wurde.** Versorgung einer zweitgradig offenen proximalen Unterschenkelfraktur mit einem Hybridfixateur und perkutanen Schrauben

11.5.7 Marknagelosteosynthese

— Tibiakopffrakturen in Kombination mit Schaftfrakturen der Tibia stellen eine therapeutische und operative Herausforderung dar.

— Hier besteht die Möglichkeit der Kombination von Plattensystemen mit modernen Nagelsystemen. Bei dieser Verfahrenskombination muss zunächst der Gelenkblock mit einer winkelstabilen Platte stabilisiert werden.

— Bei der Nagelimplantation sollte der Nageleintrittspunkt möglichst distal gewählt werden, um keine weitere Dislokation zu produzieren.

— Die Versorgung von Frakturen im proximalen metaphysären Anteil der Tibia (nach AO 41-A2 und -A3) durch Marknagelung ist mit spezifischen anatomischen Problemen verbunden, u.a. der trichterförmige Markraum des Tibiakopfs, der dem Implantat keine ausreichende Verankerungsmöglichkeit bietet.

— Für im proximalen Fünftel der Tibia gelegenen extraartikulären Frakturen sind spezielle proximale Tibianägel entwickelt worden (◘ Abb. 11.12). Eine abschließende Bewertung steht noch aus.

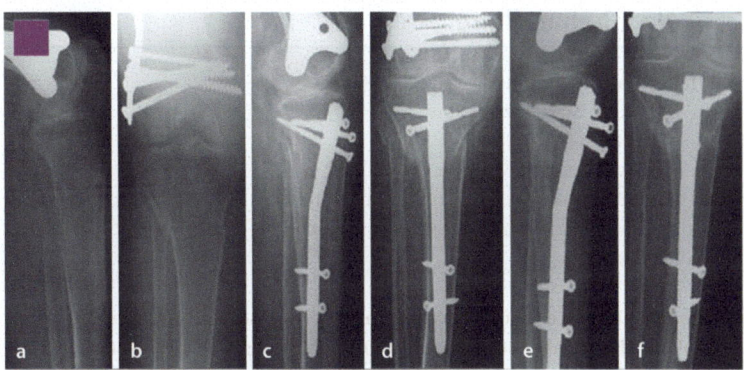

■ **Abb. 11.12** 91 Jahre, weiblich. Bilaterale proximale Tibiafrakturen beidseits nach Sturz bei erheblicher Osteoprose. Rechtsseitige Faktur, nach AO-Klassifikation 41 A3-Bruch. Versorgung mit proximalem Tibiamarknagel (PTN). **a, b** Unfallbilder (a.-p. und seitlich). **c, d** Versorgungsaufnahmen (a.-p. und seitlich), die proximalen Frakturfragmente wurden mit 3 Verriegelungsschrauben stabilisiert. **e, f** Verlaufskontrolle nach 12 Wochen, knöcherne Konsolidierung mit achsengerechter Stellung und Längenausgleich (a.-p. und seitlich). (Aus Hansen et al. 2002)

11.5.8 Augmentation von Knochendefekten

— Frakturen des Tibiakopfes sind häufig mit Knochendefekten vergesellschaftet.
— In solchen Fällen ist die Augmentation von Knochendefekten indiziert und verbessert die Prognose.
— Verwendet werden Spongiosa oder Knochenersatzmaterial (■ Abb. 11.8).
— Als bioaktive Implantate eigenen sich z. B. Hydroxylapatit oder aufgrund der partiellen Umbaubarkeit in körpereigenen Knochen Tricalciumphosphat. Dieses Verfahren vermeidet die typischen Entnahmekomplikationsmöglichkeiten und ist kostengünstiger.
— Die Morbidität am Entnahmeort von autogener Spongiosa aus dem Beckenbereich ist beträchtlich.

> **Bei der Defektauffüllung mit Knochenersatzmaterialien ist auf allseitigen Knochenkontakt zwingend zu achten. Gegebenenfalls muss autogene Spongiosa aus dem Tibiakopf dem Biomaterial angelagert werden, um ein Einwachsen von Weichgewebe zu verhindern.**

11.6   Nachbehandlung

- Allgemeine Maßnahmen:
  - suffiziente Schmerztherapie,
  - korrekte Lagerung,
  - abschwellende Maßnahmen.
- Postoperativ ist die Weichteilsituation engmaschig zu beobachten.
- Eine Thromboseprophylaxe sollte bis zur sicheren Vollbelastung durchgeführt werden.

> **Das Ergebnis der endgültigen Versorgung sollte eine falladaptierte frühfunktionelle Nachbehandlung mit sofortiger Mobilisation gestatten.**

- Die Physiotherapie sollte eine Frühmobilisation und wenn möglich eine Teilbelastung anstreben:
  - Bewegungsübungen auf der Motorschiene (»continuous passive motion«; CPM),
  - isometrisches Muskeltraining,
  - nach Rückgang der Schwellung aktive Bewegungstherapie, Gehschulung, Lymphdrainage und ein dosierter Belastungsaufbau.
- Radiologische Verlaufskontrollen sollten direkt postoperativ und nach 2 bzw. 6 Wochen erfolgen.
- Abhängig von der Frakturform und der durchgeführten Osteosynthese ist mit einem Durchbau der Fraktur nach 8–16 Wochen zu rechnen.
- Eine Implantatentfernung kann nach abgeschlossener knöcherner Heilung individuell nach 12–18 Monaten erfolgen.

11.7   Sonderformen

Besondere Prinzipien der Behandlung finden sich bei proximalen metaphysären Tibiafrakturen, bei Frakturen im Wachstumsalter, bei älteren Menschen sowie bei pathologischen Frakturen und beim Polytrauma.

- **Polytrauma**
- Aufgrund des minimalinvasiven Charakters, der Einfachheit und der Schnelligkeit der Methode ist eine primäre Versorgung des polytraumatisierten Patienten in aller Regel mit dem Fixateur externe zu empfehlen.
- Die endgültige Versorgung kann im Verlauf nach Stabilisierung des Patienten erfolgen.
- Ein mögliches adäquates Therapieverfahren ist der Hybridfixateur.

— Alternativen stellen die MIPPO (minimalinvasive perkutane Plattenosteosynthese) und das LISS (»less invasive stabilisation system«) dar.

■ **Kinder und Jugendliche**

— Bei allen Tibiakopffrakturen muss mit Wachstumsstörungen gerechnet
werden.

— Epiphysenlösungen und Aitken-I- bzw. Salter-0-Frakturen werden in der
Regel geschlossen reponiert und konservativ therapiert.

— Epiphysenfrakturen vom Typ Aitken II und III erfordern eine exakte
anatomische Reposition und eine Draht- oder Zugschraubenosteosynthese.
Die Reposition muss häufig offen erfolgen.

— Dislozierte Apophysenausrisse treten in der Regel in der Adoleszenz auf und
bedürfen ebenfalls häufiger einer offenen Reposition und einer Zugschraubenosteosynthese.

— Die metaphysären Biegungsbrüche der proximalen Tibia neigen zu einer
Valgusfehlstellung und müssen daher ebenfalls anatomisch reponiert
werden. Falls dies geschlossen nicht gelingt oder die Reposition unter konservativer Therapie nicht hält, muss hier ebenfalls eine offene Reposition mit
Osteosynthese erfolgen.

— Bei isolierten Eminentiafrakturen ist die arthroskopisch kontrollierte
Reposition das Verfahren der Wahl.

— Jährliche Nachkontrollen sind notwendig, die eine Inspektion der Achs-
verhältnisse und Längenkontrolle einschließt, um ggf. resultierende Wachstumsstörungen frühzeitig zu erkennen.

■ **Ältere Personen**

— Betagte Patienten erleiden vermehrt Plateaufrakturen im Sinne von Depres-
sions- und Impressionsfrakturen; ursächlich hierfür ist die Osteoporose.

— Die Therapieprinzipien richten sich nach
  — dem biologischen Alter,
  — dem Allgemeinzustand.
  — der Knochenqualität.

— Bei osteoporotischem Knochen ist eine Augmentierung mit entsprechenden
Biomaterialien sinnvoll (�‍◌ Abb. 11.13).

■ **Pathologische Frakturen**

— Diese Frakturen werden in der Regel nach den Richtlinien der onkologischen Chirurgie behandelt.

— Häufig kommt die Verbundosteosynthese zur Anwendung.

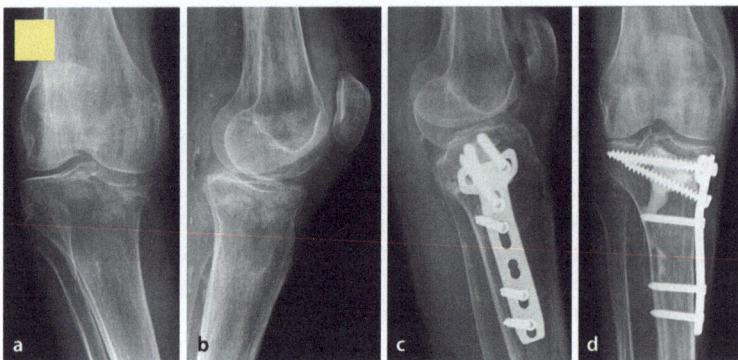

🔹 **Abb. 11.13a–d 91 Jahre, weiblich. Impressionsfraktur des lateralen Tibiakopfs bei erheblicher Osteoporose.** Frakturtyp B2 nach AO. Verbundosteosynthese (PMMA-Zement) zur Abstützung des angehobenen Plateaus und zur besseren Verankerung der Schrauben. Plattenosteosynthese mit T-Platte über anteromedialen Zugang

11.8   Prognose und funktionelle Ergebnisse

- Die Prognose ist wesentlich vom Ausmaß des Weichteilschadens und von der Frakturschwere abhängig.
- Bei Weichteil- und Knocheninfektionen ist eine ausgedehnte Weichteil- und Knochensanierung notwendig, gefolgt von weichteilplastischen Maßnahmen (z. B. Gastrocnemiustransfer).
- Winkelstabile Plattenosteosynthese haben eine deutliche Verbesserung der Ergebnisse gebracht.

> **Praxistipp**
>
> Für die Nachbehandlung von osteosynthetisch versorgten Tibiakopffrakturen gilt: Wenn man an eine Revision denkt, sollte man sie auch machen.

- Bei postoperativ verbleibenden oder erneut auftretenden Fehlstellungen muss über eine sofortige oder spätere Rekonstruktion entschieden werden. Eine Sofortkorrektur ist immer vorzuziehen.
- Verbleibende Gelenkstufen von bis zu 2 mm sind tolerabel.
- Verletzungen des tibiofibularen und des poplitealen Gefäß-Nerven-Bündels können primär traumatisch oder operativ entstehen.

- Nach Tibiakopffrakturen bildet sich häufig eine Spätarthrose; mögliche Ursachen:
    - avaskuläre Knochen-Knorpel-Nekrosen,
    - Gelenkstufen,
    - Achsenfehlstellungen,
    - Bandverletzungen.
- Bei älteren Patienten ist hier ein prothetischer Ersatz, bei jungen Patienten eine Umstellungsosteotomie bzw. ein Condylenaufbau mit Knorpelreparation anzustreben.
- Pseudarthrosen können als Folge von Defektheilungen im spongiösen Knochen entstehen. Sie können zur Ausheilung gebracht werden durch Ausräumung bis zum gesunden Knochen, überlappende Spongiosaplastik, Kompressionsosteosynthese.
- Die funktionellen Spätergebnisse korrelieren mit der Entwicklung einer Arthrose.
- Die Arthroserate ist nach operativen und konservativen Behandlungen ähnlich hoch (ca. 50%).
- Bei spongiösen Defekten ist primär auf eine Transplantation mit autogenem oder homologem Spongiosamaterial oder Knochenersatzmaterial zu achten.
- Begleitende Verletzungen der Kreuzbänder (2–21%) und der Kollateralbänder (12–55%) sind hinsichtlich des Ergebnisses kein wesentlicher prognostischer Faktor. Bandrekonstruktionen können also zu einem späteren Zeitpunkt erfolgen.

Unterschenkelschaft

S. David, A.S. Taheri, M. Dudda, L. Özokyay

C. Müller-Mai, A. Ekkernkamp (Hrsg.), *Frakturen auf einen Blick*,
DOI 10.1007/978-3-642-27429-9_12, © Springer-Verlag Berlin Heidelberg 2015

> **Fraktur des Unterschenkelschaftes**
>
> Es handelt sich um Brüche im Schaftbereich des Schienbeins mit oder ohne Beteiligung des Wadenbeins. Die Fibula kann auch selten allein betroffen sein.

- Die Behandlung dieser Verletzungen richtet sich nach
  - der Frakturmorphologie,
  - den Weichteilkonditionen,
  - dem biologischen Alter,
  - dem Gesamtzustand des Patienten.
- Ziele der Therapie:
  - Wiederherstellung der Stabilität und Achsenverhältnisse,
  - Rekonstruktion der Weichteile,
  - mindestens übungsstabile Osteosynthese, um eine frühfunktionelle Nachbehandlung zu ermöglichen.
- Die mediale Fläche der Tibia weist eine schlechte Weichteildeckung auf und ist daher bei direkter Krafteinwirkung besonders gefährdet.
- Die Muskulatur verläuft in 4 Kompartimenten. Die Logen umfassen
  - die anterioren Dorsalextensoren des Fußes,
  - die peronäalen Elevatoren und
  - tiefe und oberflächliche Plantarflexoren.

12.1 Mechanismus

- Unterschenkelschaftfrakturen entstehen durch direkte oder indirekte Gewalteinwirkung.
- Bei starken Dislokationen, v. a. im mittleren Drittel des Schafts, kommt es häufig zu begleitenden Gefäß- und Nervenverletzungen.
- Häufige Ursachen sind Hochenergie- bzw. Rasanztraumata, insbesondere bei Pkw-Unfällen, Motorradfahrern und Fußgängern.
- Im Rahmen direkt einwirkender Kräfte werden auch isolierte Fibulafakturen beobachtet.
- Als Folge eines indirekten Traumas (Torsionsbewegungen) entstehen meistens Spiralfrakturen, aber auch lange Schrägfrakturen (76,5%) mit geringen Weichteilschäden.

12.2 Klinik

— Indirekte Frakturzeichen:
  — Schwellung,
  — Hämatom,
  — Schmerzen direkt über der Frakturzone.
— Direkte Frakturzeichen:
  — Instabilität,
  — Krepitation,
  — Fehlstellung bei dislozierten Frakturen,
  — freiliegende Knochenfragmente bei offenen Brüchen.
— Im Rahmen der primären klinischen Untersuchung kommt der genauen Überprüfung der peripheren Durchblutung der betroffenen Extremität, des neurologischen Status und des Weichteilschadens eine wesentliche Bedeutung zu.
— Besonderes Augenmerk ist auf das Kompartmentsyndrom zu richten.

12.3 Diagnostisches Vorgehen

— Anamnese (Unfallmechanismus).
— Inspektion.
— Orientierende Beurteilung des Weichteilschadens.
— Konventionelle Röntgendiagnostik des Unterschenkels in 2 exakt rechtwinklig zueinander eingestellten Ebenen mit Darstellung des proximalen und distalen Gelenks.
— Bei Verdacht auf eine Gefäßverletzung muss eine dopplersonographische Untersuchung durchgeführt werden.
— Bei erhärtetem Verdacht einer Gefäßläsion ist eine selektive Femoralisangiographie der betroffenen Extremität obligat. Bei begleitenden Frakturen des Fibulaköpfchens ist auf eine Schädigung des N. peronaeus zu achten.
— Wesentlich ist die frühzeitige Erkennung und Behandlung eines Kompartmentsyndroms.
— Klinik des Kompartmentsyndroms:
  — brettharte Schwellung der betroffenen Loge,
  — im Endstadium mit livider Verfärbung der Haut,
  — stärkster Schmerz insbesondere bei passiver Dehnung der betroffenen Muskulatur.
  — Erstsymptom am Unterschenkel kann die aufgehobene Sensibilität im 1. Zwischenzehenraum sein (sensibles Versorgungsgebiet des N. peronaeus profundus).

— Diagnostik des Kompartmentsyndroms:
  – Bei klinischem Verdacht auf ein Kompartmentsyndrom kann die Messung des Gewebedrucks in allen 4 Muskellogen durchgeführt werden.
  – Bei der klinischen Untersuchung sollten die benachbarten Gelenke (Knie und Sprunggelenk) unbedingt mit einbezogen werden.
— Bei Unterschenkelschaftfrakturen ohne Gelenkbeteiligung ist eine (Computer-) Tomographie nicht notwendig.

12.4   Klassifikationen

12.4.1 AO-Klassifikation

— Zur Einteilung der Unterschenkelfrakturen wird im deutschsprachigen Raum die am weitesten verbreitete Klassifikation nach der Arbeitsgemeinschaft für Osteosynthesefragen (AO) benutzt.
— Die AO-Klassifikation des Unterschenkelschafts (◻ Abb. 12.1) unterscheidet einfache (A), keilförmige (B) und komplexe Brüche (C). Dabei können alle Frakturtypen spiralförmig (A1, B1, C1) verlaufen (meist indirekt einwirkende Kraft). Bei den B-Frakturen ist eine Corticalis nur einmal gebrochen, die kontralaterale dagegen mehrfach. Bei den C-Brüchen sind beide Corticales mehrfach frakturiert. Die den Buchstaben ergänzende Einteilung 1, 2 oder 3 beschreibt den Frakturverlauf (A-Frakturen) oder den Grad der Fragmentierung (B- oder C-Frakturen).

■ A-Frakturen
— A-Frakturen können spiralförmig, schräg oder quer verlaufen.
— >30° im Vergleich zur Horizontale verlaufend, stellen diese Brüche Schrägfrakturen dar (A2), <30° handelt es sich um Querfrakturen.

■ B-Frakturen
— Der meist mediale Keil bei B-Frakturen kann spiralförmig sein (B1), zudem als Biegungskeil vorliegen (B2) oder in sich mehrfach gebrochen sein (B3).

■ C-Frakturen
— Komplexe C-Frakturen beinhalten neben dem spiralförmigen Verlauf mit mehrfachem Brechen beider Corticales im Sinne mehrerer Drehkeile (C1) entweder Brüche auf mehr als einer Etage (C2) oder irregulär verlaufende Mehrfragmentfrakturen (C3).
— Von ganz besonderer Bedeutung am Unterschenkel ist neben der Beurteilung der Frakturschwere die exakte Einteilung des Weichteilschadens.

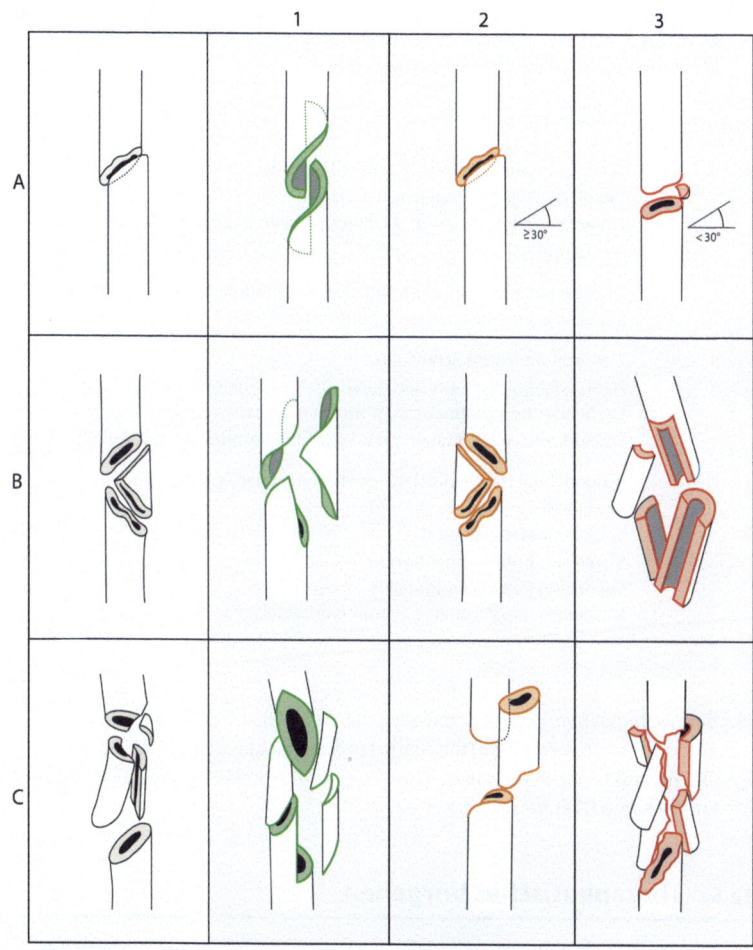

a Tibiadiaphyse
A1: Spiralförmige Fraktur
A2: Schrägfraktur
A3: Querfraktur
b Tibiadiaphyse, Keilfraktur
B1: Drehkeil
B2: Biegungskeil
B3: Keilfragment

c Tibiadiaphyse, Komplexfraktur
C1: Spiralförmige Fraktur
C2: Etagenförmige Fraktur
C3: Irreguläre Fraktur

▣ **Abb. 12.1** AO-Klassifikation der Region 42 Unterschenkelschaftfrakturen nach Müller et al. (1990)

◼ **Tab. 12.1** Klassifikation des Weichteilschadens bei geschlossenen Brüchen des Unterschenkels nach Tscherne u. Oestern (1982)	
Grad	**Charakteristik**
0	Fehlende/unbedeutende Weichteilverletzung Indirekter Verletzungsmechanismus Einfache Frakturformen (z. B. Unterschenkelfraktur durch Torsionsmechanismus)
I	Oberflächliche Schürfung/Kontusion durch Fragmentdruck von innen Einfache bis mittelschwere Frakturform (z. B. OSG-Luxationsfraktur)
II	Tiefe kontaminierte Schürfung Haut- oder Muskelkontusion durch direkte Krafteinwirkung Drohendes Kompartmentsyndrom mit mittelschweren bis schweren Frakturformen (z. B. Etagenfraktur der Tibia bei Stoßstangenanprall)
III	Ausgedehnte Hautkontusion, -quetschung oder Zerstörung der Muskulatur Subkutanes Décollement Manifestes Kompartmentsyndrom Verletzung eines Hauptgefäßes Schwere Frakturformen (z. B. Trümmerfraktur)

12

— Bei geschlossenen Verletzungen wird die Weichteilsituation nach dem von Tscherne u. Oestern (1982) aufgeführten Schema klassifiziert (◼ Tab. 12.1).
— Offene Frakturen werden nach Gustilo u. Anderson (1976) eingeteilt (Einteilung ▶ Kap. 3 Oberarmschaft).

12.5 Therapeutisches Vorgehen

— Therapieziele:
  — Wiederherstellung der Extremitätenlänge,
  — Wiederherstellung der Achsenverhältnisse,
  — Vermeidung einer Rotationsfehlstellung,
  — mindestens Übungsstabilität,
  — adäquate Therapie der Begleitverletzungen (Weichteile!).
— Die Behandlung beginnt am Unfallort: Wichtige erste Schritte sind primäre Grobreposition, Retention und sterile Wundabdeckung bei offenen Verletzungen.

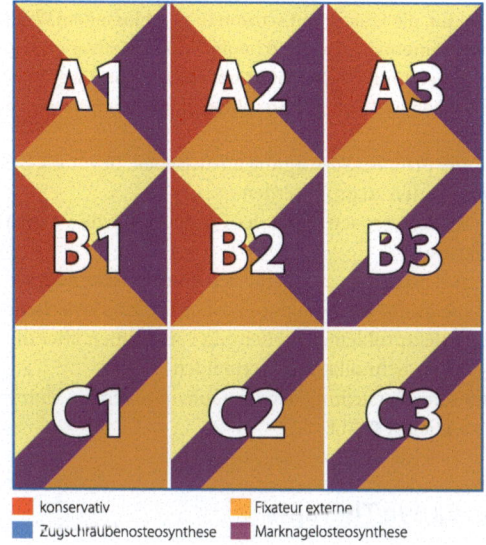

konservativ   Fixateur externe

Zugschraubenosteosynthese   Marknagelosteosynthese

🔲 **Abb. 12.2 Therapieoptionen bei Brüchen des Unterschenkelschafts. Einteilung nach der AO-Klassifikation** (Empfehlung der gängigsten Verfahren, Abweichungen sind möglich)

— Die schnelle operative Versorgung bietet Vorteile:
  — schnellere Stabilität im Frakturbereich,
  — frühere und daher bessere Funktionalität.
— Die Therapiestrategie wird vom Frakturtyp und vom Ausmaß des initialen Weichteilschadens bestimmt.
— Bei schweren Weichteilschäden ist auf ein mögliches Kompartmentsyndrom zu achten.
— Die betroffene Extremität sollte in Herzhöhe in einer die Schwellung mindernden Eisstraße gelagert werden.
— Kompartmentspaltung:
  — Die Indikation sollte großzügig gestellt werden.
  — Bei einer operativen Dermatofasziotomie müssen unbedingt alle 4 Kompartimente gespalten werden.
  — Die Wunden werden offen gelassen.
  — Die Sekundärnaht erfolgt nach Abschwellung. Ist ein Verschluss nicht möglich, kann vorbereitend eine Dermatotraktion angelegt werden.

> ❯ Die offene Fraktur, die Fraktur mit schwerem geschlossenem Weichteilscha-
> den, das Kompartmentsyndrom und begleitende Gefäßverletzungen sind
> Notfallindikationen und müssen sofort operativ versorgt werden. Brüche bei
> Polytraumatisierten und Komatösen sollten immer operativ versorgt werden.

- Generell ist eine primäre Versorgung anzustreben, bevor die Schwellung und der Weichteilschaden zu groß werden.
- Ist dieser Zeitpunkt verpasst, kann der Fixateur externe als intermediäres Implantat dienen.
- Nach längeren Zeiträumen empfiehlt sich eine spätsekundäre Versorgung. Dabei wird eine mindesten 5-tägige Gipsbehandlung zwischengeschaltet, um mögliche Infektprobleme (Fortleitung von Keimen über die Eintritts-punkte der Schanz-Schrauben) zu vermeiden.
- Eine schematische Darstellung der Therapieoptionen bei Unterschenkel-schaftfrakturen liefert ◘ Abb. 12.2.

12.5.1 Konservative Therapie

- Alle stabilen, nicht dislozierten Frakturen sowie dislozierte, jedoch reponible Frakturen vom Typ A1–A3, evtl. auch B1 und B2, können mit einem Ober-schenkelgips oder einer Oberschenkelgipsschiene behandelt werden (◘ Abb. 12.3).
- Nach 10–14 Tagen kann auf einen zirkulären Oberschenkelgips gewechselt werden.
- Meist kann ab der 5. Woche auf (Teil-) Belastung übergegangen werden.
- Eine frühfunktionelle konservative Behandlung ist nur bei durch ein direktes Anpralltrauma entstandenen isolierten Fibulaschaftfrakturen möglich (Cave Differenzialdiagnose Sprunggelenkfraktur).
- Indikationen für konservatives Vorgehen sind auch für Kinder oder bei Risikopatienten mit z. B. manifesten Durchblutungsstörungen, langjährigem Diabetes mellitus, chronischem Alkoholabusus etc. gegeben.
- Nach erfolgter Reposition gelten eine Verkürzung der Fraktur um höchs-tens 12 mm und eine Achsenabweichung von <8° als Voraussetzung für eine frühfunktionelle konservative Behandlung, z. B. im Sarmiento-Brace. Vorteil bei dieser Technik: Das Kniegelenk wird nicht unnötig ruhig gestellt.
- Die konservative Behandlung muss klinisch und radiologisch engmaschig und konsequent kontrolliert werden.
- Nachbehandlung nach Abklingen der akuten Schmerzphase:
  - isometrisches Muskeltraining,
  - nach Rückgang der Schwellung aktive Bewegungstherapie.

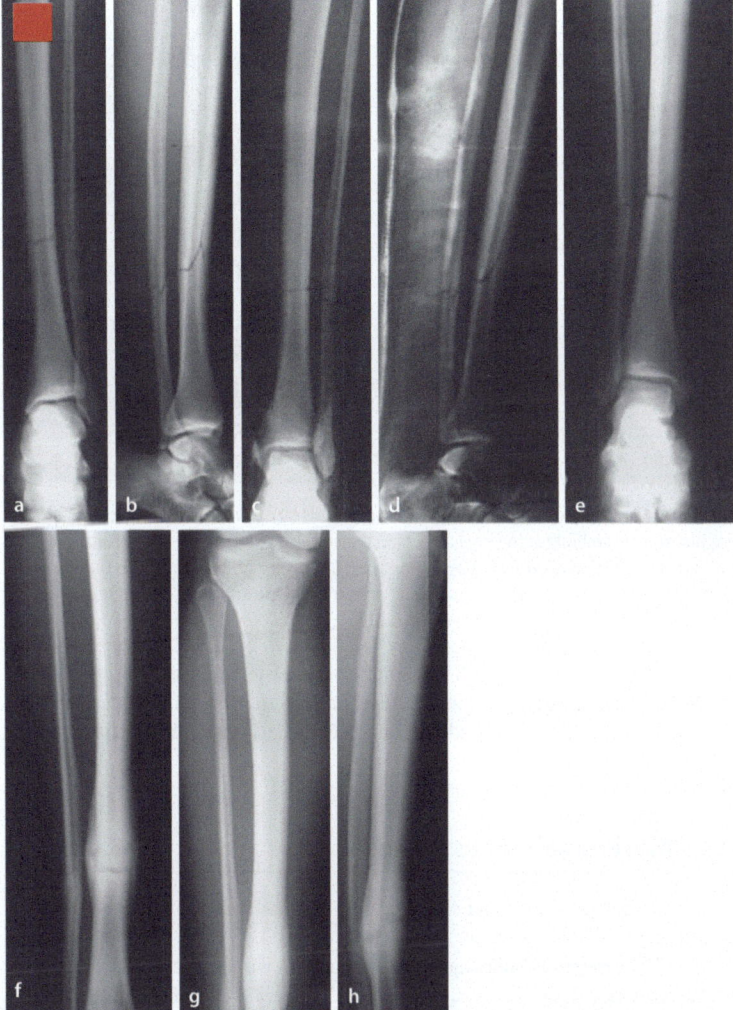

◻ **Abb. 12.3a–h 18 Jahre, weiblich. Sturz von Skateboard. a, b** Nicht dislozierte, geschlossene Unterschenkelschaftquerfraktur (A1 nach AO-Klassifikation). **c, d** Kontrolle nach Anlage eines Oberschenkelliegegipses in 2 Ebenen. **e** Kontrolle 4 Wochen nach dem Unfallereignis vor Anfertigen eines Oberschenkelgehgipses. **f** Kontrolle nach 8 Wochen: beginnende knöcherne Konsolidierung. **g, h** Vollständige Belastungsstabilität mit ovalärer Kallusbildung nach 4 Monaten. (Aus Ditzen u. Börner 2002)

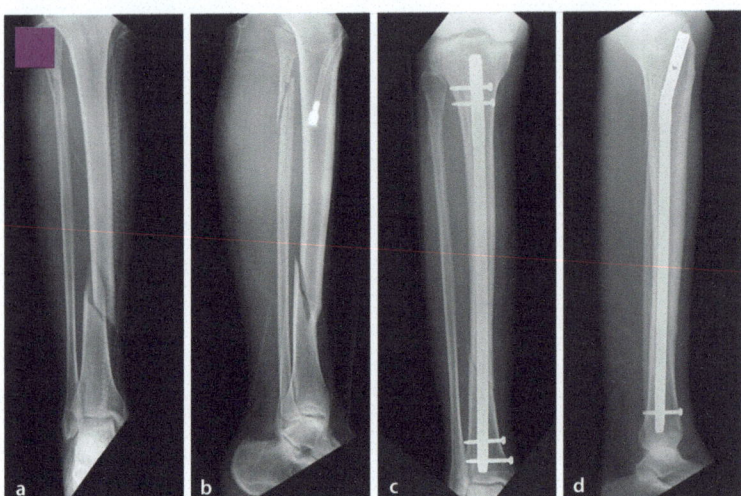

■ **Abb. 12.4a–d 50 Jahre, männlich. Distorsionstrauma des rechten Unterschenkels.** Geschlossene Spiralfraktur (A1 nach AO), kein Weichteilschaden. Verriegelungsmarknagelosteosynthese mit anatomischer Reposition nach limitierter Aufbohrung (**a, b** Unfallbilder, **c, d** Aufnahmen 2 Monate nach Versorgung, achsengerechte Stellung)

— Die Patienten sollen so früh wie möglich mobilisiert werden.
— Einfache Drehbrüche sind in der Regel nach 8–10 Wochen, Drehbrüche mit Drehkeilen sowie Quer- und Biegungsbrüche nach 10–12 Wochen konsolidiert.

12.5.2 Marknagelosteosynthese

— Intramedulläre Kraftträger sind indiziert bei geschlossenen und erstgradig offenen Schaftfrakturen der Typen A–C nach AO.
— Eine Marknagelung sollte nach Möglichkeit am Unfalltag erfolgen.
— Ein intramedullärer Kraftträger wird als die operative Therapie der 1. Wahl angestrebt. Die intramedulläre Stabilisierung bietet im Schaftbereich der Tibia die besten Bedingungen für die Knochenheilung.
— Der aufgebohrte Marknagel führt zu einer endomedullären Verklemmung und bedingt daher eine hohe Stabilität. Es sollte jedoch auf ein exzessives Aufbohren des Markraums verzichtet werden; vorzuziehen ist die »limitierte« Aufbohrung nur der engsten Stelle des Markraums (■ Abb. 12.4).

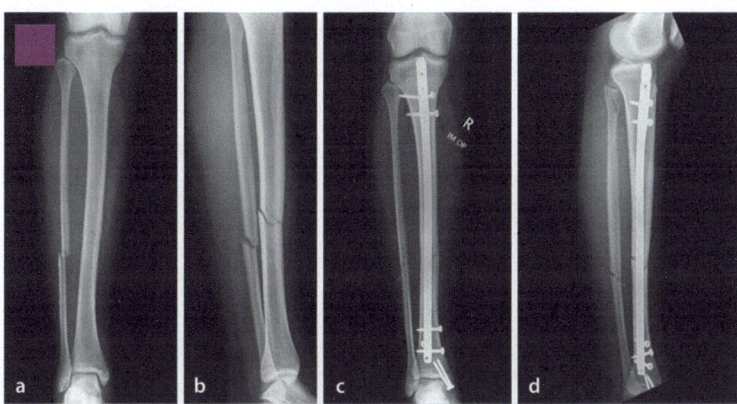

☑ **Abb. 12.5a–d 15 Jahre, weiblich. Unfall beim Tanzen, Distorsionstrauma.** Unterschen-kelschaftschrägfraktur (A2 nach AO), Fibulafraktur in gleicher Höhe und simultane Fraktur des Innenknöchels. Limitiert aufgebohrter Verriegelungsmarknagel und Schraubenosteo-synthese des Innenknöchels. Spätere Dynamisierung durch Entfernung des statischen pro-ximalen Verriegelungsbolzens möglich (**a, b** Unfallbilder, **c, d** Versorgungsbilder direkt postoperativ mit anatomischer Stellung)

- Die Verriegelungsoptionen sollten unbedingt genutzt werden. Proximal geschieht dies über den entsprechenden Zielbügel, distal muss frei Hand verriegelt werden.
- Instabile Brüche (B- und C-Frakturen nach AO) werden statisch verriegelt.
- Bei Quer- oder kurzen Schrägfrakturen kann alternativ auch dynamisch verriegelt werden.
- Eine statische Verriegelung kann auch durch Entfernung des proximalen statischen Verriegelungsbolzens in eine dynamische Verriegelung (Dynami-sierung) überführt werden (☑ Abb. 12.5).
- Instabile Frakturen der Tibia können gut mit einem Verriegelungsmarknagel osteosynthetisch operiert werden.
- Fissuren, die bis an ein Gelenk heranreichen, müssen vor Einbringung des Nagels mit Schrauben stabilisiert werden (☑ Abb. 12.6).
- Schaftfrakturen mit größeren Knochendefekten sind ebenfalls zur Markna-gelung mit Verriegelung geeignet.

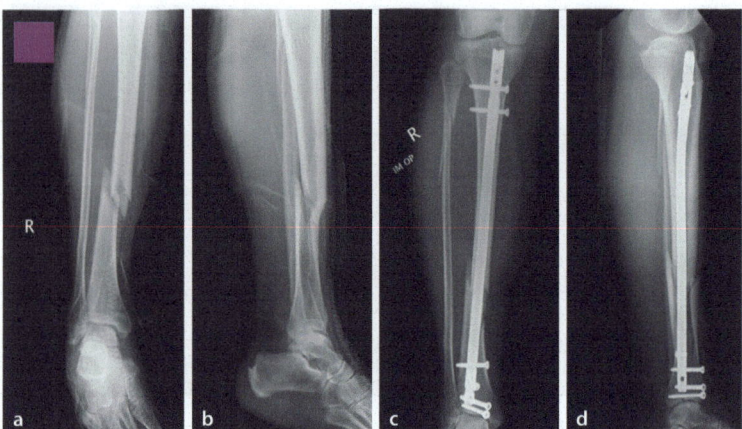

■ **Abb. 12.6a–d 73 Jahre, weiblich. Distorsionstrauma.** Spiralfraktur (A1 nach AO), zusätzlich bestehende Fissur im distalen Fragment. Vor dem Einschlagen des Nagels Schraubenfixierung des distalen Tibiaplateaus, um eine Dislokation zu verhindern (**a, b** Unfallbilder, **c, d** Versorgungsbilder im OP)

> **Leitsätze für die Marknagelosteosynthese der Tibia**
> — Indikationen für **unverriegelte Marknägel** sind kurze Spiral-, Schräg- und Querfrakturen (A1- bis A3-Frakturen nach AO) sowie Pseudarthrosen im Mitteldrittel.
> — **Statisch verriegelte Marknägel** eignen sich für Keil- und komplexe Brüche (B- und C-Frakturen) sowie für außerhalb des Mitteldrittels gelegene Brüche.
> — Bei Quer- und Schrägfrakturen sowie Pseudarthrosen im Mitteldrittel (A2, A3) kann **dynamisch verriegelt** werden.
> — Generell ist eine **limitierte Aufbohrung** nur des engsten Markraumbereichs zu empfehlen. Dies verbessert die Stabilität durch einen verlängerten Nagel-Knochen-Kontakt.

— Die Begleitfraktur der Fibula lässt sich normalerweise bei der Reposition der Tibia problemlos spontan stellen.
— Wenn die Fibulafraktur im distalen Drittel liegt, empfehlen wir eine zusätzliche Plattenosteosynthese, da eine Stabilitätsverbesserung erreicht und die Rotation gesichert wird (■ Abb. 12.7).
— Die gelenknah gelegene Schaftfraktur wirft aufgrund ihrer Dislokationstendenz erhebliche Probleme auf.

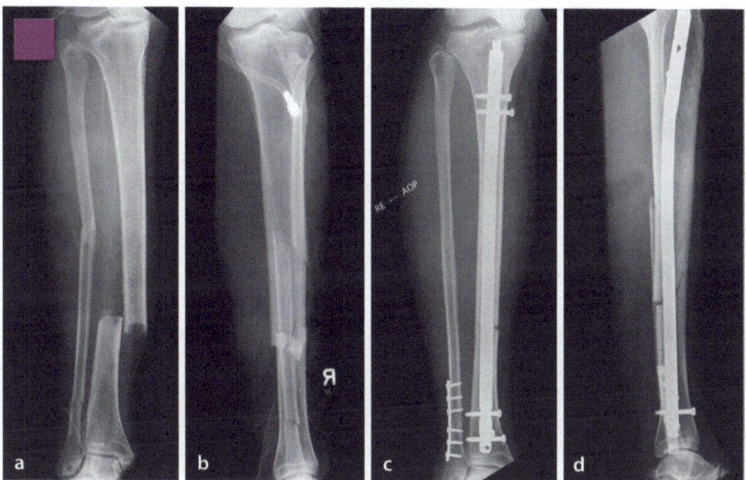

◘ **Abb. 12.7a–d** 45 Jahre, männlich, direktes Anpralltrauma als PKW-Beifahrer (»dash-board injury«). Unterschenkelfraktur mit Tibiaquerfraktur (A3 nach AO) und Etagenverletzung der Fibula, zweitgradig geschlossener Weichteilschaden. Nach 1/3-Rohrplatte zur Sicherung der Länge und Rotation sowie zur Stabilitätsverbesserung Osteosynthese der Tibia mit limitiert aufgebohrtem Marknagel (**a, b** Unfallbilder, **c, d** intraoperativ direkt nach Versorgung)

— Moderne Marknagelosteosynthesen erlauben die Osteosynthese extrem weit distal oder proximal gelegener Frakturen, da die Verriegelungsbolzen bei manchen Systemen winkelstabil verankert werden und direkt am Ende des Nagels platziert werden können.

— Bei offenen Unterschenkelfrakturen ist eine medikamentöse intravenöse antibiotische Behandlung zeitnah indiziert.

— Intraoperativ ist nach Wundabstrich zur mikrobiologischen Untersuchung eine Wundrandexzision und ein radikales Wunddébridement durchzuführen.

— Bei offenen Unterschenkelfrakturen können als Alternative zum Marknagel die eingeschobenen winkelstabilen Platten verwendet werden.

— Bei größeren Verletzungen der Unterschenkelweichteile ist im weiteren Verlauf eine plastische Deckung notwendig.

— Bei sparsamem Aufbohren des Markraums sind die Voraussetzungen für eine Revaskularisation auf Frakturhöhe am günstigsten.

— Der operative Zugang des intramedullären Kraftträgers am Unterschenkel erfolgt über einen längsverlaufenden Hautschnitt knapp proximal der Tuberositas tibiae.

- Mit Hilfe des Pfriems wird die Markhöhle im Verlauf der Längsachse eröffnet.
- Anschließend Aufbohren des Markraums.
- Nach Reposition der Fraktur wird der Nagel proximal und distal verriegelt.
- Bei Diastase der Fraktur sollte diese mit der sog. Rückschlagtechnik bei ausschließlich distal eingebrachten Verriegelungsbolzen behoben werden.
- Neuere Modelle besitzen im proximalen Anteil des Nagels die Möglichkeit einer Kompression mittels einer speziellen Schraube.

12.5.3 Plattenosteosynthese

- Die Plattenosteosynthese besitzt bestimmte Vorteile gegenüber der Marknagelversorgung.
- Die anatomische Reposition ohne Fehlstellung ist prinzipiell möglich und auch bei sehr engem Markraum sicher anwendbar.
- Die Nachteile sollten nicht unterschätzt werden: Der zusätzliche iatrogene Weichteilschaden ist oft nicht unerheblich.

> **Wir sehen daher die Marknagelosteosynthese als das Verfahren der Wahl an.**

- Es werden verschiedene Arten von Plattenosteosynthesen unterschieden.
- Die konventionelle Kompressionsplattenosteosynthese soll eine interfragmentäre Kompression bei möglichst anatomischer Reposition ermöglichen.
- Anwendbar ist dieses Verfahren bei einfachen und gut reponierbaren Frakturen sowie gut durchbluteten Weichteilen.
- Zum Einsatz kommt die »low contact dynamic compression plate« (LCDCP).
- Die der Platte gegenüber liegende Corticalis wird durch leichtes »Überbiegen« der Platte ebenfalls unter Kompression gebracht.
- Geeignet ist eine laterale Anlage der Platte aufgrund der besseren Weichteildeckung. Ein mediales Aufbringen ist jedoch prinzipiell möglich.

Beispiele für mögliche Komplikationen der konventionellen Plattenosteosynthese

- Verzögerte Knochenheilung
- Pseudarthrosen
- Knochennekrosen bei langen Schräg- und Mehrfragmentfrakturen
- Wundheilungsstörungen bis hin zum Knocheninfekt
- Hautnekrosen

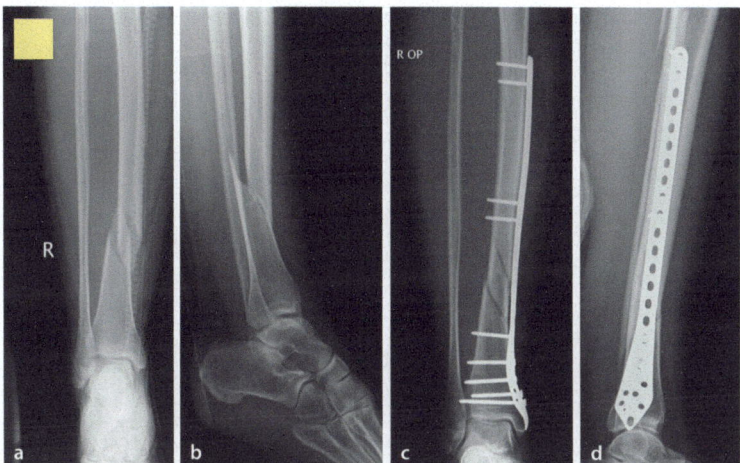

◘ Abb. 12.8a–d 44 Jahre, männlich. Torsionsverletzung des rechten Unterschenkels.
Spiralfraktur der distalen Tibia (A1-Fraktur nach AO im distalen Drittel). Beispiel einer biologischen Osteosynthese mittels einer minimalinvasiv eingebrachten durchgeschobenen anatomisch vorgeformten Platte

- **Biologische Plattenosteosynthese**
- Die Platte wird im Sinne einer Überbrückungsosteosynthese eingebracht. Die eigentliche Frakturzone wird dabei nicht angegangen, und auf eine anatomische Reposition wird verzichtet.

> **Heilungsprinzip ist hier die sekundäre Knochenheilung mit Kallusbildung. Eine weichteilschonende Osteosynthese in dieser Technik wird erst durch das Konzept des Fixateur interne mit winkelstabiler minimalinvasiver perkutaner Plattenosteosynthese (MIPPO) ermöglicht (◘ Abb. 12.8).**

- Solche Platten können über einen frakturfernen Hautschnitt unter den Weichteilen zwischen dem Periost und der Muskulatur hindurchgeschoben werden.
- Danach wird die Platte proximal und distal der Fraktur winkelstabil fixiert. Dabei kann durch das Wegfallen der Plattenkompression gegen den Knochen die periostale Perfusion geschont werden.
- Vorteile:
  - Beschleunigte knöcherne Konsolidierung der Frakturen mit geringerer Infektinzidenz.

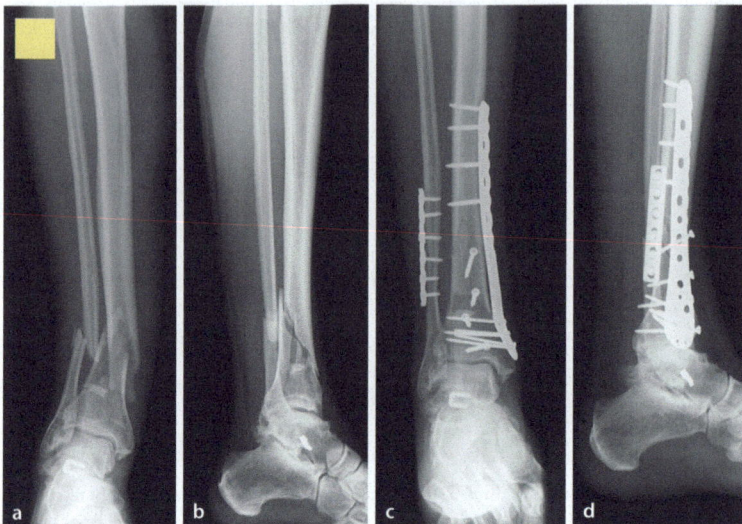

Abb. 12.9a–d 47 Jahre, männlich. Fahrradunfall. Erstgradig offene distale Unterschenkelfraktur (A2-Fraktur nach AO). Primäre Plattenosteosynthese der distalen Fibula (LCDCP) sowie winkelstabile Platten- und Zugschraubenostheosynthese der distalen Tibia

— Mit den langen Platten können auch Mehretagenfrakturen oder Frakturen, die weit in den metaphysären Bereich hineinziehen, versorgt werden.
— Bei der biologischen Plattenosteosynthese treten weniger Komplikationen als bei der konventionelle Plattenosteosynthese auf.
— Allerdings sind Rotationsfehler nicht selten.

> **Praxistipp**
>
> Insgesamt betrachtet können alle verfügbaren Osteosyntheseverfahren unter strenger Beachtung der spezifischen Problemstellung und der jeweiligen implantatspezifischen Kontraindikationen bei der proximalen oder distalen Tibiafraktur zum Einsatz kommen.

— Die typischen Indikationen für dieses Osteosyntheseverfahren sind also proximale oder distale metaphysäre Frakturen (■ Abb. 12.9), Schaftfrakturen mit Gelenkbeteiligung, Kettenfrakturen, begleitende Gefäß- und Nervenverletzungen sowie Kompartmentsyndrome, vorhandene Knieprothesen, enger und sklerosierter oder deformierter Markraum und selten Frakturen im Wachstumsalter.

— Alle Plattenosteosynthesen sind in der Regel übungsstabil. Nach einer Plattenosteosynthese sollte das Bein für 6–8 Wochen nur teilbelastet werden.

12.5.4 Fixateur externe

— Höhergradig instabile Frakturen und offene Frakturen bedürfen einer temporären Transfixation bis zur definitiven operativen Versorgung nach Weichteilkonsolidierung.

— Der Fixateur externe erfüllt primär als Notfall- und Kurzzeitimplantat ebenfalls die Forderungen der biologischen Osteosynthese.

— Er zeichnet sich aus durch
  — einfache Operationstechnik,
  — hohe Steifigkeit,
  — geringe Weichteiltraumatisierung.

— Bei der Versorgung von Polytraumatisierten ist die Fixateur-externe-Osteosynthese Therapieoption der Wahl (◘ Abb. 12.10).

— Bei erheblichen Knochen- und Weichteilverletzungen im Sinne einer Defektfraktur kann eine primäre Verkürzung erforderlich sein, um einen Weichteilverschluss zu ermöglichen.

— Die Frakturbehandlung kann vollständig mit einem Fixateur externe durchgeführt werden.

— Insbesondere der Verfahrenswechsel auf einen Marknagel nach initialer Fixateur-externe-Anlage ist zu empfehlen, da im Vergleich zum Fixateur die Ergebnisse nach Marknagelung signifikant besser sind und deutlich weniger Komplikationen beobachtet wurden.

— Der Verfahrenswechsel kann ein- oder zweizeitig erfolgen.
  — Der direkte einzeitige Wechsel sollte innerhalb von 7 Tagen erfolgen. Voraussetzung sind infektfreie Weichteilverhältnisse.
  — Bei längerer Liegedauer des Fixateurs (>7 Tage) sollte auf ein implantatfreies Intervall (Gips) geachtet werden (zweizeitiger Verfahrenswechsel).

— Ein mögliches adäquates Therapieverfahren zur Behandlung von metaphysären Tibiafrakturen oder Brüchen mit Gelenkbeteiligung ist der Hybridfixateur.

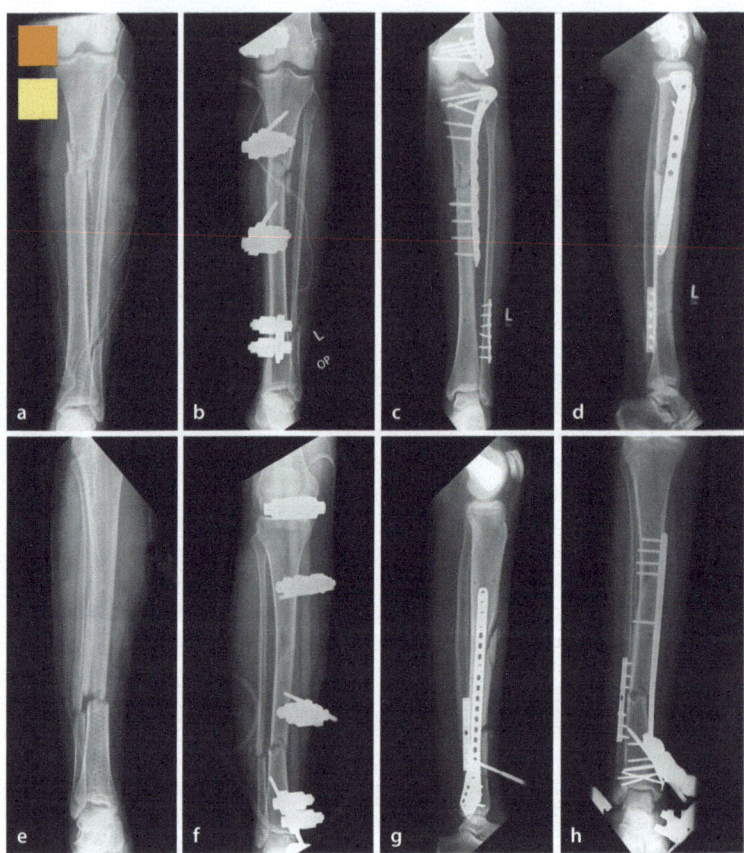

■ **Abb. 12.10a–h** **30 Jahre, weiblich. Opfer häuslicher Gewalt mit multiplen Axtverlet-
zungen an den oberen und unteren Extremitäten.** C2-Fraktur links mit kurzem mittleren
Segment, Querfraktur (A3 nach AO) rechts. Initiale Wundversorgung und Fixateur-externe-
Stabilisierung. Nach Weichteilkonsolidierung und Besserung des Allgemeinzustandes endgültige Versorgung über Plattenosteosynthesen

12.6 Nachbehandlung

- Allgemeine Maßnahmen:
  - suffiziente Schmerztherapie,
  - korrekte Lagerung,
  - abschwellende Maßnahmen.
- Postoperativ muss die Weichteilsituation engmaschig beobachtet werden, um Infektionen, Wundrandnekrosen und Hämatome rechtzeitig zu erfassen.
- Eine Thromboseprophylaxe sollte bis zur sicheren Vollbelastung und endgültigen Gipsabnahme durchgeführt werden.
- Bei konservativer Behandlung sind engmaschige Nachkontrollen zu empfehlen, da sekundäre Dislokationen sicher und zeitnah erfasst werden müssen.
- In Abhängigkeit von Fraktur- und Osteosyntheseverfahren sollte die Physiotherapie die Frühmobilisation möglichst unter Teilbelastung anstreben.
- Radiologische Verlaufskontrollen nach Osteosynthese sollten direkt postoperativ und nach 2 bzw. 6 Wochen erfolgen, um die Frakturheilung zu beurteilen bzw. Komplikationen wie sekundäre Dislokationen so früh wie möglich zu erfassen.
- Mit einer Konsolidierung der Fraktur ist nach 8–16 Wochen zu rechnen.
- Bei Marknägeln empfiehlt sich eine Metallentfernung nach frühestens 18 Monaten.
- Der Fixateur erfordert eine besondere Pflege: Eintrittsstellen für die Schanz-Schrauben regelmäßig mit Desinfektionslösung säubern.

12.7 Sonderformen

- Besondere Prinzipien der Behandlung finden sich bei einer Begleitfraktur der distalen Fibula (▶ Kap. 12.5), offener Unterschenkelschaftfraktur, Metaphysenfrakturen, Ermüdungsfraktur der Tibia, Frakturen im Wachstumsalter, bei älteren Menschen sowie bei pathologischen Frakturen und beim Polytrauma.

▪ Ermüdungsfrakturen der Tibia
- Folge einer chronischen und gelegentlich einer akuten Überbelastung des Unterschenkels.
- Nativradiologisch üblicherweise Zeichen einer periostalen Reizung.
- Ermüdungsfrakturen der Tibia können konservativ behandelt werden.

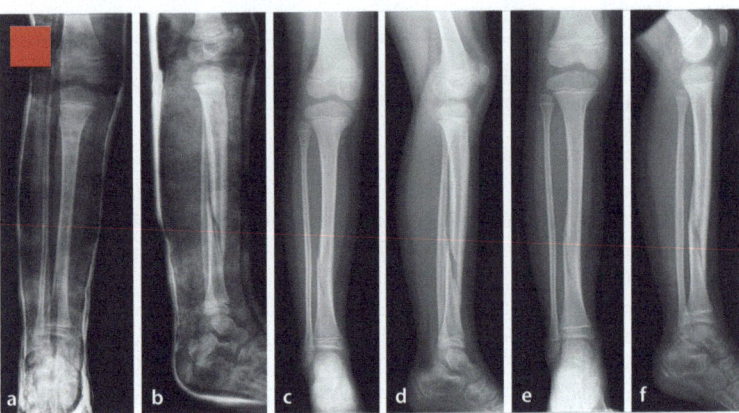

⬛ **Abb. 12.11a–f 6 Jahre, weiblich. Verdrehtrauma.** Tibiaschaftspiralfraktur (A1-Fraktur nach AO) des rechten Unterschenkels. Konservative Therapie. Röntgenverlaufskontrolle nach 4 Wochen (**c, d**) und 3 Monaten (**e, f**) mit zunehmender Konsolidierung bei tolerablen Achsenverhältnissen

▪ **Kinder**

— Frakturen des Unterschenkelschafts im Wachstumsalter sollten vorwiegend konservativ therapiert werden (⬛ Abb. 12.11).

— Gespaltener Oberschenkelgips.

— Achsenfehler können durch Keilung beseitigt werden.

— Nicht geschlossen reponierbare oder instabile Frakturen können eine Operationsindikation darstellen. Als Operationsverfahren kommen hier in Frage:
  - elastische stabile intramedulläre Nagelung (ESIN; ⬛ Abb. 12.12),
  - Fixateur externe-Osteosynthese,
  - eingeschobene winkelstabile Platte (MIPPO) (selten).

🔴 **Cave: Bei einer noch offenen Tibiaepiphysemnfuge ist eine intramedulläre Nagelung kontraindiziert.**

▪ **Ältere Personen**

— Bei älteren Menschen richten sich die Therapieprinzipien nach dem biologischen Alter, dem Allgemeinzustand sowie der Knochenqualität.

— Prinzipiell gelten bei älteren Patienten alle oben aufgeführten Bedingungen und Therapieoptionen.

— Wenn möglich, sollte das gewählte Verfahren eine sofortige Belastungsstabilität erzielen, daher sind Marknägel vorzuziehen.

— Besondere Probleme können bereits einliegende Prothesen verursachen. Möglich ist aber die Versorgungen mit

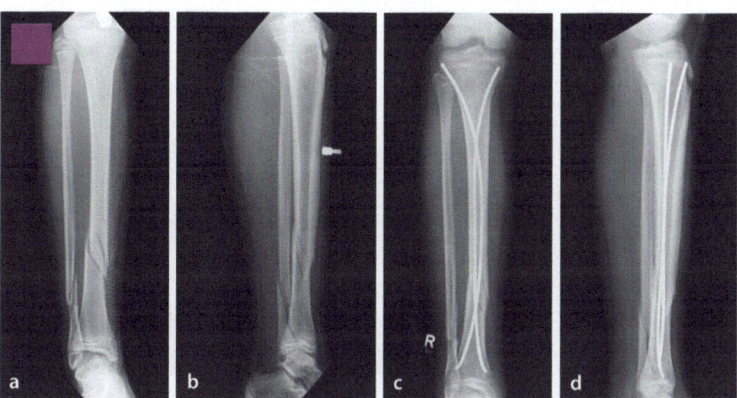

◩ **Abb. 12.12a–d 14 Jahre, männlich. Sturz beim Skilaufen.** Kurze Unterschenkelschaft-spiralfraktur rechts (A1-Fraktur nach AO). Geschlossene Reposition und minimalinvasive intramedulläre Nagelung der Tibia mit Prévot-Nägeln über 2 proximale Zugänge (ESIN)

— Marknägeln (◩ Abb. 12.13) oder
— minimalinvasiv eingebrachten Platten (◩ Abb. 12.14).

▪ **Pathologische Frakturen**
— Diese Frakturen werden nach den Richtlinien der onkologischen Chirurgie behandelt.

▪ **Polytrauma**
— Beim Polytrauma ist aufgrund des minimalinvasiven Charakters, der Ein-fachheit und der Schnelligkeit der Methode eine primäre Versorgung mit dem Fixateur externe zu empfehlen (◩ Abb. 12.15).

12.8 Prognose und funktionelle Ergebnisse

— Bei der konservativen Therapie von Unterschenkelschaftbrüchen können Probleme auftreten:
— Phlebothrombose mit der Möglichkeit einer konsekutiven Lungenembolie,
— Bewegungseinschränkungen der benachbarten Gelenke,
— Decubitalgeschwüre unter dem Gipsverband.
— Daher kann hier der Sarmiento-Gips zu einem deutlich besseren Vorgehen beitragen.

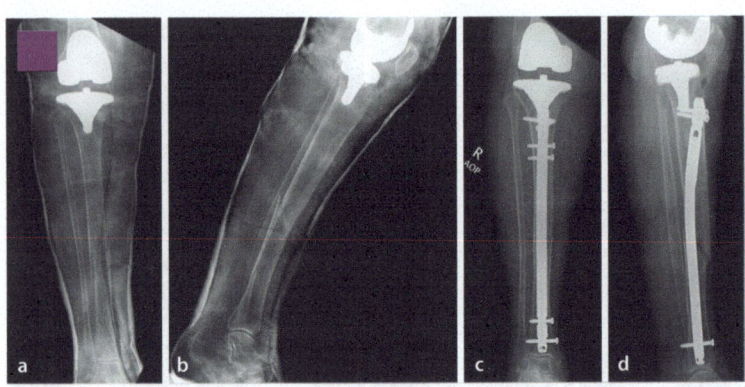

◘ **Abb. 12.13a–d 84 Jahre, weiblich, einliegende Knietotalendoprothese. Verdreh-trauma des Unterschenkels.** Tibiaschaftschrägfraktur rechts (A2-Fraktur nach AO). Limitiert aufgebohrter Verriegelungsmarknagel lege artis

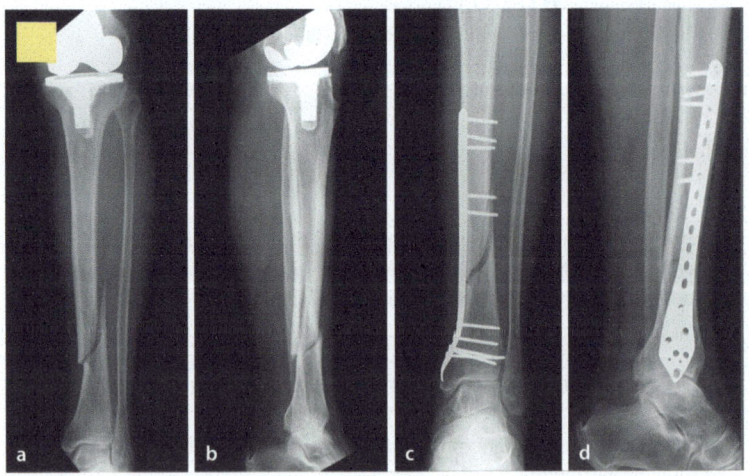

◘ **Abb. 12.14a–d 83 Jahre, männlich. Distorsionstrauma durch Wegrutschen auf glattem Boden.** Distale Tibiaschaftspiralfraktur (A1-Fraktur nach AO). Biologische Plattenosteosynthese mit durchgeschobener Platte im Sinne eines minimalinvasiven Eingriffs

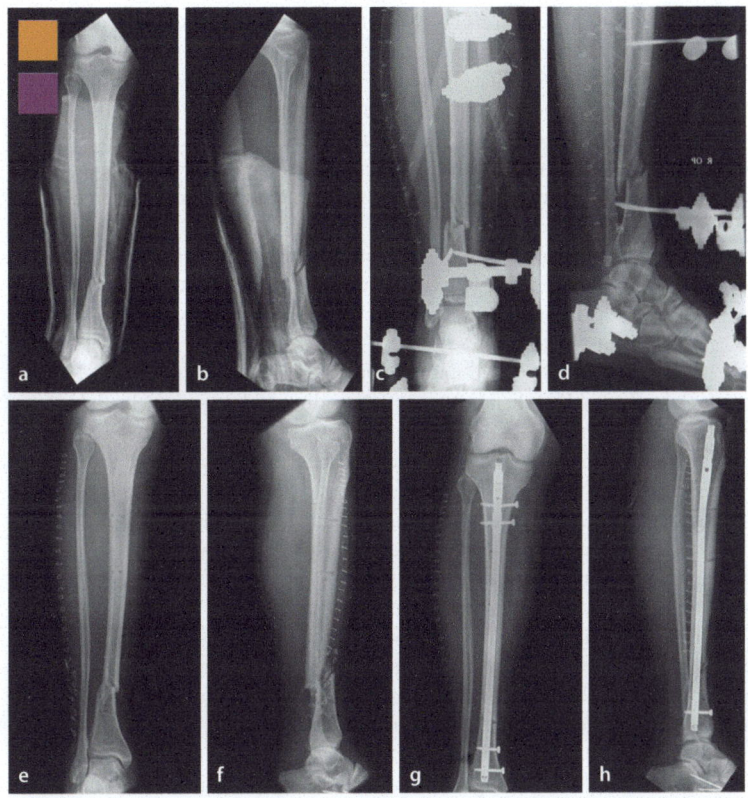

▪ **Abb. 12.15a–h 40 Jahre, männlich. Polytrauma nach Verkehrsunfall.** Kritischer Allge-meinzustand, Kompartmentsyndrom des rechten Unterschenkels, Tibiafraktur mit frag-mentiertem Keil (B3-Fraktur nach AO). Primäre Kompartmentspaltung, Dermotraktion und Fixateur externe. Am 12. Tag nach dem Unfall Entfernung des Fixateur externe, Ruhigstel-lung im Gipsverband und Weichteilpflege. Am 18. Tag nach dem Unfall endgültige Versor-gung mittels eines limitiert aufgebohrten Marknagels (zweizeitiger Verfahrenswechsel)

— Geringe Achsenabweichungen lassen sich bei Weiterführung der konser-vativen Behandlung durch eine Keilung des Gipses korrigieren.
— Eine Diastase der Frakturfragmente kann zu einer verzögerten Knochen-heilung bzw. zur Bildung einer Pseudarthrose führen.
— Die Gefahr einer Pseudarthrose besteht bei einer isolierten dislozierten Tibia-fraktur und intakter Fibula (Grund: u. a. der Sperrmechanismus der Fibula).

- Pseudarthrosen können als Folge einer Defektheilung im spongiösen Knochen entstehen.
- Bei guter Knochenqualität können diese durch die üblichen Verfahren (Dekortikation, Spongiosaplastik, Kompressionsplattenosteosynthese, Umstellungsosteotomie) zur Ausheilung gebracht werden.
- Ein großes Problem stellen Infektionen insbesondere bei Frakturen mit Weichteilschäden oder bei offenen Brüchen dar. Infektionen werden insgesamt bei 2% der Fälle angegeben.
- Ergibt sich im weiteren Verlauf nach osteosynthetischer Versorgung der Verdacht auf eine Infektion, ist in jedem Fall schnell und konsequent zu reagieren.
- Bei der Revisionsoperation muss über den Verbleib des Osteosynthesematerials entschieden werden.
- Bei chronischen Weichteil- und Knocheninfektionen ist eine ausgedehnte Weichteil- und Knochensanierung notwendig, gefolgt von weichteilplastischen Maßnahmen.
- Bei offenen Frakturen oder Weichteilschäden ist die Marknagelung problematisch.
- Primäre Marknagelosteosynthesen können bei offenen Frakturen bis zum Grad II oder auch in manchen Fällen bis Grad IIIA nach Gustilo u. Anderson durchgeführt werden.
- Aufgrund der höheren Nagelstabilität und der besseren Verankerung im Knochen (längere endomedulläre Verklemmung) sind insbesondere im distalen Drittel der Tibia limitiert aufgebohrte Nägel vorzuziehen.
- Etwa 20%–50% aller Patienten geben insbesondere beim Knien nach einer Tibiamarknagelung Knieschmerzen an.
- Als Ursache wird der transligamentäre Zugang angeschuldigt.
- Ein medial neben dem Ligament liegender Zugang kann die Problematik laut Literatur reduzieren.
- Bei postoperativ verbleibender oder erneut aufgetretener Achsfehlstellung muss über eine sofortige oder spätere Reposition und Reosteosynthese entschieden werden. Eine Sofortkorrektur ist immer vorzuziehen, wenn der Verlauf der Primäroperation sowie die Weichteilverhältnisse eine Korrektur ermöglicht.
- Tibiaschaftfrakturen mit großen Trümmerzonen sind von einem Kompartmentsyndrom bedroht. Im Zweifel muss eine Faszienspaltung aller betroffenen Muskellogen erfolgen.
- Postoperativ entwickelte Krallenzehen sind Spätzeichen eines unerkannten Kompartmentsyndroms.

Distaler Unterschenkel (Pilon tibial)

A. Paech, S. Hillbricht, A.P. Schulz

C. Müller-Mai, A. Ekkernkamp (Hrsg.), *Frakturen auf einen Blick*,
DOI 10.1007/978-3-642-27429-9_13, © Springer-Verlag Berlin Heidelberg 2015

> **Fraktur des distalen Unterschenkels (Pilon tibial)**
>
> Verletzungen der distalen Tibia, meist aufgrund des typischen Mechanismus als Pilon-tibial-Frakturen bezeichnet.

- Pilon-tibial-Frakturen stellen bei den Tibiafrakturen einen Anteil von 5–7%. Ungefähr 1/4 der Frakturen sind offene Frakturen, z. T. mit erheblichem Weichteilschaden.
- Der Altersgipfel liegt bei 35–40 Jahren.
- Männer sind weitaus häufiger betroffen als Frauen.

13.1   Mechanismus

- Ursächlich sind v. a. hochenergetische Traumata, z. B. Verkehrsunfälle, Sturz aus großer Höhe etc., die zu einer axialen Stauchung im Bereich des oberen Sprunggelenks (OSG) führen.
- Der härtere Talus wird dadurch in das Tibiaplateau »eingestampft«. So entstehen typische, komplexe intraartikuläre Frakturen mit z. T. nicht unerheblichem Knochen- und Knorpelsubstanzverlust.
- Diese Brüche sind fast immer von komplexen Weichteilschäden begleitet.

> ❯ **Bei geringem Weichteilmantel ist auch bei weniger ausgeprägten Verletzungen eine definitive Primärversorgung fast nie angezeigt.**

13.2   Klinik

- Es liegen typische Symptome, wie ausgeprägte Weichteilschwellung, Schmerzen, Hämatom, sowie z. T. sichere Frakturzeichen vor.
- Die Abgrenzung zur OSG-Fraktur ist meist nicht sicher möglich.
- Unabdingbar ist hier eine Beurteilung des Ausmaßes des Weichteilschadens sowie des neurovaskulären Status.
- Bei offenen Frakturformen sollte eine gute Dokumentation erfolgen.

> **Praxistipp**
>
> Bei offenen Frakturen kann eine Aufnahme mit einer einfachen Digitalkamera die Durchführung serieller Wundinspektionen vermeiden.

— Noch nicht versorgte offene Brüche sind mit einem sterilen Verband zu versehen, eine Antibiotikatherapie ist möglichst zeitnah parenteral zu verabreichen (z. B. Cephalosporin der 3. Generation).

— Liegen massive Schwellung und zunehmende Schmerzen vor, muss an ein sich entwickelndes oder manifestes Kompartmentsyndrom am Unterschenkel oder auch am Fuß gedacht werden.

13.3 Diagnostisches Vorgehen

— Nativradiologisch muss die Diagnose durch die Darstellung des Unterschenkels bzw. des zentrierten Sprunggelenkes in 2 Ebenen erfolgen.

— Bei komplexen Frakturen hat sich die Computertomographie bewährt, die ggf. den Fuß einschließen sollte.

13.4 Klassifikationen

13.4.1 AO-Klassifikation

— Die Einteilung der Frakturen des distalen Unterschenkels erfolgt nach der Arbeitsgemeinschaft Osteosynthese (◘ Abb. 13.1).

■ **Frakturen Typ A**

— Diese Frakturen werden in Abhängigkeit von der Weichteilkompromittierung möglichst rasch operativ versorgt.

— Frakturen vom Typ A1 können in Ausnahmefällen auch konservativ therapiert werden.

— Bei ausreichendem Abstand zur tibiotalaren Gelenkfläche kann eine intramedulläre Nagelung in Betracht gezogen werden.

— Meistens wird jedoch eine Plattenosteosynthese bevorzugt, nach Möglichkeit »minimalinvasiv« eingeschoben.

■ **Frakturen Typ B**

— Der Typ B1 mit Abriss des »tubercule de Chaput« werden schraubenosteosynthetisch von ventral nach dem Zugschraubenprinzip versorgt.

— Der Typ B2 kann mit einer parallelen, doppelten Schraubenosteosynthese, z. B. kanüliert über K-Drähte, eingebracht erfolgen, oder über eine K-Draht-osteosynthese mit Stahldraht-Cerclage.

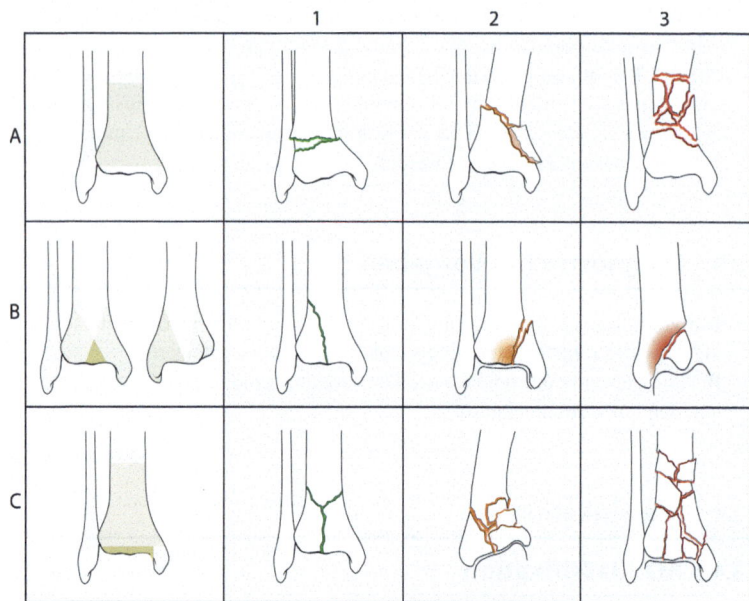

a Extraartikuläre Frakturen
A1: Metaphysär einfach
A2: Mit metaphysärem Keil
A3: Metaphysär komplex
b Partielle Gelenkfrakturen
B1: Reine Spaltung
B2: Impression mit Spaltung
B3: Mehrfragmentär mit Impression

c Vollständige Gelenkfrakturen
C1: Artikulär einfach, metaphysär einfach
C2: Artikulär einfach, metaphysär mehrfragmentär
C3: Mehrfragmentär

◨ Abb. 13.1 AO-Klassifikation der Region 43 Distaler Unterschenkel. Die eigentlichen Pilon-Frakturen betreffen die Brüche der Schweregrade B und v. a. C. Der Schweregrad A ist selten und kommt eher durch indirekte Krafteinwirkung zustande (▶ Abschn. 13.1 »Mechanismus«)

— Bei B2- und B3-Frakturen kommen auch Plattenosteosynthesen, evtl. in Kombination mit Knochenersatzmaterialien oder Spongiosaplastiken, zum Einsatz.

▪ Frakturen Typ C

— Typ-C-Frakturen werden zumeist mit einer Kombination aus schrauben- und plattenosteosynthetischen Verfahren versorgt.
— Diese Operationen erfordern einen hohen Grad an chirurgischer Erfahrung.
— Nur die Schweregrade B und C sind eigentliche artikuläre Pilon-Frakturen.

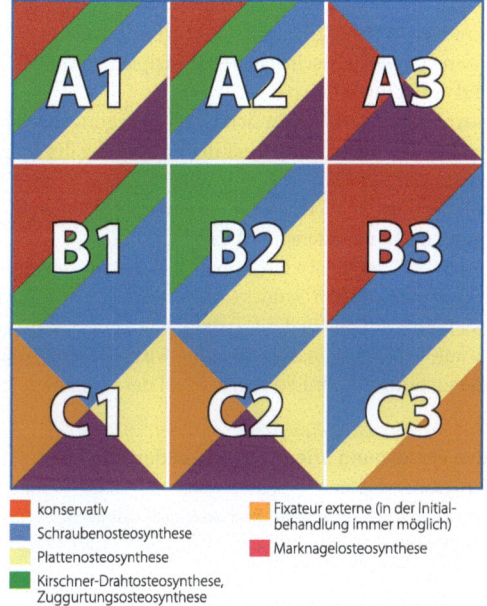

konservativ

Schraubenosteosynthese

Plattenosteosynthese

Kirschner-Drahtosteosynthese, Zuggurtungsosteosynthese

Fixateur externe (in der Initial-behandlung immer möglich)

Marknagelosteosynthese

◻ Abb. 13.2 Therapieoptionen bei körperfernen Brüchen des Unterschenkels (Pilon tibial). Einteilung nach der AO-Klassifikation (Empfehlung der gängigsten Verfahren, Abweichungen sind möglich)

— Brüche vom Typ B2 entsprechen weitgehend einer Innenknöchelfraktur, die sich bis in das Pilon erstreckt.

— Die Einschätzung des begleitenden Weichteilschadens sollte nach den Klassifikationen von Tscherne und Gustilo erfolgen.

13.5 Therapeutisches Vorgehen

— Eine primäre osteosynthetische Versorgung innerhalb der ersten 6–8 h ist nur bei einfachen Frakturen oder bei geringer Schädigung der Weichteile angezeigt.

— Bei den oft vorliegenden erheblichen Weichteilschäden ist immer ein mehrzeitiges Vorgehen indiziert (Überblick in ◻ Abb. 13.2).

— Die Primärversorgung erfolgt mittels vorübergehender Fixation im Fixateur externe.

- Je nach Ausmaß der Weichteilschädigung sind abschwellende Maßnahmen bis zum operativen Weichteil-Débridement erforderlich.
- Trotz Beachtung der eben beschriebenen Prinzipien kommt es oft zu Wundnekrosen und tiefen Infektionen.
- Beim operativen Ersteingriff bietet sich eine Versorgung der Fibula an. Dieses Vorgehen hat den Vorteil, dass über die Versorgung der Fibula Rotation und Länge gesichert werden.
- Nach Konsolidierung der Weichteilverhältnisse kann eine definitive operative Versorgung nach frühestens 7–10 Tagen erfolgen.
- Ziel der operativen Therapie ist eine möglichst anatomische Rekonstruktion der tibialen Gelenkfläche, der Syndesmosenfunktion sowie der Fibula.
- Anhand des Frakturverlaufs in der CT sollte präoperativ abgeschätzt werden, ob eine autologe Spongiosaplastik nötig wird. Außerdem sollte anhand der CT-Untersuchungsergebnisse die Auswahl der Implantate erfolgen.

> **Die operative Versorgung orientiert sich an den von Rüedi (1973) formulierten 4 Grundsätzen**
> - Fibularekonstruktion (kann beim Primäreingriff erfolgen)
> - Gelenkwiederaufbau
> - Spongiosaplastik
> - Mediale Abstützung

- Zugang zur Fibula über eine gerade bzw. leicht geschwungene Inzision entlang der dorsalen Fibulakante.
- Der Standardzugang zur distalen Tibia und zum oberen Sprunggelenk ist über eine anteromediale Inzision, beginnend an der lateralen Tibiakante nach medial über das Sprunggelenk auf die Innenknöchelspitze ziehend, zu führen.

❯ Sind beide Zugänge erforderlich, ist auf eine ausreichend breite Hautbrücke von 6–7 cm zwischen den beiden Schnittführungen zu achten, um die Blutversorgung der Haut nicht zu beeinträchtigen.

13.5.1 Konservative Therapie

- Die konservative Therapie ist beim Erwachsenen nur in Ausnahmefällen, so z. B. bei gering dislozierten extraartikulären Frakturen (Schweregrad A) oder undislozierten intraartikulären Frakturen (B1) indiziert.

13.5.2 Kirschner-Drahtosteosynthese

- Eine reine Kirschner-Drahtosteosynthese ist bei den Frakturen des distalen Unterschenkels selten indiziert.
- In Kombination mit einer Cerclage als Zuggurtung kann die Fraktur des Innenknöchels versorgt werden.
- Am ehesten ist diese Versorgung bei B2-Frakturen anwendbar. Allerdings ist eine Anhebung und Unterfütterung des imprimierten Gelenkanteils mit autologer Spongiosa oder Knochenersatzmaterialien erforderlich.

13.5.3 Schraubenosteosynthese

- Schraubenosteosynthesen werden eingesetzt
  - als interfragmentäre Zugschrauben, z. B. an der Fibula, aber auch
  - an der Tibia,
  - bei der Versorgung des Innenknöchels oder
  - der Versorgung einer Pilon-tibial-Fraktur zur Versorgung von Schlüssel-fragmenten (◘ Abb. 13.3).
- Die Schraubenosteosynthese bietet gegenüber der Verwendung von großen Implantaten, z. B. LCDC-Platten, die Möglichkeit einer minimalinvasiven Versorgung.
- Domäne dieser Versorgungsart sind neben den großen Innenknöchelfraktu-ren die gering dislozierten Frakturformen ohne Gelenkflächenverlust.
- Auch bei extrem geschädigten Weichteilen muss manchmal eine Schrauben-osteosynthese der Plattenversorgung vorgezogen werden, z. T. unter gleich-zeitigem Einsatz eines Fixateurs.

13.5.4 Plattenosteosynthese

- Eine Fibulafraktur wird nach Reposition mittels einer Drittelrohrplatte oder einer Rekonstruktionsplatte gestellt und fixiert. Dies ermöglicht die Wiederherstellung der lateralen Säule und oftmals schon die Reposition eines »tubercule de Chaput« oder lateralen Schlüsselfragments der Tibia.

> **Entscheidend ist die Wiederherstellung der korrekten Länge, Rotation und Achsenstellung der Fibula.**

- Zur Auswahl stehen neben einer Drittelrohrplatte auch Rekonstruktions-platten und LCDC-Platten (◘ Abb. 13.4).

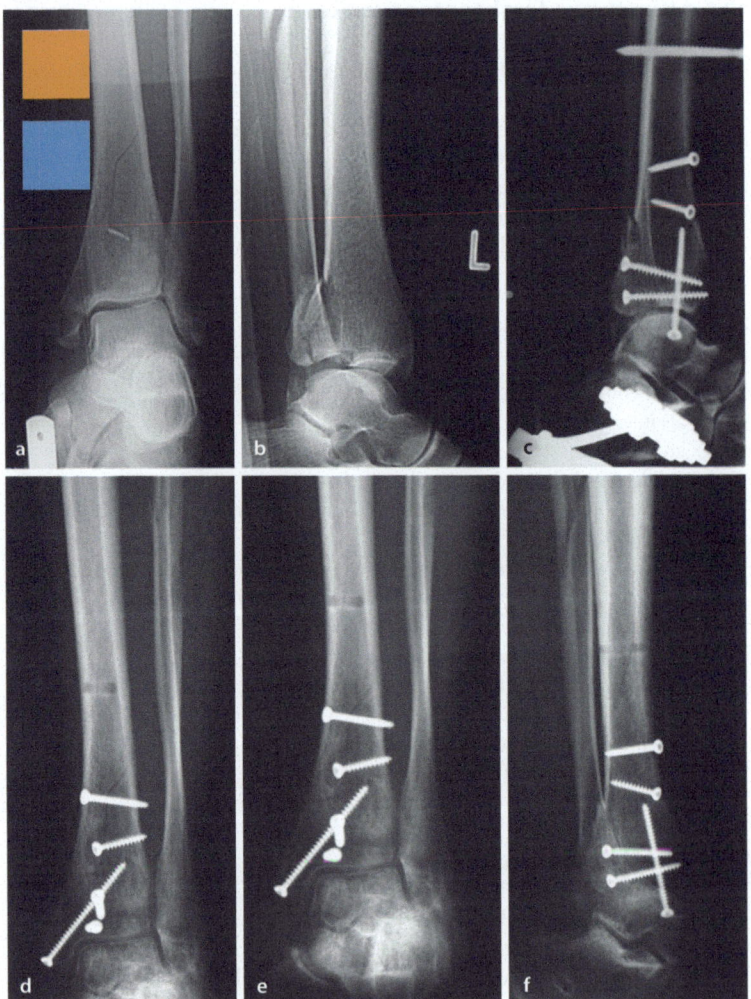

■ **Abb. 13.3a–f 56 Jahre, weiblich. Pkw-Unfall, genauer Mechanismus nicht bekannt.**
Distale Unterschenkelfraktur Typ AO B3 u. a. Zunächst Ruhigstellung im Fixateur externe
und im Verlauf schraubenosteosynthetische Versorgung

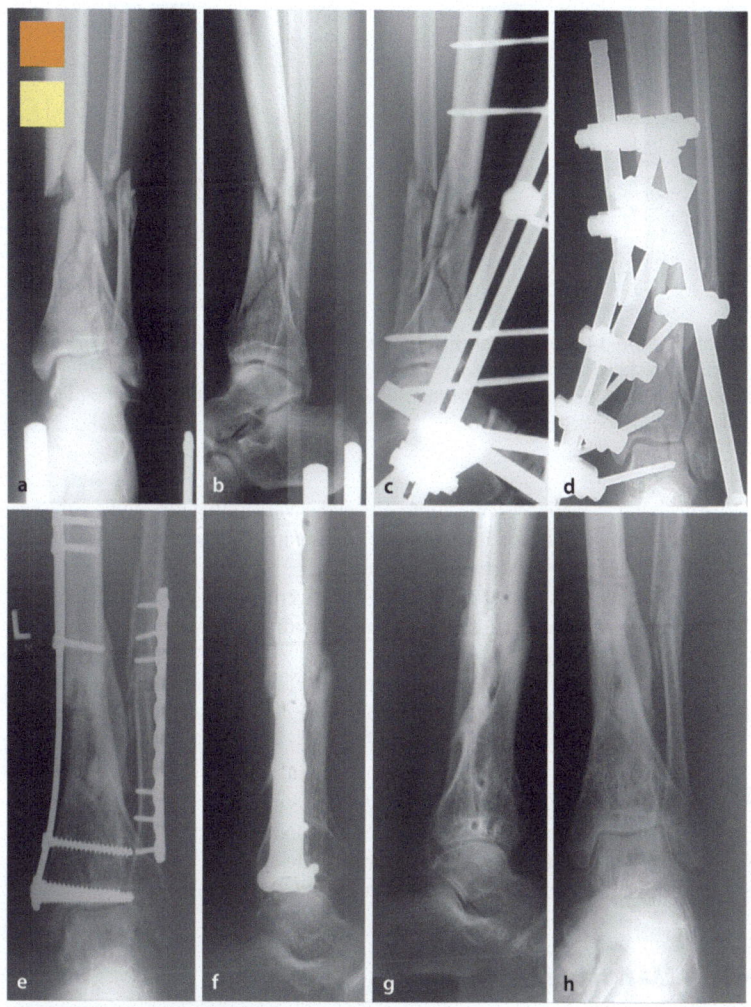

◼ **Abb. 13.4a–h 29 Jahre, männlich. Motorradunfall.** AO-C3-Fraktur, zweitgradig offen. Zunächst Anlage eines Fixateur-Systems und Wundrevision. Nach 13 Tagen definitive Versorgung als Überbrückungsosteosynthese mit von medial eingeschobener Platte. Die Fibula wurde mit einer konventionellen LCDC-Platte versorgt. Das radiologische Ergebnis nach Metallentfernung zeigt eine leichte Valgusstellung sowie einen minimalen seitlichen Versatz. Klinisch jedoch ein gutes Ergebnis, postoperativ kein Wundinfekt. Ausheilungsergebnis nach 18 Monaten (**g, h**): gute Funktion, radiologisch deutliche Ossifikation im Bereich der Membrana interossea

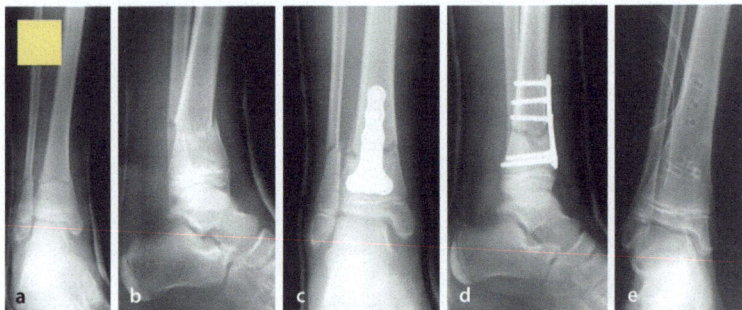

◘ **Abb. 13.5a–e 14 Jahre, männlich. Fahrradsturz.** A1-Fraktur mit Achsfehlstellung. Eine geschlossene Reposition war erfolglos, deshalb minimalinvasive winkelstabile Platten-osteosynthese von ventral, die Wachstumsfuge wurde strikt geschont. Sehr gutes funktio-nelles und radiologisches Ergebnis

- Auch winkelstabile Systeme kommen bei der Versorgung der Fibula zur Anwendung und bieten insbesondere bei osteoporotischem Knochen die Möglichkeit einer sichereren Versorgung.
- Zur internen Versorgung der distalen Tibia werden winkelstabile Platten-systeme zunehmend standardmäßig angewandt, oft zusätzlich zu Schrau-benosteosynthesen.
- Bei auf die distale Tibia beschränkten Frakturformen kann durch ventrale Anlage der Platte oft eine gute Kontrolle über die Fragmente erreicht werden (◘ Abb. 13.5).
- Frakturen, die bis in den tibialen Schaft ziehen, machen die mediale Platten-anlage notwendig (◘ Abb. 13.6).
- Vorliegende Knochendefektzonen müssen durch autologe Spongiosaplastik oder bei ersatzstarkem Implantatlager mit Infektfreiheit und guter Durch-blutung mit Knochenersatzmaterial augmentiert werden.

13.5.5 Marknagelosteosynthese

- Eine Indikation für die Marknagelosteosynthese besteht selten.
- Eine Achsfehlstellung lässt sich nur schwer korrigieren.
- Bei diaphysären Frakturen, die Frakturausläufer bis in das Pilon aufweisen, können in einigen Fällen Nägel, z. T. verbunden mit distalen Zugschrauben, die das Tibiaplateau sichern, verwendet werden.

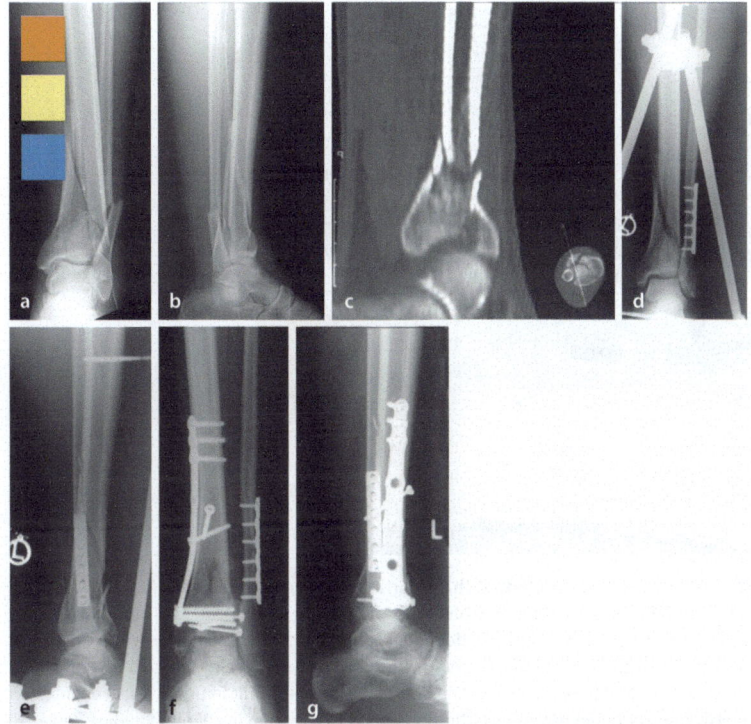

◘ Abb. 13.6a–g 45 Jahre, männlich. Sturz vom Dach im Rahmen der beruflichen Tätigkeit. Nach Primärversorgung mit Kleinfragment-LCDCP der Fibula und Fixateur-Anlage CT zur Planung der Versorgung des Pilons vom Typ AO C2. Die definitive Versorgung erfolgte nach 7 Tagen mit winkelstabiler Platte und Zugschrauben

13.5.6 Fixateur externe

— Die Fixateur-Behandlung ist in der Primärphase fast immer angezeigt (◘ Abb. 13.7), kommt aber zur Ausbehandlung der Fraktur nur selten zum Einsatz.

— Zur Anwendung kommen trianguläre oder V-förmige Konfigurationen, die das obere und untere Sprunggelenk übergreifen müssen. Auf eine Neutralstellung im oberen Sprunggelenk ist zu achten. Es werden deshalb zusätzliche Pins im subcapitalen Bereich oder in der Basis des 5. und 1. Mittelfußknochens eingebracht.

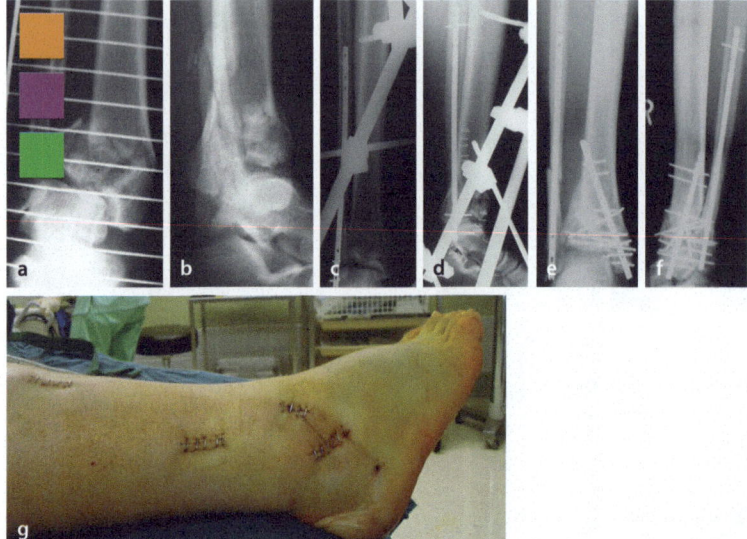

■ **Abb. 13.7a–g 25 Jahre, männlich. Motorradunfall (Frontalkollision).** AO-C2-Verletzung mit initial drittgradigem Weichteilschaden. Primäre Versorgung mit Fixateur externe und XS-Nagel der Fibula. Aufgrund der angespannten Weichteilsituation erfolgte am 8. Tag der Entschluss zur minimalinvasiven Versorgung der Tibia mit Kirschner-Drähten und einem weiteren XS-Nagel (Bilder von W. Friedl, Aschaffenburg, mit freundlicher Genehmigung). Zum Zeitpunkt der Metallentfernung nach 14 Monaten noch mittelgradige Bewegungseinschränkung und belastungsabhängige Schmerzen nach längerem Laufen

— Bei schwierigen Weichteilsituationen kann eine Ausbehandlung im Fixateur erwogen werden, ggf. kombiniert mit einzelnen Schrauben.

13.6   Nachbehandlung

— Noch in Narkose sollte eine Orthese angelegt werden, wenn eine übungsstabile Osteosynthese erreicht werden konnte.
— Bei unzureichender Stabilität kann ein Fixateur externe bis zur Frakturheilung (ca. 6–8 Wochen) zusätzlich zur sekundären Osteosynthese belassen werden.
— Postoperativ gilt es, die Weichteilsituation zu beobachten. Infektionen, Wundrandnekrosen und Hämatome sind möglich.

— Eine Abrollbelastung bzw. Teilbelastung der operierten Extremität unter Verwendung von Unterarmgehstützen mit bis zu 20 kg sollte nach Maßgabe des Operateurs bis zur knöchernen Konsolidierung (ca. 12 Wochen) unter Röntgenkontrollen erfolgen.

13.7 Sonderformen

▪ **Vollständige Gelenkflächenzerstörung**
— In einigen Fällen ist die primäre Arthrodese zu diskutieren.
— Die Einschränkung der Lebensqualität nach Trümmerfrakturen, die nur eine eingeschränkte Wiederherstellung der Gelenkfläche erlaubten, ist ausgeprägt.

▪ **Kinder**
— Derartige Brüche im Kindesalter sind selten.

▪ **Osteoporotischer Knochen**
— Osteoporotische Frakturen werden nach den in ▶ Abschn. 13.5 dargestellten Prinzipien versorgt.

13.8 Prognose und funktionelle Ergebnisse

— Infektraten von >30%, wie sie in Zeiten der sofortigen operativen Behandlung zu finden waren, sind bei zweizeitigem Vorgehen in etwa 5% zu erwarten.
— Die Arthrodeseraten, insbesondere bei minimalinvasivem Vorgehen bei Gelenkfrakturen, liegen in der Langzeitbetrachtung z. T. >20%.
— Weitere prognostische Größen:
    — Fähigkeiten und Erfahrung des Chirurgen,
    — Rekonstruierbarkeit der anatomischen Gelenkflächen,
    — Allgemeinzustand des Patienten,
    — Compliance.
— Die wichtigsten Maßnahmen zur Vermeidung von Problemen und Komplikationen zeigt die ▶ Übersicht.

Die wichtigsten Maßnahmen zur Prophylaxe von Komplikationen
■ Umfassende Einschätzung des initial vorliegenden Traumas
■ Sorgfältige Planung und Durchführung des operativen Vorgehens
■ Richtige Wahl des Eingriffszeitpunkts
■ Frühfunktionelle Nachbehandlung des Patienten

Oberes Sprunggelenk

A. Paech, S. Hillbricht, M.M. Kaiser, A.P. Schulz

C. Müller-Mai, A. Ekkernkamp (Hrsg.), *Frakturen auf einen Blick*,
DOI 10.1007/978-3-642-27429-9_14, © Springer-Verlag Berlin Heidelberg 2015

Fraktur des oberen Sprunggelenks

Es handelt sich hierbei um Frakturen des Innenknöchels, der distalen Fibula (Sonderform bis in Höhe direkt unterhalb des Fibulaköpfchens möglich), der hinteren oder vorderen Tibiakante (knöcherne Syndesmosenausrisse) sowie häufig Begleitverletzungen am Bandapparat des Sprunggelenks.

— Die Inzidenz von 1–1,5 pro 1000 Einwohner ist hoch.
— Männer und Frauen sind gleich häufig betroffen.

14.1   Mechanismus

— OSG-Frakturen sind meistens Folge indirekter Torsions-, Scher- und axial einwirkender Kräfte, seltener Folge eines direkten Traumas.
— Klassischer Mechanismus bei der OSG-Fraktur ist die Distorsion (Supinations- oder Pronationstrauma).
— Es handelt es sich um Gelenkfrakturen, daher ist eine zeitnahe anatomische Rekonstruktion des Gelenks mit frühfunktioneller Nachbehandlung das Therapieziel.

> **Bei grob dislozierten Malleolarfrakturen oder Luxationsfrakturen muss daher schon immer am Unfallort eine Reposition erfolgen, um eine weitere Kompromittierung der Weichteile, Nerven und Gefäße zu vermeiden. Erfolgt die Reposition erst später, besteht die Gefahr des sog. inneren Decubitus mit häufig auftretenden Wundheilungsstörungen.**

Praxistipp

Zur Abgrenzung der isolierten Fibulafraktur ist der Mechanismus entscheidend. Es handelt sich um einen direkten Anprall.
Es kann fast immer konservativ behandelt werden.

14.2   Klinik

— Es finden sich indirekte Frakturzeichen wie Schwellung, Hämatom, Schmerzen.
— Direkte Frakturzeichen wie Krepitation, Fehlstellung bei Luxationsfrakturen und freiliegende Knochenfragmente bei offenen Brüchen sind ebenfalls zu beobachten.

- Klinische Untersuchung:
  - Untersuchung der Sprunggelenkregion.
  - Untersuchung des proximalen Unterschenkels → Ausschluss einer evtl. vorliegenden proximalen Fibulafraktur (Maisonneuve).
  - Klinisch finden sich hier wenige Symptome, oft besteht nur ein Ziehen oder ein Druckschmerz in Frakturhöhe.

Praxistipp

Klinische Zeichen für eine isolierte distale Syndesmosensprengung:
- positiver Frick-Test (Außenrotationsstress bei fixiertem Unterschenkel in Neutralstellung) und
- distaler tibiofibularer Kompressionstest.

Beide sind positiv bei Schmerzauslösung über der Syndesmose oder der Membrana interossea.

- Ausgeprägte Hämatome im Bereich der Knöchelregion können aber ein Hinweis auf Begleitverletzungen der Gelenkkapsel sowie der ligamentären Strukturen sein.
- Umgekehrt ist bei isolierter Deltabandverletzung ohne Frakturnachweis im Bereich des OSG eine Maisonneuve-Fraktur auszuschließen.

14.3 Diagnostisches Vorgehen

- Anamnese (Unfallmechanismus).
- Klinische Untersuchung.
- Röntgendiagnostik
  - Röntgen in 2 exakt eingestellten Ebenen: Sprunggelenk in mindestens 2 Ebenen: a.-p. und seitlich sowie »true a.-p.« in 20° Innenrotation.
  - Dabei wird die Gelenkachse orthograd in den Strahlengang gebracht. Diese Ebene ist unverzichtbar, da nur so eine sichere Beurteilung der Verletzung, aber auch postoperativ der Rekonstruktion möglich ist.
  - Die klassische a.-p.-Ebene ist in der Regel verzichtbar.
  - Zu beurteilen ist neben der Knochenstruktur der Gelenkspalt, der zwischen Talus und distaler Tibia in etwa gleich weit sein sollte (◘ Abb. 14.1).
  - Der »espace claire« (»ligne claire«) sollte <6 mm betragen; bei Syndesmosenruptur ist dieser Abstand vergrößert.
- Eine CT-Untersuchung ist in der Regel abdingbar. Bei Unsicherheit in Bezug auf eine Syndesmoseninsuffizienz sollte eine MRT durchgeführt werden.

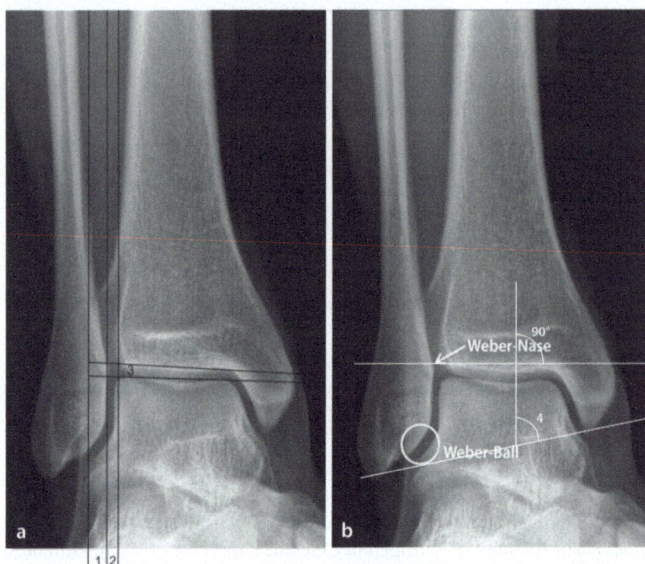

■ **Abb. 14.1a, b Oberes Sprunggelenk. a** Tibiofibulare Überlappung (normal <1 cm; 1),
»ligne claire« (2), Gelenkspaltsymmetrie (3). **b** Talocruraler Winkel (4), »Weber-Nase« und
»Weber-Ball« beschreiben in der »true a.-p.« Röntgenaufnahme das korrekt stehende
Sprunggelenk

Praxistipp

Zum Ausschluss einer Maisonneuve-Verletzung muss bei klinischem Verdacht
(lokale Symptome oder scheinbar isolierte Deltabandverletzung nach dem
Röntgen des Sprunggelenks) eine Aufnahme des Kniegelenks in 2 Ebenen erfolgen. Die Aufnahmen müssen sich überlappen, d. h. der gesamte Unterschenkel muss abgebildet sein.

14.4 Klassifikationen

14.4.1 AO-Klassifikation

— Im klinischen Sprachgebrauch wird von uni-, bi- und trimalleolären (beide Malleoli mit Volkmann-Dreieck) Brüchen gesprochen.

— Die AO-Klassifikation basiert auf der Weber-Einteilung (◘ Abb. 14.2).

— A-Frakturen sind unterhalb, B-Fraktur in Höhe und C-Brüche oberhalb der Syndesmose lokalisiert.

— Bei A1- und B1-Frakturen liegen relativ stabile Situationen vor.

— Daher können undislozierte Brüche auch konservativ behandelt werden.

— Ab den A2- oder B2-Brüchen tritt eine mediale Verletzung hinzu, die Situation ist damit immer instabil.

■ **Frakturen Typ A**

— In aller Regel wenig disloziert und gut zu reponieren.

— Bei undislozierter Stellung wird konservativ mit Gipsanlage behandelt.

— Deutlich dislozierte, instabile Brüche werden operiert. Hier bieten sich Zugschrauben oder eine Zuggurtungsosteosynthese an.

— Bei Beteiligung des Innenknöchels ist dieser über Zugschrauben- oder Zuggurtungsosteosynthesen mitzuversorgen.

■ **Frakturen Typ B**

— Konservative Therapie nur bei gegebener Stabilität (B1) und undislozierter Stellung (Überprüfung unter Stress mit dem Bildwandler).

— Ansonsten 1/3-Rohr- oder Rekonstruktions- bzw. LCDC-Platten.

— Ein Volkmann-Dreieck kann perkutan von ventral verschraubt werden.

■ **Frakturen Typ C**

— Die Versorgungsprinzipien gleichen denen der B-Frakturen.

— Allerdings ist eine zusätzliche tricorticale Stellschraube zur Sicherung der Syndesmose möglichst durch die Platte, aber auch separat für 6 Wochen einzubringen.

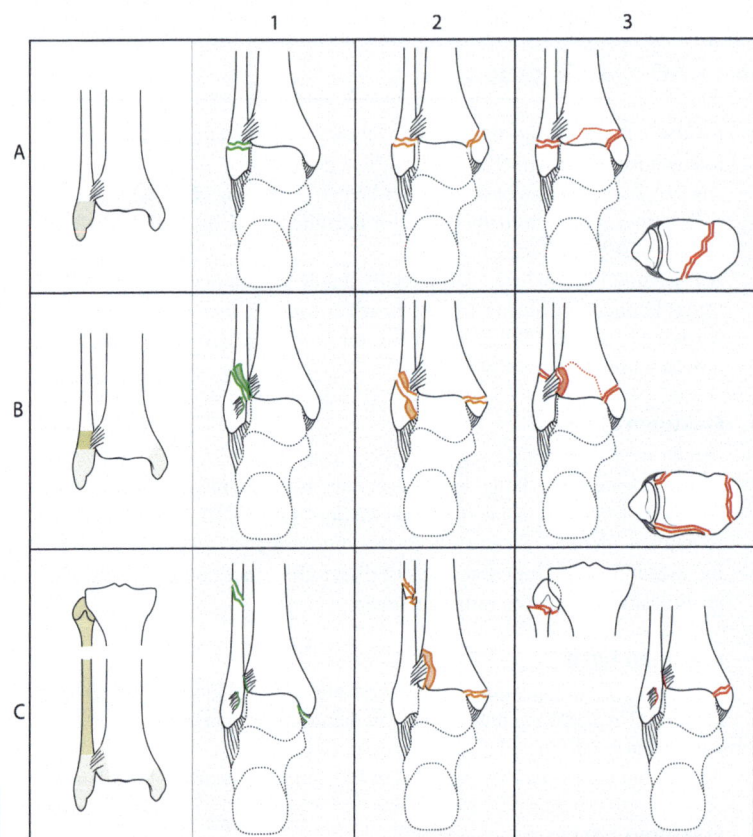

**a Frakturen mit intakter Syndesmose
(je 3 Untergruppen A1.1–A3.3)**
A1: Isolierte infrasyndesmale Fraktur oder laterale
Bandläsion (entsprechen dem Supinations-Adduk-
tions-Typ I der Lauge-Hansen-Klassifikation)
A2: Infrasyndesmale laterale Bandläsion oder laterale
Fraktur und Bruch des medialen Malleolus
A3: Infrasyndesmale laterale Bandläsion oder mit
aufsteigendem Schweregrad auch Avulsionsfraktur des
lateralen Malleolus und posteromedial eFraktur der Tibia
**b Frakturen, Syndesmose fakultativ intakt
(je 3 Untergruppen B1.1–B3.3)**
B1: Isolierte transsyndesmale Fibulafraktur, B1.2-B1.3:
mehr-/multifragmentär (entsprechen dem Supina-
tions-Eversions-Typ I–II der Lauge-Hansen-Klassifikation)

B2: Transsyndesmale Fibulafraktur mit medialer Läsion des
Seitenbands bis hin zur Fraktur des Malleolus medialis
B3: Transsyndesmale Fibulafraktur mit medialer Läsion
(s. B2) und Beteiligung der posterolateralen Kante
(Volkmann-Dreieck)
**c Frakturen, Syndesmose immer rupturiert
(je 3 Untergruppen C1.1–C3.3)**
C1: Laterale suprasyndesmale Fraktur mit medialer Läsion
(s. B2) bis hin zur Beteiligung des Volkmann-Dreiecks und
Fraktur des Malleolus medialis
C2 (s. C1): Fraktur, hier multifragmentäre Fraktur der Fibula
C3: Laterale suprasyndesmale Läsion im Sinne einer
proximalen Fibulafraktur (Maisonneuve) und mit
zunehmender Schwere auch Beteiligung
des medialen Malleolus und Verkürzung

◼ **Abb. 14.2 AO-Klassifikation der Region 44 Oberes Sprunggelenk**

14.5 Therapeutisches Vorgehen

> Alle dislozierten Malleolarfrakturen gelten als instabil und sollten einer operativen Therapie zugeführt werden.

- Ziele:
  - Wiederherstellung der Fibulalänge, -torsion und -achse,
  - Retention über eine Zugschraube und Neutralisationsplatte oder dorsale Abstützplatte.
- Offene Gelenkfrakturen bedürfen ebenfalls einer operativen Therapie, allerdings ist hier ein mehrzeitiges Vorgehen mit primärem Wund-Débridement und temporärer Fixation über einen Fixateur externe zu empfehlen.
- Bei einer Luxationsfraktur des oberen Sprunggelenks sollte eine temporäre Ruhigstellung in einer Weißgipsschiene nur dann nach exakter Reposition erfolgen, wenn keine primäre Operation möglich ist.
- Ein Nachweis der korrekten Stellung im Gips ist mittels Röntgenaufnahmen zu erbringen.
- Immer ist jedoch die Ruhigstellung im Fixateur externe zu empfehlen, wenn die Reposition von Luxationsbrüchen nicht exakt gelingt oder bereits eine erhebliche Schwellung vorliegt.
- Eine Operation sollte innerhalb der ersten 6 h nach Trauma angestrebt werden, in jedem Fall aber vor dem Auftreten einer stärkeren Schwellung oder von Spannungsblasen.
- Eine initial direkt nach dem Trauma bestehende Schwellung ist oftmals bedingt durch ein Fraktur- und Weichteilhämatom, das durch den operativen Eingriff entlastet werden kann und dann einen spannungsfreien Wundverschluss erlaubt.
- Einen Überblick über die Therapieverfahren gibt ◘ Abb. 14.3.

14.5.1 Konservative Therapie

- Bei undislozierten Frakturen des Außenknöchels unterhalb der Syndesmose (Typ A1) kann ein konservatives Vorgehen aufgrund der meist erhaltenen Stabilität erwogen werden.
- Zunächst Ruhigstellung in einem gespaltenen, gepolsterten Unterschenkelliegegips über ca. 4 Wochen. Im Verlauf nach Röntgenkontrollaufnahmen zirkulärer Unterschenkel-Cast.
- Isolierte Innenbandverletzungen sollten einer konservativen Therapie im Gipsverband zugeführt werden.

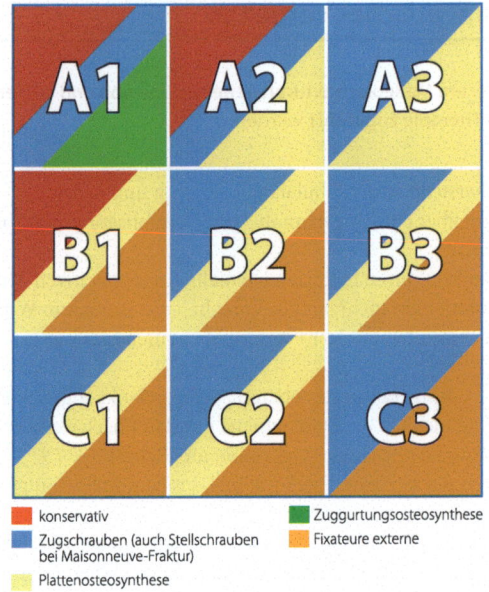

konservativ

Zugschrauben (auch Stellschrauben bei Maisonneuve-Fraktur)

Plattenosteosynthese

Zuggurtungsosteosynthese

Fixateure externe

▪ Abb. 14.3 Therapieoptionen bei OSG-Frakturen (»4. Segment des Unterschenkels«, 44). Einteilung nach der AO-Klassifikation (Empfehlung der gängigsten Verfahren, Abweichungen sind möglich)

— Die Compliance des Patienten bezüglich einer konsequenten Entlastung oder Teilbelastung an Unterarmgehstützen, Thromboseprophylaxe und lokal abschwellenden Maßnahmen muss gegeben sein, um den Therapieerfolg nicht zu gefährden (▪ Abb. 14.4).

14.5.2 Zuggurtungsosteosynthese

— Die Osteosynthese des Innenknöchels erfolgt im Normalfall über die Anlage einer Zuggurtungsosteosynthese (▪ Abb. 14.5) oder eine direkte perkutane Verschraubung der Fragmente.
— Diese Technik ist auch bei dislozierten Fibulafrakturen vom Typ AO 44-A2 anwendbar.

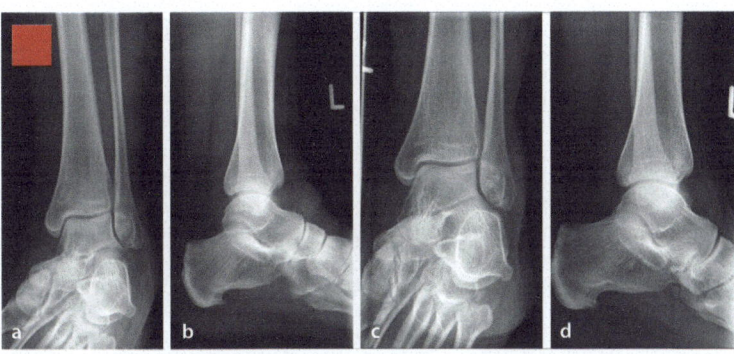

■ **Abb. 14.4a–d 55-jährige Patientin mit Umknicktrauma und undislozierter Weber-A-Fraktur.** Entscheidung zum konservativen Therapieverfahren mittels Orthese. In der Nachkontrolle (1 Woche; **c, d**) weiterhin undisloziert stehende Fraktur

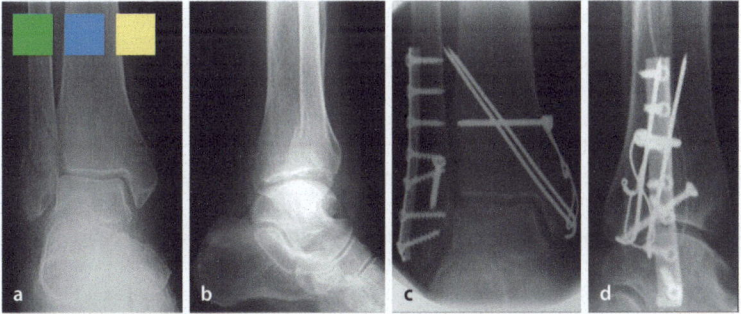

■ **Abb. 14.5a–d 78 Jahre, männlich. Indirektes Trauma als Fußgänger.** Distorsion im Sinne einer Supination mit bimalleolärer Fraktur (**a, b**); Typ B2 nach AO. Operative Versorgung mit Drittelrohrplatte und interfragmentärer Zugschraube (Fibula, Weber-B-Fraktur) sowie Zuggurtungsosteosynthese am Innenknöchel am 5. Tag nach Trauma (**c, d**) nach Konsolidierung der Weichteile. Allseitig symmetrisch erscheinender Gelenkspalt, »Weber-Nase« in Höhe des subchondralen Knochens der Tibia, korrekte Reposition

14.5.3 Zugschraubenosteosynthese/Stellschraube

— Eine gute Indikation ist die Maisonneuve-Fraktur, also die C3-Fraktur nach der AO-Klassifikation (■ Abb. 14.6). Dabei gilt es, die Stellung der gesprengten Malleolengabel wiederherzustellen.

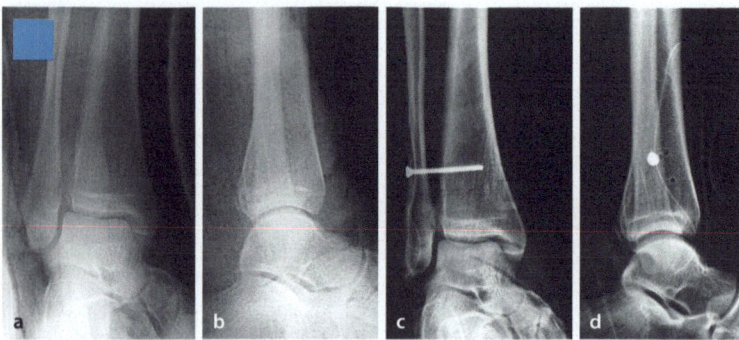

■ **Abb. 14.6a–d 53 Jahre, männlich. Supinationstrauma.** Isolierte Sprengung der vorderen Syndesmose mit deutlich erweitertem Spalt (»ligne claire«; **a, b**). Versorgung des Patienten am Unfalltag bei guter Weichteilsituation mit nur einer Stellschraube (**c, d**); »true a.-p.« Ebene postoperativ nicht exakt eingestellt, daher unsymmetrischer Gelenkspalt, Syndesmose nicht sicher beurteilbar

— Über die exakte Position der Verschraubung, die Anzahl durchbohrter Cortices und die Anzahl der zu verwendenden Schrauben herrscht keine Einigkeit. Wir empfehlen, mindestens 2 Schrauben zu setzen, um die Redislokationsgefahr zu verringern.

— Es sollte soviel Kompression aufgebracht werden, dass die Weite des Syndesmosenspalts der unverletzten Gegenseite entspricht.

— In der seitlichen Ebene ist die Einstellung mitunter schwierig zu beurteilen, sodass sich intraoperativ der Einsatz eines 3D-Bildwandlers oder postoperativ einer CT-Kontrolle empfiehlt (→ Überprüfung, ob die Fibula exakt in die Incisura fibularis eingepasst worden ist).

— Die Schrauben sollten etwa 2–3 cm oberhalb der Gelenkfläche parallel zu dieser platziert werden.

❯ **Eine Entfernung nach 6–8 Wochen ist zu empfehlen, um nach Syndesmosenheilung die Beweglichkeit der Malleolengabel wiederherzustellen. Dies ist von entscheidender Bedeutung für die Funktion des Sprunggelenks, da die distale Syndesmose den entscheidenden dynamischen Stabilisator in der Bewegung des OSG darstellt.**

— Wird die Funktion der Syndesmose nicht exakt rekonstruiert, resultiert eine pathologische Außenrotation des Talus bei der Dorsalextension von etwa 10° und eine damit verbundene Valgisation. Beides führt unbehandelt unweigerlich zur Arthrose.

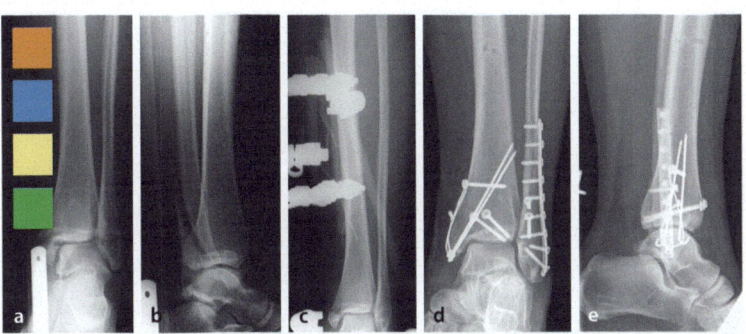

**▫ Abb. 14.7a–e 31-jährige Patientin mit Umknicktrauma infolge Reitunfall mit bimal-
leollärer OSG-Fraktur sowie Beteiligung des hinteren Volkmann-Dreiecks.** Initiale Versorgung am Unfalltag mit Fixateur externe (**c**) und am 6. postoperativen Tag nach Weichteilkonsolidierung mit 9-Loch-1/3-Rohrplatte, 2 interfragmentären Zugschrauben am Außenknöchel, Stahldraht-Cerclage am Innenknöchel und 2 von ventral eingebrachten Zugschrauben mit Unterlegscheibe (**d, e**)

Praxistipp		

Die Syndesmosenfunktion wird nach Osteosynthese intraoperativ überprüft
und bilddokumentiert. 1–2 mm Spiel nach dorsal sind bei ventralem Druck
physiologisch. Fehlstellungen der Fibula in der Incisura tibiofibularis von
>2 mm in der Sagittalen, aber auch in der Axialen, sind operativ zu korrigieren.

— Weitere Indikationen für Zugschrauben sind:
    — hinteres Volkmann-Dreieck (knöcherner Syndesmosenausriss der dorsa-
      len Tibia),
    — das ventrale Gegenstück, das »tubercule de Tillaux-Chaput (knöcherner
      Syndesmosenausriss der ventralen Tibia) und mitunter auch
    — die Wagstaffe-Fraktur (knöcherner Syndesmosenausriss der ventralen
      Fibula).
— Das Volkmann-Dreieck wird operiert, wenn etwa 1/4 der Gelenkfläche oder
  mehr betroffen ist (▫ Abb. 14.7).
— In vielen Fällen ist nach Reposition auch perkutane Versorgung möglich.
— Ist das hintere Volkmann-Dreieck nach der Versorgung von Innen- und
  Außenknöchel noch disloziert, kann eine offene Reposition über einen
  posterolateralen Zugang erforderlich werden.

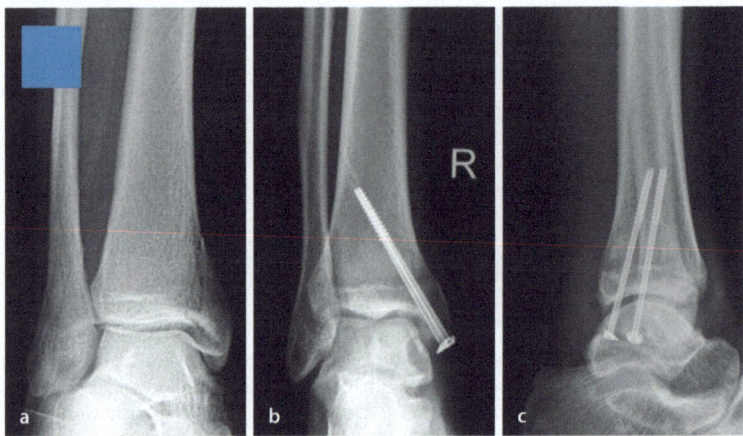

🔲 **Abb. 14.8a–c 24 Jahre, männlich. Polytrauma nach Pkw-Unfall.** Innenknöchelfraktur u. a. ohne Beteiligung der Fibula, der Ausschluss einer Maisonneuve-Verletzung ist erfolgt (**a**). Versorgung mit 2 kanülierten Zugschrauben mit kurzem Gewinde und Unterlegscheiben (**b, c**). a.-p.-Ebene postoperativ nicht beurteilbar, da nicht exakt eingestellt

— Bei der Versorgung des Innenknöchels ist eine direkte Verschraubung der Fragmente möglich, bei wenig dislozierten Brüchen als eine perkutane Verschraubung über Stichinzisionen (🔲 Abb. 14.8).

— In der Regel werden 2 Schrauben mit oder ohne Unterlegscheibe senkrecht zum Gelenkspalt eingebracht.

— Auf eine interfragmentäre Kompression ist zu achten.

14.5.4 Plattenosteosynthese

— Bei der Plattenosteosynthese kommen folgende Implantate zur Anwendung:
  — Drittelrohrplatten in ausreichender Länge (am häufigsten verwendetes Implantat),
  — LCDC-Platten bei Trümmerbrüchen,
  — Rekonstruktionsplatten, wenn eine größere Stabilität erforderlich ist,
  — winkelstabile Platten bei Osteoporose und Defektzonen (🔲 Abb. 14.9).

— Bei der Operation sollte immer die Fibula zuerst gestellt und fixiert werden, um eine korrekte Achsenstellung und Länge zu erreichen.

— Nach erfolgter Reposition und temporärer Fixation über Repositionszangen wird eine interfragmentäre Zugschraube von ventral eingebracht.

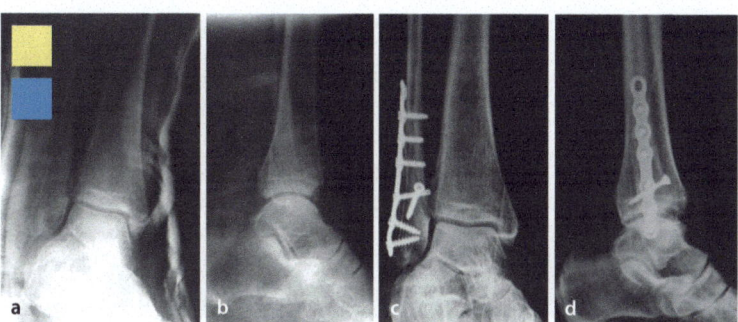

■ **Abb. 14.9a–d** 68 Jahre, weiblich. Bekannte Encephalomyelitis disseminata, Supinationstrauma. Schrägfraktur unterhalb der Syndesmose, intraoperativ dargestellt (**a, b**); Typ A1 nach AO. Zunächst Ruhigstellung im Gips bei zu starker Weichteilschwellung. Aufgrund der dislozierten Fraktur operative Versorgung am 5. Tag nach Abschwellung mittels interfragmentärer Zugschraube und winkelstabiler Platte, Innenknöchel nicht frakturiert (**c, d**)

– Danach wird eine Drittelrohrplatte entweder lateral anliegend als Neutralisationsplatte oder dorsal anliegend als Antigleitplatte anmodelliert.

❯ **Bei der Anmodellierung ist darauf zu achten, dass die Platte die Außenknöchelspitze nicht überragt und möglichst mittig auf der Fibula läuft.**

– Die Platte wird im Knöchelbereich über Spongiosaschrauben und proximal mit Corticalisschrauben fixiert.
– Immer ist die Syndesmose nach Platzierung der Platte zu überprüfen.
– Lässt sich durch intraoperativen Hakenzug oder einen Frick-Test kein Aufweiten nachweisen, ist eine Stellschraube verzichtbar.
– Bei Syndesmosenverletzungen besteht die Möglichkeit, eine Stellschraube über die lateral liegende Platte einzubringen (→ Wiederherstellen der Malleolengabel). Dabei die Syndesmose nicht unter zu starke Kompression bringen.

14.5.5 Fixateur externe

– Offene Frakturen und Luxationsfrakturen bedürfen in vielen Fällen einer temporären Fixation bis zur definitiven operativen Versorgung nach Weichteilkonsolidierung. Bei anderen Frakturformen ist meist eine Gipsruhigstellung bis zur Abschwellung nach 4, oft erst 6–7 Tagen ausreichend. Hierzu

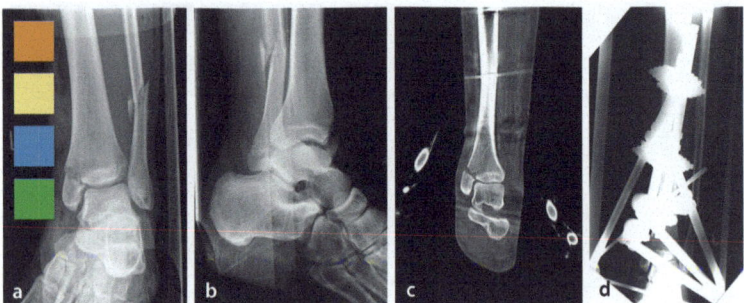

■ **Abb. 14.10a–d 39 Jahre, männlich. Als Motorradfahrer gestürzt mit u. a. bimalleolä-**
rer OSG-Fraktur links. Initiale Versorgung und geschlossene Reposition mit OSG-übergrei-
fendem Fixateur externe. Am 7. postoperativen Tag definitive Versorgung mit 8-Loch-1/3-
Rohrplatte, interfragmentärer Zugschraube, Stellschraube bei Syndesmosenruptur und
Stahldraht-Cerclage am Innenknöchel

wird ein gelenkübergreifender Fixateur externe winkelstabil angebracht
(■ Abb. 14.10).

— In den Tibiaschaft werden 2 sog. Steinmann-Nägel von ventral frakturfern
und frakturnah eingebracht. Weiterhin werden Steinmann-Nägel subcapital
oder alternativ in die Basis in das Os metatarsale 1 und 5, ein letzter Stein-
mann-Nagel wird transcalcanear eingebracht.

❯ **Auf eine Position der Sprunggelenke in Nullstellung nach der Neutral-Null-**
Methode ist unbedingt zu achten.

14.5.6 Intramedulläre Kraftträger

— Die Versorgung mit Rush-Pins hat sich in Deutschland nicht durchsetzten
können, die Reposition lässt sich nur ungenügend kontrollieren.

— Der XS-Zuggurtungsnagel nach Friedl ist eine weiteres Implantat zur intramedullären Versorgung von OSG-Frakturen.

14.5.7 Augmentation von Knochendefekten

— Bei Frakturen des oberen Sprunggelenks ist diese Maßnahme selten indiziert.

14.6 Nachbehandlung

- Postoperativ ist die Weichteilsituation zu beobachten; Infektionen, Wundrandnekrosen und Hämatome sind möglich.
- Eine Thromboseprophylaxe sollte bis zur sicheren Vollbelastung durchgeführt werden.
- Röntgenkontrollen empfehlen sich direkt postoperativ sowie nach Mobilisation und im Verlauf, um die Frakturheilung zu sichern bzw. Komplikationen wie sekundäre Dislokationen so früh wie möglich zu erfassen.
- Bei einfachen Frakturen ist eine frühfunktionelle Beübung und Belastung der Extremität erwünscht. Dazu sollte eine entsprechende Orthese wie z. B. eine Air-Cast-Schiene angepasst werden.
- Bei guter Knochenqualität ist im Gips/Vacuped nach Plattenosteosynthese oder ohne Gips eine frühfunktionelle Therapie <20 kg Teilbelastung möglich.
- Die Fibula überträgt nur etwa 15% der Last auf das Sprungbein.
- Kindertraumatologie:
    - Bei Zugschraubenosteosynthese ist eine gipsfreie Behandlung möglich.
    - Je nach Alter und Fraktur kann bei entsprechender Konsolidierung meist nach 4 Wochen mit einer Teilbelastung begonnen werden.
    - Mit Kirschner-Drähten versorgte Frakturen benötigen eine Ruhigstellung im Unterschenkelgips. Dieser kann meist mit den Drähten zusammen nach 4 Wochen entfernt werden.
    - Das Thromboserisiko bei Kindern wird kontrovers diskutiert. Wir empfehlen, ab der Pubertät die gleichen Kriterien zur Thromboseprophylaxe wie bei Erwachsenen anzuwenden.
    - Meist treten nach Epiphysenfugenverletzungen an der distalen Tibia hemmende Wachstumsstörungen auf. Diese führen beim partiellen Fugenschluss zu einer Achsenveränderung bzw. beim kompletten Verschluss zu einer Beinlängenverkürzung der betroffenen Seite.
    - Bei Übergangsfrakturen sind die Probleme selten bzw. nicht mehr relevant, da bei bereits teilweise verknöcherter Epiphysenfuge kein Längenwachstum mehr stattfindet. Entscheidend sind somit die Aufklärung der Eltern und eine Nachkontrolle der Patienten.

> **❯** **Es empfehlen sich halbjährliche oder jährliche klinische und ggf. radiologische Kontrollen bis zum Sistieren des Längenwachstums, um Achsenabweichungen zu erfassen.**

- Bei komplexen Frakturen oder osteoporotischem Knochen ist zunächst eine Entlastung bzw. Teilbelastung notwendig.

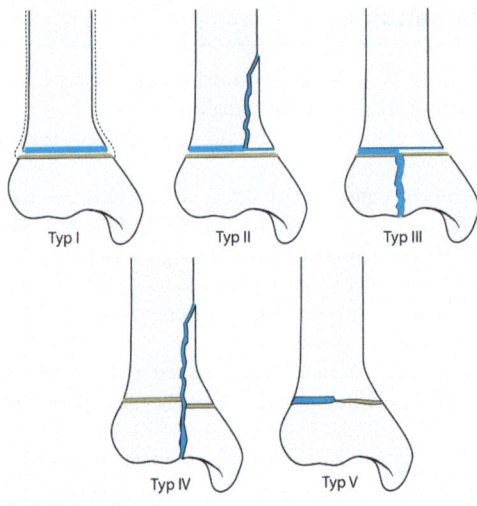

Typ I: Epiphysenlösung
Typ II: Kombination mit einem metaphysären Keil (Aitken I)
Typ III: Rein epiphysäre Verletzung (Aitken II)
Typ IV: Transepimetaphysärer Verlauf (Aitken III)
Typ V: Kompression der Epiphysenfuge

■ **Abb. 14.11** Einteilung der Epiphysenverletzungen nach Salter u. Harris (1963)

— Nach Einbringen einer Stellschraube sollte die Extremität 6 Wochen unter gleichzeitiger Thromboseprophylaxe bis zur Entfernung der Schraube entlastet werden.
— Auch hierbei ist eine Anpassung einer Orthese sinnvoll.
— Metallentfernung:
    — Das Osteosynthesematerial kann nach ca. 12–18 Monaten entfernt werden.
    — Percutane K-Drähte werden bei Kindern und Jugendlichen nach 4 Wochen ohne Narkose entfernt, Zugschrauben nach 3 Monaten, Stellschrauben in der Regel nach 6 Wochen.

14.7   Sonderformen des wachsenden Skeletts

▪ **Übergangsfrakturen der distalen Tibia**
— Grundsätzlich sind hier neben den distalen metaphysären Tibiafrakturen die Fugenlösungen/Fugenschaftfrakturen (Salter I+II bei weit offenen Fugen) von den Fugengelenkfrakturen abzugrenzen. Bei Letzteren können die bei

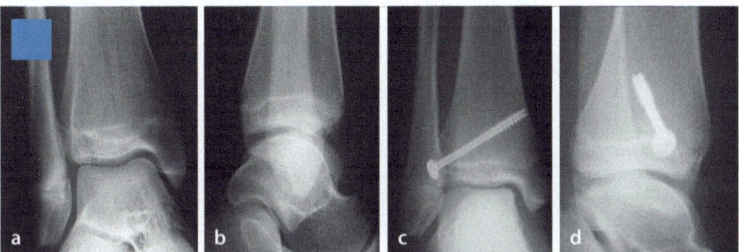

☐ **Abb. 14.12a–d 14-jähriges Mädchen. Minimal dislozierte laterale Twoplane-Fraktur (Tillaux-Fraktur, entspricht knöchernem Bandausriss).** Percutane Schraubenosteosynthese – in diesem Fall senkrecht zur Fraktur fugenkreuzend, da das Längenwachstum abgeschlossen ist

Fugenschluss auftretenden Übergangsfrakturen von den Innenknöchelfrakturen und Salter III+IV-Frakturen unterschieden werden, bei denen die Fugen noch weit offen sind (☐ Abb. 14.11).
— Die Übergangsfrakturen werden in Two- oder Triplane-Frakturen eingeteilt.
  — Die Twoplane-Frakturen sind rein epiphysäre Verletzungen, die entweder ganz lateral (knöcherner Ausriss der vorderen Syndesmose = Tillaux-Fraktur; ☐ Abb. 14.12) oder mehr medial zum Innenknöchel gelegen sind (☐ Abb. 14.13).
  — Die Triplane-Frakturen zeigen neben dem Frakturverlauf in der Epiphyse im a.-p.-Strahlengang (von vorn nach hinten verlaufende Fraktur) einen zusätzlich dorsalen metaphysären Anteil (Triplane I; ☐ Abb. 14.14) bzw. ein zusätzliches dorsales epi-/metaphysäres Fragment (Triplane II; ☐ Abb. 14.15, ☐ Abb. 14.16).

● **Epiphysenverletzung**
— Bei Verletzungen der Wachstumsfuge sind die Einteilungen nach Aitken und nach Salter u. Harris (☐ Abb. 14.11) bekannt, wobei Letztere sich durchgesetzt hat.
— Die Übergangsfrakturen treten oft nach einem Supinationstrauma auf. Sie bedürfen bei Dislokation >2 mm oder bei einer Gelenkstufe der Reposition und Zugschraubenosteosynthese.
— Die exakte Rekonstruktion der Epiphyse ist von großer Bedeutung, da bei Belassen einer Fehlstellung sonst später eine Arthrose entstehen kann.
— Bei dislozierten Übergangsfrakturen haben sich kanülierte Kleinfragmentzugschrauben mit kurzem Gewinde bewährt.
— Aufgrund der Nähe zur Wachstumsfuge und zum Gelenk wird nach Reposition zunächst Versorgung mit einem Kirschner-Draht versorgt. Bei gesicher-

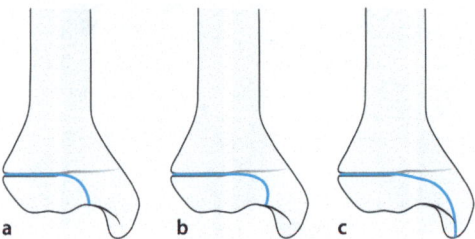

◘ **Abb. 14.13a–c Mögliche Verläufe der Übergangsfrakturen in der a.-p.-Ebene** (hier: intramedulläre Varianten). Liegt nur eine Fraktur in dieser Ebene vor, handelt es sich um eine Twoplane-Fraktur (**a**). Je lateraler der Frakturverlauf, desto mehr entspricht diese Verletzung dem knöchernen Syndesmosenausriss (Tillaux-Fraktur; **b**). Liegt eine zusätzliche Fraktur in einer weiteren Ebene vor, so handelt es sich um Triplane-Frakturen (**c**)

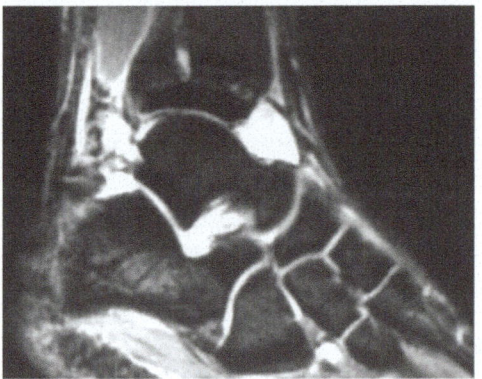

◘ **Abb. 14.14 Triplane-I-Fraktur** (MRT). In der seitlichen Ebene nur dorsale metaphysäre Fraktur

ter adäquater Lage werden selbstschneidende Schrauben darüber eingebracht:
– Epiphyse: 3,5-mm-Schraube,
– metaphysärer Bereich: meist 4,5-mm-Schrauben.
– Bei Triplane-Frakturen kommen je nach Verlauf 2–3 Schrauben zur Anwendung.
– Mit Ausnahme der Tillaux-Fraktur vermeiden wir fugenkreuzende Schrauben.

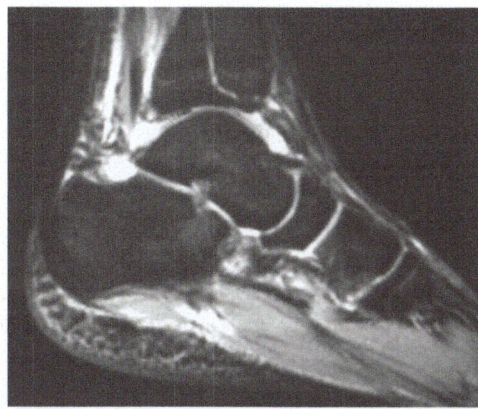

▫ **Abb. 14.15 Triplane-II-Fraktur** (MRT). In der seitlichen Ebene zusätzliche dorsale epimetaphysäre Fraktur

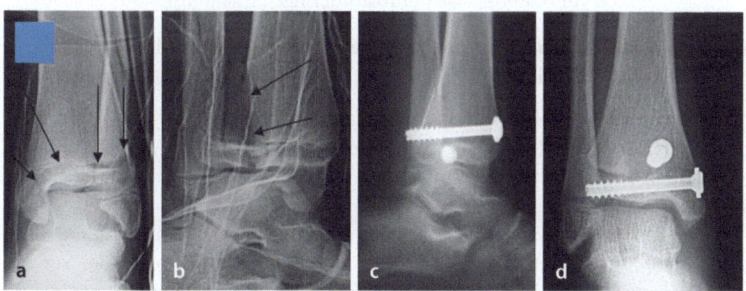

▫ **Abb. 14.16a–d 14-jähriger Junge. Triplane-II-Fraktur** = Fraktur mit dorsalem transepimetaphysärem Keil sowie Verlauf der Fraktur durch den Innenknöchel zur Fuge (**a, b**); Schrägprojektion zur besseren Darstellung der Frakturverläufe (Pfeile). Versorgung mittels zweier kanülierter Zugschrauben mit kurzem Gewinde und Unterlegscheibe. Unterlegscheiben sind bei jugendlichem und damit festem Knochen meist verzichtbar. Die sagittale Schraube fasst das transepimetaphysäre dorsal liegende Fragment, die in der Frontalebene implantierte Schraube das Innenknöchelfragment

14.8   Prognose und funktionelle Ergebnisse

— Die Prognose der Malleolarfraktur ist nach exakter anatomischer Reposition, übungsstabiler Osteosynthese und intensiver physiotherapeutischer Nachbehandlung in Abhängigkeit von der Schwere der Verletzung gut und lässt eine vollständige Restitution erwarten. Die Prognose verschlechtert sich mit der Anzahl der verletzten Strukturen.

— Die Prognose nach operativer Versorgung ist signifikant besser als bei konservativer Therapie mit Reposition und Gipsruhigstellung.

❯ Der wichtigste Prognosefaktor ist die korrekte anatomische Reposition, insbesondere die Einpassung der Fibula in die Incisur nach Syndesmoseverletzung.

— Wundrandnekrosen sind selten.

— Auch Infekte sind die Ausnahme, treten aber insbesondere bei Diabetes mellitus auf.

— Pseudarthrosen kommen bei korrekter Osteosynthesetechnik nur in Ausnahmefällen vor oder bei Osteoporose oder nach Infekten.

❯ Problematisch ist die übersehene Syndesmoseninsuffizienz, die unweigerlich zur Arthrose führt.

— Eine isolierte distale Syndesmosensprengung darf keinesfalls übersehen werden (Gefahr der tibiofibularen Diastase mit pathologischer Außenrotation des Fußes → verminderter Kontakt der Gleitpartner im OSG im Sinne einer präarthrotischen Deformität).

— Pseudarthrosen sind am häufigsten im Innenknöchelbereich zu finden.

— Fehlstellungen bestehen bei der Fibula meist in einer Rotations- oder Verkürzungsfehlstellung. Deshalb ist bei postoperativen Aufnahmen auf eine korrekte Einstellung der Röntgenbilder zu achten; im Zweifel ist ein CT mit Vergleichsaufnahme der Gegenseite hilfreich.

Wirbelsäule

S. David, R. Grundentaler, C.M. Müller-Mai

C. Müller-Mai, A. Ekkernkamp (Hrsg.), *Frakturen auf einen Blick*,
DOI 10.1007/978-3-642-27429-9_15, © Springer-Verlag Berlin Heidelberg 2015

15.1 Halswirbelsäule

Fraktur der Halswirbelsäule

Bei den Frakturen im Bereich der Halswirbelsäule (HWS, occipitocervical C0/C1 bis cervicothoracal C7/Th1) wird das Hauptaugenmerk auf die Frakturen des Wirbelkörpers sowie die Stabilität beeinflussende Strukturen (Wirbelbögen, Bänder) gelegt.

- Isolierte Brüche der Quer- und Dornfortsätze ohne Verletzung der Bandscheiben oder Bandverbindungen können konservativ und in den meisten Fällen ohne verbleibendes funktionelles Defizit behandelt werden.
- Von den schwerwiegenden Verletzungen der HWS sind ca. 80% im mittleren und unteren Abschnitt lokalisiert (C2/C3 bis C7/Th1).

15.1.1 Mechanismus

- Häufigste Ursachen für Verletzungen der HWS sind in etwa 50% Verkehrsunfälle und Stürze.
- Die AO-Klassifikation ist nach Ansicht der Autoren insbesondere an der oberen HWS nicht gebräuchlich; daher wird hier eher auf andere Klassifikationen zurückgegriffen.

> **Nur selten werden gravierende Verletzungen der HWS durch direkte Traumata verursacht.**

Obere Halswirbelsäule (C0–C2)

- Die obere Halswirbelsäule ist häufig im Zusammenhang mit Schädel-Hirn-Traumata und Polytraumata betroffen.
- Die atlantooccipitale Dissoziation ist eine seltene, schwere und häufig tödliche Verletzung.
- Etwa 1–2% aller Wirbelbrüche und bis zu 13% aller HWS-Verletzungen betreffen den 1. Halswirbelkörper (Atlas).
- Atlantoaxiale (C1/C2) Instabilitäten machen etwa 2,5% aller Halswirbelsäulenverletzungen aus. Unterschieden werden nach Fielding:
  - Flexions- (Typ A) oder
  - Extensionsverletzungen (Typ B);
  - Typ C kann durch inadäquate Traumata, aber auch durch erhebliche Gewalt entstehen.
- Verletzungen des 2. Halswirbelkörpers (Axis) betreffen zu etwa 2/3 den Dens.

- Die traumatische Spondylolisthesis des Axis (auch aufgrund des Mechanismus als »hangman's fracture« bezeichnet) entsteht v. a. durch eine Kombination aus Hyperextension und axialem Zug oder Flexion und axialer Stauchung, z. B. bei Stürzen aus großer Höhe.

> **Die obere Halswirbelsäule muss als funktionelle Einheit aufgefasst werden. Kombinierte Verletzungen sind häufig.**

Untere Halswirbelsäule C3–C7

- 80% aller Verletzungen betreffen die untere HWS.
- Die Mehrzahl der Frakturen entsteht durch erhebliche Krafteinwirkungen (z. B. Kopfsprung in flaches Wasser).

15.1.2 Klinik

- Die klinischen Symptome sind unspezifisch.
- Typisch Symptome:
  - Nackenschmerz,
  - lokale Klopf- und Druckschmerzen über den Dornfortsätzen,
  - Bewegungsschmerzen bis zur Bewegungsunfähigkeit,
  - Muskelverspannungen im Nacken bzw. der dorsalen Halswirbelsäule,
  - Zwangshaltungen,
  - Fehlstellungen.
- Darüber hinaus können auftreten:
  - neurologische Ausfälle,
  - Haltungsinsuffizienz des Kopfes,
  - Kopfschmerzen,
  - Schluckstörungen (retropharyngeales Hämatom),
  - lokalisierte Schwellungen.
- Schwere Kopf- oder Gesichtsverletzungen und eine eingeschränkte oder veränderte Bewusstseinslage können mit einer HWS-Verletzung kombiniert sein.
- Missempfindungen, ein Taubheitsgefühl und Lähmungszeichen deuten auf neurologische Begleitverletzungen hin.
- Etwa 40% aller Patienten mit HWS-Verletzungen haben ein neurologisches Defizit, das von einer Wurzelreizsymptomatik bis zur Querschnittslähmung reichen kann.
- Zur genauen Dokumentation des neurologischen Status und zur Verlaufsbeurteilung wird das Schema der American Spinal Injury Association (ASIA) in der Modifikation nach Frankel et al. 1979 (◘ Tab. 15.1) verwendet.

◼ Tab. 15.1 Schadensskala zur Erfassung motorischer und sensibler Funktionsstörungen nach Wirbelsäulentraumata nach Frankel et al. 1979

Grad	Funktionsstörungen	
A	Komplette Verletzung	Keine motorische oder sensible Funktion unterhalb der Verletzungshöhe
B	Erhaltene Sensibilität	Restsensibilität bis in sakrale Elemente
C	Keine Gebrauchsmotorik	Restmotorik unterhalb der Verletzung, die aber nicht den Gebrauch der Extremitäten erlaubt
D	Gebrauchsmotorik	Restmotorik erlaubt den Gebrauch der Extremitäten mit oder ohne Unterstützung
E	Erholung	Normale Motorik und Sensibilität; pathologische Reflexe können persistieren

15.1.3 Diagnostisches Vorgehen

- Zur Diagnostik gehören:
  - Anamneseerhebung (Unfallmechanismus, Rasanz des Unfalls, Mehrfachverletzung, Sprung ins flache unbekannte Wasser, Sturz aus großer Höhe etc.),
  - klinische Untersuchung,
  - Erhebung des neurologischen Status.
- An bildgebender Diagnostik sind zunächst konventionelle Röntgenaufnahmen der HWS in seitlicher und a.-p.-Richtung mit Darstellung aller 7 Halswirbelkörper und die Denszielaufnahme durchzuführen.
- Bei Nichtdarstellbarkeit von C7 ist ein Spiraldünnschicht-CT mit multiplanaren Rekonstruktionen notwendig.
- Im Rahmen der Polytraumadiagnostik hat das Computertomogramm mit Rekonstruktionen die konventionelle Diagnostik verdrängt. Besonders bei unklaren Befunden und zur Operationsplanung ist das CT unverzichtbar.

Praxistipp

Beim Schädel-Hirn-Trauma ist die obere HWS immer mit abzubilden.

— Gehaltene Funktionsaufnahmen unter Bildwandlerkontrolle in Flexion und Extension geben wichtige Aufschlüsse über Lokalisation und Ausmaß einer Instabilität.

— Mit der MRT können Weichteil-, discoligamentäre und Rückenmarkverletzungen einschließlich raumfordernder Blutungen sicher dargestellt werden.

— Schwierigkeiten bereitet immer wieder die Entscheidung über die Stabilitätssituation der HWS.

Instabilitätskriterien bei Verletzungen der HWS im Röntgenbild

— Segmentale sagittale Verschiebung um >3,5 mm (Vorderkante oder Hinterkante)

— Segmentale Kyphosierung von >11° Differenz zu den angrenzenden Segmenten

— Erweiterung eines Bandscheibenraums

— Subluxierte Facettengelenke (>50% Überdeckung)

— Erhöhte interspinöse Distanz

— Ungleiche angrenzende Gelenkfortsätze als Hinweis auf rotatorische Komponenten

— Wirbelkörperfrakturen, insbesondere Tear-drop-Verletzungen

— Vermehrung des prävertebralen Raums

15.1.4 Klassifikationen

— Eine Einteilung der Frakturen der oberen Halswirbelsäule (C0–C2) nach der AO existiert nicht.

— Gebräuchlicher für die obere Halswirbelsäule sind die folgenden eigenständigen Klassifikationen.

Occipitalregion C0

— Bekannt ist die Einteilung der Verletzungen nach Jeanneret (◘ Abb. 15.1); sie wird jedoch wenig genutzt.

— Differenziert wird in den Typ I (Frakturen des Foramen magnum mit Einstrahlung in die Schädelbasis) bis zum Typ IV (Abrissfrakturen der Ligg. alaria, in 25% der Fälle verbunden mit einer atlantooccipitalen Dissoziation).

— Am häufigsten werden Avulsionsfrakturen vom Typ III in etwa 75% der Fälle gesehen.

— Bei Verletzungen werden Instabilität und Hypermobilität in den entsprechenden Bewegungsachsen beobachtet. Asymmetrien der Lig. alaria auch bei Gesunden sind jedoch häufig.

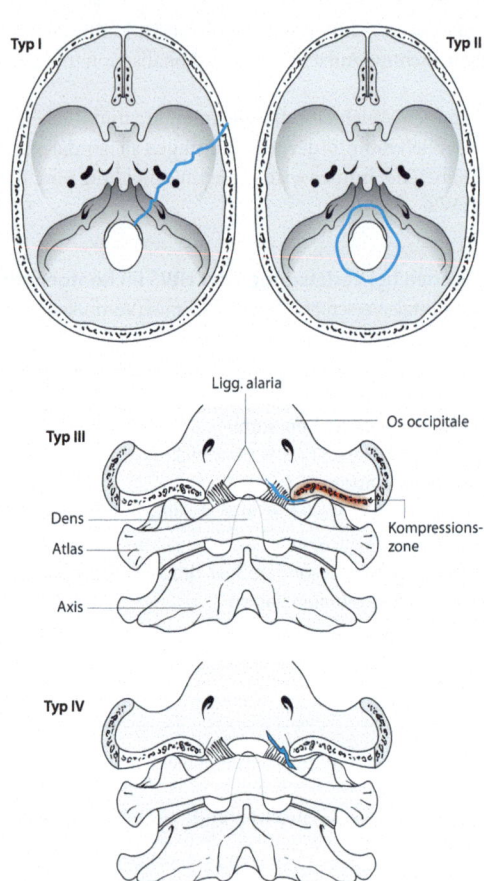

Typ I: Kombination mit Schädelbasisfraktur
Typ II: Schädelbasisringfraktur, verursacht durch axiale Krafteinwirkung
Typ III: Isolierte Kompressionsfraktur, ebenfalls durch axiale Stauchung verursacht
Typ IV: Abrissfraktur der Ligg. alaria

Abb. 15.1 Einteilung der Frakturen der Occipitalregion nach Jeanneret (1993)

Atlantooccipitale Dissoziation

- Nach Traynelis et al. (1986) wird diese seltene Verletzung je nach Dislokations-richtung in den ventralen, dorsalen oder axialen Typ unterteilt (Abb. 15.2).
- Die ventrale Dislokation tritt am häufigsten auf.

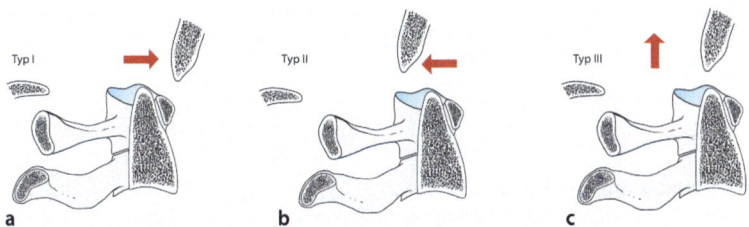

◘ Abb. 15.2a–c Einteilung der atlantooccipitalen Dislokation nach Traynelis nach der Dislokationsrichtung des Kopfs gegen die HWS (**a** ventral, **b** dorsal, **c** axial). (Aus Blauth u. Tscherne 1998)

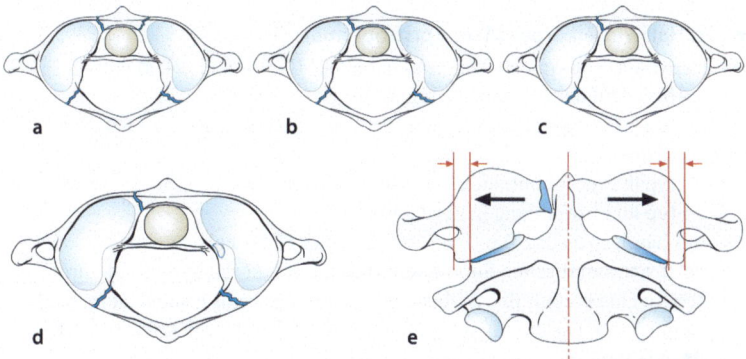

◘ Abb. 15.3a–e Einteilung der Atlasfrakturen nach Gehweiler. Verschiedene Formen der Jefferson-Fraktur, Typ III nach Gehweiler et al. (1976). **a–c** Stabile Brüche. **d** Stabile 3-Part-Fraktur mit Zerreißung des Lig. transversum ohne Distanz. **e** Instabile Fraktur mit Dehiszenz. (Aus Blauth u. Tscherne 1998)

- **1. Halswirbelkörper (Atlas)**
  - ▬ Atlasfrakturen liegen in bis zu 50% kombiniert mit Begleitfrakturen vor.
  - ▬ Meist ist der Dens betroffen.
  - ▬ Unterschieden werden (◘ Abb. 15.3):
    - ▬ Isolierte Frakturen des vorderen Atlasbogens (Typ I).
    - ▬ Isolierte Frakturen des hinteren (Typ II) Atlasbogens.
    - ▬ Bekannt ist die Berstungsfraktur als sog. Jefferson-Fraktur, die etwa 2% aller HWS-Frakturen ausmacht, als Typ III (kombinierte Fraktur des vorderen und hinteren Atlasbogens als Zwei-, Drei- oder Vierfragmentfraktur).
    - ▬ Außerdem werden die seltenen und stabilen Typen IV (isolierte Fraktur der Massa lateralis) und V (isolierte Proc.-transversus-Fraktur) unterschieden.

— Instabile Frakturen zeigen ein Auseinanderweichen der Massae laterales >5 mm als Ausdruck einer Zerreißung des Lig. transversum.

■ **Atlantoaxiale Instabilität**
— Unterschieden wird zwischen translatorischen und rotatorischen ligamentären Instabilitäten des Atlas im Vergleich zum Axis. Die gängigste Einteilung stammt von Fielding (◘ Abb. 15.4).
— **Typ A:** Vordere Instabilität; häufigste Form.
— **Typ B:** Dislokation des Atlas nach dorsal; wird auch bei entzündlichen oder rheumatoiden Krankheitsbildern beobachtet, was differenzialdiagnostisch abzugrenzen ist.
— **Typ C:** Rotationsinstabilität.

■ **2. Halswirbelkörper (Axis, Epistropheus)**
— **Densfrakturen** werden nach Anderson und D'Alonso (1974; ◘ Abb. 15.5) je nach Verlauf der Frakturlinie unterteilt:
— **Typ I:** Densspitze; diese Frakturen werden als Ausrisse der Ligg. alaria angesehen,
— **Typ II:** Proc. odontoideus, am Übergang zwischen Dens und Corpus,
— **Typ III:** Einstrahlung in den Corpus.
— Am häufigsten wird Typ II mit etwa 2/3 aller Fälle beobachtet.
— Bei der **traumatischen Spondylolisthesis** von C2 (»hangman's fracture«) besteht eine Fraktur des Wirbelbogens von C2, oft mit Instabilität im Segment C2/C3. Die Frakturstabilität wird nach Effendi et al. (1981) unterteilt (◘ Abb. 15.6) in:
— **Typ I:** Undisloziert, Bandscheibe intakt, stabil.
— **Typ II:** Ventrale Dislokation des Axiskörpers mit Bandscheibenverletzung C2/3, sagittale Verschiebung um >3 mm bzw. Abwinkelung des Dens >11°.
— **Typ III:** Hoch instabil, zusätzlich zum Typ II mit Verhakung der kleinen Wirbelgelenke.
— Isolierte Frakturen des Axiskörpers sind selten, häufig entstehen sie durch Hyperextension.

Subaxiale oder mittlere und untere Halswirbelsäule C3-C7

❯ **80% aller HWS-Verletzungen betreffen diesen Bereich, der am häufigsten frakturierte Wirbel ist C5, das am meisten betroffene Segment C5/C6.**

— Für Verletzungen des Bereichs C3–C7 kann die Klassifikation der Frakturen der Brust- und Lendenwirbelsäule nach Magerl et al. angewendet werden.

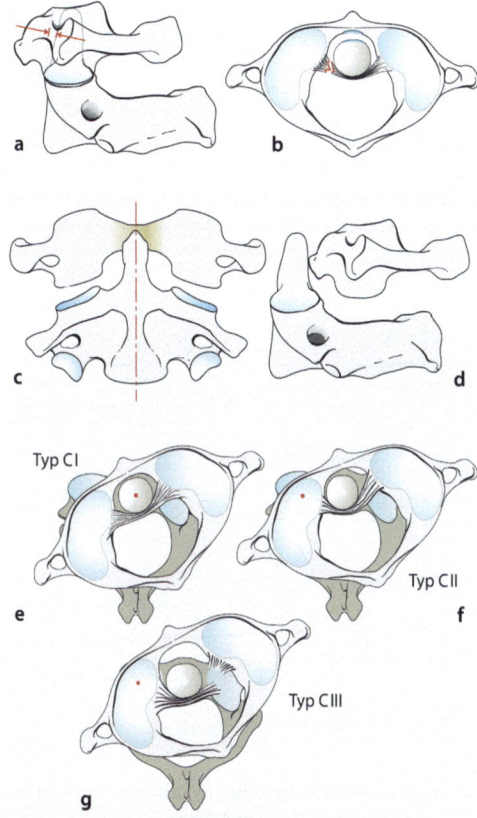

Atlantoaxiale Instabilität nach Fielding
Typ A: Vordere Instabilität durch Verletzung des Lig. transversum
mit vergrößertem atlantodentalem Abstand (die normale atlantodentale
Distanz beträgt 3,5 mm)
Typ B: Hintere Instabilität mit Dehnung der Ligg. alaria
Typ C: Rotationsinstabilität

▣ **Abb. 15.4a–g Einteilung der atlantoaxialen Instabilität nach Fielding.** (Nach Fielding
u. Hawkins 1977; Fielding 1987). **a, b** Typ A. **c, d** Typ B. **e–g** Typ C

▬ Die Fraktureinteilung ist in ihrem Aufbau der AO-Klassifikation der langen
Röhrenknochen angelehnt und unterscheidet die im Folgenden genannten
Verletzungstypen (▣ Abb. 15.7).

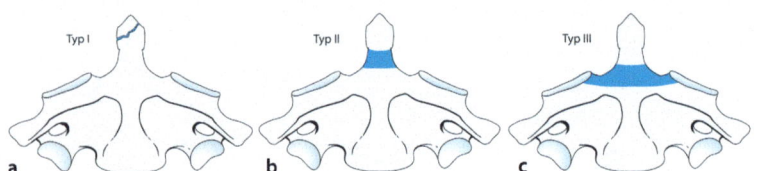

○ Abb. 15.5a–c Einteilung der Dens-axis-Frakturen nach Anderson u. D'Alonzo (1974) in Typ I (**a**), Typ II (**b**), Typ III (**c**) mit Einstrahlung in den Corpus axis. (Aus Blauth u. Tscherne 1998)

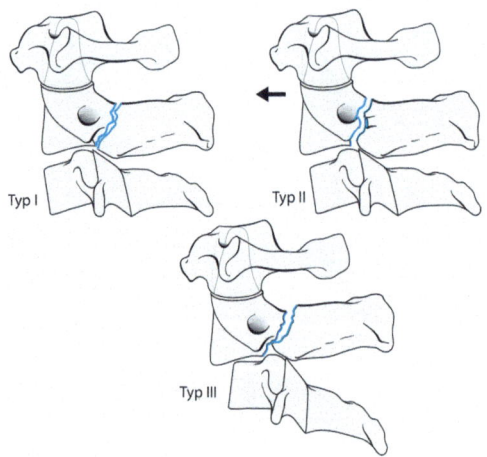

○ Abb. 15.6 Einteilung der traumatischen Spondylolisthesis des Axis nach Effendi I–III. (Nach Effendi et al. 1981; aus Blauth u. Tscherne 1998)

■ A-Verletzungen (○ Abb. 15.7)

— Überwiegend durch Kompression verursacht, ohne Beteiligung der dorsalen Strukturen, Stabilität.

Typische Charakteristika von A-Verletzungen
- Axiale Kompression mit oder ohne Flexion
- Höhenminderung des Wirbelkörpers (vordere Säule)
- Intakte hintere Bandverbindungen
- Seltene Verletzung im Vergleich zur thoracolumbalen Wirbelsäule

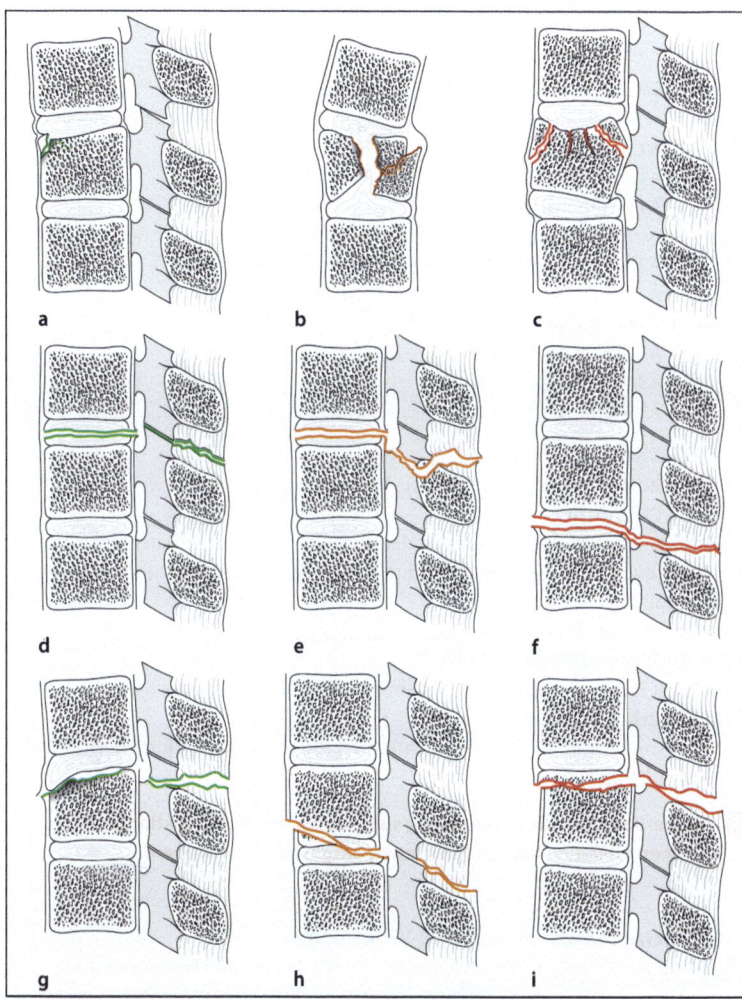

Typ-A-Verletzungen (a–c)
a A1, z. B. A1.2: Craniale Keilfraktur
b A2, z. B. A2.3: Pincer- oder Kneifzangenfraktur
c A3, z. B. A3.1: Craniale inkomplette Berstungsfraktur
Typ-B-Verletzungen (d–f)
d B1, z. B. B1.1: Flexions-Distraktions-Verletzung mit
dorsaler Zerreißung der Intervertebralgelenke
e B2, z. B. B2.2: Flexions-Distraktions-Verletzung mit
dorsaler Zerreißung der Wirbelbögen

f B3, z. B. B3.1: Hyperextensions-Scher-Verletzung mit
ventraler Bandscheibenzerreißung
Typ-C-Verletzungen (g–i)
g C1, z. B. C1.1: Typ-A-Verletzung mit Rotation und
Keilwirbelbildung
h C2, z. B. C2.1:Typ-B1-Verletzung mit Rotation
i C3, z. B. C3.1: Rotations-Scher-Verletzung, sog. Slice-Fraktur

◨ **Abb. 15.7 Verletzungen der Region 51: Mittlere und untere Halswirbelsäule (Klassifikation nach Magerl et al. (1992), angelehnt an die AO-Klassifikation**

— Diese Brüche sind als stabil zu betrachten.

A-Verletzungen: Unterteilung in Schweregrade
- A1 = Impaktionsbrüche, stellen eher seltene Verletzungen dar; eingeteilt in
  - A1.1 Deckplatteneinbruch
  - A1.2 Keilwirbelbildung
  - A1.3 Wirbelkörperkollaps
- A2 = Spaltbrüche; nicht einheitlich weiter unterteilt:
  - A2.1/2.2 in der Sagittalebene und/oder in der Frontalebene
  - A2.3: sog. Pincer- oder Kneifzangenfraktur
- A3 = Berstungsbrüche:
  - A3.1 inkomplett
  - A3.2 Berstungsspaltbruch
  - A3.3 komplett

— Zu beachten ist die sog. Tear-drop-Verletzung, die typischerweise am 5. HWK auftritt.
— Immer muss nach Verletzungen der dorsalen Strukturen gesucht werden. Bei Mitverletzung ist eine Zuordnung zum Typ B zu treffen, und es besteht Instabilität.

▪ B-Verletzungen (◘ Abb. 15.7)
— Durch Hyperflexion oder- extension verursacht.
— Es besteht Instabilität.
— Hier sind immer die dorsalen Strukturen (ligamentär oder knöchern) mitverletzt.

> **Der Verdacht auf diese Verletzung sollte durch geführte Funktionsaufnahmen oder eine MRT-Untersuchung ausgeschlossen werden.**

Typische Charakteristika von B-Verletzungen
- Queres Zerreißen einer oder beider Säulen durch einen Flexions-Distraktions-Mechanismus oder einen Extensions-Distraktions-Mechanismus und
- Dislokation durch Verschiebung in der Sagittalebene

— Aufgrund der Beteiligung beider – vordere und hintere – Säulen besteht Instabilität, und man unterteilt wie in der ◘ Übersicht dargestellt.

B-Verletzungen: Unterteilung in Schweregrade
- B1 = Vorwiegend ligamentäre dorsale Verletzungen durch Hyperflexion:
  - B1.1 mit Bandscheibenzerreißung
  - B1.2 mit Fraktur vom Typ A
- B2 = Vorwiegend knöcherne dorsale Verletzungen durch Hyperflexion:
  - B2.1 quere Zweisäulenfraktur
  - B2.2 mit Bandscheibenzerreißung und Pedikelzerreißung oder mit Zerreißung durch die Pars interarticularis
  - B2.3 mit Typ-A-Fraktur und Fraktur durch die Pedikel oder mit Fraktur durch die Pars interarticularis
- B3 = Ventrale Dislokation durch die Bandscheibe durch Hyperextension, oft kombiniert mit Scherverletzung:
  - B3.1 Hyperextensionssubluxation ohne oder mit Verletzung der hinteren Säule
  - B3.2 Hyperextensionsspondylolyse
  - B3.3 hintere Dislokation

■ **C-Verletzungen (▣ Abb. 15.7)**
– Durch Rotation oder Translation verursacht, hochgradige Instabilität.

Typische Charakteristika von C-Verletzungen
- Dislokation durch Rotation
- Dislokation durch Translation in der Coronarebene
- Einseitige Frakturen der Articular- oder Querfortsätze
- Laterale Avulsionsfrakturen der Endplatte

C-Verletzungen: Unterteilung in Schweregrade
- C1 = Typ-A-Frakturen (Kompression) mit Rotation:
  - C1.1 mit Keilwirbelbildung
  - C1.2 mit Spaltbildung
  - C1.3 mit Berstungsfraktur
- C2 = Typ-B-Frakturen mit Rotation:
  - C2.1 B1-Verletzung mit Rotation
  - C2.2 B2-Verletzung mit Rotation
  - C2.3 B3-Verletzung mit Rotation

- C3 = Rotations-Scher-Verletzungen (modifiziert):
  - C3.1 Slice-Fraktur
  - C3.2 Schrägfraktur
  - C3.3 komplette Separation

15.1.5 Therapeutisches Vorgehen

> **Die Behandlung Wirbelsäulenverletzter beginnt am Unfallort.**

- Bei jedem Verdacht auf eine HWS-Verletzung oder bei Bewusstlosigkeit ist bis zum Ausschluss einer derartigen Verletzung eine stabile Orthese anzulegen.

Ziele der Therapie
- Reposition der Fraktur
- Dekompression der nervalen Strukturen
- Anschließend Stabilisierung und Sicherung vor einem Repositionsverlust

- Etwa 30% aller Frakturen können konservativ, 70% werden operativ behandelt.
- Eine schematische Übersicht der Frakturversorgung der Wirbelkörper C3–C7 in Abhängigkeit vom Frakturtyp nach den Richtlinien der AO-Spine gibt ◘ Abb. 15.8 wieder.

Insbesondere im Bereich der oberen Halswirbelsäule gibt es gute Indikationen für eine äußere Stabilisierung, beispielsweise mit einer Orthese oder einem Halo-Fixateur. An der unteren Halswirbelsäule sind eher operative Verfahren indiziert (Spondylodese).

Praxistipp

Als Anhalt gilt, dass stabile Frakturen konservativ, instabile rein knöcherne Verletzungen konservativ oder operativ und instabile Situationen mit Bandverletzungen operativ behandelt werden sollten.

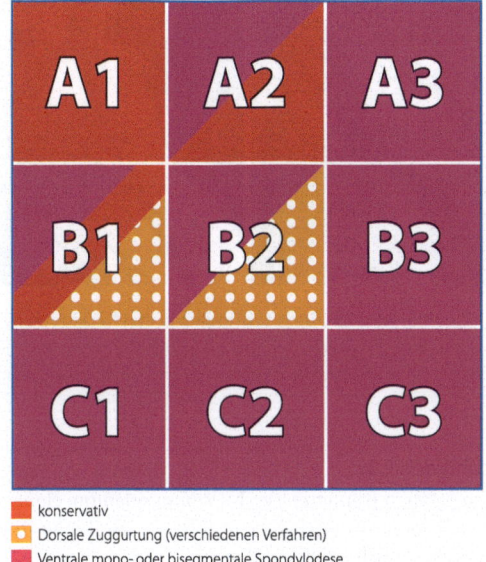

■ konservativ
■ Dorsale Zuggurtung (verschiedenen Verfahren)
■ Ventrale mono- oder bisegmentale Spondylodese

■ Abb. 15.8 Therapieoptionen bei Frakturen der Halswirbelsäule von C3–C7, Einteilung nach der Klassifikation der AO-Spine

Konservative Therapie

— Vor allem bei bettlägerigen und hinfälligen Patienten genügt oft die alleinige Ruhigstellung gering verschobener Frakturen in einer Cervicalorthese.
— Engmaschige Röntgenkontrollen werden empfohlen.

Praxistipp

Zur präoperativen Ruhigstellung bei eindeutig instabilen Situationen und im Zweifelsfall ist die Anlage eines Halo-Fixateurs zu empfehlen.

— Frakturen der Proc. spinosi sollten hinsichtlich des Unfallmechanismus genau überprüft werden. Solche Brüche ohne Verletzungen der vorderen Säule kommen meist nach Einwirkung direkter Gewalt vor. Ligamentäre Verletzungen sollten mittels MRT ausgeschlossen werden (■ Abb. 15.9).

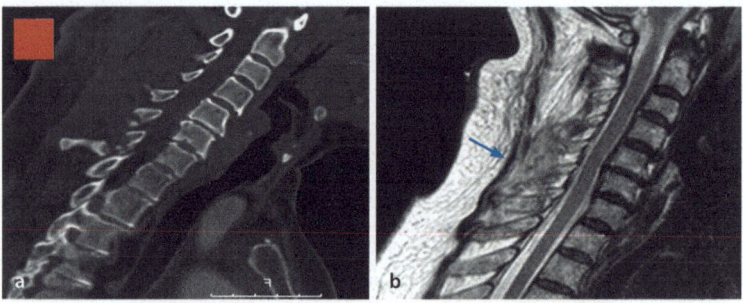

🔳 **Abb. 15.9a, b 65 Jahre, weiblich. Direktes Trauma in den Nacken.** Im CT (**a**) Trümmerfrakturen der Dornfortsätze C6 und C7, degenerative Veränderungen der Wirbelkörper. Im MRT (**b**) kein Nachweis einer Verletzung der vorderen Säule. Konservative Behandlung in einer Orthese

▪ **Occipitalcondylen C0**

– Die Verletzungstypen Jeanneret Typ I–IV ohne atlantooccipitale Dissoziation können konservativ mittels Cervicalorthese, die Typen III und IV besser durch Halo-Fixateur behandelt werden.

▪ **Atlantoocipitale Dissoziation C0/C1**

– Wenn die schwere Verletzung überlebt wird, ist schnellstmöglich ein Halo-Fixateur anzulegen, im Verlauf sollte eine dorsale Spondylodese von C0 auf die obere HWS vorgenommen werden (🔳 Abb. 15.10).

▪ **Frakturen des Atlas C1**

– Stabile Verletzungen (Typ I, II, IV und V) werden mit einer harten Cervicalorthese für 4–6 Wochen behandelt (🔳 Abb. 15.11).
– Auch Frakturen des Typs III unter Einbeziehung des vorderen und hinteren Bogens ohne Dehiszenz können konservativ gut behandelt werden (🔳 Abb. 15.12).

▪ **Atlantoaxiale Dislokation C1/C2**

– Frische rotatorische Fehlstellungen ohne Verletzung des Lig. transversum eignen sich nach Reposition für eine konservative Behandlung im Halo-Fixateur über 8 Wochen.

▪ **Frakturen des Dens axis C2**

– Die Frakturen vom Typ I und III können in einer gut angepassten harten Cervicalorthese über 10–12 Wochen behandelt werden (🔳 Abb. 15.13).

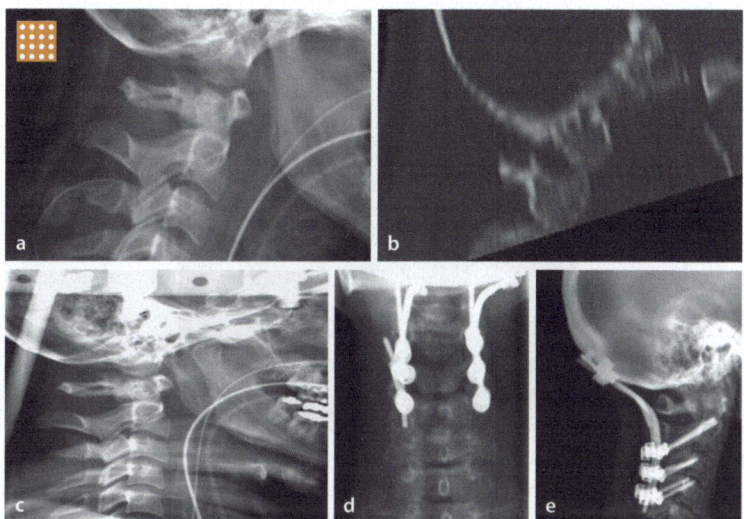

◘ **Abb. 15.10a–e 23 Jahre, weiblich. Pkw-Unfall.** Fraktur des Condylus occipitalis dexter und Subluxationsstellung mit Instabilität im Gelenk C0/1 rechts nach ventral, Typ Jeanneret IV. **a, b** Konventionell radiologisch nicht feststellbar, Beweis in den CT-Rekonstruktionen. **c** Stellung nach initialer Anlage des Halo-Fixateurs. **d, e** Nach dorsaler Spondylodese mit Platten-Stab-System von der Hinterhauptschuppe auf C2–4

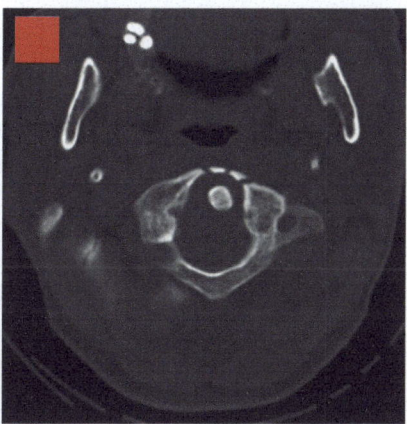

◘ **Abb. 15.11 35 Jahre, männlich. Sturz vom Baum.** Doppelte Fraktur des ventralen Atlasbogens, stabil, Gehweiler Typ I, Darstellung in der axialen CT-Rekonstruktion. Konservative Behandlung, Orthese

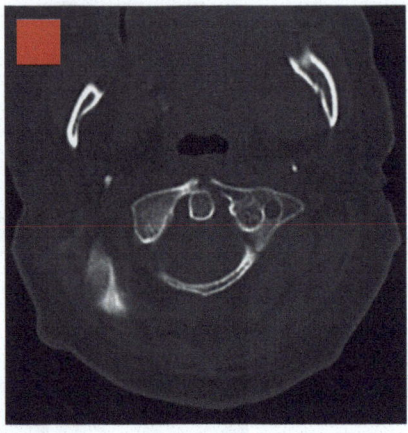

■ **Abb. 15.12 65 Jahre, weiblich. Sturz zu ebener Erde.** Atlasfraktur Gehweiler Typ III (Jefferson). Im axialen Computertomogramm vorderer und hinterer Ring betroffen, keine Dehiszenz der Massae laterales >5 mm, intaktes Lig. transversum, stabil. Konservative Behandlung

– Bei sehr betagten Patienten mit schlechter Knochenqualität ist unseres Erachtens bei undislozierter Fraktur vom Typ II die Indikation zur konservativen Behandlung in einer harten Cervicalorthese gegeben.

■ **Traumatische Spondylolisthese C2**
– Frakturen des Typs I (sagittale Verschiebung <3,5 mm, keine Bandscheibenverletzung, Winkel zwischen Grundplatte C2 und Deckplatte von C3 nicht >11°) werden in einer Cervicalorthese über 8–12 Wochen ruhiggestellt (■ Abb. 15.14).
– Typ-II-Frakturen können nach Reposition im Halo-Fixateur behandelt werden.

■ **Verletzungen der unteren Halswirbelsäule C3-C7**
– **Typ A1:** Bis zu einer kyphotischen Knickbildung von 20° können diese konservativ in einer harten Cervicalorthese über 10–12 Wochen ausbehandelt werden.
– **Typ A2:** Reine sagittale Spaltbrüche können gut konservativ mittels Cervicalorthese über 10–12 Wochen ausbehandelt werden (■ Abb. 15.15).
– **Typ A3:** Eine konservative Behandlung ist bei diesen instabilen Frakturformen in den meisten Fällen (Berstungsbrüche) nicht empfehlenswert.

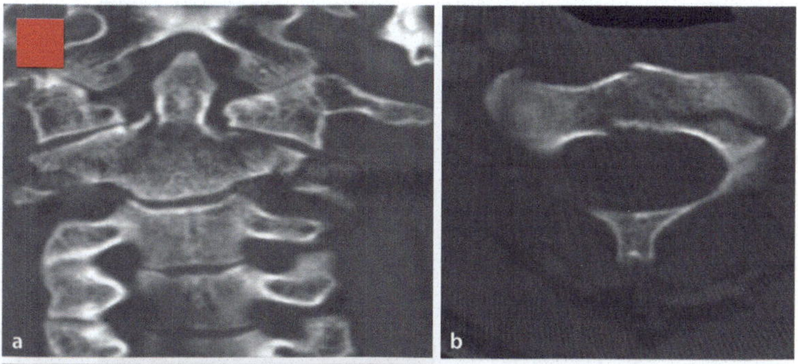

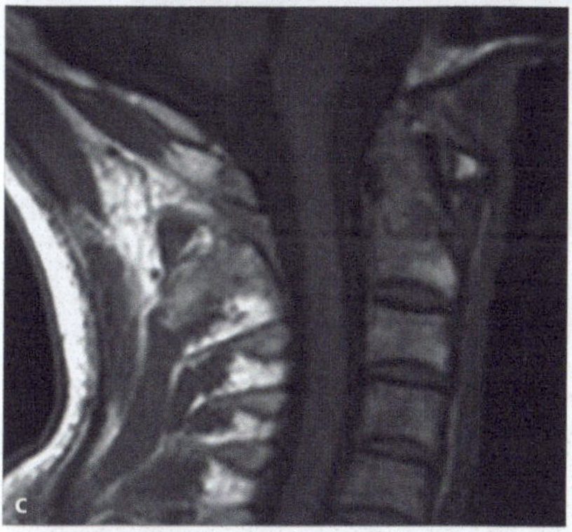

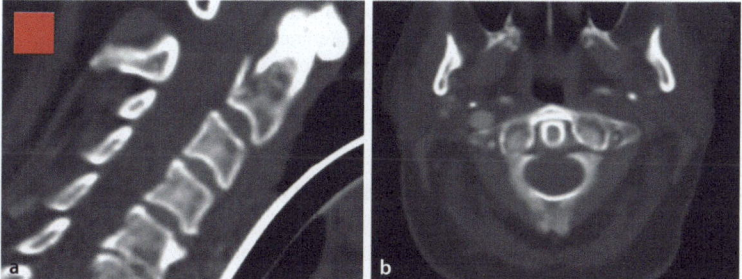

□ **Abb. 15.13a–c 35 Jahre, männlich. Pkw-Auffahrunfall.** Dens-axis-Fraktur nach Andersen und D'Alonso Typ III; im CT Fraktur des Dens axis im Basisbereich mit Einstrahlung in den Axiskörper. Das MRT beweist die Unversehrtheit des Myelons, es ist für die Frakturdiagnostik jedoch nicht das Verfahren der 1. Wahl. Konservative Behandlung, Orthese

□ **Abb. 15.14a, b 27 Jahre, männlich. Pkw-Unfall.** Axis-Fraktur Typ Effendi I (traumatische Spondylolisthese). Konservative Behandlung in Orthese (Frakturdehiszenz zwischen Wirbelkörper und Bogen <3,5 mm, Winkel zwischen Grundplatte C2 und Deckplatte C3 <11°)

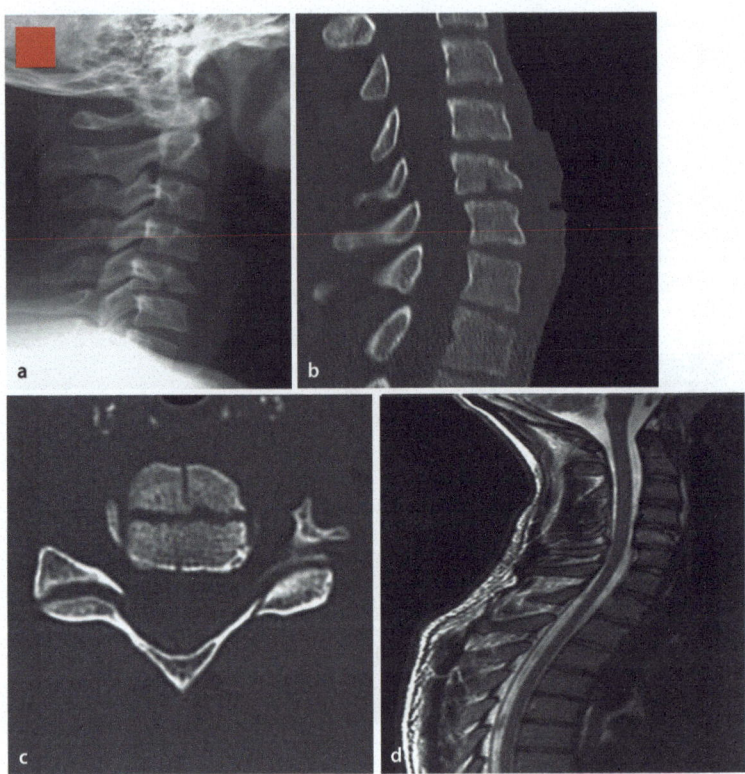

■ **Abb. 15.15a–d 17 Jahre, männlich. Snowboard-Sturz.** Tear-drop-Verletzung von C5, Typ A2.2, (koronarer und sagittaler Spaltbruch). **a** Röntgenbild seitlich, **b** CT sagittal, **c** CT axial. **d** Das MRT beweist eine eher »einfache« Form der Tear-drop-Verletzung, keine Beteiligung dorsaler Strukturen, hinteres Längsband intakt. Konservative Behandlung, Orthese

- **Typ B1:** Eine konservative Behandlung ist bei unverletzter ventraler Säule in der Cervicalorthese für 6–8 Wochen möglich.
- **Typ B2, B3, Typen C1-C3:** Eine konservative Behandlung wird von den Autoren nicht empfohlen, da es sich um Brüche mit Verletzung mehrerer Säulen handelt. Sie sind demzufolge instabil.

Operative Therapieverfahren

— Prinzipiell sind ventrale, dorsale und kombinierte Operationsverfahren möglich.

❯ **Es sollten nur so wenige Bewegungssegmente wie möglich versteift werden.**

— Notfalloperationen sind gerechtfertigt bei
  — Myelonkompression mit und ohne neurologisches Defizit,
  — Progredienz neurologischer Ausfälle,
  — hochgradig instabilen Verletzungen mit nicht retinierbarer Instabilität.
— Instabile Verletzungen sollten unseres Erachtens wenn immer möglich von ventral operiert werden (◘ Abb. 15.16).
— Die Entlastung des Rückenmarks ist sehr oft durch Reposition der Fraktur und eine rein ventrale Versorgung möglich.
— Die Indikation zur Osteosynthese bei osteroporotischen Frakturen muss gründlich geprüft werden. Hier ist ggf. auch bei instabilen Frakturformen eine konservative Therapie gerechtfertigt.

▪ **Schraubenosteosynthese**
— Die Schraubenosteosynthese hat insbesondere in der Stabilisierung von Frakturen der oberen Halswirbelsäule eine große Bedeutung (◘ Abb. 15.17).
— Die Schraubenosteosynthese kommt häufig in Kombination mit anderen Verfahren (Cerclagen, Plattenosteosynthese C0/C1) zur Anwendung.
— Postoperativ ist für mindestens 6 Wochen eine harte Cervicalorthese anzulegen.

Praxistipp
Bildwandler, die eine Berechnung eines 3-D-Datensatzes aus 2-D-Bildern erlauben, können zur intraoperativen Qualitätskontrolle (Schraubenlage) eingesetzt werden und werden von den Autoren ausdrücklich empfohlen.

▪ **Plattenosteosynthese**
— Es stehen neben speziellen Plattensystemen kleine, anmodellierbare H-Plättchen zur besseren Verankerung im osteoporotischen Knochen sowie winkelstabile Implantate zur Verfügung (◘ Abb. 15.17).
— Vor Beginn der Operation sollte mit dem Bildwandler das Operationsgebiet in 2 senkrecht zueinander stehenden Ebenen sicher darstellbar sein.

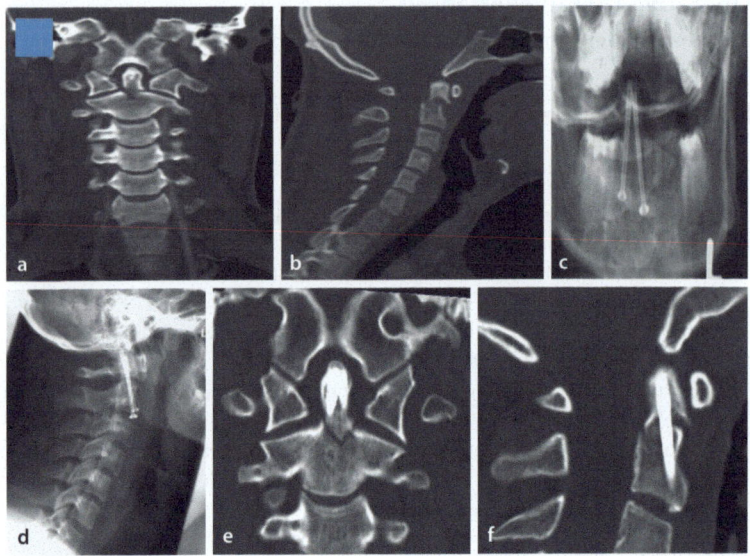

Abb. 15.16a–f 37 Jahre, männlich. Sturz vom Baum. Dens-axis-Fraktur Typ II, instabil. Flexionsfraktur mit ventraler Dislokation des Dens. Das initiale CT (**a, b**) wurde zum Ausschluss einer Dissektion der A. vertebralis mit Kontrastmittel vorgenommen. Postoperative radiologische Kontrolle (**c, d**): Regelrechter Fragmentstand nach doppelter kanülierter Verschraubung von ventral. Das postoperative CT (**e, f**) beweist die regelrechte Fragmentstellung und Lage der Schrauben

— Die Versorgung der atlantooccipitalen Dissoziation mit speziellen Platten oder Platten-Stab-Systemen ist ein selten angewandtes und auch die Lagerung betreffend aufwendiges und technisch schwieriges Verfahren.

● **Cerclage/Zuggurtung**
— Notwendig ist hier ein dorsaler Zugang.
— Der Hautschnitt sollte streng in der Mittellinie liegen.

Frakturformen und ihre Versorgung
● **Occipitalcondylen C0/atlantoocipitale Dissoziation C0/C1**
— Die Condylenverletzung Jeanneret Typ II–IV mit atlantooccipitaler Dissoziation wird operativ durch eine dorsale Spondylodese von C0 bis C2/3 behandelt (● Abb. 15.10).
— Hier eignen sich dorsale zuggurtende Verfahren.

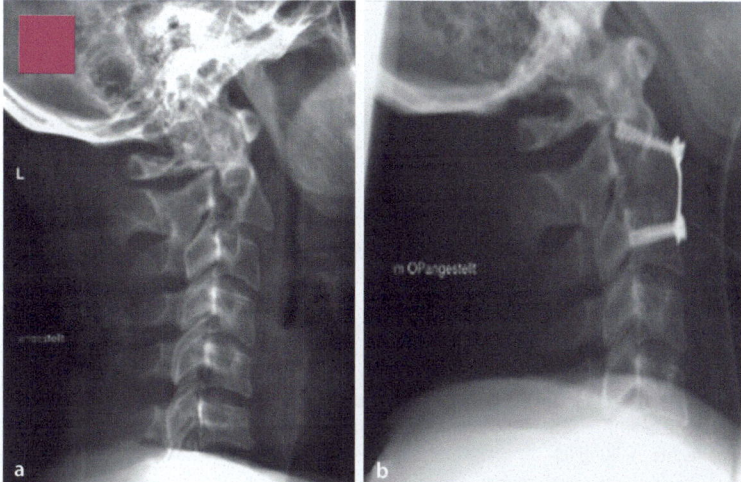

⬛ Abb. 15.17a, b 30 Jahre, männlich. Pkw-Unfall. Traumatische Spondylolisthese, Typ Effendi II, Josten III, Dehiszenz zwischen Bogen und Wirbelkörper >3,5 mm, Bandscheibe defekt. Zerrissenes vorderes Längsband mit hoher Instabilität bei Hyperextension. Ventrale monosegmentale Spondylodese C2/3 mit Beckenkammspan und H-Plättchen, regelrechtes Hinterkanten-Alignement

■ **Frakturen des Atlas C1**
– Instabile Verletzungen vom Typ III (Jefferson-Fraktur) sollten mit einem Halo-Fixateur oder operativ durch eine dorsale transartikuläre Verschraubung von C2–C1 nach Magerl versorgt werden.

■ **Fraktur des Axis C2**
– **Dens:** Die instabilen Frakturen vom Typ II sollten von ventral mittels Doppelschraubenosteosynthese versorgt werden (⬛ Abb. 15.16).
– **Korpus:** Bei instabiler Spondylolisthesis Typ II und III nach Effendi empfehlen wir, von ventral durch eine Spondylodese zwischen C 2 und 3 zu fusionieren (⬛ Abb. 15.17).

■ **Verletzungen der unteren Halswirbelsäule C3–C7**
– **A1:** Bei Knickbildungen >20° sollte eine monosegmentale ventrale Spondylodese vorgenommen werden.
– **A2:** Frontale Spaltbrüche und die sog. Tear-drop-Verletzungen sollten operiert werden wenn:

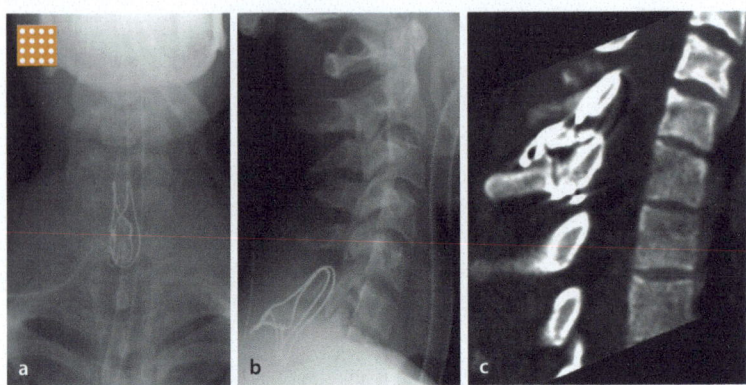

◼ Abb. 15.18a–c 15 Jahre, männlich. Skisturz. Dorsale Spondylodese mittels Zuggurtung (Cerclagen) zwischen C6/7, additive Spongiosaplastik (**a, b**). Im postoperativen CT regelrechte Stellung (**c**)

- — sich neurologische Defizite einstellen,
  - — die Wirbelkörperhinterkante nach dorsal verlagert ist,
  - — eine Kyphose droht oder besteht.
- **A3:** Indikation für ventrale mono- oder bisegmentale Spondylodese.
- **B1:** Bei eindeutiger Instabilität dorsale Zuggurtungsosteosynthese mit Cerclagen.
- **B2:** Bei den Verletzungstypen B2.1 und B2.2 Indikation zur dorsalen Zuggurtung (◼ Abb. 15.18). Ist zusätzlich eine Fraktur der ventralen Säule zu verzeichnen (Typ B2.3), sollte eine ventrale Spondylodese mittels Plattenosteosynthese erfolgen (◼ Abb. 15.19).
- **B3:** Wir empfehlen bei diesen Frakturformen die ventrale Spondylodese.
- **C1–3:** In allen Fällen wird von uns eine ventrale Spondylodese mittels Beckenkammspan und Platte vorgenommen (◼ Abb. 15.20).

Komplikationen

- Vorwiegend zugangsbedinge Komplikationen.
- Komplikationen bei ventralem Zugang:
  - Stimmbandlähmungen (bis zu 5%),
  - Komplikationen der oberen Atemwege,
  - Verletzungen des Ösophagus,
  - Schluckstörungen,
  - Myelonbeeinträchtigung mit nachfolgender Verschlechterung der neurologischen Ausgangssituation.

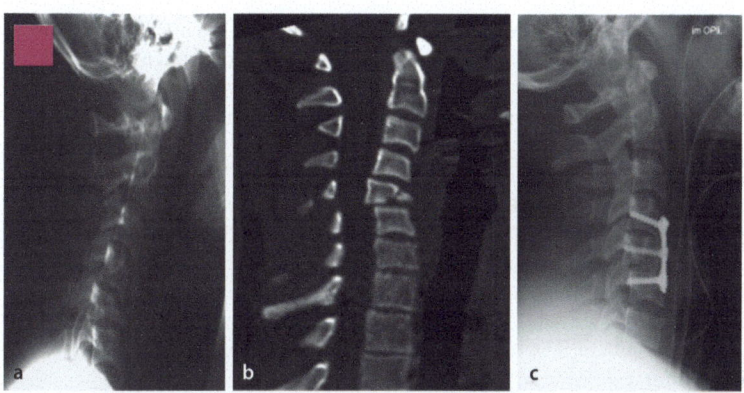

▫ **Abb. 15.19a–c 25 Jahre, männlich. Sprung in unbekanntes Gewässer.** Tear-drop-Verletzung des 5. HWK. Im CT (**b**) zeigt sich die Verletzung der dorsalen Strukturen (Dornfortsatz), Klassifikation B2.3, instabil. Ventrale bisegmentale Spondylodese C4–6 mit Beckenkammspan und H-Plättchen, Fixation des Spans mit einer Plattenschraube (**c**)

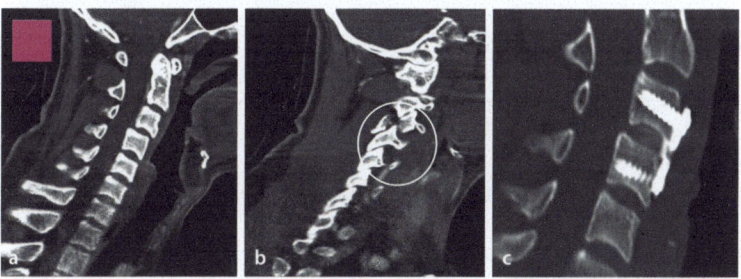

▫ **Abb. 15.20a–c 33 Jahre, männlich. Sturz von einem Gerüst. Verletzung Typ C 2.2.** CT mit Dislokation im Segment C3/4 (**a**); einseitige Facettenfraktur mit Verhakung (**b** Kreis). Instabilität im Segment C3/4 (ventrale Subluxation von C3). **c** Reposition, ventrale monosegmentale Spondylodese mit Beckenkammspan und H-Plättchen C3/4

— Bei den dorsalen Zugängen sind operationstechnische Komplikationen eher selten

15.1.6 Nachbehandlung

— Bei konservativ behandelten Frakturen des Axis (Dens, Corpus) Ruhigstellung in einer harten Orthese für 10–12 Wochen.

— Nach 1, 2, 6 und 12 Wochen Röntgenkontrolle der HWS in 2 Ebenen (Ziel-
aufnahme Dens axis), um rechtzeitig sekundäre Dislokationen zu entdecken.
Zum Nachweis der Frakturkonsolidierung fertigen wir vor Abnahme der
Orthese ein CT mit multiplanaren Rekonstruktionen an.

15.1.7 Sonderformen

— Besonderheiten in der Frakturbehandlung bestehen bei Kindern, osteoporotischen Frakturen und bei anderen Knochenerkrankungen wie dem
M. Bechterew.

■ **Kinder**
— Kindliche Wirbelsäulenfrakturen sind sehr selten.
— Verletzungsschwerpunkt ist die obere Halswirbelsäule aufgrund des über-
proportional großen Kopfs.
— Aus therapeutischer Sicht ist es zweckmäßig, in undislozierte, gering, mäßig
und stark dislozierte Frakturen zu unterscheiden.

■ **Osteoporotischer Knochen**
— Diese Frakturen sollten bevorzugt konservativ behandelt werden.
— Wir empfehlen die Ruhigstellung in einer starren Orthese über 12 Wochen.

■ **M. Bechterew**
— Zerreißung eines versteiften Bewegungssegments oder eines Wirbelkörpers
im Sinne einer instabilen Verletzung.
— Aufgrund der fehlenden Elastizität verhält sich die Wirbelsäule hier wie ein
Röhrenknochen.
— Um eine sichere Stabilisierung zu gewährleisten, ist eine langstreckige Fusion
erforderlich.
— Frakturen der Bechterew-HWS werden oft übersehen.

15.1.8 Prognose und funktionelle Ergebnisse

❯ Bei stark dislozierten Frakturen/Luxationen und Verletzungen mit neurolo-
gischem Defizit sollte unverzüglich operiert werden, um die neuronalen
Strukturen schnell zu entlasten.

— Alle anderen Frakturen können nach einer adäquaten Ruhigstellung geplant
stabilisiert werden.

15.2 Brustwirbelsäule und Lendenwirbelsäule

Fraktur der Brust- und Lendenwirbelsäule

Besprochen werden thorakale (Th) und lumbale (L) Wirbelkörperfrakturen von Th1 bis L5 gemeinsam, da sie funktionell und anatomisch vergleichbar erscheinen. Diese Frakturen können isoliert, in unterschiedlicher Höhe kombiniert oder aber in benachbarten Wirbelkörpern auftreten.

- Es ist jährlich mit etwa 8000 schweren Verletzungen der Brust- und Lendenwirbelsäule in Deutschland zu rechnen. Die Verletzungshäufigkeit im thoracolumbalen Übergang ist mit 62% am höchsten, gefolgt von der Region Th1–Th10 mit 24% und L3–L5 mit 14%.
- Die meisten dieser Verletzungen können konservativ behandelt werden (stabile Verletzungen).
- Bei etwa 20% der Frakturen hingegen handelt es sich um instabile Verletzungsformen, die durch einen operativen Eingriff in einen stabilen Zustand überführt werden müssen.

15.2.1 Mechanismus

- Verletzungen der Wirbelsäule treten durch stauchende, seitliche, scherende, flektierende/extendierende und drehende Gewalteinwirkungen oder deren Kombination auf.

Praxistipp

Treten bei Auffahrunfällen mit angelegtem Gurt Schädigungen an BWS und LWS auf, so ist immer auf intraabdominelle Verletzungen zu achten.

- Eine Torsionsverletzung ist immer als instabil anzusehen.
- Als häufigste Unfallursache der Wirbelsäulenverletzungen zeigen sich Stürze aus der Höhe mit 50,4% gefolgt von Verkehrsunfällen mit 22,1%.
- Bei 5% aller Patienten zeigen sich bei der Primäruntersuchung eine komplette und bei 15,5% eine inkomplette Querschnittslähmung.

15.2.2 Klinik

- Die typischen klinischen Zeichen sind:
  - lokale Klopf- und Druckschmerzen,
  - Bewegungsschmerzen,
  - paravertebrale Muskelverspannungen,
  - Zwangshaltungen,
  - Fehlstellungen,
  - lokalisierte Schwellungen,
  - Kontusionsmarken, Abschürfungen.
- Bei weit auseinanderstehenden Dornforsätzen ist an eine Flexions-Distraktions-Verletzung zu denken.

15.2.3 Diagnostisches Vorgehen

- Unfallanamnese.
- Körperliche Untersuchung:
  - Erhebung eines orientierenden neurologischen Status,
  - radiologische Diagnostik, ggf. mit erweiterter Schnittbilddiagnostik.
- Zur radiologischen Diagnostik gehört die Abbildung des schmerzhaften Wirbelsäulenabschnitts in 2 Ebenen.
- Die Computertomographie ist heute Standard zur Klärung des Verletzungsausmaßes.
- In Einzelfällen ist eine Magnetresonanztomographie indiziert mit Vorteilen in der Beurteilung von Bandstrukturen, Bandscheiben sowie des Rückenmarks.

15.2.4 Klassifikation

- Denis (1983) und Wolter (1985) modifizierten das 2-Säulen-Modell von Kelly u. Whitesides (1968), indem sie eine weitere 3. Säule differenzierten:
  - Vordere Säule: Vorderes Längsband, vordere 2/3 der Bandscheibe und des Wirbelkörpers.
  - Mittlere Säule: Hinteres Längsband, hinteres Bandscheibendrittel und Wirbelkörperhinterwand.
  - Hintere Säule: Hinterer Bandapparat, Facettengelenke mit Kapsel und Lig. flavum.

> **Die exakte Einschätzung einer Wirbelsäulenverletzung hinsichtlich der Stabilität ist sowohl für die Therapie als auch die Prognose von entscheidender Bedeutung.**

- Die Stabilität der Wirbelsäule nach einer Verletzung hängt vom Ausmaß der Schädigung der ossären und discoligamentären Strukturen eines oder mehrerer Segmente ab.
- Zur Differenzierung in stabile und instabile Verletzungen hat Blauth et al. (1998) daher folgende Definitionen empfohlen:
  - Stabil: Keine weitere Veränderung der Stellung der Wirbelsäule in Ruhe oder bei Belastung zu erwarten.
  - Geringgradig instabil: Heilt bei funktioneller Behandlung ohne schwerwiegende Fehlstellung oder neurologische Störung aus.
  - Hochgradig instabil: Bei funktioneller Behandlung sind schwere Fehlstellungen oder neurologische Komplikationen zu erwarten.
- Die heute verbreitete, an das Konzept der AO angepasste Einteilung von Verletzungen der Brust- und Lendenwirbelsäule stammt von Magerl et al. (1994). In ihrer Verletzungsschwere zunehmend betreffen dabei die A-Verletzungen die ventralen (◨ Abb. 15.21), die B-Verletzungen die dorsalen (◨ Abb. 15.22) und die C-Verletzungen die komplexen Komplettläsionen (◨ Abb. 15.23).

- **Typ-A-Verletzungen ohne Beteiligung der dorsalen Strukturen (◨ Abb. 15.21)**

Typische Charakteristika von A-Verletzungen ohne Beteiligung der dorsalen Strukturen
- Axiale Kompression mit oder ohne Flexion
- Höhenminderung des Wirbelkörpers (vordere Säule)
- Intakte hintere Bandverbindungen
- Häufigster Frakturtyp der thoracolumbalen Wirbelsäule

- A1-Verletzungen sind stabile Brüche.
- Der Typ A2 bezeichnet die frontalen oder sagittalen Spaltbrüche, beide sind als stabil anzusehen.
  - Ausnahme ist die sog. Kneifzangenfraktur (Typ A2.3): Diese gilt als instabil und sollte operativ behandelt werden.
- Die Verletzungen des Typs A3 liegen inkomplett oder komplett vor. Die Hinterkante ist beteiligt. Indikation zum operativen Vorgehen.
  - Komplette Berstungsbrüche (Typ A3.3) sind hochgradig instabil und werden operiert.

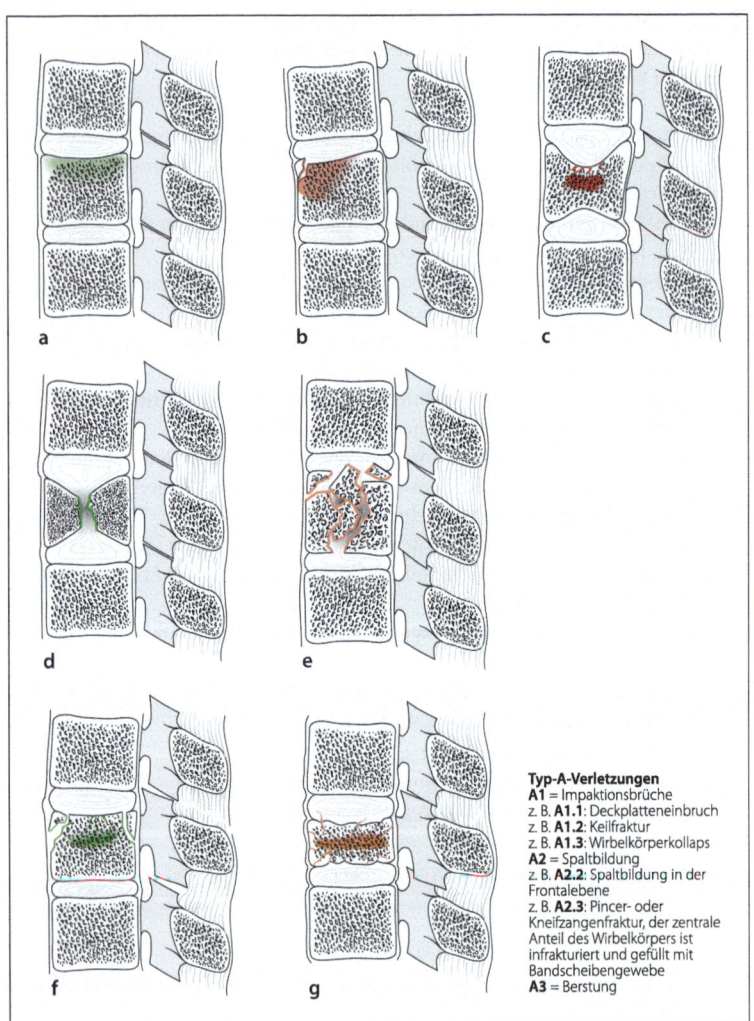

Typ-A-Verletzungen
A1 = Impaktionsbrüche
z. B. **A1.1**: Deckplatteneinbruch
z. B. **A1.2**: Keilfraktur
z. B. **A1.3**: Wirbelkörperkollaps
A2 = Spaltbildung
z. B. **A2.2**: Spaltbildung in der
Frontalebene
z. B. **A2.3**: Pincer- oder
Kneifzangenfraktur, der zentrale
Anteil des Wirbelkörpers ist
infrakturiert und gefüllt mit
Bandscheibengewebe
A3 = Berstung

▪ **Abb. 15.21 Typ-A-Verletzungen der Region 52–53: Brust- und Lendenwirbelsäule (Klassifikation nach Magerl et al. 1994, angelehnt an die AO-Klassifikation)**

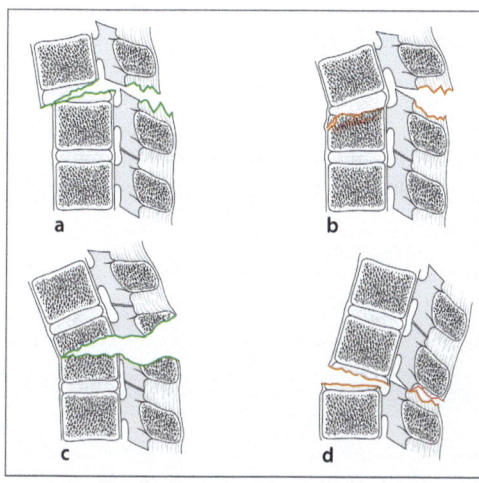

Typ-B-Verletzungen
B1 = Vorwiegend ligamentäre dorsale Verletzungen
z. B. **B1.1:** Flexions-Distraktions-Verletzung mit dorsaler ligamentärer Zerreißung der Intervertebralgelenke und Bandscheibenverletzung
z. B. **B1.2:** Flexions-Distraktions-Verletzung mit dorsaler Zerreißung und mit Fraktur vom **Typ A1.2**
B2 = Vorwiegend knöcherne dorsale Verletzungen
z. B. **B2.1:** Quere Zweisäulenfraktur
B3 = Ventrale Dislokation durch die Bandscheibe, Hyperextensionsscherverletzung
z. B. **B3.3:** Hyperextensions-Scher-Verletzung mit hinterer Dislokation

◘ **Abb. 15.22 Typ-B-Verletzungen der Region 52–53: Brust- und Lendenwirbelsäule (Klassifikation nach Magerl et al. 1994, angelehnt an die AO-Klassifikation)**

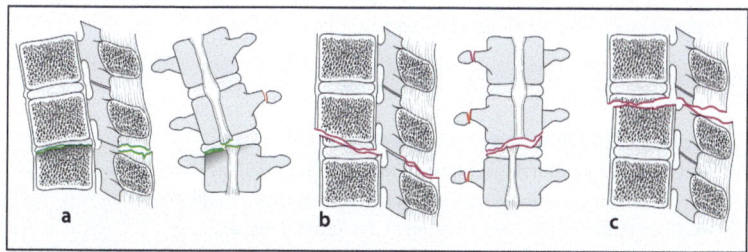

Typ-C-Verletzungen
C1 = Typ A-Frakturen (Kompression) mit Rotation
z. B. **C1.1:** Typ-A-Verletzung mit Rotation und Keilwirbelbildung
C2 = Typ-B-Frakturen mit Rotation
z. B. **C2.1:** B1-Verletzung mit Rotation
C3 = Rotations-Scher-Verletzungen
z. B. **C3.1:** Rotations-Scher-Verletzung, sog. Slice-Fraktur

◘ **Abb. 15.23 Typ-C-Verletzungen der Region 52–53: Brust- und Lendenwirbelsäule (Klassifikation nach Magerl et al. 1994, angelehnt an die AO-Klassifikation)**

Unterteilung der A-Verletzungen im Überblick
- A1 = Impaktionsbrüche
  - A1.1 Deckplatteneinbruch
  - A1.2 Keilwirbelbildung
  - A1.3 Wirbelkörperkollaps mit Erniedrigung des gesamten Wirbelkörpers, d. h. Grund- und Deckplatte bleiben parallel (häufigste Verletzungform!)
- A2 = Spaltbildung
  - A 2.1 Spaltbildung in der Sagittalebene
  - A2.2 Spaltbildung in der Frontalebene
  - A2.3 sog. Pincer- oder Kneifzangenfraktur
- A3 = Berstung
  - A3.1 inkomplett
  - A3.2 Berstungsspaltbruch
  - A3.3 komplett

■ **Typ-B-Verletzungen (◘ Abb. 15.22)**
– Distraktionsverletzungen mit Schädigung der ventralen und dorsalen Säule.

Praxistipp

Der Verdacht auf diese Verletzung sollte durch geführte Funktionsaufnahmen oder besser eine MRT-Untersuchung ausgeschlossen werden.

Typische Charakteristika von B-Verletzungen
- Queres Zerreißen der ventralen und der dorsalen Säule durch einen Flexions-Distraktions- oder einen Extensions-Distraktions-Mechanismus
- Dislokation durch Verschiebung in der Sagittalebene

– B1-Frakturen betreffen die dorsalen ligamentären Strukturen.
– Typ B2 betrifft die dorsalen knöchernen Strukturen.
– Zum seltenen Typ B3 gehören die Hyperextensionsverletzungen mit Einbeziehung der Bandscheibe.

Unterteilung der B-Verletzungen im Überblick

- B1 = Vorwiegend ligamentäre dorsale Verletzungen
  - B1.1 mit Bandscheibenzerreißung
  - B1.2 mit Fraktur vom Typ A
- B2 = Vorwiegend knöcherne dorsale Verletzungen
  - B2.1 quere Zweisäulenfraktur
  - B2.2 mit Bandscheibenzerreißung und Pedikelzerreißung oder mit Zerreißung durch die Pars interarticularis
  - B2.3 mit Typ-A-Fraktur und Fraktur durch die Pedikel oder mit Fraktur durch die Pars interarticularis
- B3 = Ventrale Dislokation durch die Bandscheibe, Hyperextensionsscherverletzung
  - B3.1 Hyperextensionssubluxation ohne oder mit Verletzung der hinteren Säule
  - B3.2 Hyperextensionsspondylolyse
  - B3.3 hintere Dislokation

- **Typ-C-Verletzungen (▣ Abb. 15.23)**
- Torsionsverletzungen mit Durchtrennung aller ligamentären Strukturen und massiver Instabilität.
- Es handelt sich dabei um eine inhomogene Gruppe.

Typische Charakteristika von C-Verletzungen

- Dislokation durch Rotation
- Dislokation durch Translation in der Coronarebene
- Einseitige Frakturen der Articular- oder Querfortsätze

- Während der Typ C1 mit A-Verletzungen mit ventraler Destruktion kombiniert ist, betreffen C2-Frakturen B-Typen mit einer dorsalen Destruktion.

Unterteilung der C-Verletzungen im Überblick

- C1 = Typ A-Frakturen (Kompression) mit Rotation
  - C1.1 mit Keilwirbelbildung
  - C1.2 mit Spaltbildung
  - C1.3 mit Berstungsfraktur

- C2 = Typ-B-Frakturen mit Rotation
  - C2.1 B1-Verletzung mit Rotation
  - C2.2 B2-Verletzung mit Rotation
  - C2.3 B3-Verletzung mit Rotation
- C3 = Rotations-Scher-Verletzungen
  - C3.1 Slice-Fraktur
  - C3.2 Schrägfraktur
  - C3.3 komplette Separation

15.2.5 Therapeutisches Vorgehen

- Die Hauptaufgabe der Therapie einer verletzten Wirbelsäule ist die Wiederherstellung der protektiven, statischen sowie dynamischen Funktionen.
- Eine Übersicht der Frakturversorgung in Abhängigkeit vom Frakturtyp nach der Klassifikation AO-Spine (Aebi et al. 2007) gibt ◩ Abb. 15.24.

Konservative Therapie

- Die konservative Therapie hat insbesondere beim multimorbiden und alten Menschen mit minderer Knochenqualität einen wichtigen Stellenwert.
- In Deutschland ist die miederfreie Nachbehandlung in einer modifizierten Methode nach Georg Magnus unverändert aktuell.
- Eine zunehmende Nachsinterung und/oder Kyphosierung ist das Hauptproblem des konservativen Therapieregimes.
- Die konservative Therapie empfehlen wir v. a. bei stabilen Kompressionsverletzungen A1–A2 (◩ Abb. 15.25).
- Engmaschige Röntgenkontrolle des betroffenen Wirbelkörpers durch eine Zielaufnahme iim Stehen erforderlich.

Operative Therapie

- Die operative Therapie von Wirbelkörperfrakturen richtet sich nach dem in der ◩ Übersicht gezeigten Stufenplan.

Stufenplan der operativen Therapie von Wirbelkörperfrakturen
1. Rückenmarkdekompression
2. Reposition
3. Rekonstruktion
4. Retention

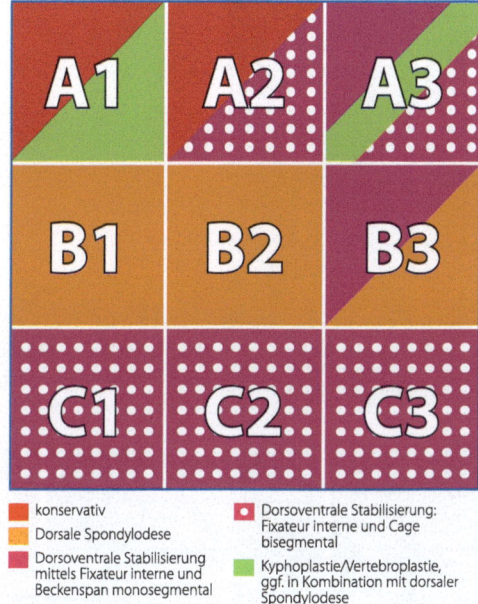

konservativ

Dorsale Spondylodese

Dorsoventrale Stabilisierung
mittels Fixateur interne und
Beckenspan monosegmental

Dorsoventrale Stabilisierung:
Fixateur interne und Cage
bisegmental

Kyphoplastie/Vertebroplastie,
ggf. in Kombination mit dorsaler
Spondylodese

▣ Abb. 15.24 Therapieoptionen der Frakturen der BWS und LWS. Einteilung nach der Klassifikation der AO-Spine (Aebi et al. 2007) (Empfehlung der gängigsten Verfahren, Abweichungen sind möglich)

▪ Zugang

– Die Wirbelsäule kann von dorsal und ventral erreicht werden.
– Ein zweizeitiges Vorgehen (zunächst dorsal, im Intervall von 7–10 Tagen ventraler Eingriff) wurde nach einer Studie der Deutschen Gesellschaft für Unfallchirurgie (DGU) bevorzugt, es besteht jedoch diesbezüglich in Deutschland kein Konsens.
– Beispiele sind in ▣ Abb. 15.26 bis ▣ Abb. 15.33 gezeigt.

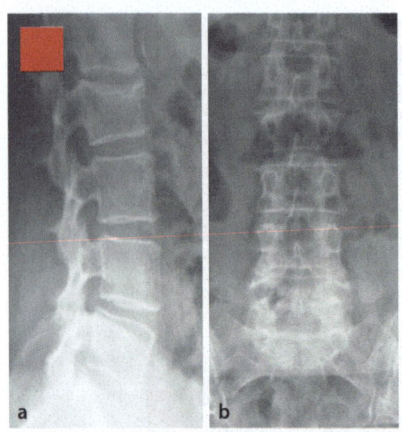

■ **Abb. 15.25a, b 37 Jahre, weiblich. Sturz vom Fahrrad.** Keilbruch von LWK 2 vom Typ A1.2. Konservative Behandlung

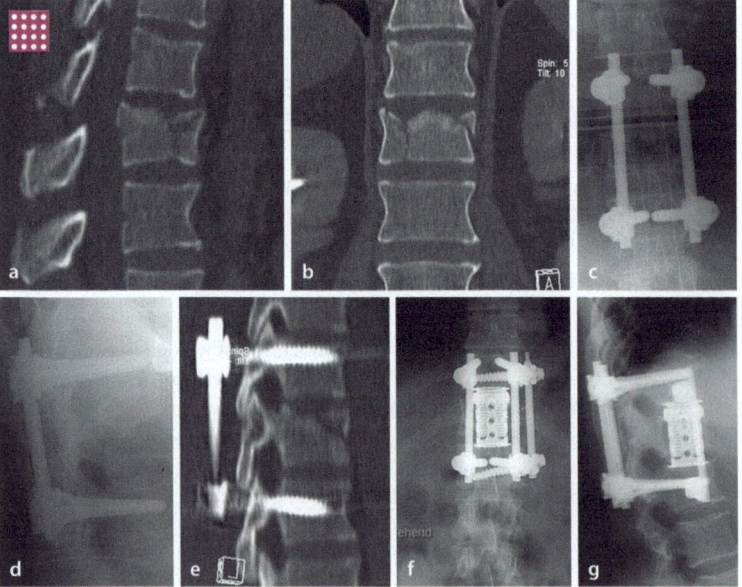

■ **Abb. 15.26a–g 54 Jahre, männlich. Auffahrunfall.** Kompressionsfraktur von BWK 12 mit komplettem, craniocaudalem Split durch den trapezoid deformierten Wirbelkörper (Pincer-Fraktur), Typ A2.3. Zweizeitige dorsoventrale Stabilisierung mittels Fixateur interne und Cage bisegmental. **a, b** Präoperativ. **c–e** Nach dorsaler Stabilisierung über Fixateur interne (**c, d** Röntgen, **e** CT. **f, g** Nach ventraler Gegenstabilisierung mittels Cage und Fixateur interne

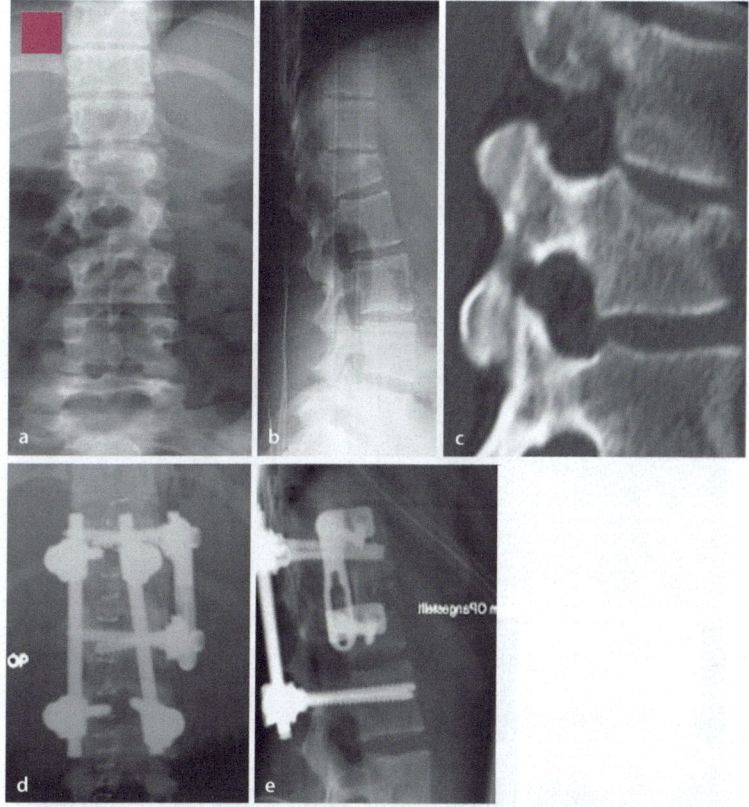

Abb. 15.27a–e 27 Jahre, männlich. Sturz vom Motorrad. LWK-1-Fraktur. Cranialer inkompletter Berstungsbruch, Typ A3.1. Zweizeitige dorsoventrale Stabilisierung mittels Fixateur interne, tricorticalem Beckenspan monosegmental und Sicherung mit einer Fixateur-Platte. **a, b** Röntgen (a.-p. und seitlich) präoperativ. **c** CT präoperativ. **d, e** Postoperative Röntgenkontrolle nach zweizeitigem dorsoventralem Eingriff (a.-p. und seitlich)

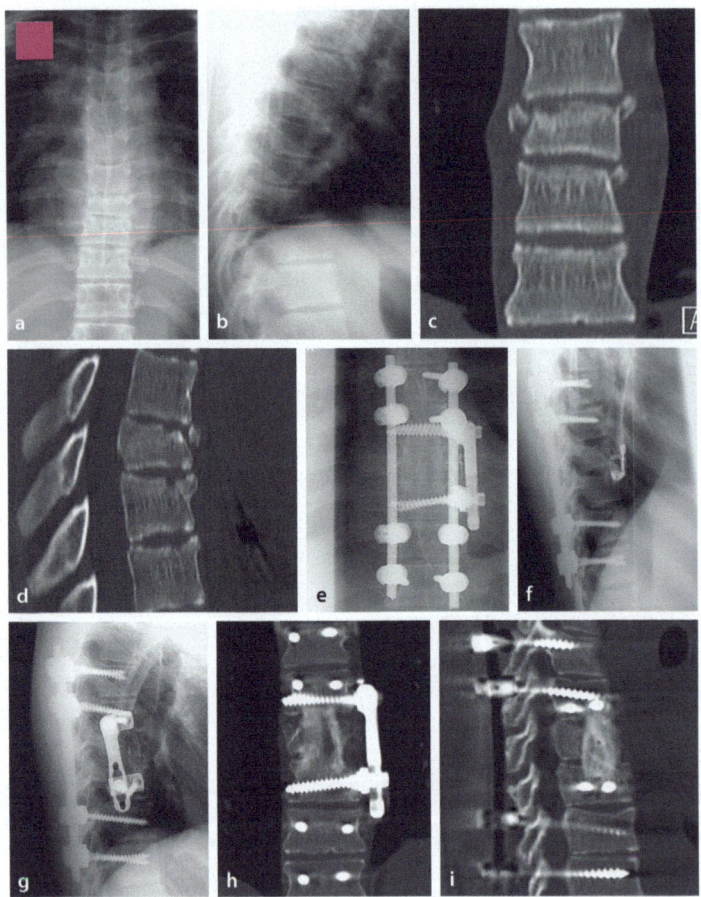

◻ Abb. 15.28a–i 20 Jahre, männlich. Sturz vom BMX-Fahrrad bei 80 km/h. Berstungsbrüche von BWK 8 vom Typ A3.2 und BWK 9 vom Typ A3.1. Zweizeitige Versorgung. Bei der
dorsalen Stabilisierung der BWS wurde jeweils ein weiterer Wirbelkörper cranial und caudal der frakturierten Wirbelkörper in die Spondylodese einbezogen. Die ventrale Gegenstabilisierung erfolgte mit einem tricorticalen Beckenspan und die Sicherung mit einer
Fixateur-Platte. Freigabe der Beweglichkeit von 3 Bewegungssegmenten 1 Jahr nach dem
Unfall nach CT-Kontrolle durch Entfernung der dorsalen Instrumentierung. Im CT vollständige knöcherne Durchbauung der Frakturzone und vollständige Osteointegration des
Knochenspans. **a–d** Präoperative Röntgenbilder und CT-Aufnahmen (coronar und sagittal).
e, f Postoperative Röntgenaufnahmen (a.-p. und seitlich). **g–i** Röntgen- und CT-Kontrolle
vor Metallentfernung nach 1 Jahr zur Sicherung der ossären Konsolidierung

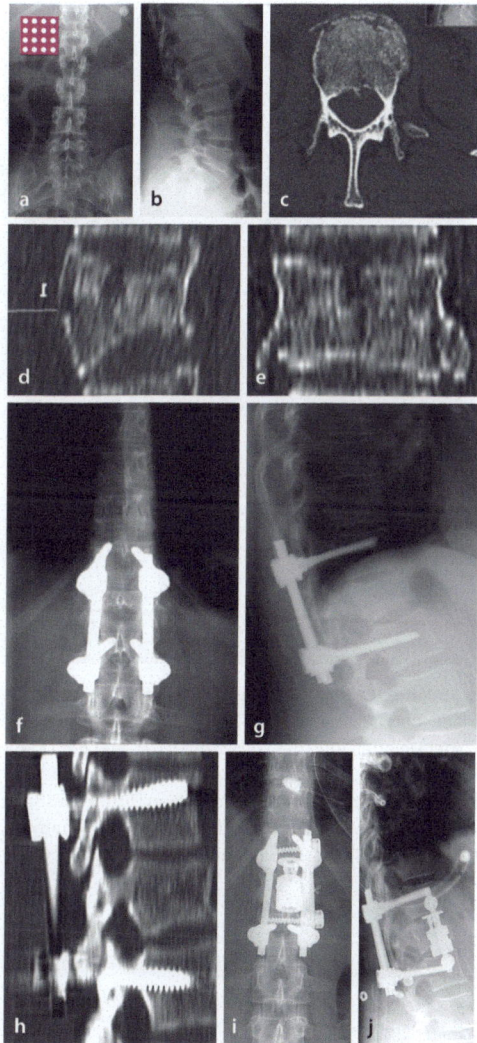

■ **Abb. 15.29a–j 42 Jahre, weiblich. Sturz aus dem 5. Stock.** Komplette Berstungsfraktur von LWK 1, Typ A3.3. Zweizeitige dorsoventrale Stabilisierung mittels Fixateur interne und Cage bisegmental sowie Sicherung mit einer Fixateur-Platte. **a–c** Präoperative Röntgen- und CT-Bilder. **d, e** Präoperative Rekonstruktionen. **f–h** Postoperative Aufnahmen nach dorsaler Stabilisierung. **i, j** Röntgenaufnahmen nach ventraler Gegenstabilisierung

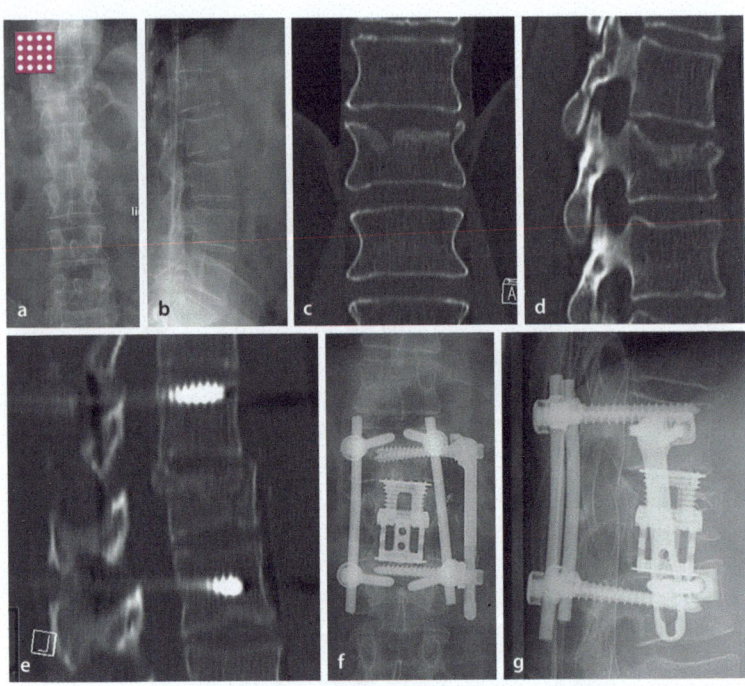

🔲 **Abb. 15.30a–g 58 Jahre, weiblich. Hochrasanztrauma.** Flexions-Distraktions-Verletzung in Höhe des Bewegungssegments Th12–L1, Typ B1.3 mit Kompressionsfraktur von LWK 1 und trapezoider Deformierung des Wirbelkörpers. Fraktur des Dornfortsatzes sowie des Bogens von BWK 12. Zweizeitige Versorgung mittels bisegmentaler dorsaler Spondylodese. Im Intervall ventrale Gegenstabilisierung mit einem Distraktions-Cage. **a–d** Präoperative Röntgen- und CT-Bilder (jeweils a.-p. und seitlich). **e–g** Postoperatives CT seitlich nach Fixateur-Anlage und Röntgenbilder (a.-p. und seitlich) nach ventraler Gegenstabilisierung

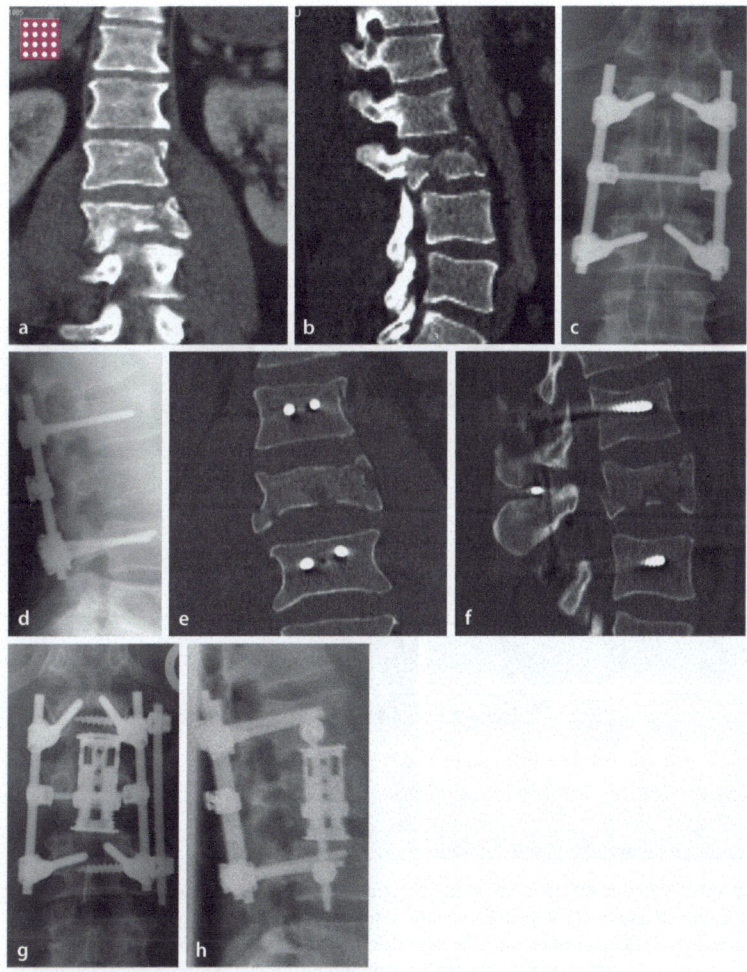

◘ **Abb. 15.31a–h 25 Jahre, männlich. Kollidierte als Mopedfahrer mit einem Pkw.** Typ-C1.3-Verletzung von LWK 2 mit Berstungsfraktur des Wirbelkörpers und Rotation. Versorgung mittels bisegmentaler dorsaler Spondylodese. Noch während des gleichen Klinikaufenthalts erfolgte die ventrale Gegenstabilisierung mittels Distraktions-Cage und Sicherung mit einem Fixateur interne. **a, b** Präoperative CT-Aufnahmen (a.-p. und seitlich). In der a.-p.-Ebene skoliotische Fehlstellung und Rotation. **c–f** Postoperative Kontrollaufnahmen (CT und Röntgen; a.-p. und seitlich) nach Stabilisierung über Fixateur interne. **g, h** Röntgenkontrolle (a.-p. und seitlich) nach ventraler Gegenstabilisierung

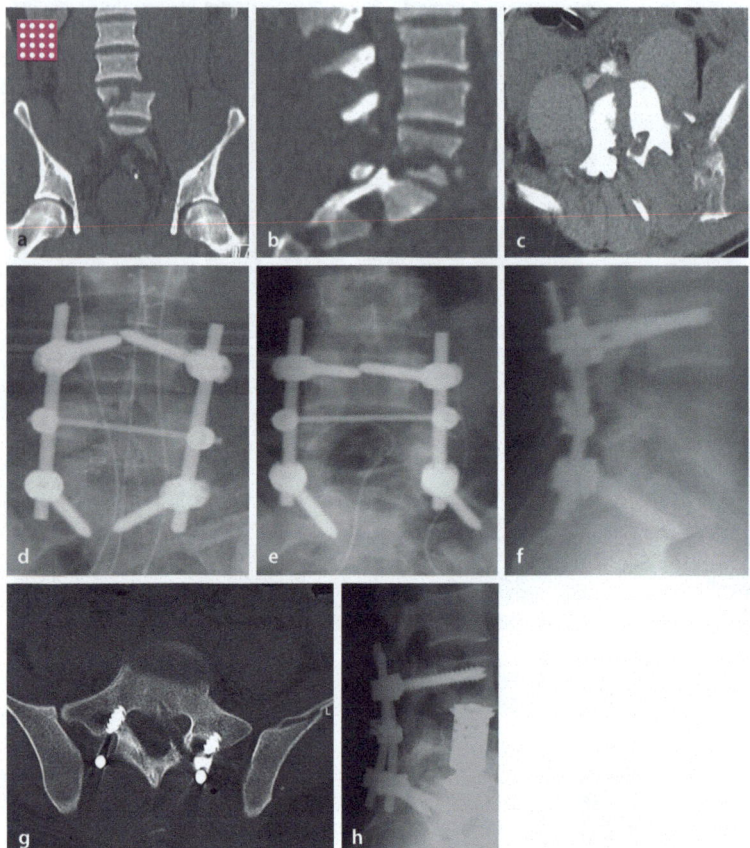

■ **Abb. 15.32a–h 48 Jahre, männlich. Polytrauma nach Sturz aus dem 7. Stock.** Typ-C1.3-Verletzung des LWK 5 mit Berstungsfraktur des Wirbelkörpers und Rotation. Versorgung mittels bisegmentaler dorsaler Spondylodese L4–S1. Auf der postoperativen CT-Aufnahme (**g**) ist der Schraubenkanal der Fehlbohrung zur Platzierung der linksseitigen Pedikelschraube in S1 zu erkennen. Radikuläre Symptomatik postoperativ, Schraubenkorrektur und divergierende Positionierung im Pedikel von S1 links. Neurologische Erholung. Noch im gleichen Klinikaufenthalt erfolgte die ventrale Gegenstabilisierung mittels Distraktions-Cage (**h**). **a–c** Präoperative CT-Aufnahmen (a.-p., seitlich und axial). **d–f** Postoperative Kontrolle a.-p. vor und nach Korrektur der Pedikelschraube sowie seitlich. **g** CT-Kontrolle nach Pedikelschraubenkorrektur. **h** Seitliche Röntgenaufnahme nach ventraler Gegenstabilisierung

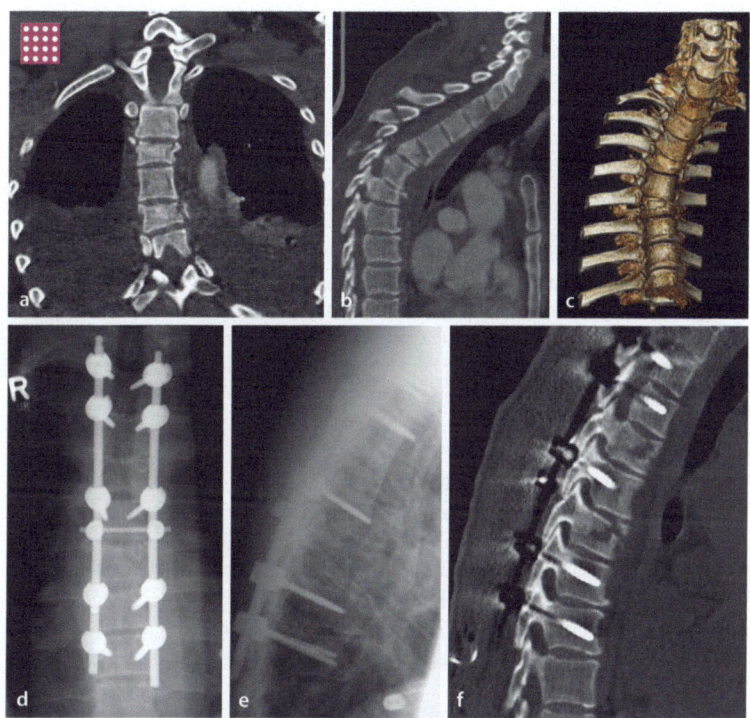

⬛ **Abb. 15.33a–f 40 Jahre, männlich. Kollidierte als Pkw-Fahrer mit einem LKW.** Thorakale Flexions-Distraktions-Verletzung mit Rotationskomponente Typ C2.1. Berstungsbrüche des 4. und 6. Brustwirbelkörpers mit Flexions-Distrations-Mechanismus und Rotationskomponente. Die Rotation ist im CT-Scan nachweisbar. Zerreißung des Wirbelbogens und des Dornfortsatzes BWK 4 und BWK 6 sowie zusätzliche Dornfortsatzfraktur BWK 3 und BWK 5 (**a, b**). Versorgung mittels mehrsegmentaler dorsaler Spondylodese. Bei der dorsalen Stabilisierung der BWS wurde jeweils ein weiterer Wirbelkörper cranial und caudal der frakturierten Wirbelkörper in die Spondylodese einbezogen. Noch während des gleichen Klinikaufenthalts wurde die ventrale Gegenstabilisierung mittels Zweietagendistraktions-Cage-Versorgung geplant. **a, b** Präoperatives CT [a.-p. (Haematothorax beidseitig) und seitlich]. **c** 3-D-Rekonstruktion präoperativ. **d, e** Postoperative Röntgenkontrolle (a.-p. und seitlich). **f** Postoperatives CT (sagittal)

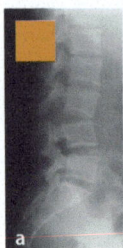 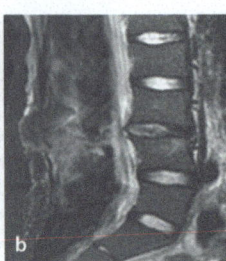 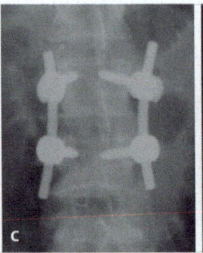 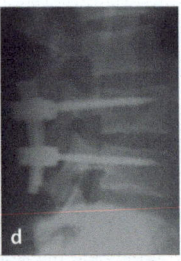

◘ **Abb. 15.34a–d 39 Jahre, männlich. Auffahrunfall.** Flexionssubluxation. Wirbelsäulenverletzung vom Typ B1.1 in Höhe LWK 3/4. Versorgung ausschließlich mittels monosegmentaler dorsaler Stabilisierung. **a, b** Präoperative Röntgen- (seitlich, **a**) und MRT-Aufnahme (sagittal, **b**). **c, d** Postoperative Röntgenkontrollen (a.-p. und seitlich) nachmonosegmentaler Spondylodese

- **Eigenes Vorgehen**
  - Zunächst werden alle instabilen Verletzungen dorsal versorgt.
  - Bei den A- und B-Verletzungen der Wirbelsäule schlagen wir ein differenziertes zweizeitiges Vorgehen vor.
  - Nach der dorsalen Spondylodese wird nach ca. 6 Wochen eine radiologische Kontrolle durchgeführt, um die begleitenden Bandscheibenläsionen zu erkennen. Mitverletzte Bandscheiben gelten als eine der wichtigsten Ursachen für die erheblichen sekundären Korrekturverluste nach alleiniger dorsaler Instrumentierung.
  - Bei stabiler Ausheilung der Verletzung ohne signifikanten Korrekturverlust kann auf die ventrale Gegenstabilisierung, insbesondere bei jüngeren Patienten, verzichtet werden.
  - Einen weiteren Vorteil dieses Therapieregimes sehen wir darin, die starke operative Belastung des Patienten durch einzeitiges dorsoventrales Vorgehen vermeiden und die ventrale Gegenstabilisierung an einem erholten Patienten elektiv durchzuführen zu können.

- **Dorsale Instrumentierung**
  - Die dorsale Implantation eines Fixateur interne – häufig im percutanen minimalinvasiven Vorgehen – hat sich als Standardverfahren im Notfall und für die Versorgung von Schwerverletzten etabliert.
  - Die Stabilisierung wird mit winkelstabilen Fixateuren vorgenommen (◘ Abb. 15.34).
  - Durch eine Laminektomie oder (partielle) Hemilaminektomie ist bei einer Querschnittssymptomatik eine Dekompression des Rückenmarks möglich. Die Entlastung kann durch eine intraoperative Myelographie nachgewiesen werden.

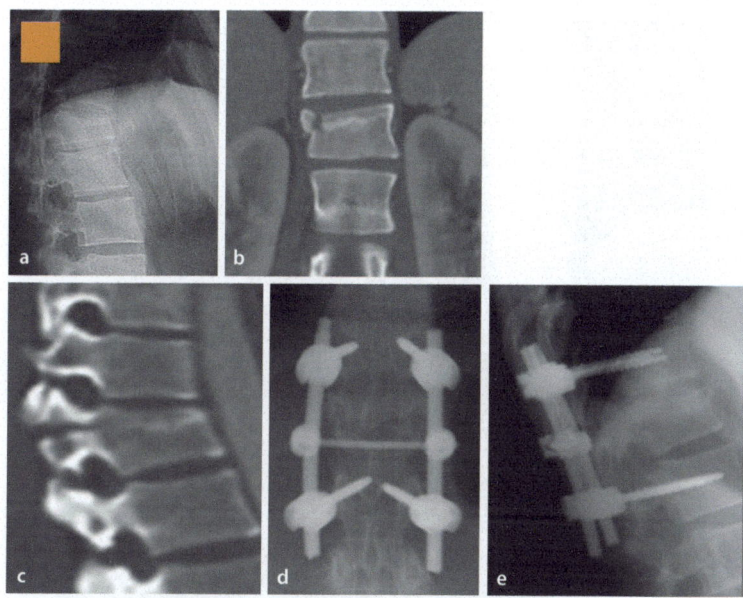

Abb. 15.35a–e 27 Jahre, männlich. Motorradunfall. »Chance-Fraktur« von BWK 12, Typ B2.3, mit horizontaler Zerreißung durch die Pedikel und Typ-A-Fraktur des Wirbelkörpers. Versorgung mittels bisegmentaler dorsaler Instrumentierung mit Querträger, um die Stabilität der Konstruktion zu erhöhen. Im Verlauf von 6 Wochen ist die CT-Kontrolle geplant. Bei unveränderter Situation ist keine ventrale Gegenstabilisierung nötig. **a** Präoperatives Röntgenbild (seitlich). **b, c** Präoperatives CT (a.-p. und seitlich). **d, e** Postoperative Röntgenkontrollen nach dorsaler Stabilisierung über Fixateur interne

— Die zusätzliche Verwendung von Querstangen empfehlen wir ab A3-Frakturen zur Verbesserung der Stabilität (Abb. 15.35).

> **Praxistipp**
>
> Im Unterschied zur LWS empfehlen wir, bei der dorsalen Instrumentierung der BWS aus Stabilitätsgründen jeweils einen weiteren Wirbelkörper cranial und caudal in die Versorgung einzubeziehen (Abb. 15.36).

— Intraoperative radiologische Kontrolle:
 — Gute Erfahrungen gibt es mit einer 3-D-Bildwandler- oder CT-gestützten Navigation; sie hat sich jedoch in den meisten Zentren nicht durchsetzen können.

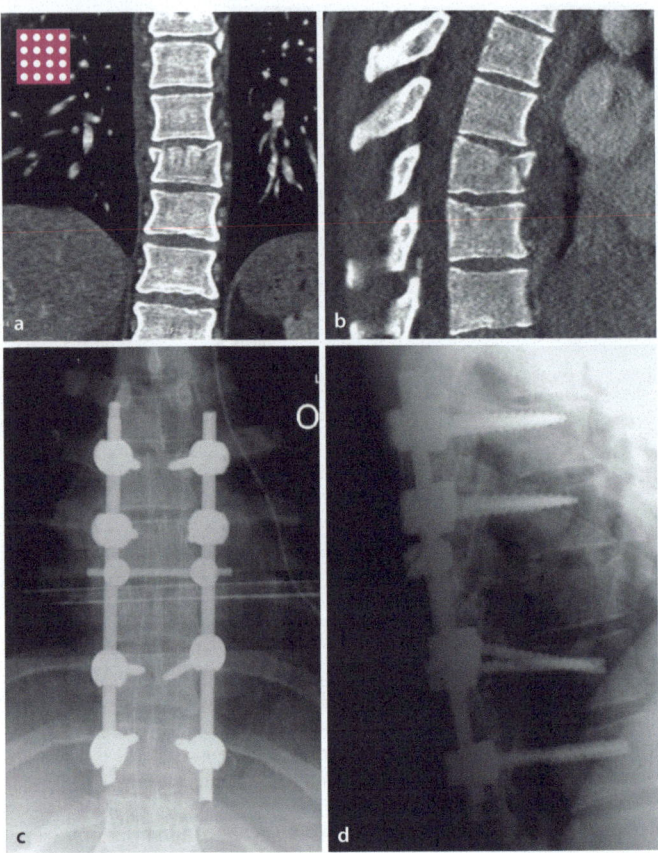

■ **Abb. 15.36a–d 41 Jahre, weiblich. Sturz vom Motorrad bei einer Geschwindigkeit von 100 km/h.** Inkompletter Berstungsbruch von BWK 8, Typ A3.1. Bei der dorsalen Stabilisierung der BWS wurde jeweils ein weiterer Wirbelkörper cranial und caudal des frakturierten Wirbelkörpers in die Spondylodese einbezogen. Die ventrale Gegenstabilisierung mit einem Cage steht noch aus. **a, b** CT präoperativ. **c, d** Postoperativ; Versorgung mittels Fixateur

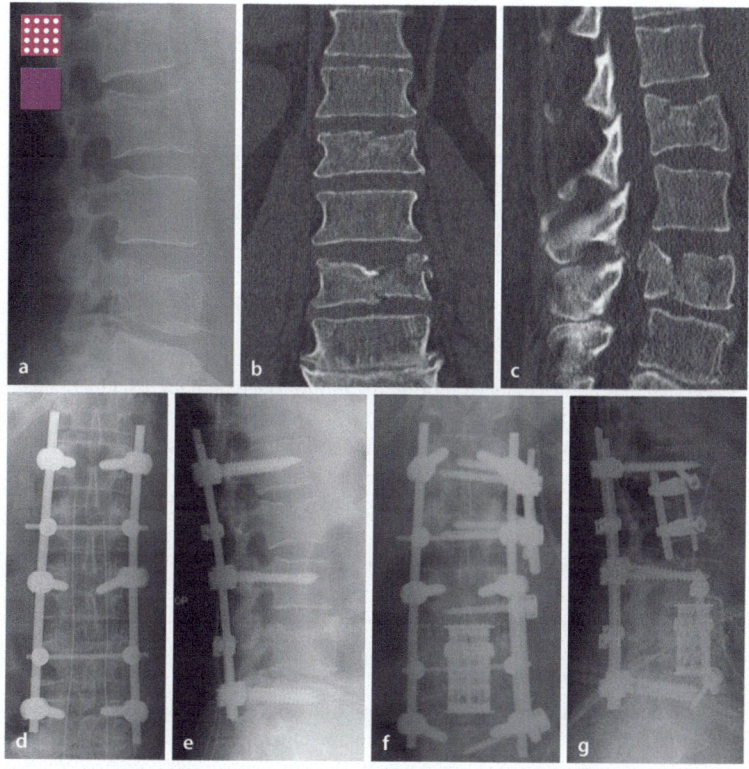

■ **Abb. 15.37a–g 62 Jahre, männlich. Suizidaler Sprung aus dem 6. Stock.** Mehretagen-verletzung; Berstungsbrüche von LWK 2, Typ A3.1, und LWK 4, Typ A3.3. Zweizeitige Versorgung mittels mehrsegmentaler dorsaler Spondylodese und im Intervall Distraktions-Cage bzw. Beckenkammspan und Sicherung mit Fixateurstangen. **a** Präoperative seitliche Röntgenaufnahme. **b, c** Präoperatives CT (a.-p. und seitlich). **d–g** Postoperative Aufnahmen nach Stabilisierung über Fixateur interne a.-p. (**d**) und seitlich (**e**) und nach ventraler Gegenstabilisierung mittels Beckenkammspan (oben) und Cage (unten) in den gleichen Ebenen (**f, g**)

— Der Einsatz der offenen MRT bei der dorsalen Frakturstabilisierung wird aufgrund des immensen technischen und zeitlichen Aufwandes auch zukünftig weiter den Zentren überlassen bleiben.

■ **Ventrale Instrumentierung**

— Der ventrale Zugang stellt hohe operative Ansprüche.

— Während die obere thorakale Wirbelsäule bis Th8 überwiegend in Linksseitenlage operiert wird, werden die untere thorakale Wirbelsäule und die Lendenwirbelsäule bis zum Wirbelkörper L4 in Rechtsseitenlage angegangen.

— Das Segment L5–S1 erfordert einen ventralen retroperitonealen oder einen transabdominellen Zugang.

— Nach Ausräumung des verletzten Wirbelkörpers und Resektion der zerrissenen Bandscheibe(n) erfolgt die mono- oder auch mehrsegmentale Fusion (◘ Abb. 15.37) durch einen eingebolzten tricorticalen Knochenspan aus dem Beckenkamm. Für bisegmentale Versorgungen als Wirbelkörperersatz sind distrahierbare Titankörbe und eine lokale Spongiosaplastik aus dem teilresezierten Wirbelkörper empfohlen (keine Entnahmemorbidität und höhere Sofortbelastbarkeit). Ein Konsens bezüglich des Einsatzes von Körben oder Knochenspänen besteht gegenwärtig nicht.

— Die ventrale Fusionsstrecke kann durch einen Fixateur interne oder einen Platten-Fixateur gesichert werden.

Minimalinvasive Verfahren

— In den letzten Jahren wurden die thorakoskopisch assistierten Techniken zur ventralen Stabilisierungen sowie perkutane Operationsverfahren zur dorsalen Instrumentierung der verletzten Wirbelsäule entwickelt.

— Für die osteoporotischen, aber in letzter Zeit auch traumatischen Wirbelfrakturen kommen dorsale minimalinvasive Techniken zum Einsatz:

— Die **Vertebroplastie** greift diesen Zugang für zusammengesinterte osteoporotische Frakturen auf (A-Frakturen nach AO). Über ein spezielles Instrumentarium wird von dorsal Knochenzement in den betroffenen Wirbelkörper zur Abstützung der vorderen Säule eingebracht.

— Eine Weiterentwicklung stellt die **Kyphoplastie** dar. Ein Ballonkatheter oder vergleichbare Instrumente werden von dorsal im Wirbelkörper positioniert und dilatiert. Auf diese Weise wird ein präformierter Hohlraum geschaffen, in den Knochenzement zur Abstützung der vorderen Säule gespritzt wird (◘ Abb. 15.38).

— Vor dem Eingriff sollte Klarheit über eine Mitverletzung der Wirbelkörperhinterkante bestehen.

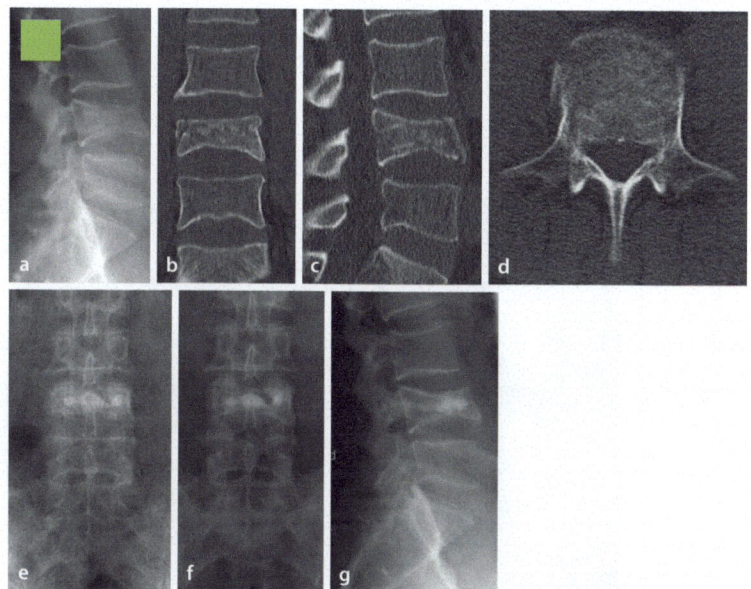

◘ Abb. 15.38a–g 53 Jahre, männlich. 3 Wochen nach Unfall durch Sturz. LWK-4-Berstungsfraktur (A3.3 nach AO) Zuweisung 3 Wochen nach dem Unfall. Bis dahin konservative Behandlung und erhebliche Schmerzhaftigkeit. Aufgrund des Zeitraums und des Alters minimalinvasive Therapie mittels Kyphoplastie mit Kalziumphosphatzement. Schmerzreduktion auf der visuellen Analogskala (VAS) um −5. Mobilisation unter Vollbelastung am 2. postoperativen Tag. Bei Einengung des Spinalkanals Grenzindikation. **a** Präoperative Röntgenaufnahme (seitlich) **b–d** Präoperatives CT (a.-p., sagittal, axial). **e** Postoperative Aufnahme (a.-p.). **f, g** Röntgenbilder 3 Monate postoperativ (a.-p. und seitlich)

— Indikationen:
  – Standardindikation ist die osteoporotische Sinterungsfraktur.
  – Patientenbezogen sollte die Indikation zur Vertebro- oder Kyphoplastie bei persistierenden Schmerzen mit oder ohne Wirbelkörperödem im MRT gestellt werden.
  – Andere gute Indikationen stellen traumatische und pathologische Frakturen dar oder frakturgefährdete Wirbel, z. B. aufgrund von Metastasen.

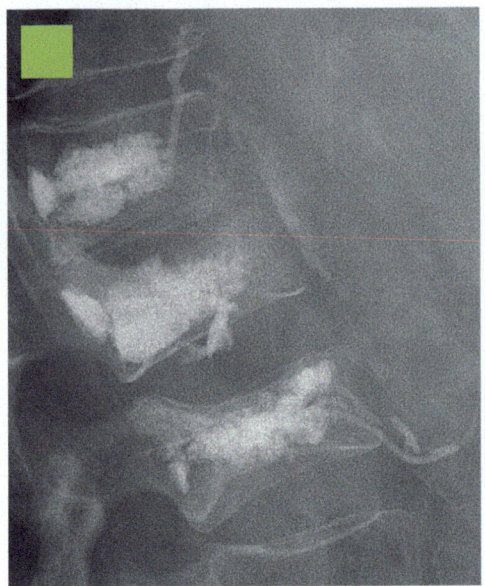

◘ Abb. 15.39 Multiple Zementaustritte nach Vertebroplastie im seitlichen Röntgenbild. Zunächst Vertebroplastie von BWK 12, bei Anschlussfrakturen in 2. Sitzung Vertebroplastie von BWK 11 und LWK 1. Bei Zementembolien Dyspnoe und Intensivpflichtigkeit, Entlassung nach 26 Tagen mit O_2-Applikator

Komplikationen

— An intraoperativen Komplikationen ist die Gefahr der Verletzung von wichtigen Strukturen (Gefäße, intraabdominelle und retroperitoneale Organe) zu beachten. Eine Verschlechterung der neurologischen Situation aufgrund von Zementfehllagen, Verletzung oder Einengung von Dura und Rückenmark sowie Beeinträchtigung der Durchblutung oder einer Ödembildung ist unbedingt zu vermeiden.

— Bei der Vertebro- (häufiger; ◘ Abb. 15.39) oder Kyphoplastie (seltener) werden insbesondere Zementaustritte je nach Studie und Technik der Nachuntersuchung von bis zu >80% beobachtet.

Praxistipp

Wir empfehlen daher die Kyphoplastie als Verfahren der Wahl.

— Zementembolien können zu pulmonalen Komplikationen führen.
— Die neurologische Situation kann bis hin zum Querschnitt beeinträchtigt werden.
— Wir empfehlen daher, beide Methoden nur in den Kliniken anzuwenden, in denen auch die Möglichkeit zur offenen Spinalkanalrevision besteht.
— Bei Patienten <60 Jahren sollte unserer Einschätzung nach langzeitabbaubarer Kalziumphosphatzement verwendet werden.

15.2.6 Nachbehandlung

— Alle Versorgungen sollten eine sofortige Vollbelastbarkeit des Patienten ermöglichen.
— Achsengerechte Mobilisierung möglichst am 1. postoperativen Tag.
— Eine Thromboseprophylaxe ist obligat.
— Intensive Atemtherapie.
— Die Entfernung des Fixateur interne sollte bei rein dorsaler Instrumentierung wegen der Gefahr der Metallermüdung und des Implantatbruchs nach Ablauf von 1 Jahr vorgenommen werden.
— Bei sicher konsolidierter dorsoventraler Spondylodese sollte der Fixateur nur bei lokalen Beschwerden oder zur Freigabe eines »gesperrten« Bewegungssegments entfernt werden.

15.2.7 Sonderformen

▪ **Osteoporotischer Knochen**
— Diese Frakturen stellen eine wichtige Gruppe dar, da sie eine andere Genese aufweisen, andere Frakturmorphologien zeigen und aufgrund der demographischen Entwicklung immer häufiger werden.
— Demzufolge sind spezielle Behandlungsstrategien wie die Kyphoplastie entwickelt worden (s. oben; ◘ Abb. 15.40).
— Es bestehen gute Erfahrungen mit den oben beschriebenen Zementierungstechniken.
— Pedikelschrauben finden z. B. über die augmentierende Vertebroplastie einen besseren Halt.

▪ **Operationsverfahren bei osteoporotischem Knochen**
— Vertebro-/Kyphoplastie:
  — A1,
  — A3.1

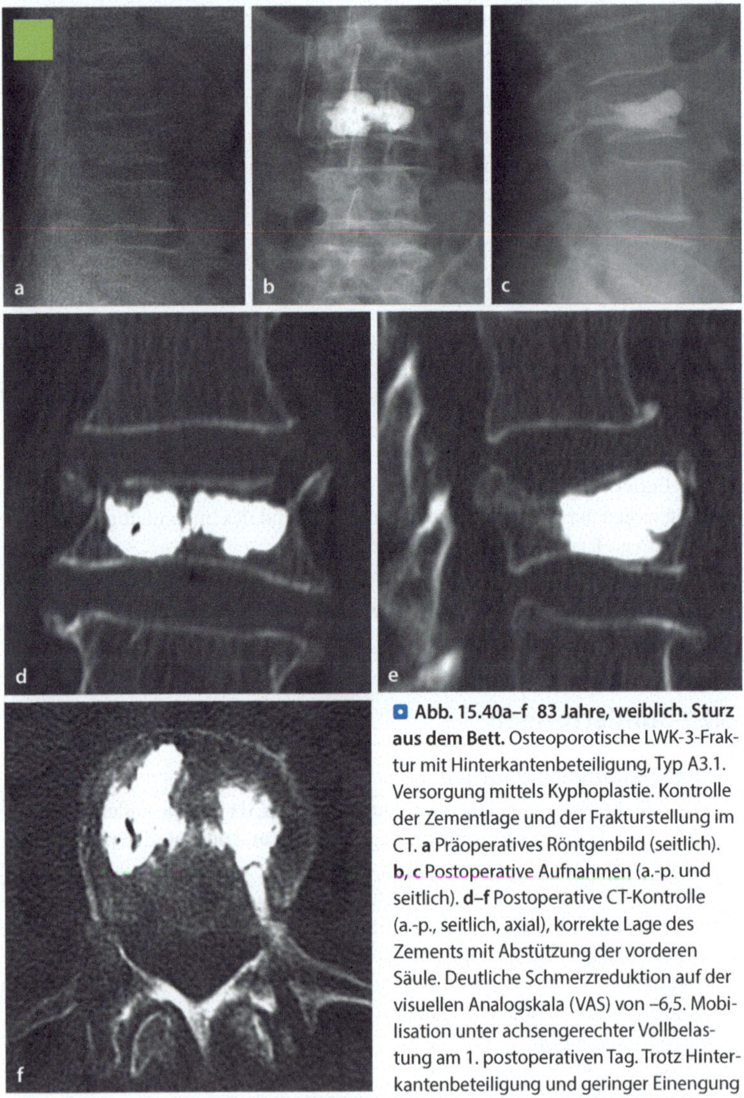

Abb. 15.40a–f 83 Jahre, weiblich. Sturz aus dem Bett. Osteoporotische LWK-3-Fraktur mit Hinterkantenbeteiligung, Typ A3.1. Versorgung mittels Kyphoplastie. Kontrolle der Zementlage und der Frakturstellung im CT. **a** Präoperatives Röntgenbild (seitlich). **b, c** Postoperative Aufnahmen (a.-p. und seitlich). **d–f** Postoperative CT-Kontrolle (a.-p., seitlich, axial), korrekte Lage des Zements mit Abstützung der vorderen Säule. Deutliche Schmerzreduktion auf der visuellen Analogskala (VAS) von –6,5. Mobilisation unter achsengerechter Vollbelastung am 1. postoperativen Tag. Trotz Hinterkantenbeteiligung und geringer Einengung des Spinalkanals keine Neurologie

15

- Vertebro-/Kyphoplastie in Kombination mit Fixateur interne:
  - A3.3
  - B- und C-Frakturen mit Beteiligung der vorderen Säule (Kompression)
- Augmentierende Vertebroplastie:
  - Zur besseren Verankerung von Pedikelschrauben bei Osteoporose (jede Frakturschwere)

Eine medikamentöse Osteoporosetherapie muss eingeleitet oder weitergeführt werden.

- **M. Bechterew**
- Es besteht ein bis zu 4-fach erhöhtes Frakturrisiko im Vergleich zu Wirbelsäulengesunden.

> Eine Fraktur der Bechterew-Wirbelsäule stellt aufgrund der fehlenden Elastizität und hohen Frakturinstabilität sowie der Häufigkeit neurologischer Komplikationen und Sekundärdislokationen ein schwerwiegendes Trauma dar.

- Großzügige Indikation zur CT- bzw. MRT-Diagnostik.
- Die steife und fragile Wirbelsäule ähnelt in ihrem Frakturverhalten dem eines langen Röhrenknochens.
- Wir empfehlen eine langstreckige und über mindestens 2 Bewegungssegmente über und unter der Verletzung angelegte dorsale Spondylodese und ein zweizeitiges ventrales Vorgehen (◘ Abb. 15.41).

- **Kinder**
- Kindliche Wirbelsäulenfrakturen (◘ Abb. 15.42) sind im Vergleich zum Erwachsenen sehr selten. Sie machen ca. 1% aller kindlichen Verletzungen aus.
- Die begleitenden Rückenmarkverletzungen sind häufiger als beim Erwachsenen (Grund: höheres Relativvolumen des Rückenmarks im Spinalkanal).
- Aufgrund der sehr hohen Bandlaxizität der kindlichen Wirbelsäule können Extrembewegungen stattfinden, die zwar zu einer Läsion des Rückenmarks führen, jedoch nicht immer radiologisch nachweisbar sind (»spinal cord injury without radiographic abnormality«; SCIWORA).
- Großzügig MRT-Indikation stellen.
- Die Klassifikation der Verletzungen der kindlichen Wirbelsäule sowie die Versorgungsstrategien entsprechen im Prinzip denjenigen der Erwachsenen.

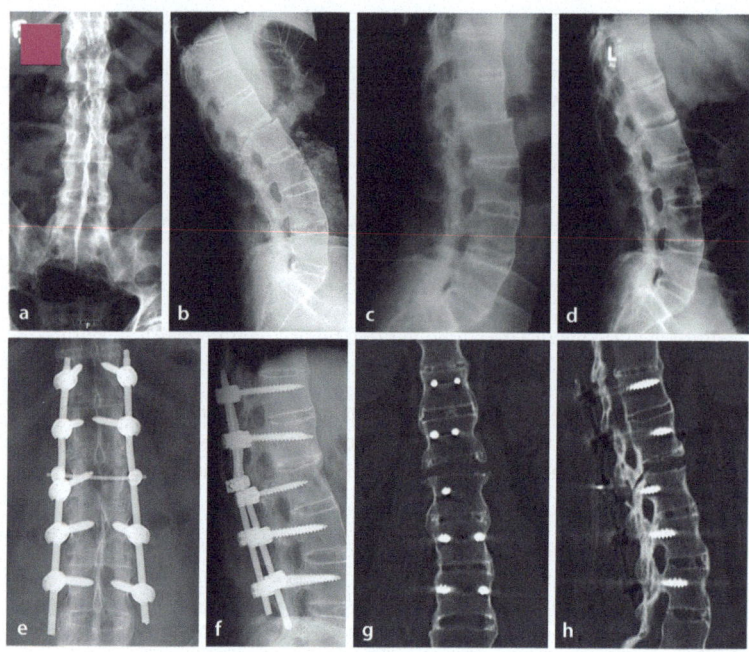

■ **Abb. 15.41a–h 63 Jahre, männlich. Sturz auf den Rücken.** Horizontale Zerreißung des Bewegungssegments L1/2 im Sinne einer B3-Verletzung nach AO bei M. Bechterew. Versorgung mittels mehrsegmentaler dorsaler Spondylodese BWK 12–LWK 4. Der Patient lehnte die ventrale Gegenstabilisierung mit Beckenkammspan und Fixateur-Platte ab. **a, b** Präoperative Röntgenaufnahmen (a.-p. und seitlich), in der seitlichen Ebene Retrolisthesis von LWK 1 gegenüber LWK 2 (**b**). **c, d** Funktionsaufnahmen in Ante- und Retroflexion. **e–h** Röntgen- und CT-Aufnahmen nach dorsaler Spondylodese mittels Fixateur interne (jeweils a.-p. und seitlich

15.2.8 Prognose und funktionelle Ergebnisse

— Keine der Operationsmethoden verhindert sicher einen Korrekturverlust in der Sagittalebene.

— Eine geringere segmentale Fehlstellung und damit ein besseres röntgenologisches Resultat wurde nach ventralem oder kombiniertem Vorgehen erzielt, ein besseres klinisch-funktionelles Ergebnis jedoch nicht.

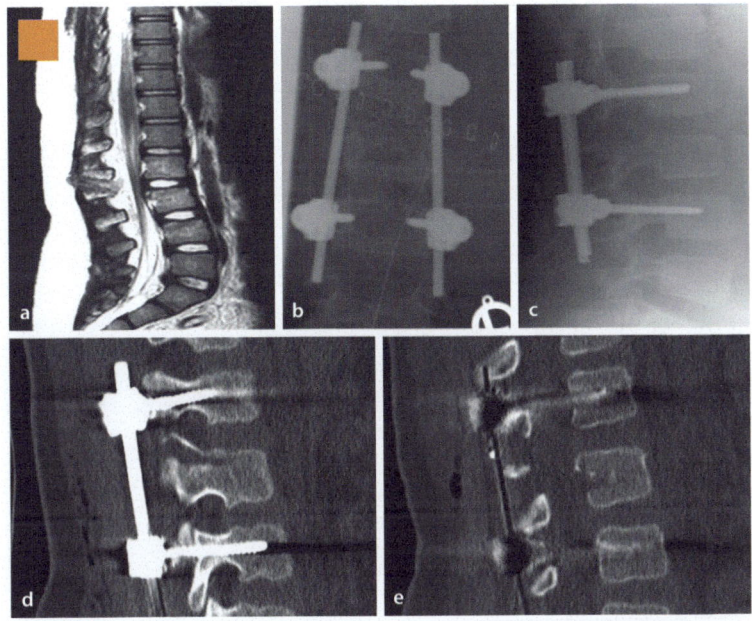

■ **Abb. 15.42a–e 12-jähriges Kind, weiblich. Sturz vom Pferd.** Flexionsverletzung
Typ B2.2 mit Zerreißung der Bandscheibe im Segment L2/3, Zerreißung des Dornfortsatzes,
der Pedikel von LWK 2 und Ausstrahlung der Fraktur in den Wirbelkörper (**a–c**). Versorgung
ausschließlich mittels bisegmentaler dorsaler Stabilisierung. **d, e** Postoperatives CT (jeweils
sagittal)

Becken

H. Naumburger, C.M. Müller-Mai, M.Wich

C. Müller-Mai, A. Ekkernkamp (Hrsg.), *Frakturen auf einen Blick*,
DOI 10.1007/978-3-642-27429-9_16, © Springer-Verlag Berlin Heidelberg 2015

16.1   Beckenring

Fraktur des Beckens

Bei Beckenfrakturen handelt es um Brüche des vorderen und hinteren Beckenrings, entweder allein oder als Kombinationsverletzung.

16.1.1 Mechanismus

- Beckenringfrakturen entstehen durch von außen einwirkende Kräfte meist im Sinne einer direkten Gewalteinwirkung ganz überwiegend im Sinn eine Anpralltraumata, die man in 3 Hauptvektorrichtungen einteilen kann:
  - ventrale (a.-p.) Kompression,
  - laterale Kompression,
  - vertikale Abscherung.
- Begleitverletzungen sind im Rahmen komplexer Beckenverletzungen häufig.
  - Décollement-Verletzungen bei Überrolltraumata,
  - Gefäßverletzungen mit ausgeprägten retroperitonealen Hämatomen,
  - Darmverletzungen durch Knochenfragmentperforationen,
  - Harnwegsverletzungen.

Praxistipp

Leitsymptom für die Urethraverletzung ist das Skrotal- oder Vulvahämatom. Blutspuren am Officium urethrae externum werden neben der Unmöglichkeit zur Spontanmiktion beobachtet.

- Bei Frakturen des hinteren Beckenrings stehen neurologische Begleitverletzungen durch Quetschung, Traktion bzw. knöcherne Penetration der Cauda equina und des Plexus lumbosacralis im Vordergrund.

16.1.2 Klinik

- In der klinischen Untersuchung können auf Beckenverletzungen hinweisen:
  - Konturveränderungen,
  - Asymmetrien im Beckenbereich,
  - Beinlängendifferenz.

▬ Die klinische Untersuchung versucht, Instabilitäten des Beckenrings nachzuweisen.

▬ Bei Verletzung des Urogenitalsystems bestehen u. U. Blutungen aus der Harnröhre.

▬ Größere Blutverluste können im Rahmen einer Beckenfraktur bzw. von begleitenden Gefäßverletzungen auftreten und mit lebensbedrohenden hypotonen Kreislaufverhältnissen einhergehen. Besonders starke Blutverluste sind auch beim Morel-Lavallée-Syndrom zu erwarten: Durch großflächige Décollement-Verletzungen im Beckenbereichn entstehen Toträume, die zu entsprechenden Blutverlusten und im Verlauf zu Infektionen auf dem Boden ausgedehnter Nekrosen führen können.

16.1.3 Diagnostisches Vorgehen

Klinische Untersuchung

▬ Anamnese.

▬ Inspektion.

▬ Neurologischer Status (unabdingbar beim wachen kooperativen Patienten).

▬ Obligate rectale Untersuchung (Verletzungen des sacralen Plexus?).

Apparative Diagnostik

▪ **Röntgen**

▬ Die a.-p. Beckenaufnahme liefert eine grobe Übersicht über die knöchernen Verhältnisse.

▬ Im Bereich des hinteren Beckenrings sind jedoch Frakturen nur schwer zu erkennen.

▬ Bei klinischem Verdacht auf eine Beckenfraktur: Aufnahmen im sog. Inlet- und Outlet-Strahlengang nach Pennal.

> **Praxistipp**
>
> Freie Luft in den Röntgenübersichtaufnahmen des Beckens kann eine Rectumverletzung anzeigen.

▪ **Computertomographie**

▬ Im Rahmen der Akutdiagnostik bei polytraumatisierten Patienten ist die CT-Diagnostik Standard.

■ **MRT**

– MRT-Untersuchungen können bei Plexusläsionen oder als Verlaufskontrollen, z. B. zur Beurteilung einer möglichen Hüftkopfnekrose, erforderlich werden.

16.1.4 Klassifikationen

AO-Klassifikation

– Die AO-Klassifikation (◗ Abb. 16.1) unterscheidet
  – **Typ A:** stabile Beckenfrakturen.
  – **Typ B:** teilstabile Beckenfrakturen (rotationsinstabil, aber vertikal stabil).
  – **Typ C:** instabile Beckenfrakturen (rotations- und vertikal instabil).

Beispiel für weitere Klassifikationen

■ **Tile und Pennal**

– Unterschieden werden 3 Schweregrade.
  – **A-Frakturen** sind stabil bei intaktem knöchernem und ligamentärem
    hinterem Beckenring.
  – **B-Frakturen** sind rotationsinstabil bei inkomplett unterbrochenem
    hinterem Beckenring.
  – **C-Frakturen** sind rotations- und vertikal instabil. Der hintere Beckenring
    ist vollständig unterbrochen.

16.1.5 Therapeutisches Vorgehen

– Primäre Ziele sind
  – Blutstillung und
  – Stabilisierung des Bruchbereichs (Prinzip der »damage control«).
– Bei weiterhin nach Anlage der Beckenzwinge bestehender Kreislauf-
  instabilität:
  – Indikation zur Laparotomie,
  – Eröffnung des Retroperitoneums zur Blutstillung und Tamponade
    (»packing«).
– Die definitive Versorgung in der Sekundärphase umfasst die möglichst
  anatomische Reposition und interne Osteosynthese zur Wiederherstellung
  der Kraftübertragung und Stabilität.
  Eine Übersicht zeigt ◗ Abb. 16.2.

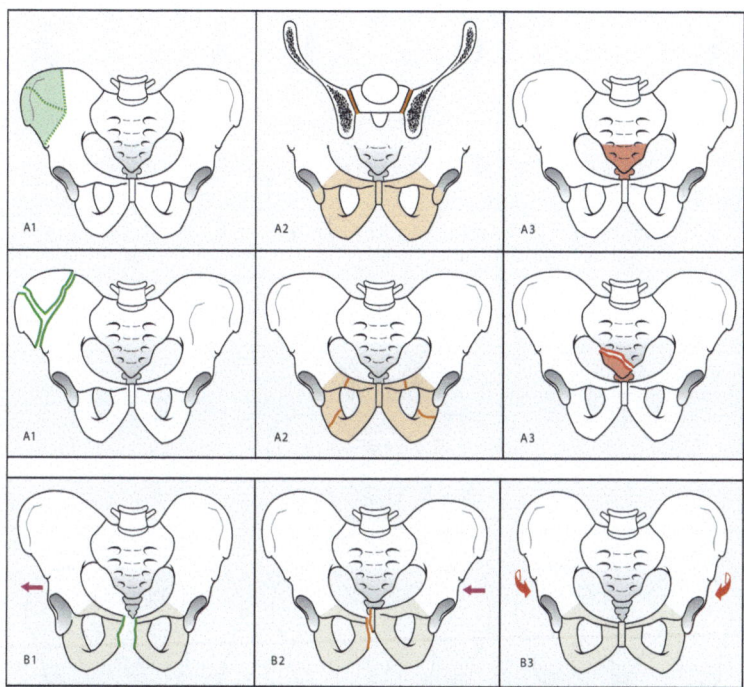

a Stabile Beckenringfrakturen
A1: Beckenrandverletzungen (Os coxae, Abrissfrakturen)
A1.1: Abrissfrakturen, z. B. Spina iliaca
A1.2: Frakturen des Beckenkamms
A1.3: Tuber ischiadicum
A2: Vordere Beckenringfrakturen mit intakten dorsalen
Strukturen, direktes Trauma
A2.1: Beckenschaufelfraktur
A2.2: Einseitige vordere Beckenringfraktur
A2.3: Beidseitige vordere Beckenringfraktur
(Schmetterlingsfraktur)
A3: Querfrakturen, Os sacrum oder Os coccygeum
A3.1: Fraktur des Os coccygeums
A3.2: Nicht dislozierte Querfraktur des Os sacrums
A.3.3: Dislozierte Sacrumquerfraktur
b Horizontal instabile Beckenringfrakturen
(inkomplette Läsion des hinteren Beckenrings)
B1: Einseitige Außenrotationverletzung (»open book«)
mit Symphysensprengung

B1.1: Läsion des vorderen Beckenrings mit anteriorer
Verletzung am SI-Gelenk (»open book« mit Verletzung der
Ligg. iliosacralia anteriora et sacrospinalia)
B1.2: »Open book« mit Fraktur des Os sacrum
B2: Einseitige Innenrotationsverletzung mit
Symphysensprengung
(laterale Kompression, Verletzung der Ligg. iliosacralia
posteriora),
Übereinanderschieben des vorderen Beckenrings
B2.1: Ventrale Impressionsfraktur des Os sacrums
B2.2: Partielle Luxation im Iliosacralgelenk oder
Luxationsfraktur
B2.3: Inkomplette posteriore Iliumfraktur
B3: Beidseitige B-Verletzung
B3.1: Bilaterale Open-book-Verletzung (B1)
B3.2: Einseitige Open-book-Verletzung (B1) mit
kontralateraler Kompressionsverletzung (B2)
B.3.3: Beidseitige B2-Verletzung (Kompression)

◻ **Abb. 16.1   AO-Klassifikation der Region 61: Beckenringfraktur**

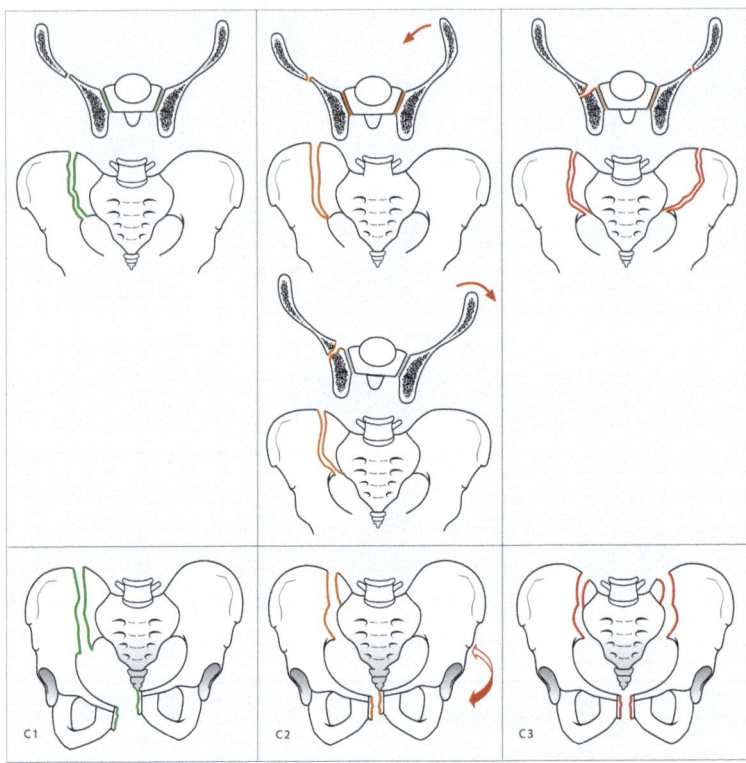

c Horizontal und vertikal instabile Beckenring-frakturen mit kompletter Unterbrechung des hinteren Beckenrings zusätzlich zu ventraler Läsion (Ruptur der Ligg. iliosacralia posteriora et anteriora, sacrospinalia et sacrotuberalia)

C1: Symphysensprengung und einseitig komplette Unterbrechung des hinteren Beckenrings (M algaigne)
C1.1: Fraktur des Os ilium
C1.2: Sprengung oder Luxationsfraktur im SI-Gelenk
C1.3: Fraktur des Os sacrum
C2: Einseitig komplette Unterbrechung des hinteren Beckenrings mit kontralateral inkompletter

Unterbrechung, Symphysensprengung
C2.1: Komplette Fraktur des Os ilium
C2.2: Vollständige Sprengung im SI-Gelenk
C2.3: Komplette Fraktur des Os sacrum
C3: Beidseitig vollständige Unterbrechung des hinteren Beckenrings, Symphysensprengung
C3.1: Bilateral extrasacrale Fraktur
C3.2: Einseitig extrasacral und kontralateral transsacral
C3.3: Beidseitig transsacral
(C-Frakturen mit Beteiligung des Acetabulums werden immer als C3 klassifiziert)

▪ **Abb. 16.1** (Fortsetzung)

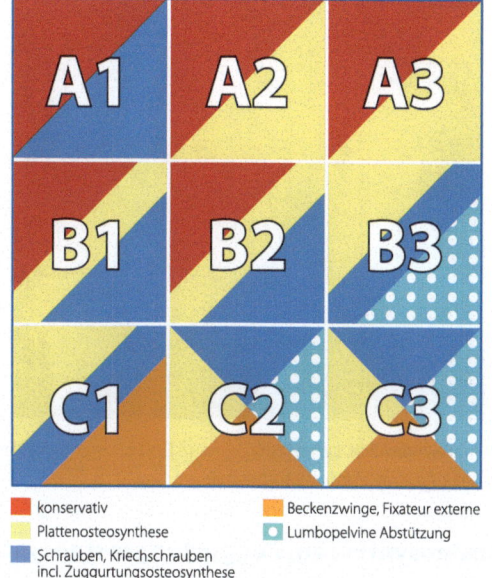

konservativ

Plattenosteosynthese

Schrauben, Kriechschrauben incl. Zuggurtungsosteosynthese

Beckenzwinge, Fixateur externe

Lumbopelvine Abstützung

Abb. 16.2 Therapieoptionen bei Beckenringfrakturen. Einteilung nach der AO-Klassifikation (Empfehlung der gängigsten Verfahren, Abweichungen sind möglich; eine konservative Behandlung ist z. B. bei jeder nicht dislozierten Fraktur denkbar; insbesondere ältere Patienten mit geringem funktionellem Anspruch sowie Osteoporose und/oder Nebenerkrankungen sind eher konservativ zu behandeln)

Konservative und interventionelle Therapie

- Neben der Frakturversorgung ist immer die Gesamtschwere der Verletzung in das Behandlungsregime mit einzubeziehen (insbesondere die hämodynamische Stabilität).

Konservative Therapie

- Prinzipiell sind A-Frakturen als stabil anzusehen und können somit konservativ behandelt werden (**Abb. 16.3**).
- Ausnahmen bilden nur Frakturen mit stark dislozierten Fragmenten (Gefahr der Perforation innerer Organe bzw. der Haut).
- Die interventionelle Behandlung durch angiographische Embolisation steht als zeitaufwendige Ausnahmeindikation zur Behandlung von Blutungen bei Schwerstverletzten zur Verfügung.

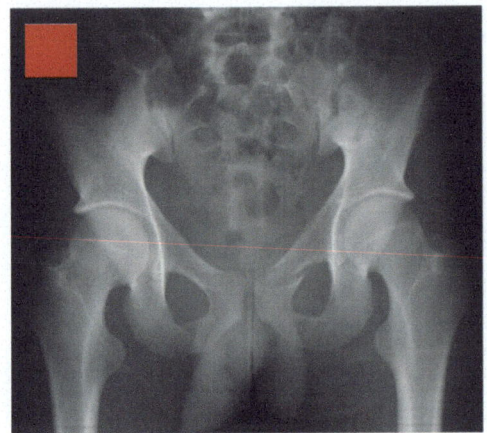

◘ **Abb. 16.3 45 Jahre, männlich. Leitersturz.** Vordere Beckenringfraktur (Fraktur des Schambeinastes links, A2.2). Konservative Therapie

Schraubenosteosynthesen, Zuggurtungsosteosynthesen

— Schraubenosteosynthesen werden angewendet
  — bei transpubischen Frakturen,
  — bei Brüchen der Beckenschaufel als sog. Kriechschrauben, wenn neben der Verletzung des hinteren Beckenrings (Typ B oder C) eine instabile transpubische Fraktur besteht,
  — bei iliosacraler Sprengung (◘ Abb. 16.4; ◘ Abb. 16.11).

> **Praxistipp**
>
> Wichtig ist eine gute Entblähung präoperativ, da die Überlagerung mit Darmgasen eine erhebliche Beeinträchtigung der Visualisierung im Bildwandlerbild darstellt.

— Besonders bewährte Verfahren für die endgültige Versorgung sind in ◘ Tab. 16.1 dargestellt.

Plattenosteosynthese

— Die Plattenosteosynthese hat sich bei verschiedensten Bruchformen bewährt:
  — Symphysenruptur, Dislokation >2,5 cm,

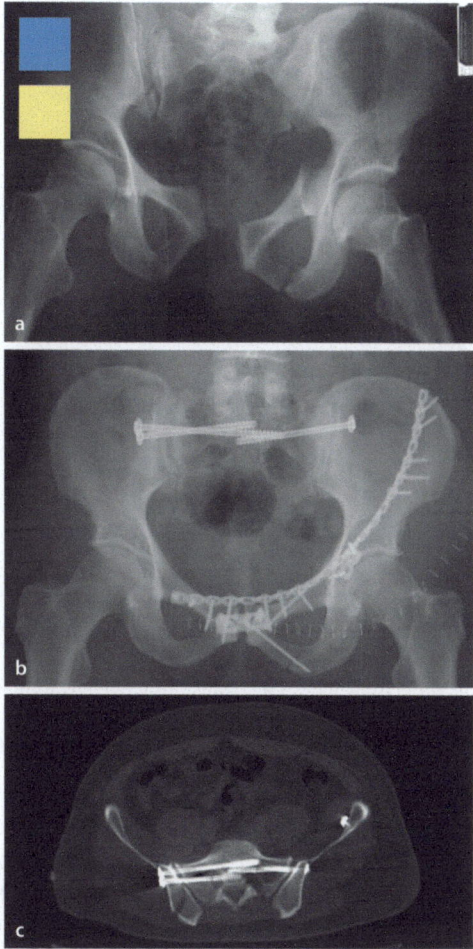

🔳 **Abb. 16.4a–c 49 Jahre, männlich. Überrolltrauma.** Vordere Beckenringfraktur mit dorsaler Translationsdislokation der rechten Iliosacralfuge, Zerreißung der ventralen Bandstrukturen der linken Iliosacralfuge und folglich rotatorischer Instabilität (C2 nach AO). Offene Reposition und osteosynthetische Versorgung ventral mit Doppelplattenosteosynthese über ilioinguinalen Zugang sowie transiliosacrale perkutane Schraubenosteosynthese bei rechts lateraler iliosacraler Luxationsfraktur und »open book« links

◘ Tab. 16.1 Bewährte Verfahren für die endgültige Versorgung von Beckenringverletzungen

Verletzung	Verfahren
Symphyse	Doppelplattenosteosynthese
Transpubische Frakturen	Fixateur Bei Dislokation auch Plattenosteosynthese Schrauben
Iliumfrakturen	Ventrale Plattenosteosynthese
ISG-Verletzungen	Transiliosacrale Verschraubung oder Ventrale Plattenosteosynthese
Sacrumfrakturen	Zugschrauben (einfache Frakturen) Stellschrauben (Mehrfragmentfrakturen) Plattenosteosynthesen

— Sitz- und Schambeinastfrakturen mit erheblicher Dislokation und möglichen lokalen Komplikationen (transpubische Instabilität),
— Frakturen des Os ilium mit resultierender translatorischer Instabilität (transiliacale Frakturen),
— dislozierte Verletzungen des ISG (transiliosacrale Luxationen bzw. Luxationsfrakturen),
— dislozierte Sacrumfrakturen mit Kompression nervaler Strukturen.
— Die operative Versorgung der Symphysensprengung erfolgt in Rückenlage.
— Zur Anwendung kommen
   — Kleinfragmentplatten (4,5 mm 4-Loch-LCDCP),
   — Doppelplattenosteosynthese mit z. B. ventral liegender 4-Loch-LCDCP und cranial implantierter längerer Rekonstruktionsplatte (◘ Abb. 16.5).
— Liegen zusätzlich zur Symphysenruptur Schambeinastfrakturen vor, können diese durch eine längere Plattenosteosynthese entlang der Linea terminalis mitversorgt werden (◘ Abb. 16.6).
— Weitere Beispiele in ◘ Abb. 16.4 sowie ◘ Abb. 16.7 und ◘ Abb. 16.8.

Beckenzwinge, Fixateur externe

— Beide Verfahren eignen sich zur Blutungskontrolle.
— Der supraacetabuläre Fixateur ist für B- und C-Verletzungen oder laterale Kompressionsfrakturen geeignet.

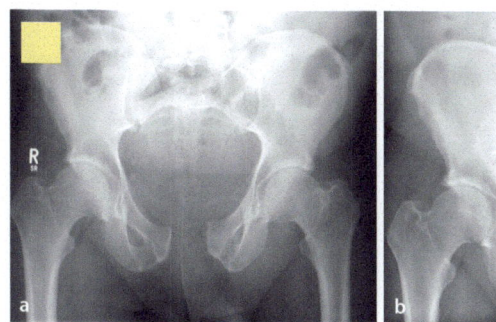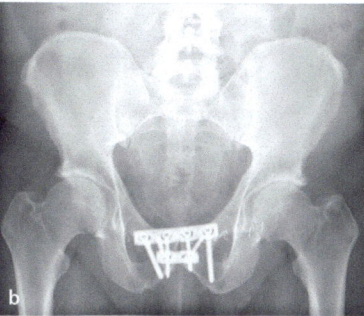

◘ **Abb. 16.5a, b 58 Jahre, männlich. Verkehrsunfall.** Außenrotationsverletzung rechts (»open book injury«; **a**), Typ B1 nach AO, Symphysendislokation >2,5 cm mit Zerreißung der ventralen Bänder des rechten ISG. Offene Reposition, vordere Beckenringstabilisierung mittels Doppelplattenosteosynthese (**b**)

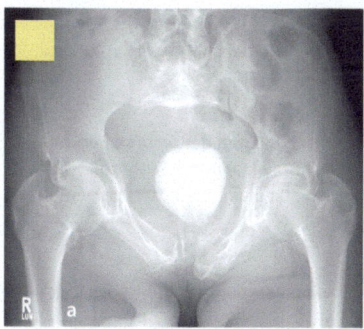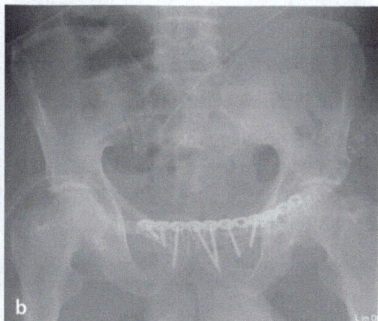

◘ **Abb. 16.6a, b 35 Jahre, männlich. Verkehrsunfall.** Dislozierte vordere Beckenringfraktur mit Beteiligung des ventralen Anteils des ISG im Sinne einer ventralen Kompression des Sacrums (B2.1) und begleitende Beckenrandfraktur der rechten Beckenschaufel (A1). **a** Inlet-Aufnahme präoperativ. **b** Ventrale Plattenosteosynthese mittels langer Rekonstruktionsplatte über erweiterten Pfannenstiel-Schnitt

Praxistipp

Eine Beckenzwinge stellt ausschließlich eine Notfallmaßnahme zur Kompression des hinteren Beckenrings bei hämodynamisch instabilen Patienten mit Beckenringverletzungen dar. Der Verfahrenswechsel zur definitiven Versorgung ist, in Abhängigkeit vom Zustand des Verletzten, innerhalb eines Zeitraums von ca. 1 Woche empfehlenswert.

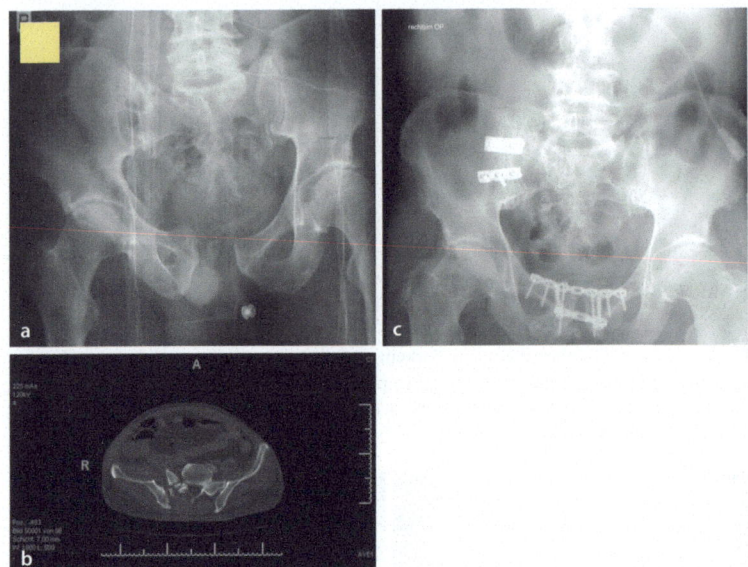

■ **Abb. 16.7a–c   49 Jahre, männlich. Außenrotationsverletzung der rechten Becken-
seite.** Fraktur Typ C1.2 nach AO. Dorsale rechtsseitige Instabilität im CT-Schnittbild durch
Luxationsfraktur im ISG. Offene Reposition und jeweils Stabilisierung mittels Plattenosteosynthese

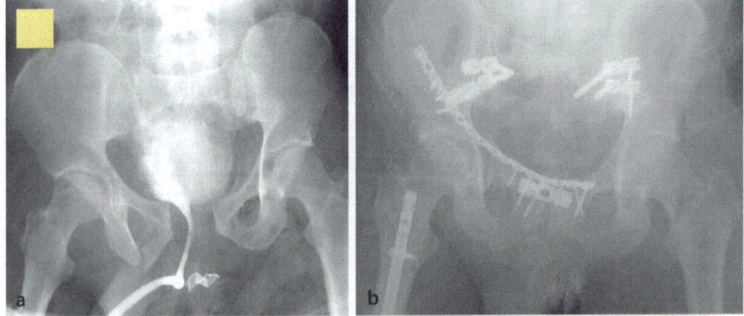

■ **Abb. 16.8a, b   23 Jahre, männlich. Polytrauma nach Verkehrsunfall.** Vordere dislozierte
Beckenringfraktur rechts und Symphysensprengung mit bilateraler dorsaler Rotationsinstabilität (C2). Über ilioinguinalen Zugang ventrale Stabilisierung mittels Rekonstruktionsplatte und dorsale bilaterale Stabilisierung durch Kleinfragmentplatten. Nebenbefundlich
retrograder Femurnagel rechts bei Femurschaftfraktur

> ❯ Zur externen temporären Fixation und Kompression des Beckenrings ist die Beckenzwinge ein bewährtes Therapieverfahren. Die Indikation zur Anlage einer Beckenzwinge ist jedoch eng zu stellen.

- Eine absolute Kontraindikation zum Einsatz einer Beckenzwinge ist das Vorliegen einer transiliacalen Fraktur bzw. transiliacalen Luxationsfraktur, da ein sicheres Verankern der Pins nicht möglich ist.
- Die Anlage der Beckenzwinge erfolgt in Rückenlage des Patienten und orientiert sich an anatomischen Gegebenheiten (◘ Abb. 16.9).
- Rund 3 cm lange Hautinzision 3–4 Querfinger proximal der Trochanter-major-Spitze und im Verlauf der Längsachse des Femurs.
- Die spreizende Schere rutscht dabei auf der Corticalis bis zum tiefsten, d. h. am meisten konkaven Punkt.
- Nach dem festen Einbringen der Pins, was optimalerweise auf beiden Seiten simultan erfolgen sollte, wird die Beckenzwinge komprimiert.
- Die Pins für die Beckenzwinge werden anterior (Kreuzungspunkt der Lotrechten durch die Spina iliaca anterior superior und der Längsachse des Femurs) bei Open-book-Verletzungen zur Reduktion der Diastase angelegt (◘ Abb. 16.9).
- Bei einer C-Verletzung mit vertikaler Abscherung sollten die Pins dorsal nach Reposition durch Längszug und Innenrotation am Bein eingebracht werden (4–5 cm ventral der Spina iliaca posterior superior in Höhe des ISG).
- Ein Abrutschen in die Incisura ischiadica major mit der Gefahr der Glutealgefäßverletzung muss vermieden werden.
- Die supraacetabuläre Lage der Schanz-Schrauben wenige cm oberhalb des kranialen Acetabulumrandes wird durch eine Anlage 3 Querfinger oberhalb des Trochanter major erreicht. Acetabulumfrakturen sind zuvor auszuschließen.

Lumbopelvin abstützende Verfahren

- Prinzip ist die Abstützung zwischen Becken und Wirbelsäule, indem Pedikelschrauben in L4 oder L5 verankert werden sowie in der Crista iliaca im posterioren Bereich (◘ Abb. 16.10).
- Eine Rotationsstabilität wird durch zusätzliche transiliosacrale Schrauben als sog. trianguläre Osteosynthese erreicht.
- Indiziert insbesondere bei C-Verletzungen.
- Vorteil ist die mögliche unmittelbare postoperative Vollbelastung.
- Das Verfahren verwendet den aus der Wirbelsäulenstabilisierung bekannten Fixateur interne auch in Kombination mit einer transiliosacralen Verschraubung.

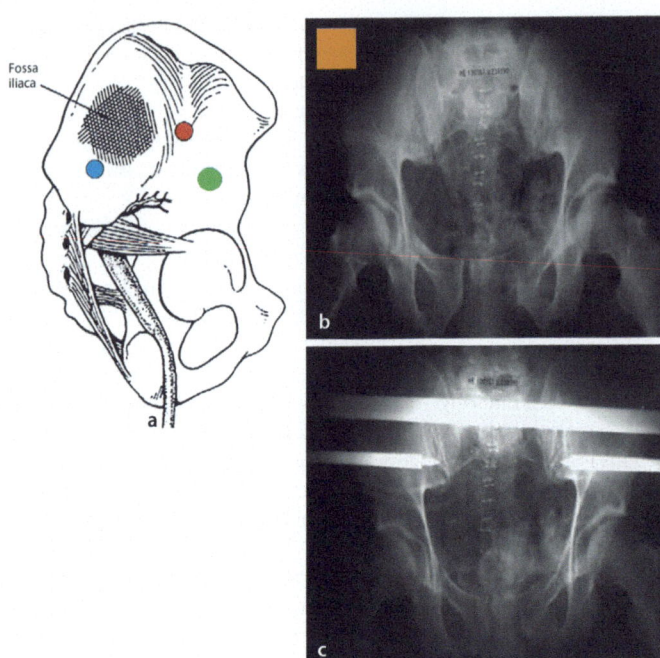

🔲 **Abb. 16.9a–c Beckenzwinge.** Mögliche Eintrittspunkte für die Pins zur Verankerung der Beckenzwinge oder des supraacetabulären Fixateurs. Bei B-Verletzungen empfiehlt sich ein anteriorer Verankerungspunkt (Kreuzungspunkt der Lotrechten durch die Spina iliaca anterior superior und der Längsachse des Femurs; rot); bei C-Verletzungen mit vertikaler Abscherung sollten die Pins dorsal nach Reposition durch Längszug und Innenrotation am Bein eingebracht werden (4–5 cm ventral der Spina iliaca posterior superior in Höhe des ISG; blau). Die supraacetabuläre Lage der Schanz-Schrauben wenige cm oberhalb des cranialen Acetabulumrandes wird durch eine Anlage 3 Querfinger oberhalb des Trochanter major erreicht und eignet sich sowohl für die Beckenzwinge als auch für den Fixateur; grün). **b, c** Klinisches Beispiel für eine angelegte Beckenzwinge prä- (**b**) und postoperativ (**c**)

Praxistipp

Es ist empfehlenswert, den Patienten auf einem strahlendurchlässigen Karbontisch zu lagern, sodass intraoperativ im a.-p.-, Inlet- und Outlet-Strahlengang und seitlich geröntgt werden kann. Des Weiteren sollte die Spina iliaca anterior inferior mit einem Metall-Staple markiert werden, um eine bessere intraoperative Orientierung zu ermöglichen.

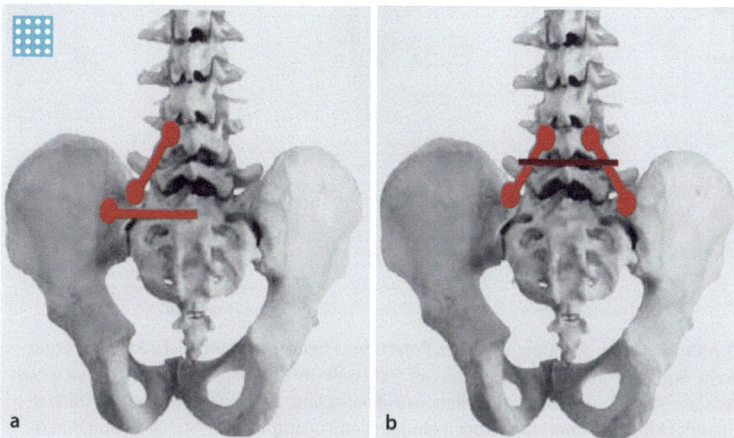

❏ Abb. 16.10a, b Lumbopelvin abstützende Verfahren. a Trianguläre vertebropelvine Aufhängung (TVPA) für einseitige C-Verletzungen. **b** Bilaterale querstabilisierende lumbopelvine Abstützung (BQLA) für beidseitige C-Verletzungen mit translatorischer und rotatorischer Instabilität

— Neben der triangulären vertebropelvinen Aufhängung (TVPA, ❏ Abb. 16.10a) bietet sich als alternatives Verfahren eine bilaterale querstabilisierende lumbopelvine Abstützung (BQLA; ❏ Abb. 16.10b) insbesondere für beidseitig vollständig instabile C3-Frakturen an.

— Anwendungsbeispiele in ❏ Abb. 16.11 und ❏ Abb. 16.12.

Sacralstäbe

— Selten angewandte Möglichkeit zur Stabilisierung transsacraler Instabilitäten.

— Über einen dorsalen Zugang werden beidseits parallel zu und lateral von den Cristae liliacae posteriores in Bauchlage 2 Gewindestäbe dorsal des Os sacrum durch die Cristae iliacae posteriores eingedreht.

— Durch gegenseitiges Anziehen von Kontermuttern wird der dorsale Beckenring komprimiert und stabilisiert.

16.1.6 Nachbehandlung

— Bei konservativen Behandlungen schmerzadaptierte Teil- oder Vollbelastung.

— Nach transpubischer Osteosynthese Mobilisation in der Regel mit Abrollbelastung für 6 Wochen auf der verletzten Seite.

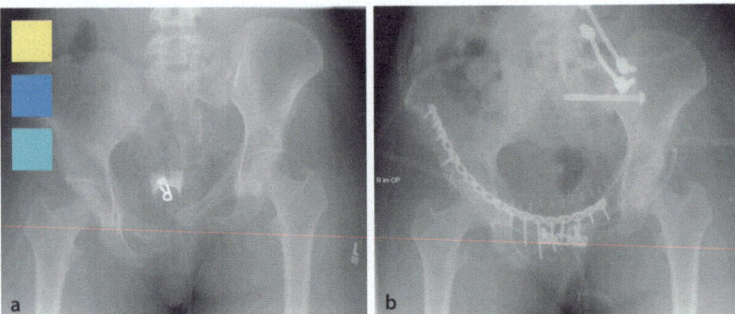

■ **Abb. 16.11a, b 55 Jahre, weiblich. Polytrauma bei Verkehrsunfall.** Linksseitig rotatorische und translatorische Instabilität mit rechtsseitiger Rotationsinstabilität (C2 nach AO). Ventrale Stabilisierung mit langer Rekonstruktionsplatte und die Symphyse zusätzlich sichernder Kleinfragmentplatte über ilioinguinalen Zugang. Dorsale Stabilisierung durch einseitige lumbopelvine Abstützung und transiliosacrale Verschraubung rechts im Sinne einer triangulären Osteosynthese

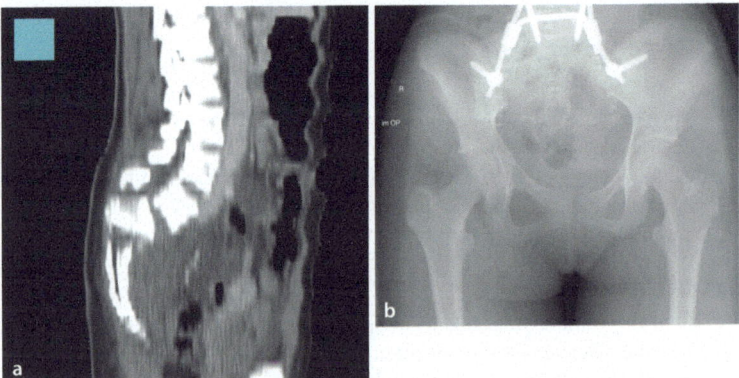

■ **Abb. 16.12a, b 33 Jahre, weiblich. Polytrauma nach Fenstersprung.** Sacrumfraktur mit dorsaler Abkippung (»U-shaped sacral fracture and spino-pelvic dislocation«) und kompletter bilateraler dorsaler Unterbrechung (C3 nach AO). Bilaterale querstabilisierende lumbopelvine Abstützung

- Bei den Typ-C-Verletzungen ist ebenfalls eine 6-wöchige Abrollbelastung der stärker betroffenen Seite möglich.
- Während der postoperativen Mobilisationsphase sind Röntgenverlaufskontrollen zwingend notwendig, um sekundäre Dislokationen oder ein Transplantatversagen rechtzeitig zu erkennen.

- Indikation zur Entfernung des Osteosynthesematerials bei allen Symphysen-platten oder bei lumbopelvinen Abstützungen aufgrund der Überbrückung von Bewegungssegmenten nach 6–12 Monaten.
- Bei osteoporotischen Brüchen im Alter wichtig: Thrombose-, Decubitus- und Infektprophylaxe, physikalische Therapie einschließlich intensiver Atemtherapie, schnellstmögliche Mobilisation, antiosteoporotische Behandlung.

16.1.7 Sonderformen

■ **Kinder**
- Im Vergleich zum Erwachsenen haben Kinder einen höheren Knorpelanteil; das kindliche Skelett ist somit verformbarer als das ausgewachsene Skelett.
- Ein höherer Energieaufwand ist erforderlich, um eine Fraktur zu bewirken.
- Das initiale Übersehen von kindlichen Beckenfrakturen ist relativ häufig. Besonders Acetabulumfrakturen und Frakturen der Y-Fuge sind nicht immer zu erkennen → Eine konsequente Diagnostik ist unumgänglich.
- Die konservative Therapie ist beim Kind häufiger indiziert als beim Erwachsenen.
- Stabile Beckenringfrakturen können in der Regel konservativ belassen werden.
- Nur bei stärkerer Dislokation bzw. Repositionsproblemen wird die Anwendung eines Fixateur externe empfohlen.

■ **Osteoporotischer Knochen**
- Beckenfrakturen treten bereits bei Bagatelltraumata auf.
- Sie entziehen sich der radiologischen Diagnostik leicht. Zur Klärung ist zeitnah ein CT und im Zweifelsfall auch gelegentlich ein MRT das Vorgehen der Wahl.
- Operative Versorgungen sind aufgrund der Belastung und der Knochenqualität gut begründeten Ausnahmefällen vorbehalten.

16.1.8 Prognose und funktionelle Ergebnisse

- Die Typ-A-Frakturen haben prinzipiell eine gute Prognose.
- Bei Typ-B und Typ-C-Frakturen ist für die Prognose die primär wiederhergestellte Anatomie entscheidend.
- Schlechte funktionelle Resultate ergeben sich bei nicht anatomischer Ausheilung des Beckenrings oder auch durch schmerzhafte Pseudarthrosen. Zu nennen sind

— Störungen des Gangs,
— persistierende Rückenschmerzen.
— Durch Inkongruenz in den Hüftgelenken und bei in Fehlstellung verheilten Beckenfrakturen sind Koxarthrosen oder arthrotische Veränderungen in den Iliosacralgelenken wahrscheinlich.
— Das Langzeitresultat wird eher von chronischen Schmerzen, aber auch von urologischen Folgen und insbesondere von Nervenläsionen bestimmt als von der anatomischen Reposition. Weitere typische Probleme sind
  — Beinlängendifferenzen,
  — Rückenbeschwerden durch veränderte Statik,
  — Sexualfunktionsstörungen,
  — Geburtshindernis,
  — Thrombose,
  — bei Acetabulumbeteiligung posttraumatische Arthrosen,
  — heterotope Ossifikationen durch ausgedehnte Zugänge.
— Transiliosacrale perkutane Verschraubungen führten in bis zu 20% der Fälle zu Fehlpositionierungen.

16.2   Acetabulum

> **Fraktur des Acetabulums**
>
> Die Acetabulumfraktur stellt eine Sonderform der Beckenfraktur dar, da eine unmittelbare Beteiligung eines Hüftgelenks vorliegt.

16.2.1 Mechanismus

— Entstehung in der Regel durch Hochrasanztraumata, wie sie bei Verkehrs- oder Absturzunfällen auftreten.
— Durch die Lage des Acetabulums mit guter Weichteildeckung ist die Fraktur meist die Folge einer indirekten Kraftüberleitung über das Femur (»dashboard injury«).
— Stürze aus großer Höhe können eine indirekte Kraftübertragung auf das Acetabulum bewirken.
— Seltener sind direkte Gewalteinwirkungen auf das Acetabulum wie z. B. bei Pfählungs- oder Überrollverletzungen.

16.2.2 Klinik

- Klinische Leitsymptome:
  - Leistenschmerz,
  - schmerzhaft eingeschränkte Beweglichkeit der Hüfte,
  - bei verschobener Fraktur Beinverkürzung, die bei der Hüftluxation ebenfalls deutlich zu beobachten ist.

> **Praxistipp**
>
> Beim gesicherten Vorliegen einer Beckenringfraktur muss immer von der Möglichkeit einer Acetabulumfraktur ausgegangen werden.

- Neurologische Basisuntersuchung zum Ausschluss einer begleitenden Nervenverletzung bei wachem Patienten.
- Sorgfältiger Gefäßstatus bei Verdacht auf eine Fraktur im Hüftgelenkbereich.
- In Abhängigkeit vom Frakturmechanismus ist der Ort der Gewalteinwirkung mit zu untersuchen; so z. B. das Knie bei der sog. »dashboard injury«.

16.2.3 Diagnostisches Vorgehen

- Anamnese zur Erhebung des Unfallmechanismus.
- Klinische Untersuchung.
- Standarddiagnostik: 3 konventionelle Röntgenaufnahmen (◘ Abb. 16.13; ◘ Abb. 16.14):
  - Becken a.-p. Übersichtsaufnahme,
  - Ala-Aufnahme des Hüftgelenks,
  - Obturatoraufnahme des Hüftgelenks;
  - ggf. a.-p. und axiale Aufnahmen des betroffenen Hüftgelenks.

> **Praxistipp**
>
> Die Ala- und Obturatoraufnahme zählen zur Standarddiagnostik bei Verdacht auf eine Acetabulumfraktur. Liegt ein CT vor, können die Aufnahmen aus dem CT heraus rekonstruiert werden.

- Heute Standarddiagnostik: weiterführende CT-Untersuchung bei konventionell nachgewiesener Acetabulumfraktur

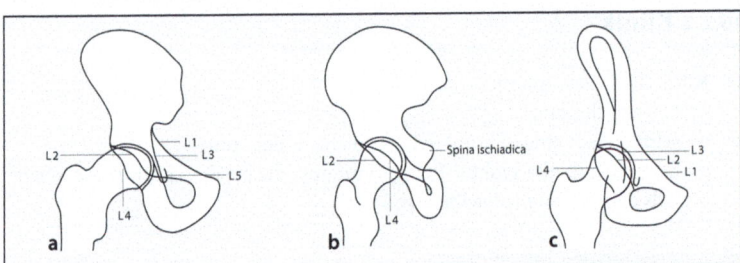

Leitstrukturen:
L1= Linea terminalis (kennzeichnet den vorderen Pfeiler)
L2= Vordere Pfannenrandlinie
L3= Linea ilioischiadica (entspricht dem hinteren Pfeiler)
L4= Hintere Pfannenrandlinie
L5- Köhler-Tränenfigur (repräsentiert Fossa acetabuli)

▪ **Abb. 16.13a–c** Konventionelle Röntgenaufnahmen zur Standarddiagnostik der Acetabulumfraktur: **a** Becken a.-p. Übersichtsaufnahme. **b** Ala-Aufnahme. **c** Obturatoraufnahme des Hüftgelenks. Die entsprechenden Leitstrukturen sind mit den Bezeichnungen L1 bis L5 markiert

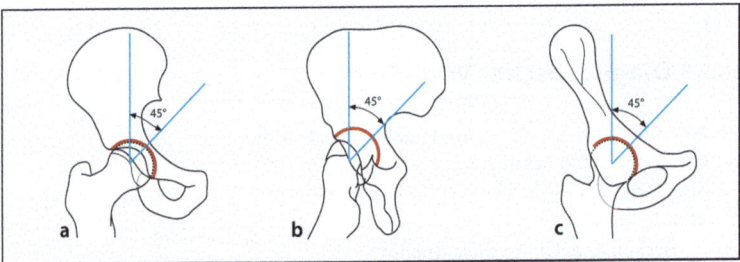

▪ **Abb. 16.14a–c** Schematische Darstellung der eingezeichneten Hilfslinien zur Beurteilung des Pfannendachbogens in der a.-p. (**a**), der Ala- (**b**) und der Obturatoraufnahme (**c**)

- — zur genauen räumlichen Beurteilung der Fraktur,
- — zur Frage des Dislokationsgrades,
- — zur Bestimmung einer Operationsindikation und -planung.
- Eine MRT-Diagnostik ist in der Akutphase bei einer Acetabulumfraktur nicht indiziert. Dieses Diagnostikum liefert aber im Verlauf eine gute Aussagemöglichkeit über die Hüftkopfdurchblutung und über das Vorliegen einer möglichen posttraumatischen Hüftkopfnekrose.

16.2.4 Klassifikationen

AO-Klassifikation

— Die AO-Klassifikation beschreibt 3 Schweregrade A–C, welche jeweils in 3 Unterformen unterteilt werden (◘ Abb. 16.15).

— Die Unterformen werden nochmals in 3 Subformen unterteilt.

■ **Frakturen Typ A**

— Definitionsgemäß nur ein Pfeiler betroffen, der Hauptanteil des Gelenks ist intakt.

— Bei den A1-Frakturen ist die hintere Wand betroffen. Brüche des hinteren Pfeilers werden zu den A2-, und Frakturen des vorderen Segmentes werden zu den A3-Frakturen gezählt.

■ **Frakturen Typ B**

— Beteiligung beider Pfeiler.

— Das Acetabulumdach bleibt zum Teil mit dem Os ilium in Verbindung.

— Zu den B1-Frakturen werden die Querfrakturen gezählt. Die B2-Frakturen weisen eine T-förmige Frakturlinie des vorderen und hinteren Pfeilers auf. Frakturen der vorderen Wand mit gleichzeitiger Hemitransversfraktur des hinteren Pfeilers werden als B3-Frakturen zusammengefasst.

■ **Frakturen Typ C**

— Vollständige Abtrennung des Acetabulums vom Os ilium und Beteiligung beider Pfeiler, die Frakturlinien können das Sacroiliacalgelenk erreichen.

— Da das Acetabulum seine Verbindung zum Skelett verloren hat, wird auch vom »floating acetabulum« gesprochen.

Beispiel weiterer Klassifikationen

■ **Judet u. Letournel**

— Morphologische Einteilung auf der Basis der anatomischen Pfeilertheorie ohne Berücksichtigung prognostischer Faktoren.

16.2.5 Therapeutisches Vorgehen

Die Entscheidung, ob eine Acetabulumfraktur konservativ oder operativ behandelt werden sollte, hängt von vielen Faktoren ab (◘ Abb. 16.16):

— Dislokationsgrad,

— vorliegender Frakturtyp und der damit verbundenen Stabilität,

— Ausmaß der verbleibenden Kopfüberdachung,

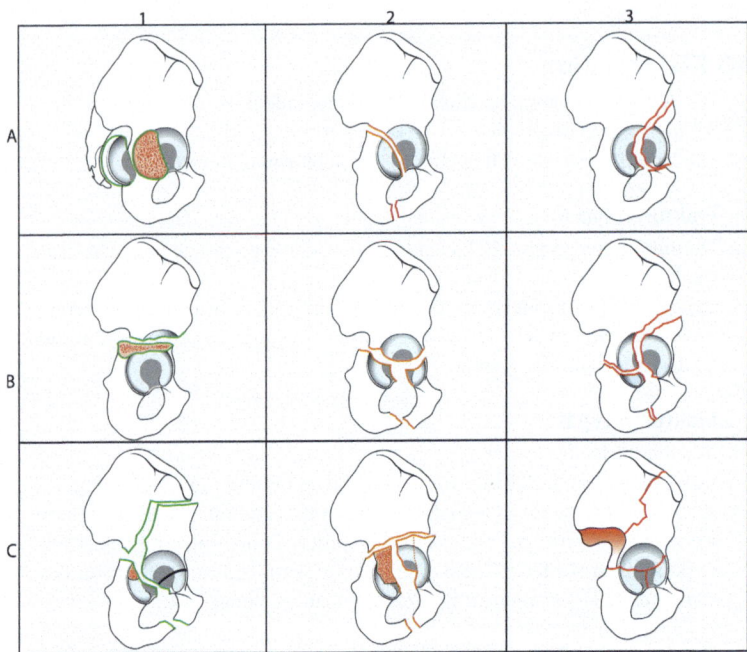

**a Frakturen einer Wand bzw. eines Pfeilers, Gelenk
partiell betroffen**
A1: Frakturen der hinteren Wand
A1.1: Reine Luxationsfraktur, 1 Fragment
A1.2: Reine Luxationsfraktur, mehrere Fragmente
A1.3: Luxationsfraktur mit Impression
A2: Frakturen des hinteren Pfeilers
A2.1: Fraktur durch das Os ischii
A2.2: Fraktur durch den Obturatorring
A2.3: Fraktur des hinteren Pfeilers in Kombination mit einer
hinteren Pfannenrandfraktur
A3: Frakturen der vorderen Wand bzw. des vorderen Pfeilers
A3.1: Fraktur der vorderen Wand
A3.2: Vordere Pfeilerfraktur bis zur Crista iliaca
A3.3: Vordere Pfeilerfraktur bis zum ventralen Rand des
Os ilium
**b Querfrakturen, Frakturen beider Pfeiler, Gelenk
partiell betroffen, d. h. ein Teil des cetabulumdachs
bleibt mit dem Os ilium in Verbindung**
B1: Querfrakturen mit partieller Gelenkbeteiligung,
Frakturlinie ist quer orientiert
B1.1: Querfraktur, infratectal (unterhalb des lasttragenden
Pfannendachs)
B1.2: Querfraktur, juxtatectal (auf dem oberen Rand der
Fossa acetabuli)
B1.3: Querfraktur, transtectal (kranial, lasttragender Anteil
des Pfannendachs)
B2: Querfrakturen mit partieller Gelenkbeteiligung,
Frakturlinie ist T-förmig orientiert, 1 Schenkel verläuft durch
das Foramen obturatum
B2.1: T-Fraktur, infratectal (unterhalb des lasttragenden
Pfannendachs)

B2.2: T-Fraktur, juxtatectal (auf dem oberen Rand der Fossa
acetabuli)
B2.3: T-Fraktur, transtectal (kranial, lasttragender Anteil des
Pfannendachs)
B3: Hemitransversfrakturen dorsal mit vorderer Wand- oder
Pfeilerfraktur
B3.1: Hintere Hemitransversfraktur und Fraktur der vorderen
Wand
B3.2: Hintere Hemitransversfraktur, hohe Fraktur des vorderen
Pfeilers
B3.3: Hintere Hemitransversfraktur, tiefe Fraktur des vorderen
Pfeilers
**c Frakturen beider Pfeiler mit vollständiger Kontinuitäts-
unterbrechung zwischen Os ilium und Acetabulum**
C1: Komplette Gelenkabtrennung, hohe Varianten
C1.1: Beide Pfeiler »einfach« frakturiert
C1.2: Hinterer Pfeiler »einfach« und vorderer Pfeiler »mehrfach«
frakturiert
C1.3: Hinterer Pfeiler und hintere Wand
C2: Komplette Gelenkabtrennung, tiefe Varianten
C2.1: Beide Pfeiler »einfach« frakturiert
C2.2: Hinterer »einfach« und vorderer Pfeiler mit mehreren
Fragmenten
C2.3: Hinterer Pfeiler und hintere Wand
C3: Komplette Gelenkabtrennung, Einstrahlung in das
Iliosacralgelenk (ISG)
C3.1: Hinterer Pfeiler »einfach« frakturiert
C3.2: Hinterer Pfeiler mehrfach frakturiert, hohe Variante des
vorderen Pfeilers
C3.3: Hinterer Pfeiler mehrfach frakturiert, tiefe Variante des
vorderen Pfeilers

◼ **Abb. 16.15 AO-Klassifikation der Region 62 Acetabulum**

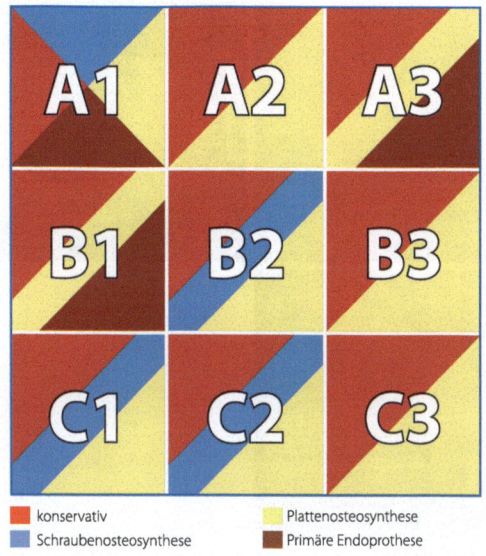

konservativ		Plattenosteosynthese
Schraubenosteosynthese		Primäre Endoprothese

Abb. 16.16 Therapieoptionen bei Acetabulumfrakturen. Einteilung nach der AO-Klassifikation (Empfehlung der gängigsten Verfahren, Abweichungen oder Kombinationen verschiedener Verfahren sind möglich). Im Verlauf ist bei allen Frakturformen aufgrund der Gelenkbeteiligung die Entwicklung einer Coxarthrose und konsekutive Implantation einer Endoprothese möglich

— Vorhandensein begleitender Verletzungen wie Knorpelläsionen oder Hüftkopfverletzungen,
— Patient: Alter, frühere Mobilisierungfähigkeit, Allgemeinzustand.

Konservative Therapie

— Prinzipiell können nicht dislozierte Frakturen konservativ behandelt werden.
— Auch wenn das Hüftgelenk stabil ist, d. h. wenn es bei der klinischen Untersuchung keine Luxationstendenz zeigt und die Hüfte in der Pfanne radiologisch nachweislich gut zentriert ist, ist ein konservatives Vorgehen indiziert (Abb. 16.17).
— Bei einer ausreichenden Pfannenüberdachung des Hüftkopfes und einer außerhalb der Hauptbelastungszone laufenden Frakturlinie ist ebenfalls eine konservative Therapie möglich.
— Die Indikation zur konservativen Behandlung ist großzügig zu stellen, wenn erhebliche Nebenerkrankungen, eine deutliche Coxarthrose oder eine relevante Osteoporose vorliegen.

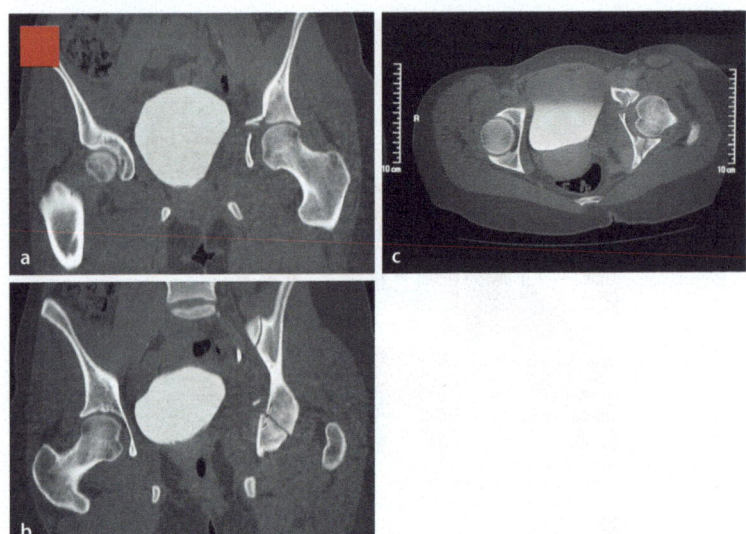

■ **Abb. 16.17a–c 22 Jahre, weiblich. Autounfall als Fahrerin mit typischer Dashboard-Verletzung.** Acetabulumfraktur links mit Beteiligung des vorderen und hinteren Pfeilers. Querverlaufende Fraktur, unterhalb des lasttragenden Pfannendaches (B1.1 nach AO). Der Hüftkopf stellt sich sowohl in den coronaren als auch in den axialen Schnittbildern zentral liegend dar. Konservative Therapie mit 8-wöchiger linksseitiger Abrollbelastung an Unterarmgehstützen

---

Praxistipp

Luxationen werden sofort notfallmäßig, z. B. bereits durch den Notarzt, reponiert (einmaliger Versuch). Eine Drahtextension verhindert die erneute Luxation bei Reluxationstendenz. Eine Sofortoperation ist durchzuführen, wenn knöcherne Fragmente die Reposition behindern.

Schraubenosteosynthese

- Im Allgemeinen werden Acetabulumfrakturen mit 3,5-mm-Kleinfragmentrekonstruktionsplatten und Kleinfragmentschrauben versorgt.
- Bei separaten Fragmenten oder selten auch bei Pfannenrandfrakturen kann eine zusätzliche Verschraubung erforderlich sein (■ Abb. 16.18).

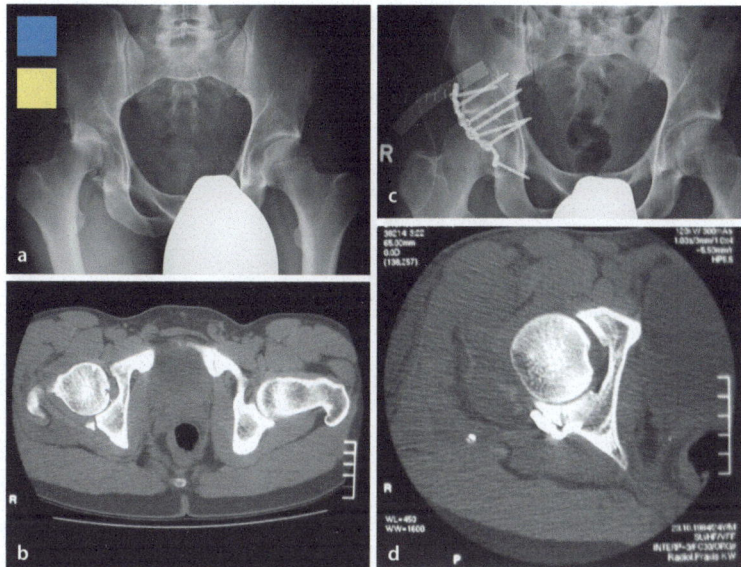

■ **Abb. 16.18a–d 25 Jahre, männlich. Verkehrsunfall, Frontalanprall gegen Baum, sog.** »**Dashboard-Verletzung**«. Traumatische dorsale Hüftluxation mit Fraktur des dorsalen Pfannenrandes (A1.1 nach AO). Reposition des Fragments über Kocher-Langenbeck-Zugang und Fixierung mit langen Zugschrauben und Neutralisationsplatte. **a** Beckenübersicht a.-p. präoperativ, **b** präoperativer axialer CT-Scan, **c** postoperative Outlet-Aufnahme, **d** postoperativer axialer CT-Scan

Plattenosteosynthese

— Die Plattenosyteosynthese mit 3,5-mm-Kleinfragmentrekonstruktions-
   platten und Kleinfragmentschrauben stellt das Standardverfahren dar.
— Die Platten sollten aus mechanischen Gründen nahe am freien Rand des
   Fragments liegen, ohne das Labrum zu tangieren.
— Imprimierte Gelenkanteile sind anatomisch zu reponieren und zu augmen-
   tieren. Geeignet sind insbesondere solide Blöcke, z. B. aus Hydroxylapatit
   oder Tricalciumphosphat, oder auch autologe Spongiosa.
— Als standardisierter Zugangsweg zur operativen Versorgung einer dorsalen
   Rand- oder Pfeilerfraktur (■ Abb. 16.18) hat sich der Zugang nach Kocher-
   Langenbeck in Seitenlage oder in Bauchlage bewährt. In jedem Fall sollte das
   Bein der betroffenen Seite frei beweglich abgedeckt und der Unterschenkel
   leicht gebeugt sein, um den N. ischiadicus zu entspannen. Der Zugang hat

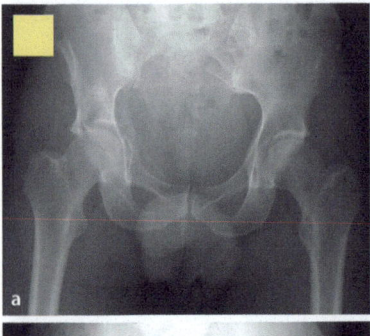
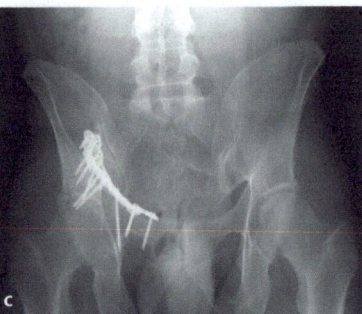
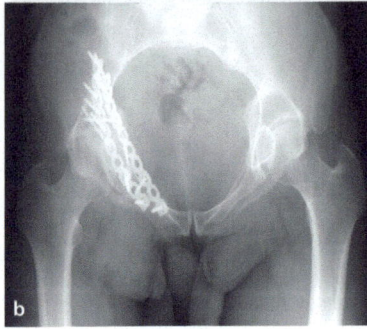

■ **Abb. 16.19a–c 72 Jahre, männlich.**
Sturz auf die rechte Hüfte. Fraktur des ventralen Pfeilers (A3 nach AO). Osteosynthese
über ilioinguinalen Zugang in der Dreifenstertechnik mit 2 10-Lochrekonstruktions-
platten entlang der Linea iliopectinea
(**a** präoperative Beckenübersicht mit Unterbrechung der Linea iliopectinea und der
vorderen Pfannenrandlinie, **b, c** postoperative Aufnahmen in Inlet- und Outlet-Projektion mit korrekter Reposition des Beckenrings)

aber den Nachteil der räumlichen Nähe zum N. ischiadicus und führt außerdem relativ häufig zu heterotopen Ossifikationen.

> **Praxistipp**
>
> Der Kocher-Langenbeck-Zugang ermöglicht unter direkter Gelenkeinsicht die
> Darstellung und Versorgung von Frakturen der hinteren Wand oder des
> hinteren Pfeilers, trans- und juxtatectaler Frakturen sowie Querfrakturen mit
> dorsaler Hauptpathologie.

— Um dislozierte Frakturen des vorderen Pfeilers und Zweipfeilerfrakturen des
  Acetabulumdachs zu erreichen, empfehlen sich:
  — der sog. ilioinguinale Zugang nach Letournel in der Dreifenstertechnik
    (■ Abb. 16.19 bis ■ Abb. 16.21), der eine vollständige Darstellung vom
    ISG bis zur Symphyse ermöglicht,

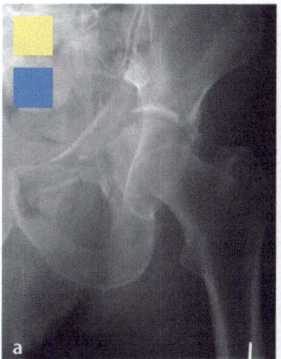

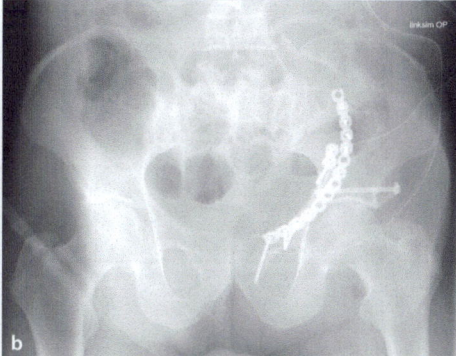

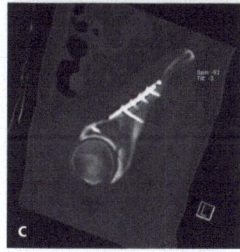

◨ **Abb. 16.20a–c 72 Jahre, männlich. Polytraumatisierter Patient nach Verkehrsunfall.** Fraktur des vorderen Pfeilers (A3 nach AO; **a** präoperatives Röntgenbild). Osteosynthetische Versorgung über ilioinguinalen Zugang durch lange Zugschraube, lange Rekonstruktionsplatte und Kleinfragmentplatte (**b** postoperative Röntgenbildkontrolle). **c** postoperative CT-Kontrolle

— oder bei sehr zentral gelegenen Brüchen des Acetabulums der Stoppa-Zugang, die beide in Rückenlage ausgeführt werden.

— Nachteil dieser Zugänge ist, dass das Hüftgelenk nicht eingesehen werden kann, sodass die Reposition über eine möglichst anatomische Rekonstruktion der freiliegenden Corticalis erfolgen muss.

Praxistipp

Indikationen für den ilioinguinalen Zugang nach Judet u. Letournel sind Frakturen der vorderen Wand und des vorderen Pfeilers, Querfrakturen mit Ventralversatz und Zweipfeilerverletzungen mit ventraler Hauptpathologie.

— In wenigen Fällen ist bei bestimmten B- oder C-Frakturen (◨ Abb. 16.22) auch eine Kombination aus beiden Zugangswegen, entweder mit einer intraoperativen Umlagerung oder einem zweizeitigen Vorgehen, indiziert.

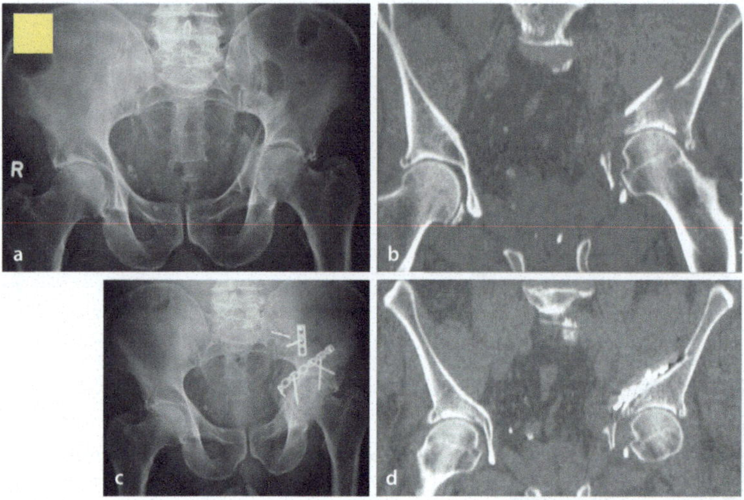

◘ **Abb. 16.21a–d 66 Jahre, männlich. Leitersturz von ca. 3 m Höhe.** Fraktur des Pfannendaches (ventraler und Anteile des dorsalen Pfeilers, T-förmiger Frakturverlauf, B-Fraktur
nach AO) und zentrale Hüftluxation. Osteosynthetische Versorgung nach offener Reposition (axialer Zug an der unteren Extremität) mit 2 Plattenosteosynthesen mit Wiederherstellung der Gelenkkongruenz, aber ohne vollständigen Längenausgleich

— Intraoperativ empfiehlt sich immer nach Reposition und Platzierung der
   Osteosynthese, eine Durchleuchtung mittels Bildwandler durchzuführen,
   um zum einen die Güte der Reposition auch in Schrägaufnahmeprojektio-
   nen zu überprüfen, zum anderen, um sicherzustellen, dass das Hüftgelenk
   nicht durch Osteosyntheseanteile tangiert wird und vorhandene Gelenkfrag-
   mente sicher entfernt wurden.

Praxistipp

Daher ist bei der Lagerung vor Operationsbeginn zu überprüfen, ob sich die
zu versorgende Seite in der a.-p.-Projektion sowie in der Ala- und Obturatoraufnahme einstellen lässt.

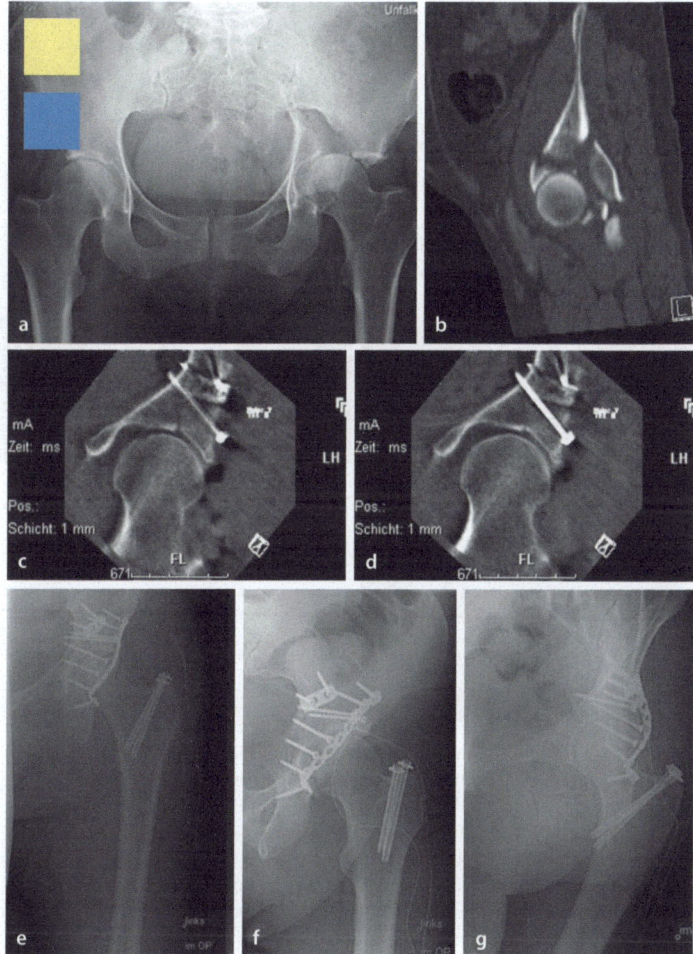

◨ **Abb. 16.22a–g 53 Jahre, weiblich. Verkehrsunfall.** Komplette tiefe Gelenkabtrennung vom Os ilium (C2.2-Fraktur nach AO). Versorgung über kombiniert dorsales und ventrales Vorgehen. **a, b** Präoperative Beckenübersicht bzw. sagittale CT-Schichten. **c, d** Intraoperative 3-D-Scans weisen die korrekte Reposition und Implantatlage nach, anatomische Gelenkrekonstruktion und Fixation mittels dreier Zugschrauben, neutralisierender Rekonstruktionsplatte und einer Kleinfragmentplatte. **e–g** Postoperative Aufnahmen in der a.-p.-, Ala- und Obturatortechnik mit korrekter Reposition der Fraktur. Refixation des Trochanter major nach zugangsbedingter Osteotomie

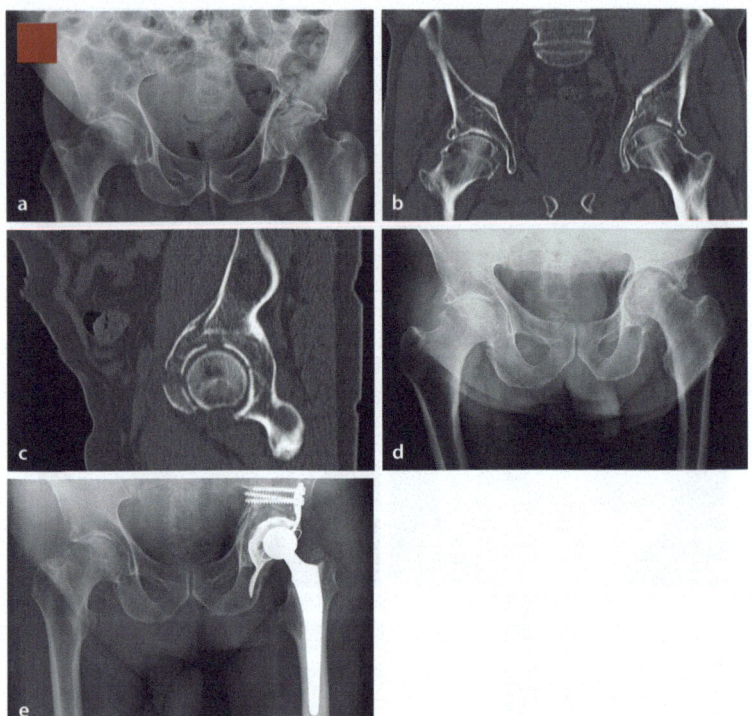

■ **Abb. 16.23a–e 79 Jahre, männlich. Leitersturz auf die linke Hüfte direkt auf den Trochanter major.** Zentrale Luxationsfraktur mit sekundärer Kongruenz trotz Medialisierung
und Kranialisierung des Hüftkopfs durch Impaktierung der Pfanne. Nach zunächst konservativer Behandlung bei erheblichen Coxarthrosebeschwerden Implantation einer zementierten Totalendoprothese. Überbrückung des Defekts über Burch-Schneider-Ring mit sicherer Verankerung im Os ischium und Os ilium. Defektauffüllung unterhalb des Abstütz-
rings mit autologer Spongiosa aus dem Hüftkopf. Repositionierung des Hüftkopfzentrums
an anatomischer Stelle. Mobilisation unter sofortiger Vollbelastung. **a** Unfallröntgenbild,
Beckenübersicht a.-p. **b, c** Coronare und sagittale CT-Schicht zur Klassifikation. Bei sekundärer Gelenkkongruenz zunächst konservativer Behandlungsversuch, und Operationsplanung. **d** Beckenübersicht a.-p. nach knöcherner Konsolidierung, bei Coxarthrosebeschwerden Indikationsstellung zur Totalendoprothese. **e** Postoperatives Röntgenbild, Beckenübersicht a.-p.

Endoprothese

- Die endoprothetische Versorgung kann nach Acetabulumfrakturen primär oder sekundär nach Abheilung der Fraktursituation erfolgen (◘ Abb. 16.23).
- Generell eignet sich diese Art der Versorgung für ältere Patienten, insbesondere dann, wenn die Knochenqualität oder die Allgemeinsituation eine osteosynthetische Versorgung nicht sinnvoll erscheinen lässt.
- Eine sofortige Vollbelastung ist möglich und gerade für ältere Patienten von besonderer Bedeutung, um die typischen Immobilitätsschäden zu vermeiden.

16.2.6 Nachbehandlung

- Bei Patienten mit Acetabulumfrakturen handelt es sich um Hochrisikopatienten.
- Eine kontinuierliche Thromboseprophylaxe nach Hochrisikoschema ist obligat.
- Eine Prophylaxe heterotoper Ossifikationen, z. B. mit Diclofenac, ist über 3 Wochen durchzuführen.
- CT-Untersuchung zur Stellungskontrolle am 1. postoperativen Tag.
- Frühe Mobilisation. Dabei ist besonders bei Frakturen mit ausgedehnter Knorpelschädigung eine frühzeitige passive kontinuierliche Gelenkmobilisation mit speziellen Bewegungsschienen zu empfehlen.
- Bereits nach der 1. postoperativen Woche sollte mit Abrollbelastung begonnen werden.
- Teilbelastung unter kontinuierlichen physiotherapeutischen Maßnahmen bis zum Ende der 6. Woche. Bei instabilem Frakturtyp ggf. bis zum Ende der 12. Woche mit der Vollbelastung warten.
- Metallentfernungen sind zu vermeiden.

16.2.7 Sonderformen

- **Kinder**
- Acetabulumfrakturen beim Kind und Adoleszenten stellen eine Rarität dar.
- Sollte eine solche Fraktur doch auftreten, kommt es häufig zu einer Epiphysiolyse in der Y-förmigen Knorpelfuge des Acetabulums.
- Bei dislozierten Frakturen ist analog zum Erwachsenen die Indikation zur offenen Reposition und internen Fixation zu stellen.

- **Ältere Personen**
- Häufig kommt es durch direkten Sturz auf die Hüfte bei vorbestehender Osteoporose zu Frakturen im Bereich des vorderen Pfeilers.
- Die Entscheidung, ob ein konservatives oder operatives Vorgehen indiziert ist, sollte individuell v. a. von der Gesamtkonstitution, der früheren Mobilität und einer vorliegenden Coxarthrose des Patienten abhängig gemacht werden.

16.2.8 Prognose und funktionelle Ergebnisse

- Aufgrund des Verletzungsmusters und der folgenden Immobilität handelt es sich um Hochrisikoeingriffe, die entsprechend mit einem sehr hohen Thromboembolierisiko einhergehen.
- Der Langzeiterfolg misst sich bei der Acetabulumfraktur an der Funktion und der Rate posttraumatischer Arthrosen. Daher sind die funktionellen Ergebnisse nach operativ versorgter Acetabulumfraktur entscheidend abhängig von der Güte der primär wiederhergestellten Gelenkanatomie.
- Häufiger können periartikuläre Verkalkungen zu Problemen im weiteren Verlauf führen, z. B. durch Irritation des N. ischiadicus nach Kocher-Langenbeck-Zugang und insbesondere nach erweiterten Zugängen.
- Des Weiteren kommen vor:
  - Verletzungen der Gefäße,
  - Lymphfisteln,
  - Lymphödeme,
  - sekundäre Leistenhernien,
  - weitere Probleme, insbesondere bei erweiterten Zugängen: Hämatoserome, Ossifikationen, Nervenläsionen.
- Durch eine Luxation des Hüftkopfes, aber auch durch den operativen hinteren Zugang zum Hüftgelenk mit Verletzung der A. circumflexa femoris medialis kann es im weiteren Verlauf zu Durchblutungsstörungen des Hüftkopfes im Sinne einer Hüftkopfnekrose kommen.

Hand

M. Schädel-Höpfner, J. Windolf

C. Müller-Mai, A. Ekkernkamp (Hrsg.), *Frakturen auf einen Blick*,
DOI 10.1007/978-3-642-27429-9_17, © Springer-Verlag Berlin Heidelberg 2015

17.1   Handwurzel

> **Frakturen der Handwurzel**
>
> Als Handwurzelfrakturen werden Brüche der 8 Handwurzelknochen bezeich-
> net, die isoliert, kombiniert oder im Rahmen einer Luxationsverletzung auftre-
> ten können. Scaphoidfrakturen machen etwa 80% und Triquetrumfrakturen
> etwa 13% der Frakturen des Carpus aus.

17.1.1 Mechanismus

- Handwurzelfrakturen sind meist Folge einer indirekten Gewalteinwirkung.
- Ähnlich wie bei den distalen Unterarmfrakturen sind Stürze auf die
  ausgestreckte Hand im Sinne einer Hyperextension der häufigste
  Unfallmechanismus.
- Bei den Scaphoidfrakturen kommt es zu einer Einklemmung des Kahnbeins
  an der dorsalen Radiuskante.

> ❯ Aufgrund des ähnlichen Unfallmechanismus treten Handwurzelfrakturen
> auch als Begleitverletzung der distalen Radiusfraktur auf.

17.1.2 Klinik

- Die klinischen Symptome einer isolierten Handwurzelfraktur können sehr
  diskret sein; in der Akutphase besteht dann lediglich ein geringer lokaler
  Druckschmerz.
- Selbst komplexe Luxationsfrakturen führen mitunter lediglich zu einer
  schmerzhaften Gelenkschwellung und Funktionseinschränkung.
- Für eine Kahnbeinfraktur können ein umschriebener Druckschmerz in der
  Tabatière und ein Stauchungsschmerz des Daumens hinweisgebend sein
  (gelegentlich intraartikulärer Erguss tastbar).

17.1.3 Diagnostisches Vorgehen

- Typische Unfallanamnese: Sturz auf die ausgestreckte Hand.
- Röntgenaufnahmen des Handgelenks in 2 Ebenen, zur besseren Darstellung
  des Kahnbeins zusätzliche Aufnahme der Handwurzel in Ulnarduktion nach
  Stecher.

- Im konventionellen Röntgenbild sind frische Handwurzelfrakturen nicht immer darstellbar.
- Im Zweifelsfall und zur frühzeitigen Entscheidungsfindung sollte die Diagnose durch eine Computertomographie in Dünnschichttechnik geklärt werden. Diese Untersuchung liefert bei einer Kahnbeinfraktur auch die entscheidenden Informationen zur Indikationsstellung.
- Bei sehr jungen Patienten kann auch die MRT zum Nachweis okkulter Frakturen zum Einsatz kommen, die zur Indikationsstellung ggf. noch durch eine CT ergänzt werden muss.

17.1.4 Klassifikation

AO-Klassifikation

- In der AO-Klassifikation werden die Knochen der proximalen Handwurzel unter den Ziffern 761–764 und die der distalen Handwurzel unter den Ziffern 771–774 beschrieben (◨ Abb. 17.1).
- Für alle Carpalia kann in der AO-Klassifikation der Handwurzel unterschieden werden zwischen Abriss- und Abscherfrakturen (Typ A), einfachen Corpusfrakturen (Typ B) und Mehrfragment- und Trümmerfrakturen (Typ C), jeweils mit möglicher Unterteilung in 3 Gruppen. Klinische Anwendung findet diese Klassifikation aber nicht.

Klassifikation nach Herbert

- Zur Einteilung der Scaphoidfrakturen ist in der klinischen Praxis die Klassifikation nach Herbert am weitesten verbreitet (◨ Abb. 17.2).
- Diese Einteilung beruht auf der konventionellen Röntgendiagnostik und berücksichtigt die Prognose des jeweiligen Frakturtyps und die Wahl des geeigneten Behandlungsverfahrens.

Klassifikation nach Krimmer

- Das Kriterium der Frakturinstabilität wurde in der Klassifikation von Krimmer berücksichtigt, die eine Modifikation der Einteilung von Herbert darstellt.

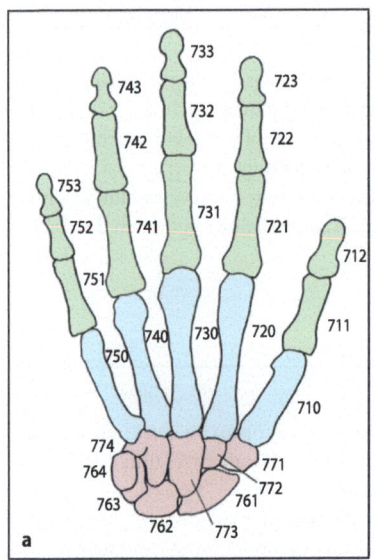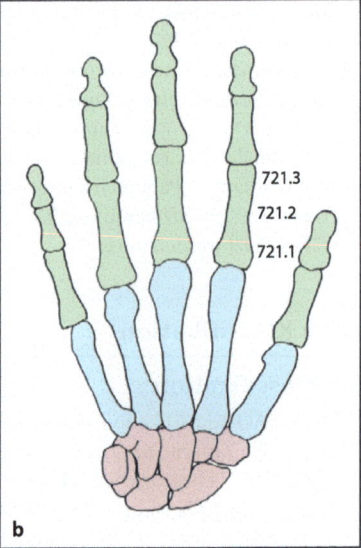

▫ Abb. 17.1a, b Kodierung der Handwurzelknochen nach dem Prinzip der AO: a Die
1. Zahl (7) kennzeichnet den Bereich der Hand. Die 2. Zahl bezeichnet den Fingerstrahl
(vertikal) oder die Handwurzelreihe (horizontal). Die 3. Zahl legt das Segment innerhalb
der vertikalen oder horizontalen Knochenreihe fest. **b** Die 4. Zahl bezeichnet die genaue
Lokalisation des betroffenen Knochenabschnitts (1 proximal, 2 Schaft, 3 distal)

17.1.5 Therapeutisches Vorgehen

— Eine Übersicht über die Behandlungsverfahren der beispielhaft dargestellten
   Scaphoidfraktur zeigt ▫ Abb. 17.3.
— Die besonders häufigen knöchernen Heilungsstörungen des Kahnbeins
   werden durch dessen kritische Blutversorgung, eine unzureichende Diagnostik und eine inadäquate Therapie begünstigt.
— Ziel muss deshalb eine frühzeitige, umfassende Diagnostik sein, anhand
   derer das individuelle therapeutische Konzept festgelegt werden kann.

Konservative Therapie

— Stabile unverschobene Handwurzelfrakturen und knöcherne Bandausrisse
   lassen sich in der Regel konservativ behandeln, insbesondere die häufigen
   Abriss- oder Abscherfrakturen (Chip-Frakturen) des Os triquetrum (▫ Abb.
   17.4), bei denen eine Ruhigstellung für längstens 3 Wochen erforderlich ist.

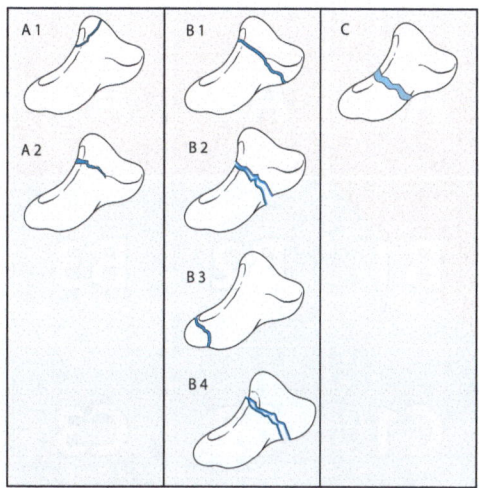

a Typ A: Stabile Frakturen
A1: Fraktur des Tuberculum
A2: Inkomplette Fraktur der Kahnbeintaille
b Typ B: Instabile Frakturen
B1: Distale Schrägfraktur
B2: Komplette Fraktur der Kahnbeintaille

B3: Proximale Polfraktur
B4: Transscaphoidale
perilunäre Luxationsfraktur
c Typ C: Verzögerte Heilung
(»delayed union«)

◼ **Abb. 17.2 Einteilung der Scaphoidfrakturen nach Herbert** (1990)

━ Für eine konservative Therapie sind weiterhin geeignet:
  ━ stabile Frakturen des Triquetrumcorpus,
  ━ Frakturen der Knochen der distalen Handwurzelreihe,
  ━ Pisiformefrakturen.

❯ Am Scaphoid lassen sich stabile, undislozierte Frakturen des distalen und mittleren Drittels konservativ behandeln – Ruhigstellung im Unterarmgips mit Daumeneinschluss für 6–8 Wochen (die Immobilisation im Oberarmgips ist bei diesen stabilen Frakturen nicht notwendig).

━ Bei allen instabilen und dislozierten Frakturen wird eine operative Therapie empfohlen.

Drahtosteosynthese

━ Kirschner-Drahtosteosynthesen kommen bei Handwurzelfrakturen nur noch in Ausnahmefällen zur Anwendung, z. B. wenn eine Schraubenosteosynthese aus technischen Gründen nicht möglich ist.

━ Gut geeignet für karpometakarpale Luxationsfrakturen (◼ Abb. 17.10).

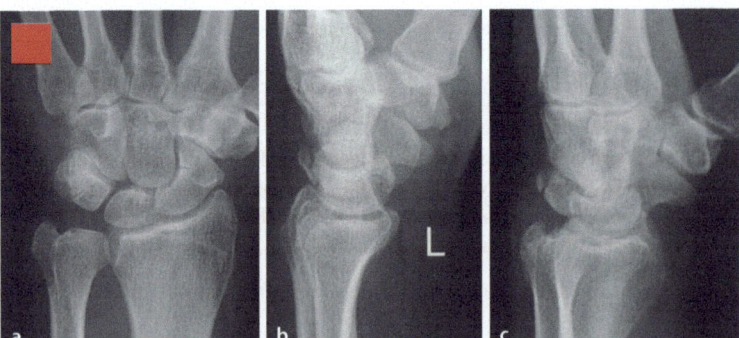

A1	A2	A3
B1	B2	B3
C1	C2	C3

■ konservativ
■ Schraubenosteosynthese

◘ **Abb. 17.3 Therapieoptionen bei Frakturen des Scaphoids. Einteilung nach der AO-Klassifikation** (Empfehlung der gängigsten Verfahren, Abweichungen sind möglich)

◘ **Abb. 17.4a–c 58 Jahre, männlich. Sturz auf das überstreckte Handgelenk.** Konservativ zu behandelnde Abscherfraktur des Os triquetrum (Typ A1 nach AO), die besonders gut in der leicht pronierten Röntgenaufnahme zur Darstellung kommt

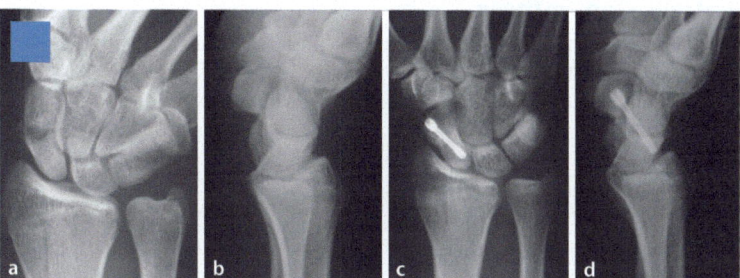

■ **Abb. 17.5a–d 22 Jahre, männlich. Sturz mit Hyperextensionstrauma des Handgelenks.** Instabile Querfraktur des mittleren Scaphoiddrittels (Typ B1 nach AO). Perkutane retrograde Osteosynthese mit Doppelgewindeschraube vom Herbert-Typ

Schraubenosteosynthese

> **Die Schraubenosteosynthese kann als operative Standardtherapie von Handwurzelfrakturen angesehen werden.**

— Vorteil: stabile Kompression der Fragmente.
— Sie wird in der Regel mittels kanülierter Doppelgewindeschraube (Herbert-Schraube) ausgeführt (■ Abb. 17.5).
— Präoperativ ist eine hochauflösende Computertomographie zwingend erforderlich.

Praxistipp

Erst anhand der multiplanaren Rekonstruktion der CT-Daten lässt sich definitiv entscheiden, ob es sich um eine stabile und damit konservativ behandelbare Fraktur oder aber um eine instabile und damit operativ zu stabilisierende Fraktur handelt.

— Die Schraubenosteosynthese einer Scaphoidfraktur kann in Abhängigkeit von der Frakturlokalisation und dem Ausmaß der Fragmentdislokation antegrad oder retrograd, perkutan oder offen ausgeführt werden.
— Begleitende ligamentäre Verletzungen sollten in gleicher Sitzung mitversorgt werden.

Plattenosteosynthese

— Plattenosteosynthesen haben sich zur Stabilisierung von Handwurzelfrakturen nicht durchgesetzt.
— Eine gute Option stellen sie aber im Rahmen von Arthrodesen dar.

17.1.6 Nachbehandlung

— Wurde intraoperativ eine übungsstabile Osteosynthese erzielt, reicht eine
postoperative Schienenruhigstellung über 2 Wochen aus. In allen anderen
Fällen und insbesondere bei ligamentären Begleitverletzungen sollte eine
postoperative Ruhigstellung über mindestens 6 Wochen erfolgen.
— Die Kontrolle der knöchernen Heilung erfolgt durch konventionelle
Röntgenaufnahmen, bedarfsweise kann eine CT im Verlauf durchgeführt
werden.

17.1.7 Sonderformen

■ **Luxationsfrakturen**
— Luxationsfrakturen entstehen meist im Rahmen einer perilunären Verrenkung der Handwurzel.
— Auch bei diesen insgesamt seltenen Sonderformen ist das Scaphoid am
häufigsten betroffen.
— Bei der sog. De-Quervain-Fraktur handelt es sich um eine perilunäre transscaphoidale Luxationsfraktur, beim Fenton-Syndrom um eine transscaphoidale, transcapitale perilunäre Luxationsfraktur.
— Prinzipiell kann bei einer Luxation der Kraftfluss perilunär durch jeden der
Handwurzelknochen verlaufen, sodass hierfür zahlreiche Frakturmorphologien beschrieben sind.

■ **Kinder**
— Kindliche Handwurzelfrakturen sind Raritäten.
— Wiederum stehen die Kahnbeinfrakturen an 1. Stelle.

17.1.8 Prognose und funktionelle Ergebnisse

— Durch rechtzeitige Diagnosestellung und adäquate Therapie können die
meisten Handwurzelfrakturen zur knöchernen Konsolidierung gebracht
werden.

- Eine ausbleibende knöcherne Heilung ist insbesondere nach Scaphoidfrakturen möglich. Die resultierende Scaphoidpseudarthrose führt regelhaft zur Instabilität der Handwurzel mit nachfolgendem carpalem Kollaps und meist starker Funktionseinschränkung der Hand.
- Auch nach Handwurzelluxationsfrakturen sind carpale Instabilitäten und erhebliche funktionelle Einschränkungen möglich.

17.2 Mittelhand

Frakturen der Mittelhand

Mittelhandfrakturen können alle 5 Mittelhandknochen betreffen, wobei den Frakturen des 1. Mittelhandknochens aufgrund dessen funktioneller Ausnahmestellung eine besondere Bedeutung zukommt.

17.2.1 Mechanismus

- Mittelhandfrakturen sind Folge einer direkten oder indirekten Gewalteinwirkung.
- Ursächlich sind häufig Arbeits- und Sportunfälle, häufig auch durch körperliche Auseinandersetzungen (»Boxerfraktur«). Entsprechend finden sie sich besonders häufig bei jungen, aktiven Männern.
- Aufgrund der meist direkten Gewalteinwirkung besteht oft ein entsprechender Weichteilschaden.

17.2.2 Klinik

- Weichteilschwellung,
- schmerzhafte Bewegungseinschränkung,
- Achsabweichungen,
- Verkürzungen.
- Bei basisnahen Frakturen kann die Funktionseinschränkung sehr gering ausgeprägt sein.
- Nach Schlägereien muss sorgfältig nach Bisswunden und einer Verletzung tieferliegender Strukturen gefahndet werden.
- Darüber hinaus sollte auf das mögliche Vorliegen einer Torsionsabweichung geachtet werden.

17.2.3 Diagnostisches Vorgehen

— Bei Verdacht auf Mittelhandfraktur konventionelle Röntgendiagnostik in 3 Ebenen:
  — dorsopalmar,
  — schräg,
  — seitlicher Strahlengang (Darstellung basisnaher Frakturen und carpo-metacarpaler Luxationen).
— Bei isolierten Verletzungen des 1. Strahls Darstellung des 1. Mittelhandknochens in 2 Ebenen (dorsopalmar und seitlich).
— Bei artikulären Frakturen hochauflösende Computertomographie mit sagittaler und coronarer Rekonstruktion, insbesondere bei Basisfrakturen des 1. Mittelhandknochens.

17.2.4 Klassifikation

AO-Klassifikation

— In der AO-Klassifikation der Handskelettfrakturen kann für jede Fraktur unterschieden werden zwischen
  — diaphysären Frakturen (Typ A),
  — metaphysären Frakturen (Typ B),
  — artikulären Frakture (Typ C) Frakturen (◘ Abb. 17.6).

Trotz ihrer übersichtlichen Systematik konnte sich die AO-Klassifikation im klinischen Alltag bisher nicht durchsetzen. Auch eine andere gebräuchliche Klassifikation existiert für die Mittelhandknochen 2–5 nicht.

Sonstige

— Mittelhandfrakturen werden im klinischen Alltag vielmehr nach ihrer Morphologie und Lokalisation beschrieben. Bezüglich der Lokalisation unterscheidet man zwischen
  — Basisfrakturen,
  — Schaftfrakturen,
  — Halsfrakturen,
  — Kopffrakturen.
— Für die Basisfrakturen des 1. Mittelhandknochens hat die Einteilung in Bennett-, Rolando- und Winterstein-Frakturen allgemeine Verbreitung gefunden (◘ Abb. 17.7).
  — Bei der Bennett-Fraktur handelt es sich um eine artikuläre Zweiteilefraktur mit retiniertem, kleinem palmarem Fragment (Bennett-

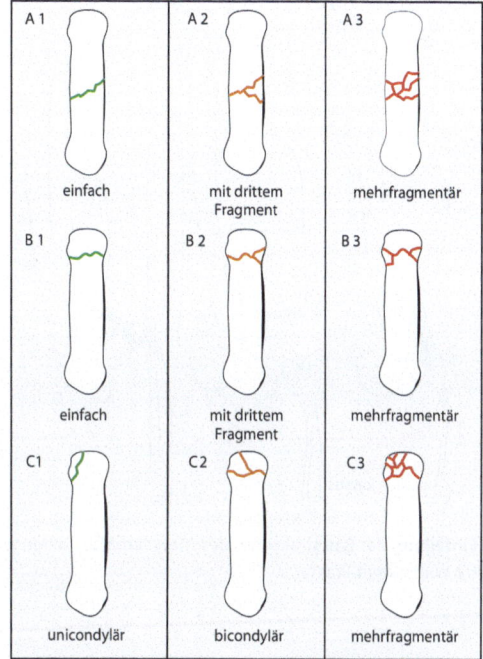

a Typ A: Diaphysäre Frakturen
A1: Einfach
A2: Mit 3. Fragment
A3: Mehrfragmentär
b Typ B: Metaphysäre Frakturen
B1: Einfach
B2 Mit 3. Fragment
B3 Mehrfragmentär

c Typ C: Gelenkfrakturen
C1: Unicondylär
C2: Bicondylär
C3: Mehrfragmentär

▫ **Abb. 17.6 AO-Klassifikation der Mittelhandfrakturen**

Fragment) und typischer proximal-dorsaler Dislokation des Schaft-fragments.

— Als Rolando-Frakturen werden artikuläre Mehrteilefrakturen beschrieben.

— Eine Winterstein-Fraktur ist dagegen eine extraartikuläre, proximale Schaftquer- oder -schrägfraktur.

— Bei diesen 3 Frakturtypen liegen meist Dislokation und Instabilität vor, weshalb nur in wenigen Fällen eine konservative Therapie erfolgen kann.

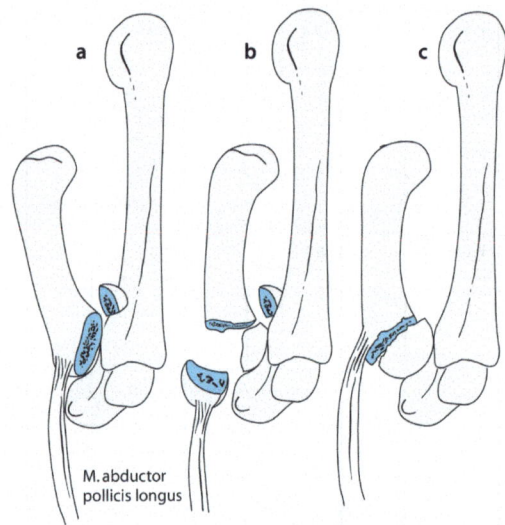

◘ Abb. 17.7a–c Einteilung der Basisfrakturen des Metacarpale 1. a Bennett-Fraktur,
b Rolando-Fraktur, **c** Winterstein-Fraktur

17.2.5 Therapeutisches Vorgehen

— Auch unbehandelt heilen die meisten Frakturen innerhalb weniger Wochen
aus. Verbleibende Fehlstellungen können aber zu erheblichen funktionellen
Einschränkungen führen.
— Instabilität, Dislokation und Weichteilschäden stellen deshalb Indikationen
zur operativen Behandlung dar. Vor allem die instabilen und dislozierten
Frakturen der Basis des 1. Mittelhandknochens bedürfen in den meisten
Fällen einer operativen Therapie.
— Es kommen Osteosynthesen mit Drähten, Schrauben und Platten zur An-
wendung (◘ Abb. 17.8).

Konservative Therapie

— Prinzipiell ist eine konservative Therapie bei allen stabilen Frakturen ohne
Torsionsabweichung oder klinisch relevante Verkürzung möglich
(◘ Abb. 17.9).
— Die Ruhigstellung sollte möglichst kurzfristig erfolgen.

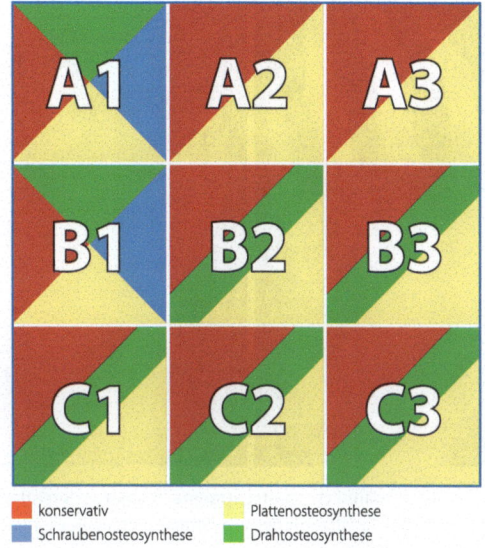

A1	A2	A3
B1	B2	B3
C1	C2	C3

■ konservativ ■ Schraubenosteosynthese ■ Plattenosteosynthese ■ Drahtosteosynthese

◘ **Abb. 17.8 Therapieoptionen bei Frakturen der Mittelhandknochen. Einteilung nach der AO-Klassifikation** (Empfehlung der gängigsten Verfahren, Abweichungen sind möglich)

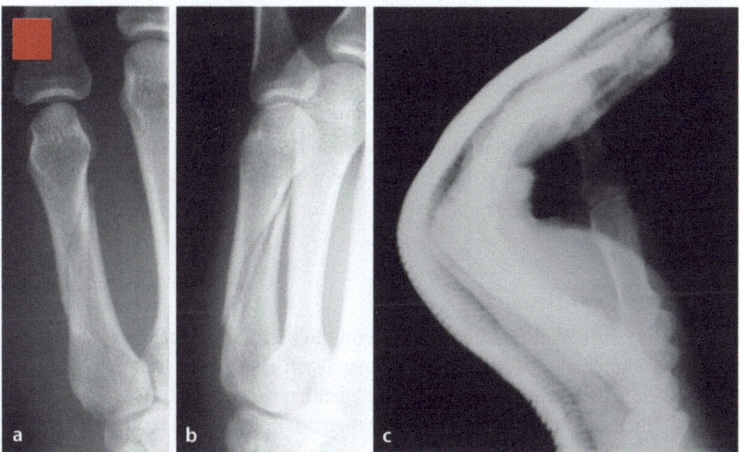

a   b   c

◘ **Abb. 17.9a–c 28 Jahre, männlich. Einklemmung der Hand zwischen Metallteilen.** Gering dislozierte Schaftfraktur des Metacarpale 5 (Typ A2 nach AO). Konservative Therapie: Korrekte Gipsruhigstellung in Intrinsic-plus-Position

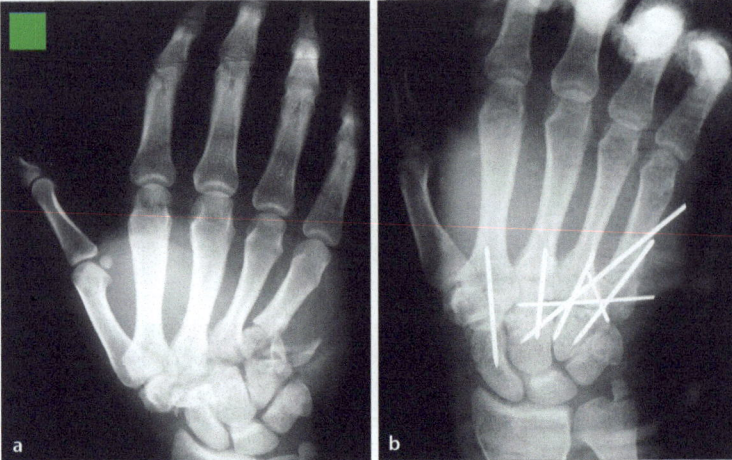

◘ Abb. 17.10a, b 31 Jahre, männlich. Quetschtrauma in einer rotierenden Maschine.
Carpometacarpale Serienluxationsfraktur des 2–5. Strahls. Offene Reposition und transfi-
xierende Osteosynthese mit Kirschner-Drähten

— Nicht verletzte Abschnitte der Hand sollten bei der Ruhigstellung aus-
  gespart werden. Insbesondere sind unnötige Gelenkimmobilisationen zu
  vermeiden.

> **Praxistipp**
>
> Die Dauer der Ruhigstellung im Rahmen einer konservativen Frakturbehand-
> lung richtet sich v. a. nach dem klinischen Kriterium des Verschwindens von
> Druckschmerzen im Frakturbereich.

Drahtosteosynthese

— Indiziert für bestimmte Indikationen und in definierten Techniken: Besonders geeignet ist die Kirschner-Drahtosteosynthese für die proximalen und
  distalen gelenknahen und gelenkbeteiligenden Mittelhandbrüche.
— Kirschner-Drähte können zur perkutanen oder offenen Fixierung kleiner,
  insbesondere artikulärer Fragmente verwendet werden, z. B. bei den Basisfrakturen des 1. Mittelhandknochens.
— Temporäre Transfixation wie z. B. bei carpometacarpalen Luxationen und
  Luxationsfrakturen (◘ Abb. 17.10).

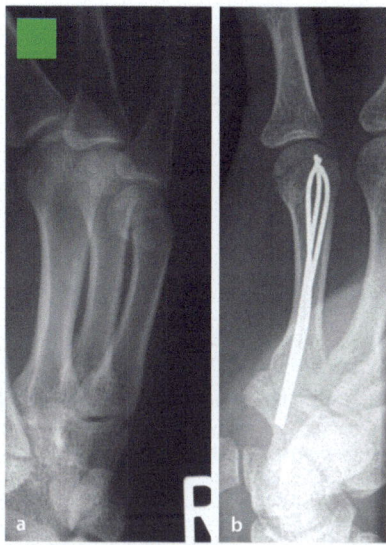

◘ Abb. 17.11a, b 26 Jahre, männlich. Faustschlag bei tätlicher Auseinandersetzung. Subcapitale Fraktur des 5. Mittelhandknochens mit deutlicher Achsabweichung (Typ B2 nach AO). Geschlossene Reposition und intramedulläre Markraumdrahtung nach Foucher

— Eine Sonderform der Drahtosteosynthese stellt die antegrade, intermedulläre Drahtosteosynthese der subcapitalen Metacarpalfrakturen dar. Diese Methode kann insbesondere für die Frakturen des Metacarpale 5 sehr gut angewendet werden. Als Implantate kommen 2 Kirschner-Drähte von 1,2–1,6 mm Durchmesser zum Einsatz (◘ Abb. 17.11). Möglich ist auch die Versorgung mit einem einzelnen dicken oder mit 3–4 dünnen Drähten. Das Verfahren erlaubt eine geschlossene Reposition und übungsstabile Fixation.

— Die operative Versorgung von subcapitalen Frakturen der Metacarpalia ist indiziert bei Torsionsabweichung und Kopfabkippungen >30°.

Schraubenosteosynthese

— Osteosynthesen mit geeigneten, klein dimensionierten Schrauben kommen v. a. bei artikulären Frakturen der Metacarpalköpfe und Basisfrakturen des 1. Mittelhandknochens zur Anwendung.

— Bennett-Frakturen (◘ Abb. 17.12) sind besonders geeignet.

— Schrauben können auch zur Fixierung einzelner Fragmente bei Rolando-Frakturen eingesetzt werden.

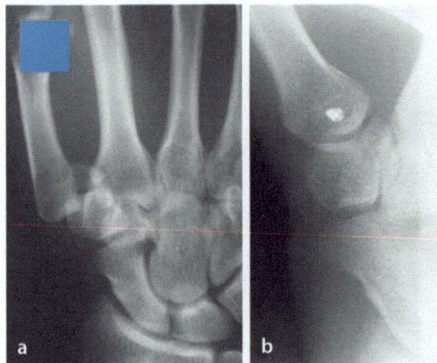

◘ Abb. 17.12a, b 34 Jahre, männlich. Stauchung beim Auffangen eines schweren Gegenstandes. Luxationsfraktur der Basis des Metacarpale 1 (Bennett-Fraktur). Offene Reposition und Osteosynthese durch Minischraube

— Im Schaftbereich der Metacarpalia sind alleinige Zugschraubenosteosynthesen bei langen Schräg- und Spiralfrakturen einsetzbar.

Plattenosteosynthese

— Plattenosteosynthesen sind zur übungsstabilen Versorgung von diaphysären Frakturen der Metacarpalia hervorragend geeignet.

— Sie sollten über weichteilschonende Zugänge von dorsal eingebracht werden, um dem biomechanischen Prinzip der Zuggurtung zu genügen (◘ Abb. 17.13).

— Die Rekonstruktion der zwischen Platte und Strecksehnen liegenden Gleitschicht ist anzustreben.

— Offene Serienfrakturen können sehr gut durch Plattenosteosynthesen versorgt werden und bieten dann durch die gute Stabilität die Vorteile des postoperativen Verzichts auf längere Ruhigstellungen und der Möglichkeit einer funktionellen Nachbehandlung.

— Weichteildefekte sollten frühzeitig mit geeigneten Lappenplastiken gedeckt werden.

— Winkelstabile Plattenosteosynthesen können in beliebiger Position, d. h. nicht nur auf der dorsalen Zuggurtungsseite, angewendet werden.

— Ihr Einsatz scheint v. a. bei den Basisfrakturen des Metacarpale 1 vom Typ Rolando und Winterstein sinnvoll (◘ Abb. 17.14).

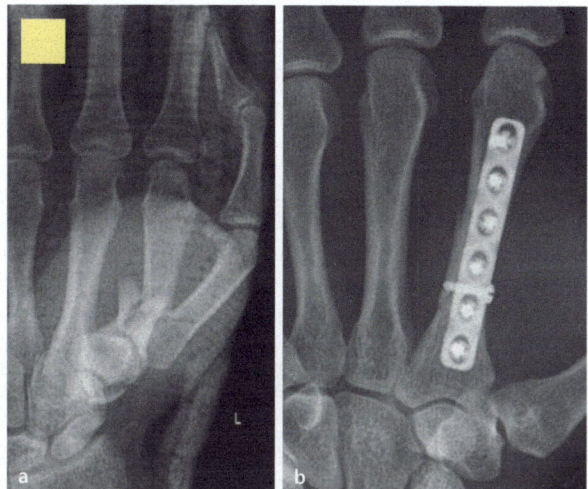

◘ **Abb. 17.13a, b 25 Jahre, männlich. Einklemmung der Hand unter einem herabfallen-den Stein.** Im Gips (**a**) nicht retinierbare Schaftfraktur des Metacarpale 2 (Typ A3 nach AO). Osteosynthese durch Zugschraube und Miniplatte (**b**)

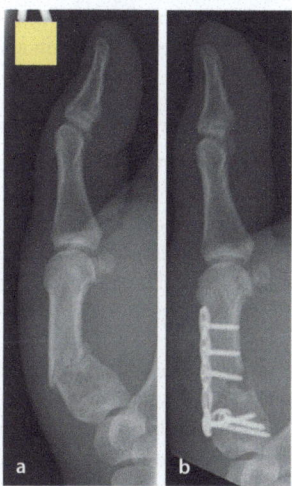

◘ **Abb. 17.14a, b 24 Jahre, männlich. Sturz mit Stauchung des Daumenstrahls.** Instabile proximale Metacarpale-1-Fraktur (Typ Winterstein) mit palmarer Defektzone. Osteosynthese mit winkelstabiler Miniplatte

17.2.6 Nachbehandlung

— Postoperativ hat sich eine kurzfristige Ruhigstellung bewährt.

— Physiotherapeutische Weiterbehandlung spätestens nach dem 1. Verbandwechsel.

— Sofern die Stabilität der Osteosynthese oder die Weichteilverhältnisse den Verzicht auf eine Ruhigstellung noch nicht zulassen, sollten die Fingergelenke zur Beübung frei bleiben.

— Kontrolle der knöchernen Heilung durch konventionelle Röntgenaufnahmen.

— Bei konservativer Therapie ist das Verschwinden des Druckschmerzes im Frakturbereich ein wichtiges klinisches Kriterium für die Beurteilung der Frakturheilung.

— Die Frakturheilung ist radiologisch stets später als klinisch nachweisbar.

17.2.7 Sonderformen

- **Luxationsfrakturen**

— Basisfrakturen des Metacarpale 1 (s. oben).

— Carpometacarpale Luxationsfrakturen:
  - standardisierte Röntgenuntersuchung in 3 Ebenen,
  - zusätzlich ggf. sinnvoll: Computertomographie in Dünnschichttechnik,
  - Therapie: geschlossene oder offene Reposition und carpometacarpale Transfixation mit Kirschner-Drähten, ggf. zusätzliche Verschraubung.

17.2.8 Prognose und funktionelle Ergebnisse

— Metacarpalfrakturen zeichnen sich durch eine rasche knöcherne Heilung aus.

— Pseudarthrosen sind eine absolute Rarität.

— Das funktionelle Ergebnis wird beeinflusst durch
  - das Ausmaß der unfall- und eingriffsbedingten Weichteilschädigung sowie
  - die Effektivität der postoperativen Übungsbehandlung,
  - die nach der Ausheilung vorliegende Knochenform (während Verkürzungen und Achsenfehlstellungen ebenso wie Kopfverkippungen nach subcapitalen Frakturen funktionell oft erstaunlich gut kompensiert werden, führen Torsionsabweichungen durch Störung des Faustschlusses zu erheblichen funktionellen Einbußen).

— Verbliebene Gelenkstufen bis hin zu posttraumatischen Arthrosen werden häufig erstaunlich gut toleriert.

17.3 Finger

Frakturen der Finger

Fingerfrakturen können alle 5 Strahlen betreffen. Entsprechend der Anatomie können am Daumen Brüche des Grund- und Endgliedes vorliegen, an den 3-gliedrigen Fingern dagegen Brüche von Grund-, Mittel- und Endglied.

— Die Therapie von Frakturen des Daumens unterscheidet sich trotz der abweichenden Anatomie nicht wesentlich von der Behandlung der Langfinger.

17.3.1 Mechanismus

— Folge von direkter (dann zusätzlich häufig mit relevanten Weichteilschäden) oder indirekter Gewalteinwirkung, meist im Rahmen von Arbeits- und Sportunfällen.
— Vorkommen in allen Altersgruppen.

17.3.2 Klinik

— Das klinische Erscheinungsbild variiert in Abhängigkeit vom Ausmaß der Dislokation und Instabilität:
  — Schwellungen,
  — schmerzhafte Bewegungseinschränkungen,
  — Achs- und Torsionsabweichungen.

Praxistipp

Bei gelenknahen Verletzungen sollte erst nach radiologischem Frakturausschluss eine klinische Stabilitätsprüfung der Bandstrukturen erfolgen.

— Knöcherne Strecksehnenausrisse der Endgliedbasis können durch ein hängendes Endglied auffallen.
— Weichteilschaden: Nach streckseitigen Gewalteinwirkungen können ausgeprägte Hautschäden und Weichteilverluste resultieren.

17.3.3 Diagnostisches Vorgehen

- Finger stets einzeln in 2 Ebenen (dorsopalmar und seitlich) röntgen.
- Auf eine exakt eingestellte seitliche Röntgenaufnahme ist besonderer Wert zu legen.
- In seltenen Einzelfällen kann bei artikulärer Fraktur die hochauflösende Computertomographie zur Therapieplanung hilfreich sein.

17.3.4 Klassifikation

AO-Klassifikation

- Zur Kodierung in der AO-Klassifikation s. ◘ Abb. 17.1.
- Für jede Fraktur kann unterschieden werden zwischen
  - diaphysären Frakturen (Typ A),
  - metaphysären Frakturen (Typ B) und
  - artikulären Frakturen(Typ C).
  - Trotz ihrer übersichtlichen Systematik konnte sich die AO-Klassifikation (◘ Abb. 17.15) im klinischen Alltag bisher nicht durchsetzen.

Sonstige

- Fingerfrakturen werden im klinischen Alltag vielmehr nach ihrer Morphologie und Lokalisation beschrieben. Bezüglich der Lokalisation unterscheidet man zwischen
  - Basisfrakturen,
  - Schaftfrakturen,
  - Halsfrakturen und
  - Kopffrakturen.
- Besondere Verletzungen:
  - Ausrissfrakturen des Streckapparates an der Basis des Endgliedes und Mittelgliedes,
  - knöcherne Ausrisse der palmaren Platte an der Mittelgliedbasis; für diese existiert eine Einteilung in 6 Typen nach Hintringer und Leixnering.

17.3.5 Therapeutisches Vorgehen

- Die knöcherne Heilung erfolgt an den Finger rasch, d. h. in der Regel innerhalb von 4 Wochen.
- Heilungen in Fehlstellung können zu geringen bis erheblichen funktionellen Einschränkungen führen.

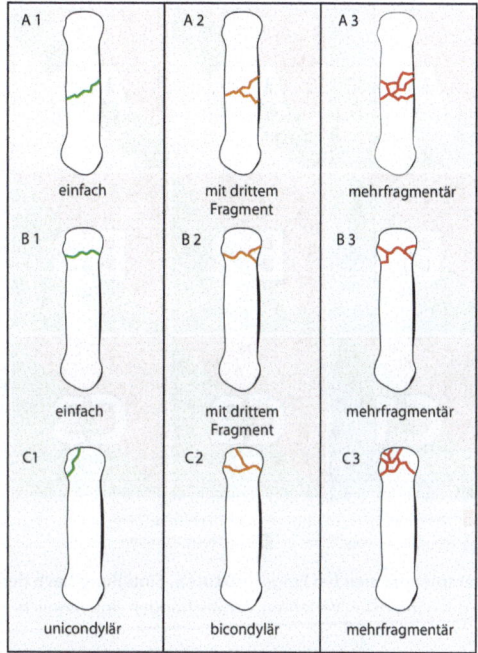

a **Typ A: Diaphysäre Frakturen**
A1: Einfach
A2: Mit 3. Fragment
A3: Mehrfragmentär
b **Typ B: Metaphysäre Frakturen**
B1: Einfach

B2 Mit 3. Fragment
B3 Mehrfragmentär
c **Typ C: Gelenkfrakturen**
C1: Unicondylär
C2: Bicondylär
C3: Mehrfragmentär

◘ Abb. 17.15 AO-Klassifikation der Fingerfrakturen

— Die Indikationsstellung zur operativen Behandlung ist abhängig von
   — Weichteilschäden,
   — Ausmaß der Dislokation und Instabilität,
   — zu erwartender funktioneller Einschränkung.
— Die Osteosynthese von Fingerfrakturen kann durch Drähte, Schrauben und Platten erfolgen (◘ Abb. 17.16).

Konservative Therapie
— Für eine konservative Therapie sind alle stabilen sowie nicht oder gering dislozierten Fingerfrakturen geeignet (◘ Abb. 17.17).
— Auch primär dislozierte, nach Reposition aber stabil retinierbare Frakturen können konservativ behandelt werden.

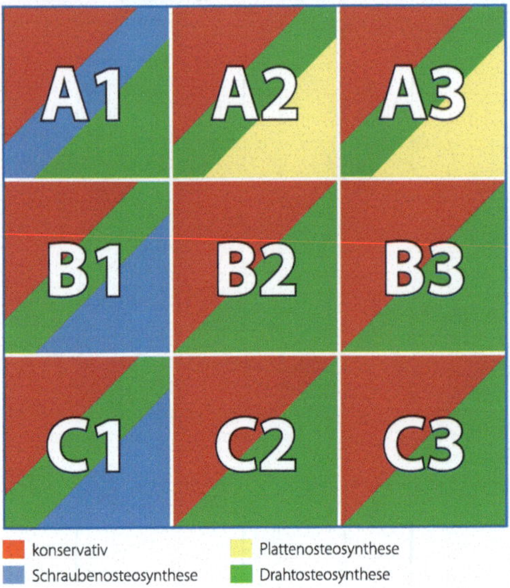

konservativ

■ **Abb. 17.16 Therapieoptionen bei Fingerfrakturen. Einteilung nach der AO-Klassifikation** (Empfehlung der gängigsten Verfahren, Abweichungen sind möglich)

- Ruhigstellung wegen der zu erwartenden schnellen Frakturheilung nur kurzfristig.
- Unverletzte Abschnitte der Hand sollten möglichst frei bleiben und unnötige Gelenkimmobilisationen vermieden werden.
- Ruhigstellung der Langfinger grundsätzlich in der sog. Intrinsic-plus-Position (= Beugung der Grundgelenke von mindestens 70° und gleichzeitige Streckung der Mittel- und Endgelenke) (■ Abb. 17.9).
- Zur Ruhigstellung sind dorsale oder palmare Schienen aus Gipsbinden, Kunststoff oder thermoplastischem Material geeignet.
- Für Endgliedfrakturen können konfektionierte Stack- oder individuell angefertigte thermoplastische Schienen verwendet werden.
- Frühe Übungsbehandlung zu Vermeidung von Einsteifungen anstreben.

Drahtosteosynthese

- Geeignet zur Versorgung nahezu aller Fingerfrakturen (■ Abb. 17.18, ■ Abb. 17.19).
- Auch sehr kleine Fragmente können in der Regel noch durch dünne Bohrdrähte gefasst und fixiert werden.

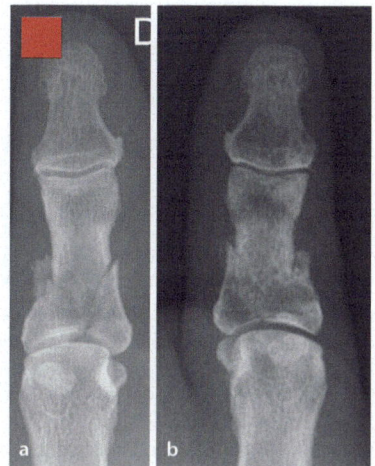

🔳 **Abb. 17.17a, b 60 Jahre, männlich. Hammerschlag.** Konservative Therapie einer artikulären Daumengrundgliedfraktur (Typ C2 nach AO). Unveränderte Stellung und gute Remodellierung nach 4 Wochen

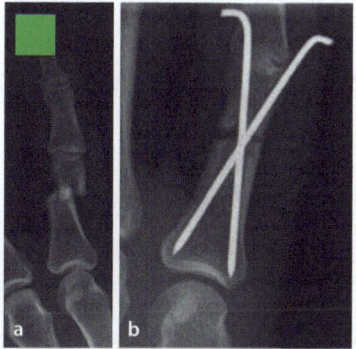

🔳 **Abb. 17.18a, b 42 Jahre, männlich. Einklemmung in einer Tür.** Drahtosteosynthese einer stark dislozierten Schaftfraktur des Kleinfingergrundgliedes (Typ A1 nach AO). Ein Kreuzen der Drähte in Frakturhöhe kann die Stabilität der Osteosynthese beeinträchtigen, ist aber aus operationstechnischen Gründen nicht immer vermeidbar

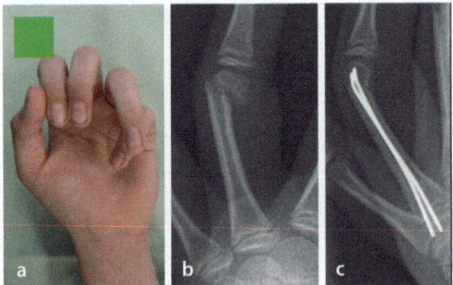

Abb. 17.19a–c 13 Jahre, männlich. Ballanprall. Subcapitale Grundgliedfraktur (Typ B1 nach AO) mit erheblicher Rotationsabweichung. Antegrade intramedulläre Drahtosteosynthese

- Die Einbringung der Drähte perkutan oder offen.
- Die geringe Invasivität und Weichteiltraumatisierung reduziert Verklebungen der empfindlichen Sehnengleitschichten.
- In vielen Fällen kann Übungsstabilität erzielt werden.
- In geeigneten Fällen können bei Grund- und Mittelgliedfrakturen intramedulläre Drahtosteosynthesen durchgeführt werden.
- Hals- und Schaftfrakturen der Phalangen können ebenfalls minimalinvasiv mit in den Markraum eingebrachten Drähten übungsstabil versorgt werden (Abb. 17.19).

Schraubenosteosynthese

- Minifragmentschrauben sind geeignet
    - bei einfachen Schaftfrakturen,
    - zur Fixierung artikulärer Fragmente.
- Die Stabilisierung kleiner gelenkflächentragender Fragmente kann technisch sehr anspruchsvoll sein.
- Gute Indikationen für alleinige Schraubenosteosynthesen sind
    - proximale und distale artikuläre Frakturen der Grund- und Mittelglieder,
    - dorsale Endgliedbasisfrakturen (Abb. 17.20).
- Vorteilhaft ist die im Vergleich zu Drahtosteosynthesen höhere Stabilität.

Plattenosteosynthese

- Platten sollten nur bei speziellen Indikationen und durch versierte Operateure verwendet werden.
- Derartige Indikationen sind:
    - Defekt- und Trümmerbrüche,
    - sowie offene Frakturen,

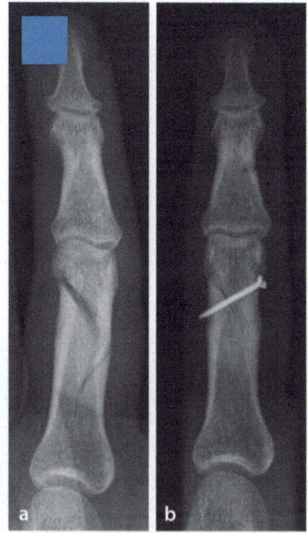

Abb. 17.20a, b 47 Jahre, männlich. Hängenbleiben an der Hundeleine. Dislozierte Grundgliedspiralfraktur (Typ A1 nach AO). Schraubenosteosynthese nach minimalinvasiver perkutaner Verschraubung; übungsstabil

— veraltete Frakturen des Grundgliedes und nur äußerst selten des Mittelgliedes.

— Zugang von dorsal. Dafür muss der Streckapparat zunächst längs inzidiert und nach erfolgter Osteosynthese ebenso wie alle Gleitschichten wieder anatomisch rekonstruiert werden (Abb. 17.21).

17.3.6 Nachbehandlung

> Postoperativ lediglich ist eine kurzfristige Ruhigstellung bis zur Konsolidierung der Weichteile erforderlich. Unverletzte Handabschnitte sollten stets von deren Ruhigstellung ausgenommen werden.

— Passive oder aktiv-assistierte physiotherapeutische Weiterbehandlung möglichst frühzeitig beginnen.

— Besonderer Wert ist auf die Vermeidung einer Beugekontraktur der Fingermittelgelenke zu legen.

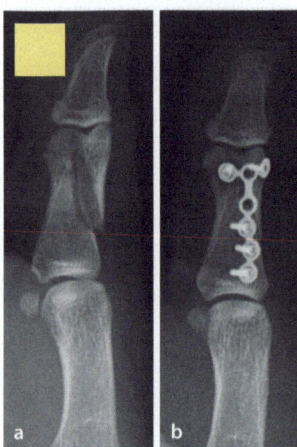

◘ **Abb. 17.21a, b 21 Jahre, männlich. Verdrehtrauma in einem Rohr.** Stark dislozierte Daumengrundgliedfraktur (Typ A2 nach AO). Osteosynthese mit winkelstabiler Miniplatte

— Klinische Kontrollen erlauben anhand des Verschwindens des Druckschmerzes im Frakturbereich die individuelle Bewegungs- und Belastungssteigerung.

— Durch konventionelle Röntgenuntersuchungen kann die Frakturheilung erst deutlich später dokumentiert werden.

17.3.7 Sonderformen

▪ **Dorsale Endgliedbasisfrakturen**

— Knöcherner Abriss der Pars terminalis des Streckapparates oder Stauchungsfraktur.

— In Abhängigkeit von Größe und Dislokation des Ausrissfragments vielfach konservative Behandlung möglich; insgesamt Tendenz zur Bevorzugung der konservativen Therapie. Voraussetzung ist allerdings, dass in der Stack-Schiene radiologisch keine Luxation oder Subluxation des distalen Hauptfragments vorliegt.

— Bei (Sub-)Luxationen oder beim Vorliegen eines sehr großen Fragments sollte jedoch eine Osteosynthese mit dünnen Drähten oder Minischrauben erfolgen.

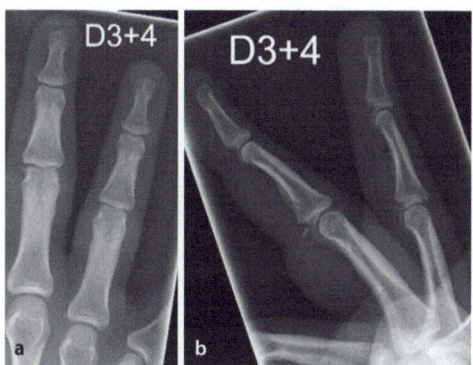

Abb. 17.22a, b 41 Jahre, männlich. Hyperextensionstrauma durch Ballanprall. Ausriss-frakturen der palmaren Platte von den Mittelgliedbasen des 3. und 4. Fingers. Konservative Therapie mit kurzfristiger Ruhigstellung und anschließender funktioneller Weiterbehandlung

- **Abrissfrakturen der palmaren Platte**
- Auftreten insbesondere an der Basis des Mittelgliedes (▪ Abb. 17.22).
- Sie können anhand der Klassifikation von Hintringer und Leixnering eingeteilt werden.
- Überwiegend konservative Behandlung durch kurzfristige Ruhigstellung des Mittelgelenks. Die Ruhigstellung sollte bereits nach einer Woche wieder aufgehoben werden.
- Nun sollte eine funktionelle Behandlung beginnen, um einer Kontraktur des Mittelgelenks vorzubeugen.
- Operative Refixationen sind nur sehr selten bei großen und verdrehten palmaren Abrissfragmenten zu erwägen.

17.3.8 Prognose und funktionelle Ergebnisse

- Rasche knöcherne Heilung.
- Pseudarthrosen sind Raritäten.
- Das funktionelle Ergebnis und Prognose werden von unfall- und behand-lungsabhängigen Faktoren bestimmt:
  - Ausmaß der trauma- und eingriffsbedingten Weichteilschädigung,
  - Beginn, Dauer und Intensität der Übungsbehandlung.
- Durch Verkürzung und Verklebung der periartikulären Weichteile, insbesondere nach Mittelgelenkverletzungen, kommt es häufig dauerhaft zu starken Bewegungseinschränkungen.

Fuß

M. Metzner, C.M. Müller-Mai

C. Müller-Mai, A. Ekkernkamp (Hrsg.), *Frakturen auf einen Blick*,
DOI 10.1007/978-3-642-27429-9_18, © Springer-Verlag Berlin Heidelberg 2015

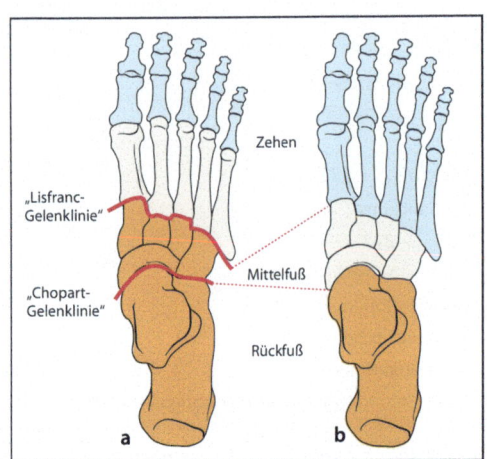

◘ Abb. 18.1a, b Anatomische Einteilung des Fußes. a Die anatomische Einteilung kennt 3 Abschnitte: die Zehen (Phalangen, bilden den Antetarsus) mit den 14 Ossa digitorum, den Mittelfuß (Metatarsus) und die Fußwurzel (Tarsus). **b** Die ICI-Klassifikation hält sich an die klinisch gebräuchliche Einteilung in 81 Rückfuß (orangefarben), 82 Mittelfuß (beigefarben) und 83 Vorfuß (blau). Dabei werden die einzelnen Abschnitte durch die Gelenklinien nach Lisfranc und Chopart getrennt, sodass der anatomische Tarsus nach ICI in Rückfuß (Talus, Calcaneus) und Mittelfuß (Os naviculare, Os cuboideum, Ossa cuneiformia) geteilt wird. Zum Vorfuß zählen hier Zehen und Metatarsalia (▶ Kap. 1)

— Der Fuß (erste Ziffer 8) wird in der an die AO-Klassifikation angepasste ICI-Klassifkation in die 3 Abschnitte (Regionen) Rückfuß (zweite Ziffer 1), Mittelfuß (zweite Ziffer 2) und Vorfuß (zweite Ziffer 3) unterteilt, welche durch die beiden Gelenklinien nach Chopart und Lisfranc getrennt sind (◘ Abb. 18.1).

— Der Rückfuß besteht demnach aus Talus und Calcaneus, der Mittelfuß aus den übrigen Fußwurzelknochen (◘ Abb. 18.2). Demzufolge erhält die Region die zweite Ziffer, eine dritte Ziffer ist zur Kodierung des Knochens erforderlich (z. B. 82.5 Mittelfuß, Os cuneiforme laterale).

— Die Segmente der betroffenen Knochen sind von proximal nach distal durchnummeriert (◘ Abb. 18.3).

— Beim Fuß ist nicht nach Strahlen nummeriert, sondern die Regionen des Fußes werden von proximal nach distal kodiert, d. h. der Rückfuß erhält die Ziffer 81, der Mittelfuß die 82 und der Vorfuß die 83. Zudem erhält bei der Hand der Metacarpalknochen die Ziffer 0, beim Fuß das Metatarsale die Ziffer 1, sodass z. B. das Metatarsale 5 mit der Nummer 83.1.5 kodiert wird (◘ Abb. 18.2).

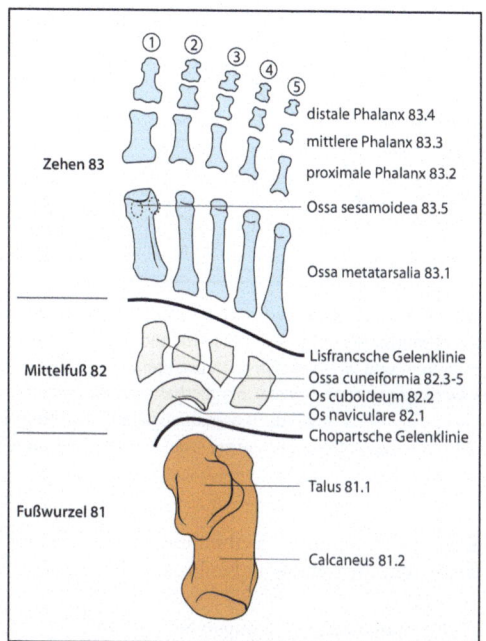

- **Abb. 18.2 ICI-Klassifikation des Fußskeletts.** 81 Rückfuß (orangefarben), 82 Mittelfuß (beigefarben) , 83 Vorfuß (blau) mit Metatarsalia und Zehen. Die Abschnitte werden durch die Gelenklinien nach Lisfranc und Chopart getrennt. Die Nummer hinter dem ersten Punkt charakterisiert den Knochen, z. B. 81.2 Calcaneus, 82.3 Os cuneiforme mediale, 83.1 Metatarsalia, 83.1.5 Os metatarsale 5, 83.2.2 Grundphalanx des 2. Zehs, 83.3.3 Mittelphalanx des 3. Zehs, 83.4.3 Endphalanx des 3. Zehs, 83.5.1 mediales Os sesamoideum

18.1 Rückfuß

Frakturen des Rückfußes

Nach der AO-Klassifikation besteht der Rückfuß aus dem Talus 81.1 und dem Calcaneus 81.2. Beide Knochen werden vom Mittelfuß durch die Chopart-Gelenklinie getrennt. Demzufolge handelt es sich hier um Brüche dieser beiden Knochen. Diese sind separat oder in Kombination mit anderen Verletzungen betroffen.

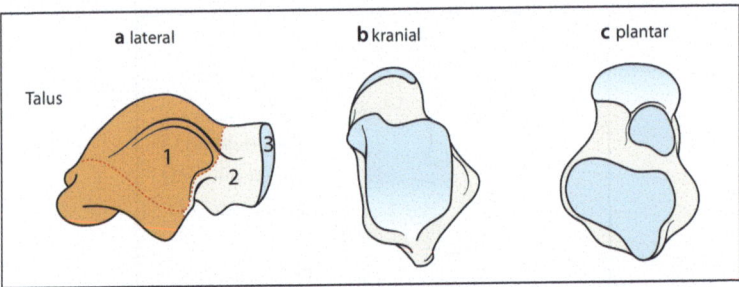

Abb. 18.3a–c Am Rückfuß, Nr. 81 nach der ICI-Klassifikation, erhält der Talus die Zusatznummer 1, also den numerischen Code 81.1. Die einzelnen Abschnitte Corpus (1, proximal, einschließlich posteriorem und lateralem Fortsatz, orangefarben), Hals (2, Mitte, beigefarben) und knorpelüberzogener Kopf (3, distal, blau) erhalten Zusatznummern, sodass sich je nach Frakturlokalisation und -ausmaß nach dem Buchstaben die Ziffern 1–3 (A1: 1 betroffenes Segment bis A3: 3 betroffene Segmente) ergeben (**a** rechter Talus, Ansicht von lateral, **b** von oben, **c** von unten)

- Das Sprungbein, **Talus,** nimmt als Verbindungsstück zwischen Unterschenkel und Fuß eine zentrale Stellung in Funktion und Biomechanik der unteren Extremität ein.
- Es werden oft Kombinationsverletzungen beobachtet.
- Talusfrakturen machen nur etwa 0,3% aller Brüche und etwa 3% der Fußfrakturen aus.
- Der Talus besitzt keine Sehnenansätze, und 70% der Talusoberfläche sind von Knorpel überzogen.
- Die Gefäßversorgung ist mit von peripher nach proximal eintretenden Gefäßen problematisch, bei Frakturen besteht die Gefahr der Talusnekrose.
- Offene Frakturen und Luxationsfrakturen des Talus stellen Notfälle dar und müssen daher sofort versorgt werden.
- Die Versorgung dislozierter zentraler Frakturen sollte dringlich erfolgen.
- Das Fersenbein, **Calcaneus,** ist der größte und am häufigsten frakturierte tarsale Knochen.
- Bei einem Zusammenbruch des Längsgewölbes geht die Funktion der Plantaraponeurose für die Verspannung des Fußgewölbes verloren.
- Insgesamt sind Calcaneusfrakturen mit etwa 2% aller Frakturen und 60–70% der tarsalen Brüche selten.
- Zu beachten ist auch hier, dass eine wesentliche Veränderung der Stellung nach Frakturen zu einer Änderung der Fußstatik und Mechanik sowie der Gelenktrophik und Beweglichkeit führt. Dies gilt auch für Rückfußlänge, -achse und Rotation.

18.1.1 Mechanismus

- Der **Talus** besitzt eine extrem stabile Knochenstruktur.
- Frakturen werden hervorgerufen durch große Gewalt, meist durch Hochrasanztraumata mit großen axialen Kompressionskräften, aber auch durch indirekte Kräfte im Rahmen von Distorsionen.
- Beim **Calcaneus** stellen axiale Stauchungstraumata die wesentliche Frakturursache dar.
- Bei 25% der Patienten besteht ein Polytrauma. Die Calcaneusfraktur wird hier oft initial übersehen.
- Das Sustentaculum tragende Hauptfragment gilt als Schlüsselfragment, da es aufgrund der festen Bandverbindungen fast immer im Verbund mit dem Talus verbleibt.
- Über die Pathobiomechanik der zentralen Calcaneusfraktur existieren verschiedene Erklärungsansätze.

18.1.2 Klinik

- Die klinischen Symptome sind eher unspezifisch:
  - Schwellungen,
  - Belastungs- und Bewegungsschmerz,
  - Bewegungseinschränkungen,
  - Fehlstellungen.
- Bei der Calcaneusfraktur ist ein wichtiges klinisches Merkmal das Plantarhämatom.
- Der Rückfuß ist oft verplumpt.

18.1.3 Diagnostisches Vorgehen

Talus

- Röntgenaufnahmen in 2 (Talus) bzw. 4 Ebenen (Calcaneus) ist der erste Schritt in der Diagnostik.
- Eine sich anschließende CT-Diagnostik ist obligat, um das Verletzungsausmaß vollständig zu erfassen.
- Intraoperativ hat sich der Einsatz der dreidimensionalen Bildwandlerkontrolle zur Beurteilung von Repositionsergebnis und Implantatlage bewährt.
- Partialnekrosen sind am besten mittels MRT nachweisbar; hier kann auch die Revaskularisation beurteilt werden.

Typ A = Extraartikuläre Brüche	
A1	1 Segment des Knochens betroffen
A2	2 Segmente des Knochens betroffen
A3	3 Segmente des Knochens betroffen
Typ B = Intraartikuläre Frakturen, <50% der Gelenkfläche betroffen	
B1	1 Gelenkoberfläche frakturiert
B2	2 Gelenkoberflächen betroffen (bei 40% der Brüche ist die posteriore und cuboidale Gelenkfläche betroffen)
B3	≥3 Gelenkoberflächen frakturiert
Typ C = Artikuläre Frakturen mit Luxation/Subluxation, >50% der Gelenkfläche betroffen	
C1	1 Gelenkoberfläche frakturiert
C2	2 Gelenkoberflächen betroffen (bei 40% der Brüche ist die posteriore und cuboidale Gelenkfläche betroffen)
C3	≥3 Gelenkoberflächen frakturiert
Typ D = Subluxationen/Luxationen ohne knöcherne Verletzung	
1	1 Gelenk disloziert
2	2 Gelenke disloziert
3	≥3 Gelenke disloziert

Abb. 18.4 ICI-Klassifikation der Region 81 Rückfuß – Talusfrakturen

Calcaneus

- Röntgenaufnahmen bei Verdacht auf Calcaneusfraktur:
  - Zunächst Calcaneus axial und seitlich.
  - Ergänzend sind oft der Fuß d.-p. und das OSG a.-p. zu röntgen.
  - Bei der Joint-depression-Fraktur nach Essex-Lopresti kann der Böhler-Winkel relativ normal sein.
- Die axiale CT-Untersuchung mit coronaren und sagittalen Rekonstruktionen ist obligat, um die Frakturmorphologie zu erfassen.

18.1.4 Klassifikationen

Talus

ICI-Klassifikation

- Beim Talus wird nach der ICI-Klassifikation ein proximales (81.1.1), mittleres (81.1.2) und ein distales Segment (81.1.3) unterschieden.
- Differenziert werden
  - extraartikuläre Frakturen (A), die bei Dislokation operativ und bei nicht dislozierter Stellung auch konservativ behandelt werden können,
  - <50% der Gelenkfläche betreffende Brüche (B) und
  - >50% der Gelenkfläche betreffende Frakturen mit Luxationskomponente, die in aller Regel operativ versorgt werden müssen (C) (**Abb. 18.4**).

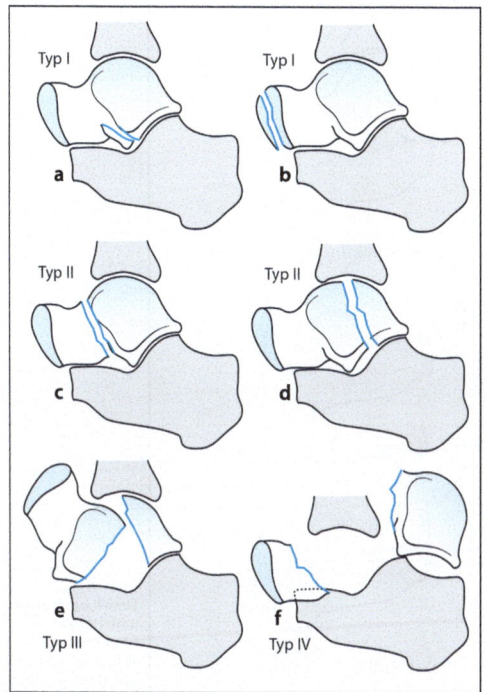

Einteilung der Talusfrakturen nach Marti und Weber
a, b Typ-I-Brüche
Kopf- oder distaler Halsbereich, Processus betroffen oder es sind Avulsions- oder osteochondrale Frakturen („flake fracture")
Keine Nekrosegefahr
c, d Typ-II-Frakturen
Nicht dislozierte Körper- oder Halsfrakturen; geringe Nekrosegefahr

e Typ III
Proximale Körper- oder Halsfrakturen mit hoher Nekrosegefahr
f Typ IV
Frakturen mit Dislokation subtalar und tibiotalar sowie mehrfragmentäre Corpusfrakturen; Bandrupturen und Gefäßverletzungen sind obligat
Es entwickeln sich immer Nekrosen

◨ **Abb. 18.5a–f Einteilung der Talusfrakturen nach Marti und Weber mit besonderer Berücksichtigung der Nekrosegefahr** (nach Marti 1979)

— Eine Sonderform sind die mit dem Buchstaben D kodierten nicht knöchernen Dislokationen.

▪ **Beispiele für weitere Klassifikationen**
— **Einteilung nach Marti und Weber:** Klassifikation der Talusbrüche nach betroffenem Anteil mit besonderer Berücksichtigung der Dislokation und der daraus resultierenden Nekrosegefahr (Marti 1979; ◨ Abb. 18.5).

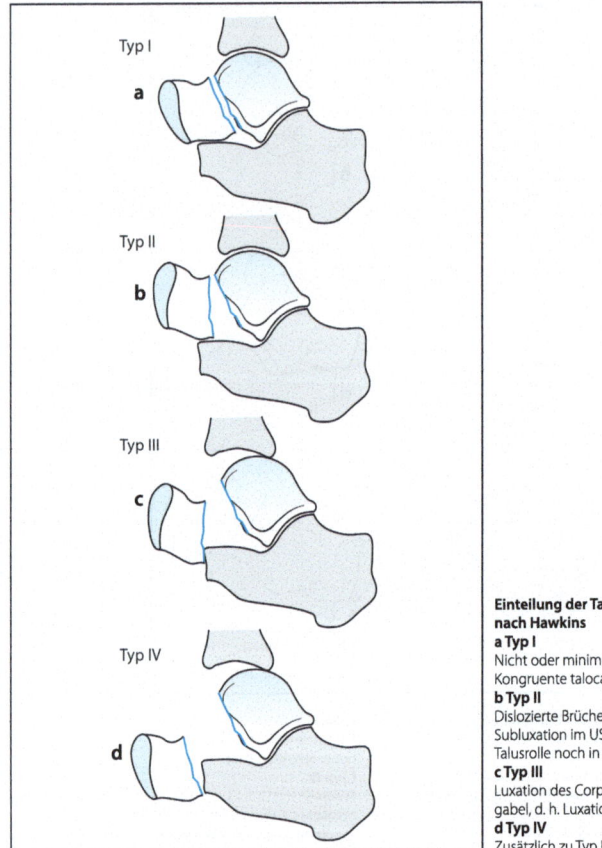

Typ I

a

Typ II

b

Typ III

c

Typ IV

d

Einteilung der Talushalsfrakturen nach Hawkins
a Typ I
Nicht oder minimal dislozierte Fragmente
Kongruente talocalcaneare Gelenkfläche
b Typ II
Dislozierte Brüche mit Luxation/
Subluxation im USG
Talusrolle noch in der Malleolengabel
c Typ III
Luxation des Corpus aus der Malleolen-
gabel, d. h. Luxation im OSG und USG
d Typ IV
Zusätzlich zu Typ III Luxation talonavicular

■ **Abb. 18.6a–d Einteilung der Talushalsfrakturen nach Hawkins.** Diese Einteilung bezieht sich ausschließlich auf die Vertikalfrakturen des Halses. (Nach Hawkins 1970)

— **Einteilung nach Hawkins:** Klassifikation der Vertikalfrakturen des Talus-halses nach Dislokationsgrad mit prognostischer Bedeutung (■ Abb. 18.6).

Calcaneus

ICI-Klassifikation

— Die ICI-Klassifikation unterscheidet auch hier extraartikuläre A-Frakturen, die bei Dislokation operiert und bei guter Stellung konservativ behandelt werden können. B-Frakturen betreffen unter 50% der Gelenkfläche und

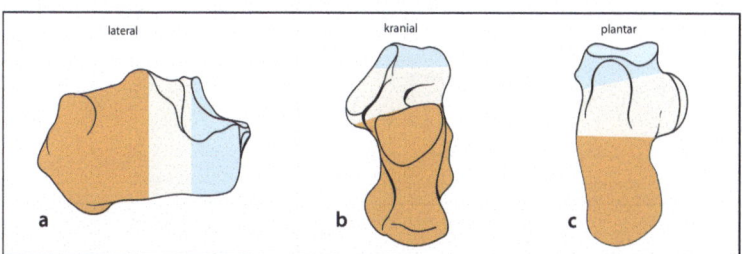

◘ Abb. 18.7a–c Am Rückfuß erhält der Calcaneus die Zusatznummer 2, also den numerischen Code 81.2. Die einzelnen Abschnitte proximales Segment 81.2.1 (Corpus, Tuber und hintere Facette, blau), mittleres Segment 81.2.2 (Sustentaculum tali mit der mittleren Facette und dem Sulcus calcanei, beigefarben) und distales Segment 81.2.3 (anteriore und cuboidale Facette) erhalten Zusatznummern, sodass sich je nach Frakturlokalisation und -ausmaß nach dem Buchstaben die Ziffern 1–3 (A1: 1 betroffenes Segment bis A3: 3 betroffene Segmente) ergeben. Ansicht rechter Calcaneus von lateral (**a**), von oben (**b**), von plantar (**c**)

Typ A = Extraartikuläre Brüche	
A1	1 Segment des Knochens betroffen
A2	2 Segmente des Knochens betroffen
A3	3 Segmente des Knochens betroffen
Typ B = Intraartikuläre Frakturen, <50% der Gelenkfläche betroffen	
B1	1 Gelenkoberfläche frakturiert
B2	2 Gelenkoberflächen betroffen
B3	≥3 Gelenkoberflächen frakturiert
Typ C = Artikuläre Frakturen mit Luxation/Subluxation, >50% der Gelenkfläche betroffen	
C1	1 Gelenkoberfläche frakturiert
C2	2 Gelenkoberflächen betroffen
C3	≥3 Gelenkoberflächen frakturiert
Typ D = Subluxationen/Luxationen ohne knöcherne Verletzung	
1	1 Gelenk disloziert
2	2 Gelenke disloziert
3	≥3 Gelenke disloziert

◘ Abb. 18.8 ICI-Klassifikation der Region 81 Rückfuß – Calcaneusfrakturen

werden wie die C-Frakturen (>50% der Gelenkfläche, mit Subluxation/Luxation) in der Regel operativ versorgt (◘ Abb. 18.7).

— Eine Sonderform sind auch hier die mit dem Buchstaben D kodierten nicht knöchernen Dislokationen, wobei hier die Nummer hinter dem Buchstaben die Anzahl der dislozierten Gelenke beschreibt.

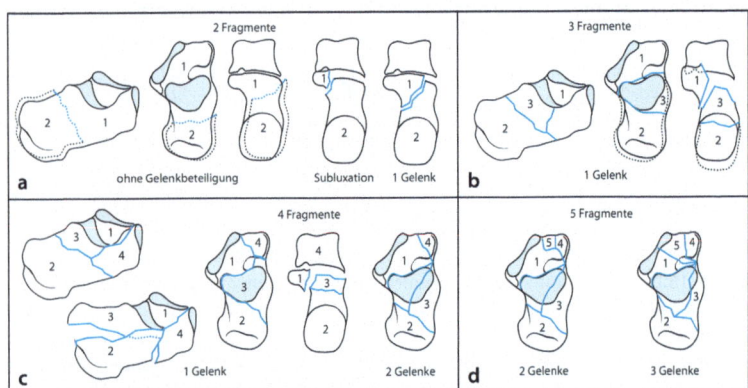

■ **Abb. 18.9a–d Hannover-Klassifikation nach Zwipp.** Einteilung der Calcaneusfrakturen nach Anzahl der beteiligten Gelenkflächen und Fragmente anhand der CT-Darstellung. (Nach Zwipp et al. 1988)

■ **Beispiele weiterer Klassifikationen**

— **Einteilung nach Essex-Lopresti (1952):** Die Einteilung basiert auf Röntgenaufnahmen und orientiert sich an der Primärfraktur im Winkel von Gissane und sekundären Frakturlinien. Die wichtigsten **Bruchformen** sind:
  — Tongue-Type,
  — Joint-depression-Type.

— **Einteilung nach Zwipp (sog. Hannover- oder X-Y-Klassifikation und Zwipp-Score;** Zwipp et al. 1988): Einteilung aufgrund der Anzahl der beteiligten Gelenkflächen (Y) und Fragmente (X) nach CT-morphologischer Analyse (■ Abb. 18.9).

— **Einteilung nach Sanders:** Einteilung anhand der CT-Morphologie in der coronaren Schicht.

18.1.5 Therapeutisches Vorgehen

— Beim Talus besteht die besondere Gefahr der Knochennekrose.
— Offene Frakturen und Luxationsfrakturen des Talus stellen daher Notfälle dar und müssen sofort versorgt werden.
— Dislozierte zentrale Frakturen müssen dringlich operiert werden (■ Abb. 18.10).
— Beim Calcaneus stehen dagegen die Weichteilproblematik und die Änderung der Fußstatik im Vordergrund, sodass hier nicht primär, aber nach Abschwellung in den Tagen 6–10 operiert werden sollte (■ Abb. 18.11).

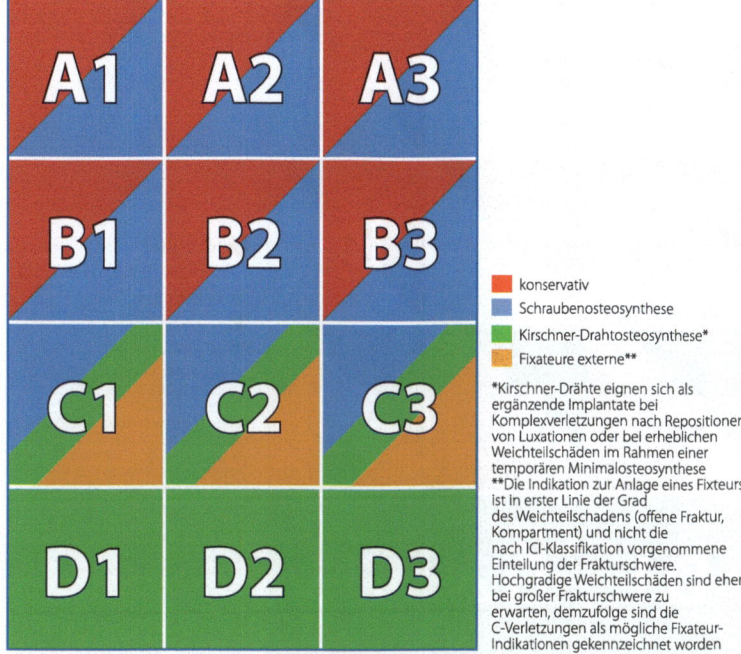

konservativ

Schraubenosteosynthese

Kirschner-Drahtosteosynthese*

Fixateure externe**

*Kirschner-Drähte eignen sich als ergänzende Implantate bei Komplexverletzungen nach Repositionen von Luxationen oder bei erheblichen Weichteilschäden im Rahmen einer temporären Minimalosteosynthese
**Die Indikation zur Anlage eines Fixeurs ist in erster Linie der Grad des Weichteilschadens (offene Fraktur, Kompartment) und nicht die nach ICI-Klassifikation vorgenommene Einteilung der Frakturschwere. Hochgradige Weichteilschäden sind eher bei großer Frakturschwere zu erwarten, demzufolge sind die C-Verletzungen als mögliche Fixateur-Indikationen gekennzeichnet worden

◨ **Abb. 18.10. Therapieoptionen bei Talusfrakturen. Einteilung nach der ICI-Klassifikation** (Empfehlung der gängigsten Verfahren, Abweichungen sind möglich)

Praxistipp

— Talus:
  – Offene Frakturen und Luxationsfrakturen: Notfall → sofortige operative Versorgung.
  – Dislozierte zentrale Frakturen → dringliche operative Versorgung.
— Calcaneus: operative Versorgung nach Abschwellung in den Tagen 6–10.

❯ Die meisten Autoren sind sich daher darüber einig, dass nicht dislozierte Frakturen konservativ behandelt werden können, während dislozierte oder luxierte Brüche anatomisch reponiert und osteosynthetisch versorgt werden müssen.

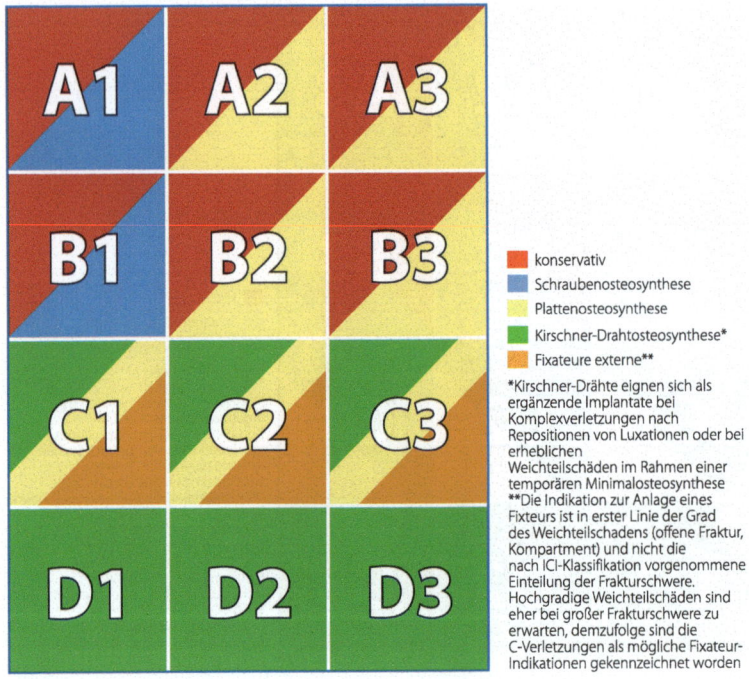

konservativ
Schraubenosteosynthese
Plattenosteosynthese
Kirschner-Drahtosteosynthese*
Fixateure externe**

*Kirschner-Drähte eignen sich als ergänzende Implantate bei Komplexverletzungen nach Repositionen von Luxationen oder bei erheblichen Weichteilschäden im Rahmen einer temporären Minimalosteosynthese
**Die Indikation zur Anlage eines Fixteurs ist in erster Linie der Grad des Weichteilschadens (offene Fraktur, Kompartment) und nicht die nach ICI-Klassifikation vorgenommene Einteilung der Frakturschwere. Hochgradige Weichteilschäden sind eher bei großer Frakturschwere zu erwarten, demzufolge sind die C-Verletzungen als mögliche Fixateur-Indikationen gekennzeichnet worden

🔲 **Abb. 18.11 Therapieoptionen bei Calcaneusfrakturen. Einteilung nach der ICI-Klassifikation** (Empfehlung der gängigsten Verfahren, Abweichungen sind möglich)

— Standardverfahren ist die Zugschraubenosteosynthese.
— Die Versorgung geschieht im Hinblick auf die Revaskularisation und auf die Weichteilsituation möglichst frühzeitig, in aller Regel notfallmäßig.

❯ **Bei Talusfrakturen besteht aufgrund der vulnerablen Durchblutungssituation ein enges diagnostisch-therapeutisches Zeitfenster zur Versorgung; dislozierte Brüche sind dringlich zu operieren, Luxationsfrakturen stellen ebenso wie offene Frakturen Notfälle dar.**

— Beim Calcaneus liegt initial das Hauptaugenmerk auf dem Weichteilmanagement.
— Insgesamt wird die Dynamik der Weichteilschädigung selten über-, oft jedoch unterschätzt.

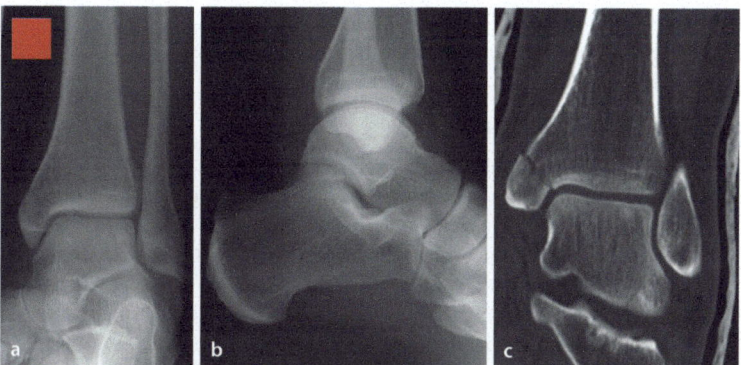

◘ Abb. 18.12a–c 36 Jahre, männlich. Leitersturz aus 2 m Höhe. Klinisch zunächst nur Verdacht auf Innenknöchelläsion. Fraktur des Proc. lateralis tali ohne Dislokation, nach AO-Klassifikation 81.1A1. Die Talusfraktur ist nur in der CT zu erkennen. Konservative Behandlung. Begleitfraktur des Innenknöchels, im Verlauf operativ versorgt

> **❯ Indikationen zur anatomischen Rekonstruktion und übungsstabilen Osteosynthese sind alle intraartikulären Frakturen der posterioren, cuboidalen und medialen Gelenkfacette, die eine Stufe von 1 mm und mehr aufweisen, sowie isolierte Brüche des Sustentaculums und extraartikuläre Brüche mit Rückfußfehlstellung von >5° Varus oder 10° Valgus.**

— Offene Frakturen des Talus und des Calcaneus zählen aufgrund der schlechten Weichteilsituation zu den hoch problematischen Brüchen.
— Es besteht eine Indikation zur notfallmäßigen Versorgung.

Konservative Therapie

— Generell eignen sich zur konservativen Therapie periphere Frakturen oder nicht dislozierte Brüche bei Talus und Calcaneus (◘ Abb. 18.12).
— Beim **Talus** kann die nicht dislozierte Talushalsfraktur konservativ mit einem Gips für 6 Wochen behandelt werden.
— Auch beim **Calcaneus** eignen sich periphere oder nicht dislozierte extraartikuläre Frakturen zur konservativen Behandlung.
— Eine Gipsruhigstellung ist meist nicht sinnvoll.
— Ist der Proc. anterior calcanei nicht mitbetroffen, kann der Rückfuß durch eine Orthese entlastet werden.

Kirschner-Drahtosteosynthese

— Allenfalls Berechtigung im Rahmen von Minimalosteosynthesen bei Schwerstverletzten.

Schraubenosteosynthese

— Generell sollten Titanschrauben verwendet werden.
— Die Gelenkflächen sind exakt zu rekonstruieren, Defekte sind bei entsprechender Größe mit autologer Spongiosa aufzufüllen.
— Eine Verkürzung des Talus oder Inkongruenzen in den Gelenken sind in jedem Fall zu vermeiden.
— Eine frühzeitige Reposition, subtile Operationstechnik, Osteotomie des Innenknöchels bei offener Reposition sowie stabile Osteosynthese beugen einer Sekundärschädigung der Durchblutung des Talusdoms vor und können den Revaskularisierungsprozess unterstützen.
— Talushalsfrakturen Typ I nach Hawkins stellen trotz konservativer Therapiemöglichkeit eine Indikation zur Zugschraubenosteosynthese dar (◘ Abb. 18.13).
— Offene Repositionen bei Talusfrakturen sind anspruchsvoll.
— Die Osteotomie ist auf jeden Fall der Durchtrennung des Lig. deltoideum und damit möglicherweise der Läsion der letzten versorgenden Arterie vorzuziehen (Nekrose!).
— Ausgedehnte Trümmerfrakturen vom Typ Hawkins IV können auch eine Indikation zur früh sekundären Arthrodese nach Konsolidierung der Weichteile sein.
— Der operative Zugang sollte daher in größtmöglicher Nähe der zu reponierenden und zu fixierenden Fragmente liegen. Hierfür steht eine Reihe von möglichen Schnittführungen zur Verfügung: medial, anteromedial, anterior, anterolateral, lateral, dorsolateral, dorsomedial, arthroskopisch (◘ Abb. 18.14).
— Die minimalinvasive Versorgung von Frakturen mit einfacher Beteiligung der posterioren Gelenkfacette ist möglich.
— Die intraoperative Repositionskontrolle kann arthroskopisch oder durch 3-D-Bildgebung erfolgen.

Plattenosteosynthese

— Die Plattenosteosynthese ist das Standardverfahren der offenen Versorgung von Calcaneusfrakturen (◘ Abb. 18.15).
— Standardzugang für Frakturen der hinteren oder der cuboidalen Facette ist der ausgedehnt laterale Zugang.
— Die Operation erfolgt in Seitenlagerung.

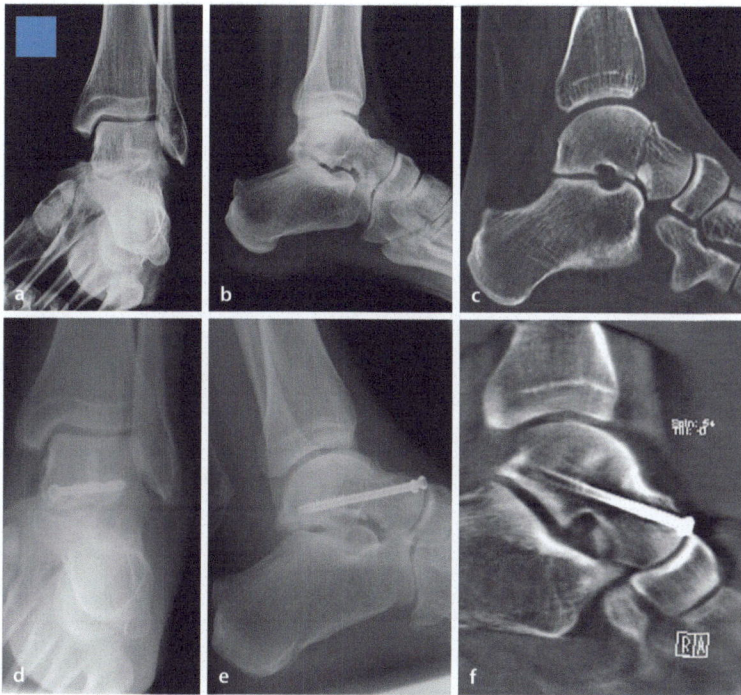

□ **Abb. 18.13a–f 35 Jahre, männlich. Sturz beim Snowboard-Fahren.** Minimal dislozierte Talushalsfraktur, nach AO-Klassifikation 81.1A1 (**a–c**). Operative Versorgung mit 2 Zug-schrauben, die intraoperative Kontrolle erfolgte mit dem 3-D-Bildwandler (**d–f**)

Praxistipp

3 in den Talus eingebohrte Kirschner-Drähte retinieren den Weichteillappen schonend und zuverlässig. Die Reposition des Tuberfragmentes kann durch eine dorsal eingebrachte Schanz-Schraube erleichtert werden.

— Eine Augmentation der reponierten posterioren Gelenkfläche mit autologem Knochen oder Knochenersatzmaterialien ist nur bei ausgedehnten Defekten und v. a. bei Verwendung nicht winkelstabiler Implantate notwendig.

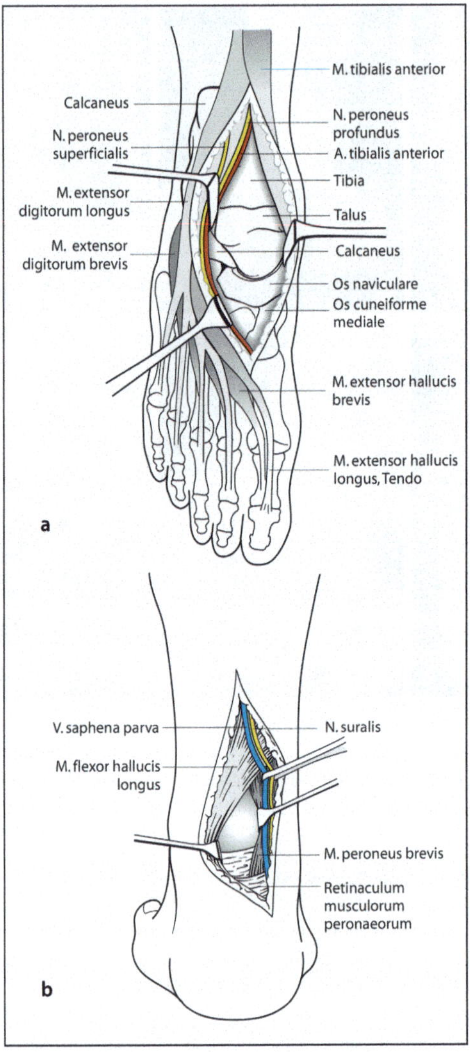

M. tibialis anterior

Calcaneus

N. peroneus superficialis

M. extensor digitorum longus

M. extensor digitorum brevis

N. peroneus profundus

A. tibialis anterior

Tibia

Talus

Calcaneus

Os naviculare

Os cuneiforme mediale

M. extensor hallucis brevis

M. extensor hallucis longus, Tendo

a

V. saphena parva

M. flexor hallucis longus

N. suralis

M. peroneus brevis

Retinaculum musculorum peronaeorum

b

◘ Abb. 18.14a, b Zugänge zum Talus. a Anteromedialer Zugang; er eignet sich v. a. für Talushalsosteosynthesen und wird zwischen der M.-extensor-hallucis-longus- und der M.-extensor-digitorum-communis-Sehne angelegt. **b** Posterolateraler Zugang zum Talus. Er eignet sich für Talushals-, Corpus- und Proc.-posterior-Frakturen und liegt zwischen M.-flexor-hallucis-longus- und Peronaeus-brevis-Sehne

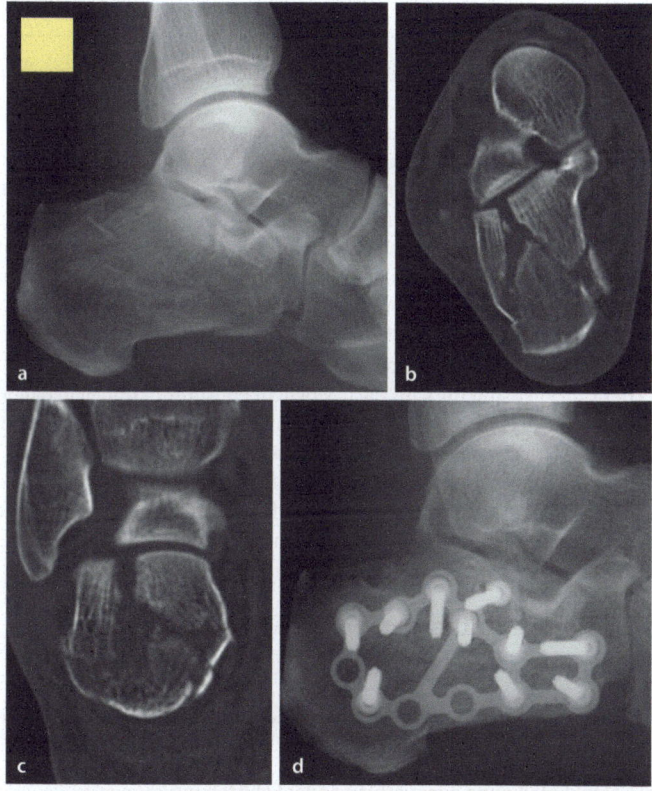

■ Abb. 18.15a–d 47 Jahre, männlich. Sturz aus 1,5 m Höhe von einem Gerüst auf Be-
ton. Calcaneusfraktur vom Joint-depression-Type nach Essex-Lopresti, nach AO-Klassifikation 81.2C3-Fraktur. Erst die CT zeigt das wahre Ausmaß der Dislokation. (**b**, **c**) Postoperativ
sind die anatomiegerechte Rekonstruktion sowie die Plattenlage erkennbar (**d**)

Fixateur externe

— Die Versorgung von Talus- oder Calcaneusfrakturen mit einem Fixateur
  stellt eine Ausnahmeindikation dar.

18.1.6 Nachbehandlung

— In jedem Fall sind bei Frakturen der Rückfußknochen sofort abschwellende Maßnahmen einzuleiten.

— Ein Kompartmentsyndrom des Fußes kann sich nach dem Trauma, aber auch erst postoperativ entwickeln.

— Bei Bedarf sind die Kompartimente zu spalten; in jedem Fall ist bei erheblichen Schwellungen am 1. postoperativen Tag eine Überwachung angezeigt.

— Bei den Talusfrakturen empfiehlt sich immer eine komplette Entlastung der Extremität bis zum Nachweis der Frakturheilung, ggf. in Entlastungsorthesen (Allgöwer-Gehapparat o. Ä.).

— Eine Metallentfernung ist nur bei lokalen, durch das Osteosynthesematerial verursachten Problemen indiziert.

— Bei der Calcaneusfraktur wird nach Möglichkeit frühfunktionell behandelt.

— Für alle übrigen Frakturen gilt eine 6-wöchige Entlastungsphase, gefolgt von einer 6-wöchigen ansteigenden Teilbelastung.

— Da häufig Restbeschwerden verbleiben, hoffen Patient und auch Arzt gelegentlich auf den positiven Effekt einer Implantatentfernung. Diese ist jedoch bei reizfrei einliegenden Implantaten kaum indiziert.

18.1.7 Prognose und funktionelle Ergebnisse

Talus

— Das Hauptrisiko der Verletzung besteht in der Ausbildung einer gestörten Frakturheilung mit Entwicklung einer avaskulären Nekrose.

> **Bei Gelenkbeteiligung oder verbleibender Fehlstellung kann es zu vorzeitigem Verschleiß bis hin zur Gelenkversteifung kommen. Eine rasche chirurgische Stabilisierung in anatomischer Position sowie eine frühfunktionelle Nachbehandlung verbessern die Langzeitergebnisse entscheidend.**

— Von allen Patienten mit Talusfrakturen erreichen nur etwa 15% eine völlige Wiederherstellung der Funktion.

Calcaneus

— Bei den Calcaneusfrakturen belegen mehrere Studien die prinzipielle Überlegenheit der Osteosynthese gegenüber dem konservativen Vorgehen.

— Tiefe Infektionen finden sich bei ca. 1% bis >5% der Fälle je nach Schweregrad der Fraktur und des Weichteilschadens.

— Pseudarthrosen sind mit <1% der Fälle selten.

— Erhebliche verbliebene Dislokationen führen zu Störungen der Biomechanik, insbesondere bei Rückfußverkürzung mit veränderten Hebelverhältnissen und beim Rückfußkollaps, der aufwendige operative Rekonstruktionen notwendig machen kann.

18.2 Mittelfuß

> ### Frakturen des Mittelfußes
>
> — Der Mittelfuß besteht nach der ICI-Klassifikation aus einer ersten proximalen Reihe mit den Ossa naviculare et cuboideum sowie in einer zweiten distalen Reihe mit den Ossa cuneiformia mediale, intermedium et laterale (◘ Abb. 18.2). Die Nummer hinter dem ersten Punkt charakterisiert den Knochen, z. B. 82.2 Os cuboideum, sodass sich die numerische Kodierung von 82.1 Os naviculare bis 82.5 Os cuneiforme laterale ergibt. Die Anzahl der betroffenen Segmente bzw. Gelenke ergibt die Schweregrade A1 bis C3, genau wie beim Rückfuß. Meist kommen Kombinationen mit anderen Verletzungen vor.

— Wegen der meist zugrunde liegenden Hochrasanztraumata liegen oft komplexe Verletzungsmuster wie Chopart-Luxationsfrakturen vor.
— Die meisten gelenkigen Verbindungen sind Amphiarthrosen (»straffes Gelenk« – echtes Gelenk mit durch straffe Bandverbindungen stark eingeschränkter Beweglichkeit).
— Die Verletzungen des Chopart-Gelenks sind beim Mittelfuß, die des Lisfranc-Gelenks beim Vorfuß beschrieben.
— Rein ligamentäre Luxationen sind extrem selten.
— Aufgrund der stabilen Bandführung sind erhebliche «Kräfte zur Luxation erforderlich. Nicht selten wird aufgrund der vorherrschenden Unfallmechanismen ein komplexes Fußtrauma beobachtet.

18.2.1 Mechanismus

— Generell führen Krafteinwirkungen auf der Seite der einwirkenden Kraft, der Kompressionsseite, zu Impressionsfrakturen und auf der Zugseite zu Bandverletzungen oder Abrissfrakturen.
— Häufig kommen auch axial stauchende Momente bei fixiertem Vorfuß oder Rückfuß hinzu.

- Als Ursachen komplexer Verletzungsmuster sind fast ausschließlich große lokale Krafteinwirkungen zu nennen.
- Beim Barytrauma sind erhebliche Weichteilschäden die Regel, sodass Kompartmentsyndrome oder primäre Amputationen möglich werden können.

18.2.2 Klinik

- Es finden sich die üblichen unspezifischen Frakturzeichen wie
  - Schmerz,
  - Schwellung,
  - Hämatom,
  - Fehlstellungen bis hin zur auffälligen Deformität.
- Auch komplexe Verletzungen wie Chopart-Luxationsfrakturen zeigen eine unspezifische Klinik.

> Führen Fehlstellungen zu einer Überdehnung des Haut-Weichteil-Mantels, ist die Fehlstellung sofort zu beseitigen, um Durchblutungsstörungen bis hin zur Nekrose und daraus resultierende spätere Folgeoperationen und funktionelle Einschränkungen zu vermeiden.

18.2.3 Diagnostisches Vorgehen

- Anamnese (Mechanismus!) und die klinische Untersuchung.
- Röntgen in 3 Ebenen:
  - dorsoplantar bei 30° Kippung der Röhre in caudocranialer Richtung,
  - seitlich und
  - 45° Schrägaufnahme.
- Die Cymalinie ist ein wesentliches Hilfsmittel zur Beurteilung
  ☐ Abb. 18.16). Sie ist in der seitlichen Ebene S-förmig und markiert das Chopart-Gelenk.
- Bei jedem Verdacht oder deutlicher Klinik ohne nachweisbare Fraktur in der Röntgendiagnostik ist ein CT als obligat anzusehen.
- Zum Ausschluss ligamentärer Verletzungen oder von Ermüdungsbrüchen ist das MRT das Mittel der Wahl.

> Der Fuß steht bei Schwerverletzten häufig außerhalb des Interesses. Die spätere Lebensqualität und Arbeitsfähigkeit werden aber durch die Beeinträchtigung von Stand- und Gangbild erheblich beeinflusst. → Eine detaillierte Diagnostik ist obligat (nach Sicherung der Vitalfunktionen direkt nach der Traumaspirale).

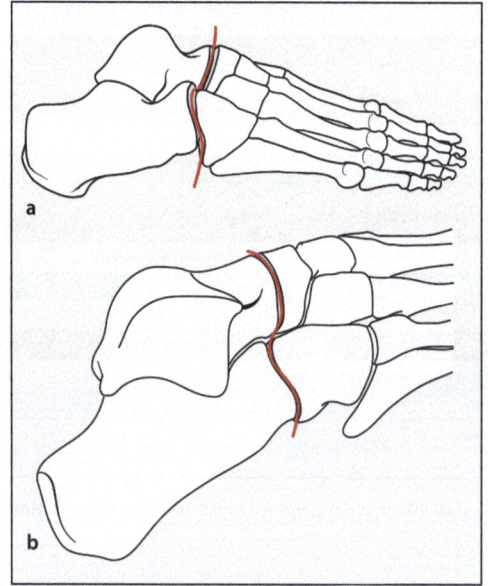

■ **Abb. 18.16a, b Cyma-Linie** im streng seitlichen Röntgenbild (**a**) und in der Schrägaufnahme (**b**). Jede Störung der Gelenklinie weist auf eine Verletzung hin. Ist sie auf den Röntgenaufnahmen nicht sicher abgrenzbar oder finden sich Überlagerungen, ist eine weiterführende Diagnostik einzuleiten

> **Praxistipp**
>
> Hinweis auf eine Luxationsfraktur im Chopart- aber auch im Lisfranc-Gelenk kann ein Plantarhämatom sein. Im seitlichen Röntgenbild geht die harmonische Schwingung der Cyma-Linie verloren.

18.2.4 Klassifikationen

ICI-Klassifikation

— Auch für den Mittelfuß gilt wie für den Rückfuß, dass die für den Fuß entwickelte und an die AO angepasste ICI-Klassifikation das »Prinzip« der Klassifikation der Frakturen der langen Röhrenknochen übernimmt und versucht, es an die Besonderheiten des Fußes zu adaptieren (■ Abb. 18.17).

Typ A = Extraartikuläre Brüche	
A1	1 Segment des Knochens betroffen
A2	2 Segmente des Knochens betroffen
A3	3 Segmente des Knochens betroffen
Typ B = Intraartikuläre Frakturen, <50% der Gelenkfläche betroffen	
B1	1 Gelenkoberfläche frakturiert
B2	2 Gelenkoberflächen betroffen
B3	≥3 Gelenkoberflächen frakturiert
Typ C = Artikuläre Frakturen mit Luxation/Subluxation, >50% der Gelenkfläche betroffen	
C1	1 Gelenkoberfläche frakturiert
C2	2 Gelenkoberflächen betroffen
C3	≥3 Gelenkoberflächen frakturiert
Typ D = Subluxationen/Luxationen ohne knöcherne Verletzung	
1	1 Gelenk disloziert
2	2 Gelenke disloziert
3	≥3 Gelenke disloziert

◘ **Abb. 18.17** ICI-Klassifikation der Region 82 Frakturen der kleinen Mittelfußknochen

- Beim Os naviculare werden morphologisch knöcherne Ausrisse, Corpusfrakturen und selten Ermüdungsbrüche abgegrenzt (◘ Abb. 18.18).
- Frakturen des Os cuboideum finden sich bei komplexen Frakturmustern oder bei Kompression des Knochens (Nussknackerfraktur).
- Bei den Verletzungen der Ossa cuneiformia handelt es sich oft um Kompressionsfrakturen, die mit Luxationen der angrenzenden Gelenklinien einhergehen.

Beispiel weiterer Klassifikation

▪ **Zwipp**
- Einteilung der Luxationen im sog. Chopart-Gelenk nach der Richtung der luxierenden Krafteinwirkung durch das Chopart-Gelenk:
  - transligamentär,
  - transnavicular,
  - transtalar,
  - transcuboidal,
  - transcalcanear,
  - kombinierte Formen.

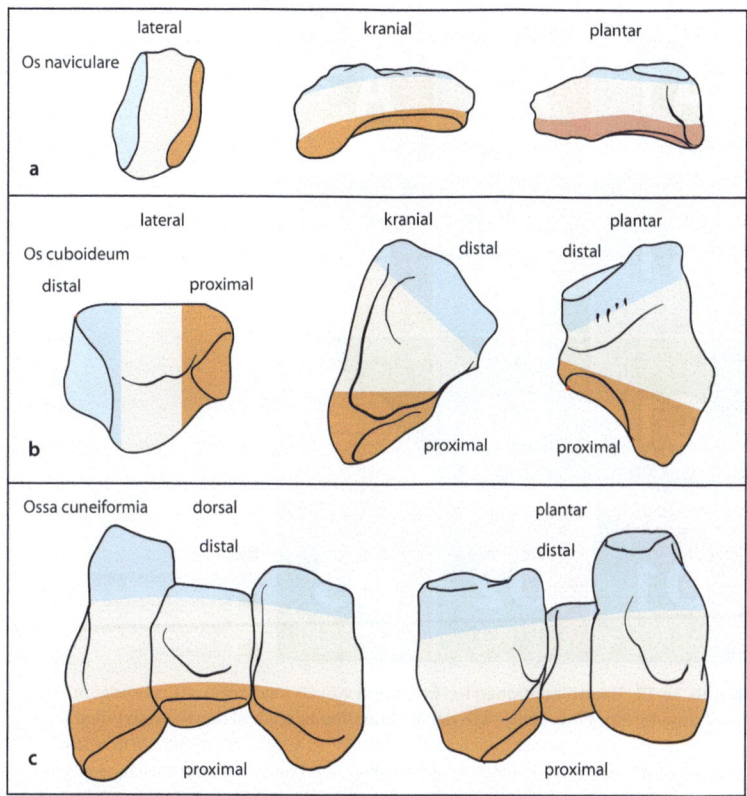

◨ Abb. 18.18a–c Segmente des Os naviculare. Proximales Segment (orangefarben): talare Facette mit anhängendem Knochen. **Mittleres Segment** (beigefarben): Corpus, Tuberculum und cuboidale Facette. **Distales Segment** (blau): distale Facetten und angrenzender Knochen

18.2.5 Therapeutisches Vorgehen

▬ Eine schematische Darstellung der Therapieoptionen bei Os-naviculare-, Os-cuboideum- und Ossa-cuneiformia-Frakturen zeigt ◨ Abb. 18.19.

▬ Wesentlich ist die anatomische Wiederherstellung
   ▬ der Gelenkkongruenzen,
   ▬ der Gelenklinien,

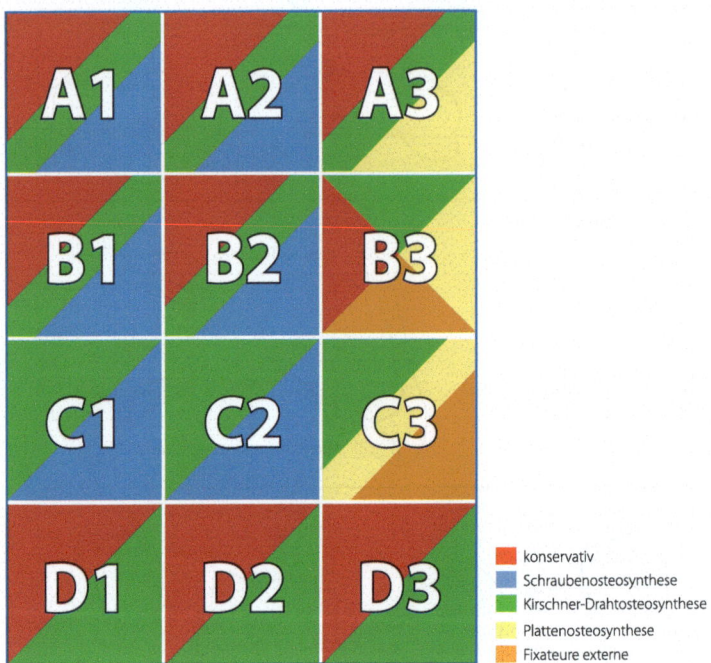

■ **Abb. 18.19 Therapieoptionen bei Frakturen von Os naviculare, Os cuboideum und Ossa cuneiformia. Einteilung nach der ICI-Klassifikation.** Da in den meisten Fällen komplexe Verletzungsmuster der Knochen des Mittelfußes auftreten, werden sie in einem Schema zusammengefasst. In den meisten Fällen sind Kombinationen verschiedener Verfahren bei der operativen Versorgung erforderlich, sodass dieses Schema lediglich einen Anhalt bieten kann (Empfehlung der gängigsten Verfahren, Abweichungen sind möglich, da sich das Verfahren der Art der Fraktur wie z. B. Impression oder knöcherner Ausriß etc. anpasst und nicht dem Schweregrad nach der ICI-Klassifikation)

- der ligamentären Stabilität und
- der Zweisäulenstatik.
- Eine Operationsindikation besteht bei allen Brüchen, die mit einer Verkürzung einer der beiden Säulen einhergehen, sowie bei Impressionen mit Gelenkstufen ab 2 mm.
- Offene Frakturen und Luxationsfrakturen in der Chopart-Gelenklinie stellen Notfälle dar.
- Dislozierte zentrale Frakturen müssen dringlich operiert werden.

- Bei allen diesen Verletzungen spielt die Weichteilproblematik eine entscheidende Rolle.
- Notfälle stellen Frakturen mit zweit- bis drittgradigem Weichteilschaden und Kompartmentsyndrome dar.
- Die Wiederherstellung der Beweglichkeit konzentriert sich auf das Talonavicikulargelenk. Daher ist dieses Gelenk exakt zu rekonstruieren (Schlüsselgelenk des Fußes). Die anderen Gelenke können versteift werden.

Grundprinzip der Versorgung von Verletzungen am Mittelfuß

Das Grundprinzip der Versorgung von Verletzungen am Mittelfuß besteht aus

- der Rekonstruktion der medialen und lateralen Säule (Wiederherstellung der exakten Länge und damit der Zweisäulenstatik),
- der anatomischen Wiederherstellung der Kongruenz aller betroffenen Gelenke und der Gelenklinien sowie
- der Stabilisierung ligamentärer Instabilitäten.

Die Wiederherstellung der Beweglichkeit konzentriert sich auf das Talonavikulargelenk.

- Versorgungsbeispiele gibt ◼ Abb. 18.20 schematisch wieder.
- Bei komplexen Verletzungsmustern wird eine intraoperative 3-D-Bildgebung empfohlen

❯ **Eine Operationsindikation besteht bei allen Brüchen, die mit einer Verkürzung einer der beiden Säulen einhergehen, sowie bei Impressionen mit Stufen ≥2 mm. Offene Frakturen und Luxationsfrakturen in der Chopart-Gelenklinie stellen Notfälle dar und müssen sofort reponiert und operativ versorgt werden. Dislozierte zentrale Frakturen einzelner Knochen müssen dringlich operiert werden.**

- Typische Implantate sind Kirschner-Drähte, Schrauben oder Miniplatten, die oft kombiniert werden.

Konservative Therapie

- Indikationen für die konservative Behandlung stellen alle nicht dislozierten Frakturen oder Luxationen dar
- Alle rein ligamentären Verletzungen des Chopart-Gelenks, die sich durch Umkehrung des Luxationswegs reponieren lassen, können ebenfalls konservativ im Gips zur Ausheilung gebracht werden.

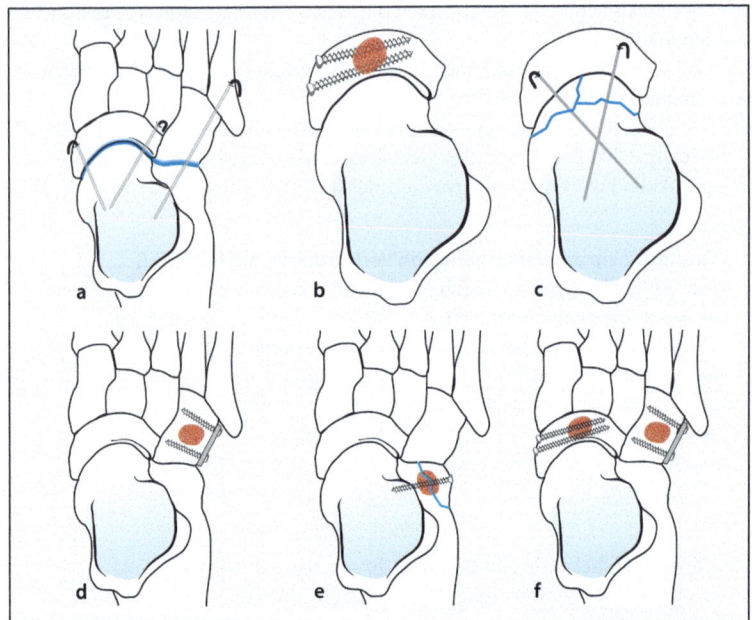

☐ Abb. 18.20a–f Beispiele für Versorgungsstrategien bei Chopart-Luxationsfrakturen → Für die Wiederherstellung der Gelenkkongruenzen sind Spongiosaplastiken oder bei allseitigem Knochenkontakt auch Knochenersatzmaterialien zur Rekonstruktion der betroffenen Säule erforderlich. **a Transligamentäre Verletzung →** Versorgung mit Kirschner-Drähten. **b Navicularecorpusfraktur →** Unterfütterung bei Impression der Gelenkfläche mit Spongiosaplastik oder Knochenersatzmaterial und Zugschraubenosteosynthese. **c Transtalare Fraktur →** Zugschraubenosteosynthese oder transnaviculare Kirschner-Drahtosteosynthese, im letztgenannten Fall dient das Naviculare als Widerlager für die Talusstellung. **d Transcuboidale Verletzung →** Spongiosaplastik oder Knochenersatzmaterial und Zugschraubenosteosynthese. **e Transcalcaneare Verletzung →** Spongiosaplastik oder Knochenersatzmaterial und Zugschraubenosteosynthese. **f Kombinierte Formen →** Rekonstruktion beider Säulen nach den beschriebenen Prinzipien, Os cuboideum mit Miniplatte versorgt

Kirschner-Drahtosteosynthese, Zuggurtungsosteosynthese

- Die Fraktur der Tuberositas ossis navicularis kann mit einer Drahtosteosynthese im Sinne einer Zuggurtungsosteosynthese versorgt werden.
- Eine höhere Stabilität wird allerdings mit einer Zugschraubenosteosynthese erzielt.

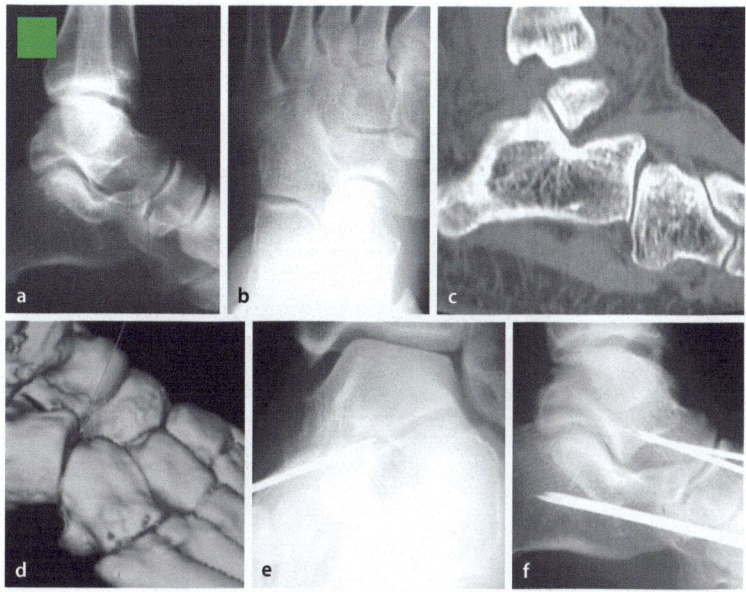

■ **Abb. 18.21a–f 45 Jahre, männlich. Sprung aus 2 m Höhe.** Initial Schwellung und Schmerzen im Mittelfuß. Radiologisch kein eindeutiges pathologisches Korrelat (**a–c**). Im CT transligamentäre Chopart-Luxation (**d**). Kirschner-Drahtosteosynthese nach geschlossener Reposition (**e, f**). (Aus Partenheimer 2009)

— Weitere Indikationen sind überwiegend ligamentäre Chopart-Luxationen (■ Abb. 18.21), kleinere Avulsionen oder Impressionen bzw. Trümmersituationen.

Schraubenosteosynthese

— Immer dann, wenn interfragmentäre Kompression erforderlich ist, sollte der Schraubenosteosynthese der Vorzug gegeben werden. Ein gutes Beispiel ist die Fraktur der Tuberositas ossis navicularis, die mit einer KIeinfragmentzugschraube stabil versorgt werden kann.
— Geeignet sind 3,5-mm-Corticalisschrauben oder kleinere Implantate (■ Abb. 18.22).

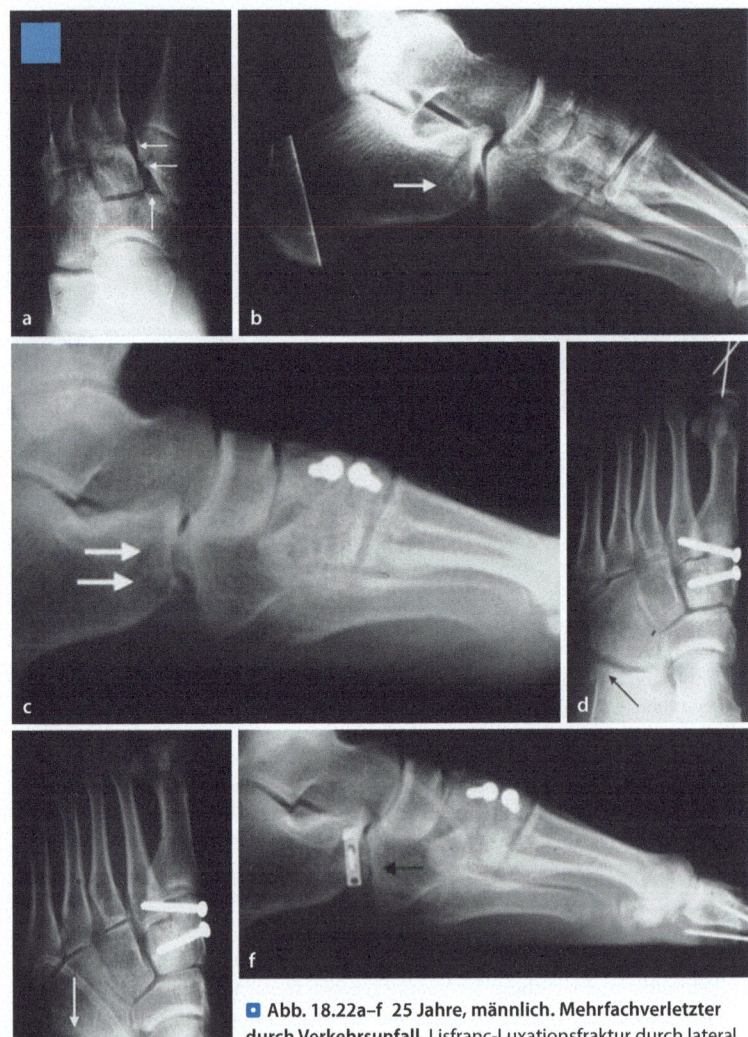

Abb. 18.22a–f 25 Jahre, männlich. Mehrfachverletzter durch Verkehrsunfall. Lisfranc-Luxationsfraktur durch lateral einwirkende Kraft mit Kompressionsfraktur des Calcaneus und Schrägfraktur des Os cuneiforme mediale (**a, b**). Die intraoperative Röntgenkontrolle (**c, d**) zeigt die wiederhergestellte Kongruenz im Lisfranc-Gelenk sowie die noch unkorrigierte Stufenbildung im Calcaneocuboidalgelenk (Pfeile). Nach Spongiosaunterfütterung und Miniplattenosteosynthese (**e, f**) ist die Kongruenz auch im Chopart-Gelenk erreicht. (Aus Randt et al. 1998)

Plattenosteosynthese

- Plattenosteosynthesen sind aufgrund der Morphologie und Größe der Knochen nur eingeschränkt durchführbar (Beispiel in ◘ Abb. 18.23).
- Der Zugang zur lateralen Säule ist ca. 10 cm lang und verläuft parallel zur Fußsohle.
- Zur Rekonstruktion der medialen Säule eignet sich ein dorsomedianer längsgestellter Zugang.
- Transtalare Luxationsfrakturen erfordern eine anteromediale Inzision in Verlängerung des 1. Strahls zwischen den Sehnen der Mm. tibialis anterior et posterior.
- Kombinationsverletzungen erfordern ein bilaterales Vorgehen. Dabei ist auf eine Weichteilbrücke von mindestens 5 cm zu achten.

Fixateur externe

- Der Grad des Weichteilschadens und die nach Osteosynthese verbleibende Instabilität bestimmen die Indikationen zur Anlage eines Fixteurs.
- Der Fixateur externe ist daher selten allein indiziert, in Kombination mit anderen Verfahren kommt er jedoch häufiger zu Anwendung (◘ Abb. 18.24).

18.2.6 Nachbehandlung

- Bei konservativer Therapie von Abrissfrakturen und Luxationsfrakturen Behandlung für 4 bzw. 6 Wochen im Unterschenkelgips.
- Wenn zur Stabilitätssteigerung im Rahmen einer temporären Arthrodese Drähte eingebracht worden sind, muss eine Entlastung muss bis zur Entfernung der Drähte beibehalten werden. Sie können in der Regel nach 6 Wochen entfernt werden. Die Vollbelastung sollte nach spätestens 12 Wochen erreicht sein.

18.2.7 Sonderformen

- **Kinder und ältere Personen**
- Generell gelten bei Kindern und Betagten dieselben Versorgungsprinzipien.
- Frakturen der kleinen Fußwurzelknochen sind bei Kindern ausgesprochen selten.

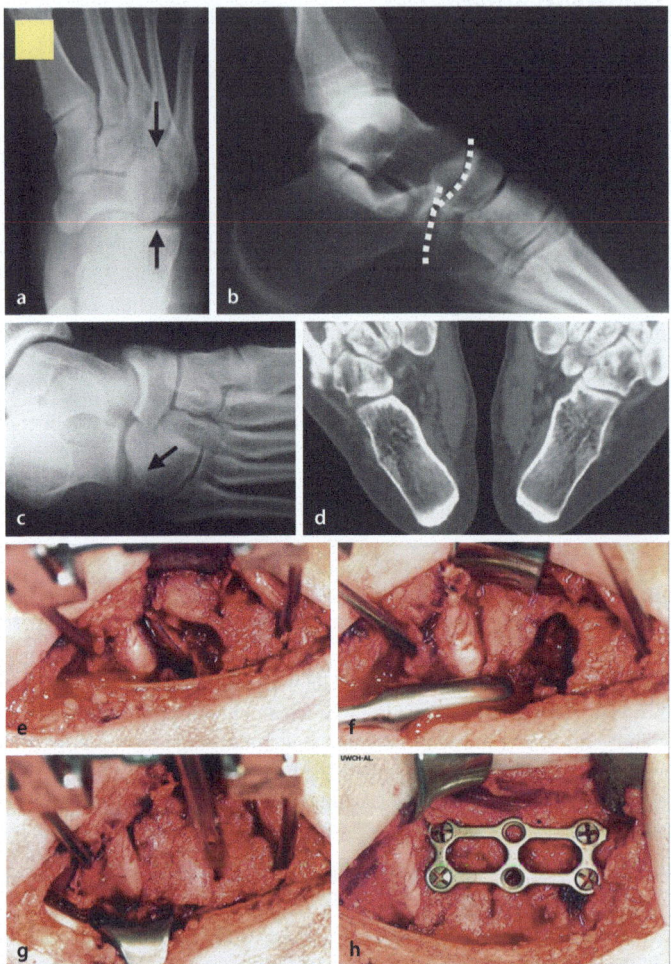

🔲 **Abb. 18.23a–h Transkuboidale Chopart-Luxationsfraktur. a, b** Standardröntgenauf-
nahmen mit Verkürzung der lateralen Fußsäule (**a** Pfeile) mit erweitertem calcaneocuboi-
dalen Gelenkspalt (**c** Pfeil) und Verwerfung der Cyma-Line (**b** gestrichelte Linie). **d** Axiale CT
mit Gelenkinkongruenz und Impression des Kuboids. **e–h** Operatives Anheben der imprimierten Gelenkfläche zum Proc. anterior calcanei (**e**) unter Zuhilfenahme des Minidistrak-
tors, verbleibender zentraler Stauchungsdefekt (**f**), Auffüllung mit corticospongiösem Span
vom Beckenkamm (**g**). **h** Osteosynthese mit Miniplättchen. Transfixation des Calcaneocu-
boidalgelenks bei persistierender Instabilität für 6 Wochen. (Aus Rammelt u. Zwipp 2005)

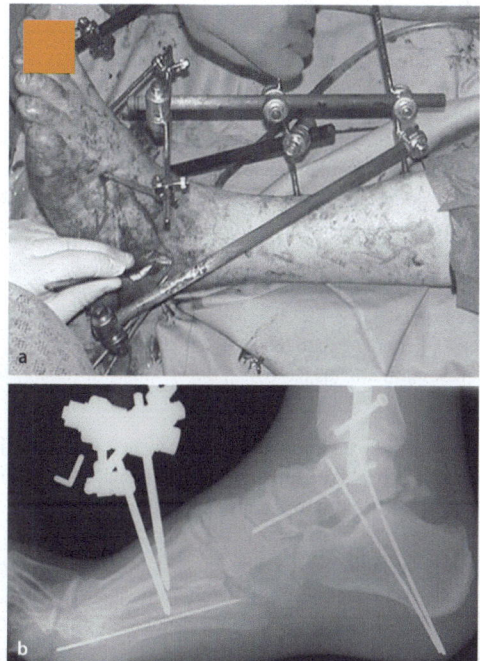

◘ Abb. 18.24a, b Komplextrauma des linken Fußes, III.-gradig offen. a Fixateur-Montage. **b** Definitive Versorgung mit Minimalosteosynthesen und teilbelassenem Fixateur. (Aus Boack 2007)

18.2.8 **Prognose und funktionelle Ergebnisse**

- Die exakte Rekonstruktion ist bei der großen Zahl der Knochen und ihrer geringen Größe sowie der häufigen Gelenkbeteiligung oft schwierig. Daher werden oft posttraumatische Arthrosen und Pseudarthosen beobachtet.
- Beim Os naviculare besteht das Risiko der aseptischen Nekrose.
- Nach Frakturen des Os cuboideum droht ein Impingement der Peronaeus-longus-Sehne unter der Fibulaspitze.
- Eine Algodystrophie wird eher selten beobachtet. Sie ist bei der Nachbehandlung zu beachten und ggf. entsprechend zu behandeln.
- Bei etwa 60% der Betroffenen bestehen anhaltend Schmerzen und funktionelle Einschränkungen aufgrund arthrotischer Veränderungen.

18.3 Vorfuß

Frakturen des Vorfußes

Nach der an die AO-Klassifikation angepassten ICI-Klassifikation besteht der Vorfuß aus den 5 Metatarsalia (83.11 bis 83.15 vom 1. Mittelfußknochen bis zum 5. und den 5 Zehenstrahlen sowie den 2 Ossa sesamoidea am 1. Strahl. Anatomisch besonders und stabilitätsbestimmend ist die weit nach proximal zwischen das Os cuneiforme mediale und laterale reichende Metatarsale-2-Basis.

Es handelt es sich definitionsgemäß um Frakturen

- der 5 Metatarsalia (83.11–83.15),
- der einzelnen Zehenknochen (83.21–83.45) und
- der beiden Sesambeine (83.51–83.52) unter dem Großzehengrundgelenk.

- Nicht dislozierte Frakturen können konservativ behandelt werden.
- Aufgrund des spärlichen Weichteilmantels sind nach Möglichkeiten minimalosteosynthetische Maßnahmen anzuwenden.
- Metatarsalefrakturen machen etwa 1/3 aller Fußfrakturen aus.
- Bereits geringe Dislokationen der Metatarsalia 1 und 5 führen zu einer Störung der Fußgeometrie und sollten daher korrigiert werden.
- Zehenfrakturen werden entsprechend ihrer Lokalisation beschrieben.
- Frakturen der Zehen stellen die Mehrzahl der Frakturen des Fußskeletts.
- Die größte Bedeutung kommt der Großzehe zu, welche beim Gehen wesentliche Kräfte auf den Boden überträgt.
- Da diese Verletzungen in der Regel wenig schwerwiegend und leicht zu behandeln sind und schwere Folgeschäden die Ausnahme sind, beschränken wir uns im Folgenden auf den alphanumerischen Code nach AO und eine morphologische Beschreibung der Fraktur.
- Frakturen der Sesambeine sind selten und dürfen nicht mit anlagebedingten Teilungen verwechselt werden.
- Sogenannte Lisfranc-Luxationen oder Luxationsfrakturen sind durch die Verrenkung von Metatarsalia gegen den Mittelfuß gekennzeichnet. Sie sind mit <1% aller Frakturen selten.
- Das Lisfranc-Gelenk hat eine mechanische Schlüsselfunktion am Fuß und bildet das Zentrum des Längs- und Quergewölbes.

18.3.1 Mechanismus

- Metatarsalefrakturen werden durch direkte Gewalt oder indirekte Krafteinwirkung verursacht.
- Für Stressfrakturen besonders anfällig sind Patienten mit vorbestehenden Fußfehlstellungen, wie Rückfußvarus oder Vorfußadduktion.
- Das Metatarsale 5 verdient eine gesonderte Betrachtung, da hier im proximalen Anteil auf engem Raum verschiedene Frakturmuster existieren.
- Zehenfrakturen können indirekt (»Hängenbleiben«) oder direkt (z. B. durch herabfallenden Gegenstand) verursacht sein.
- Lisfranc-Luxationsfrakturen kommen im Rahmen großer Gewalteinwirkungen, z. B. bei Verkehrsunfällen, Deformierung des Frontraums, Stürzen aus großer Höhe und anderen Hochenergietraumata vor (◘ Abb. 18.31). Davon sind nur etwa 10% isolierte Verletzungen. Die Luxation erfolgt in den meisten Fällen nach dorsal.

18.3.2 Klinik

- Bei Frakturen der Metatarsalia findet sich häufig nur ein belastungsabhängiger punktueller Schmerz unter der Fußsohle, begleitet von unterschiedlich ausgeprägten Schwellungen und Hämatomen.
- Fehlstellungen wie Verkürzung, Achsenabweichung oder Fehlrotation sind selten klinisch sichtbar, insbesondere können sie selbst bei Lisfranc-Luxationsfrakturen aufgrund der erheblichen Weichteilschwellung der klinischen Betrachtung entgehen.
- Zehenbrüche heilen nicht selten unbehandelt folgenlos aus.
- Im Bereich der Zehen finden sich alle sicheren und unsicheren Frakturzeichen.
- Frakturen der Sesambeine äußern sich in hartnäckigen Belastungsschmerzen unter dem Metatarsale 1.
- Lisfranc-Luxationsfrakturen äußern sich in heftigen Ruhe- und Belastungsschmerzen. Da die Weichteilschwellung oft den ganzen Vor- und Mittelfuß betrifft, wird die Fehlstellung maskiert.

18.3.3 Diagnostisches Vorgehen

- Anamnese und klinische Untersuchung.
- Standardröntgendiagnostik oft ausreichend.
- Zehenfrakturen werden über Röntgenaufnahmen im a.-p.- und schrägen Strahlengang (45°) gesichert.

— Metatarsalefrakturen bedürfen zusätzlich einer seitlichen Röntgenaufnahme, um Luxationen oder Subluxationen zu erkennen.

— Bestehen Frakturen im Bereich der Metatarsalebasen, muss nach einer Lisfranc-Luxationsfraktur gefahndet werden. Sie kann der Röntgendiagnostik leicht entgehen. Daher ist eine CT-Untersuchung obligat (◘ Abb. 18.31).

— Stressfrakturen lassen sich am sichersten über die MRT erkennen.

Praxistipp

Brüche der Metatarsalebasen werden im Nativröntgen leicht übersehen. Bei deutlicher Klinik und fehlendem Frakturnachweis im Röntgen ist eine CT-Untersuchung obligat.

— Lisfranc-Luxationsfrakturen müssen bei entsprechend stark einwirkender Gewalt oder deutlicher Klinik immer ausgeschlossen werden. Zunächst empfehlen sich Röntgenaufnahmen in 3 Ebenen:
  — dorsoplantar mit um 20° craniocaudal gekippter Röhre,
  — exakt seitlich,
  — 45° Schrägaufnahme.

— Aufgrund der möglichen Fehlstellung müssen obligat Fußpulse und neurologischer Status überprüft werden.

18.3.4 Klassifikationen

ICI-Klassifikation

— Frakturen des Vorfußskeletts können nach der der AO-Klassifikation nachempfundenen ICI-Klassifkation eingeteilt werden.

— Eine alternative Klassifikation isolierter Frakturen existiert nur für das Metatarsale 5 nach Dameron (1975) und Quill (1995).

— Klinisch bedeutsam und weit verbreitet ist die Einteilung der Lisfranc-Luxationsfrakturen nach Quénu u. Küss (1909). Diese ist der Beschreibung durch die ICI-Klassifikation an Anschaulichkeit und Praktikabilität weit überlegen.

— Für die Einteilung nach der ICI-Klassifikation gelten folgende Konventionen (◘ Abb. 18.25):
  — Der Vorfuß ist mit der Kennzahl 83 belegt.
  — Die dritte Stelle der Kodierung kennzeichnet die Nummerierung der einzelnen Knochen des Vorfußes von proximal nach distal (Metatarsalia 1; proximale Phalangen 2; mittlere Phalangen 3; distale Phalangen 4; Sesambeine 5).

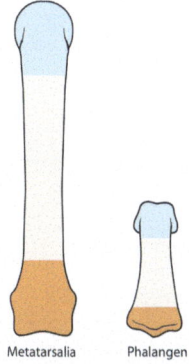

Metatarsalia   Phalangen

■ Abb. 18.25 Am Vorfuß, Nr. 83 nach der **ICI-Klassifikation**, werden die Phalangen und die Metatarsalia mit den Nummern 83.21 bis 83.45 von proximal nach distal und von medial nach lateral versehen (■ Abb. 18.2). Die Unterteilung erfolgt in **proximales Segment** (orangefarben, proximale Gelenkfläche, Metaphyse), **mittleres Segment** (beigefarben, Diaphyse) und **distales Segment** (blau, distale Gelenkfläche, Metaphyse). Je nach Frakturlokalisation und -ausmaß folgen nach dem Buchstaben die Ziffern 1 bis 3 (z. B. A1 extraartikulär, ein betroffenes Segment, bis A3 extraartikulär, drei betroffene Segmente

— Die einzelnen Knochenreihen werden zudem von medial nach lateral durchnummeriert, dies repräsentiert die vierte Stelle der Klassifikation.
— Die fünfte Stelle wird durch den Buchstaben repräsentiert und beschreibt das Vorliegen und Ausmaß der Gelenkbeteiligung (extraartikulär A, intraartikulär B, Luxationsfraktur C, reine Luxation D).
— Die sechste Stelle gibt ähnlich wie beim Rück- und Mittelfuß Auskunft über die Anzahl der beteiligten Knochensegmente.
— Im klinischen Alltag erfolgt die Beschreibung von Frakturen der Zehen deskriptiv. Auch Frakturen der Metatarsalia 1–4 werden so am besten erfasst.

Beispiele weiterer Klassifikationen

■ Dameron und Quill

— Einteilung der isolierten Frakturen der proximalen Metatarsale-5-Region nach Dameron (1995) und Quill (1995) in 4 Typen je nach Lokalisation.
— Klinisch bedeutsam aufgrund der Therapie und Prognose (■ Abb. 18.26).

■ Quénu u. Küss

— Die Einteilung der Lisfranc-Luxationsfrakturen nach Quénu u. Küss (1909) erfolgt unter morphologischen Gesichtspunkten nach Richtung der Luxation/Dislokation in 3 Haupt- und verschiedene Untergruppen (■ Abb. 18.27).

18.3.5 Therapeutisches Vorgehen

— Zwischen Frakturen des 1. (trägt etwa die Hälfte der Körperlast), der zentralen (2–4) und des 5. **Metatarsale** sollte unterschieden werden.

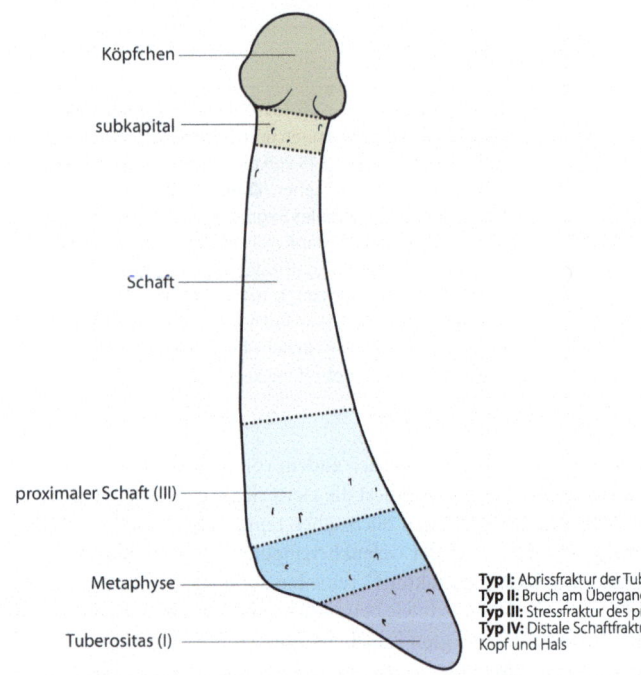

Köpfchen

subkapital

Schaft

proximaler Schaft (III)

Metaphyse

Tuberositas (I)

Typ I: Abrissfraktur der Tuberositas
Typ II: Bruch am Übergang Meta-/Diaphyse
Typ III: Stressfraktur des proximalen Schaftes
Typ IV: Distale Schaftfrakturen einschließlich
Kopf und Hals

⬛ Abb. 18.26 Klassifikation der Frakturzonen des proximalen Metatarsale 5 nach Dameron (1995) **und Quill** (1995)

— Seitverschiebungen von 3 mm und mehr oder Achsenabweichungen ab 10° werden als korrekturbedürftig angesehen.

— Die Behandlung von Metatarsalefrakturen erfolgt bei inkompletten oder wenig bis nichtdislozierten Brüchen und Stressfrakturen konservativ.

— Operativ versorgt werden alle übrigen dislozierten Frakturen. Bei jungen Patienten und Leistungssportlern ist die Indikation großzügig zu stellen.

❯ Die Metatarsalia zeigen erhebliche Struktur- und Funktionsunterschiede. Daher sollte zwischen Frakturen des 1., der zentralen (2–4) und des 5. Metatarsale unterschieden werden. Diese drei Abschnitte des Metatarsus erfordern ein unterschiedliches therapeutisches Management.

— Frakturen der **Zehen** 2–5 werden fast ausschließlich konservativ therapiert.

— Aufgrund der Bedeutung des 1. Strahls für ein physiologisches Gehen wird die Indikation zur Osteosynthese der Großzehe jedoch großzügiger gestellt.

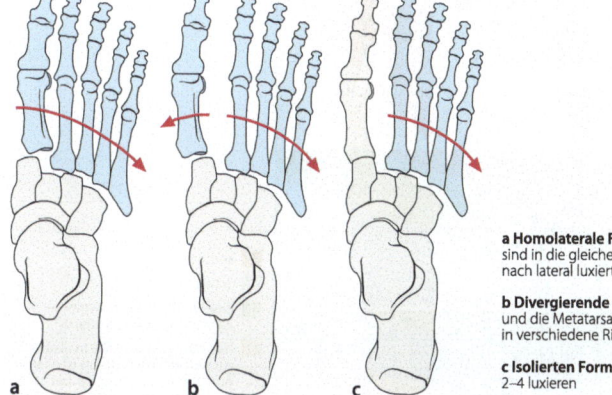

a **Homolaterale Form:** Alle Metatarsalia sind in die gleiche Richtung nach lateral luxiert

b **Divergierende Form:** Metatarsale 1 und die Metatarsalia 2–5 luxieren in verschiedene Richtungen

c **Isolierten Form:** Nur die Metatarsalia 2–4 luxieren

■ **Abb. 18.27a–c Klassifikation der Lisfranc-Luxationsfrakturen nach Quénu und Küss (1909): a** homolaterale Form, **b** divergierende Form. **c** isolierten Form

— Subunguale Hämatome bedürfen der Nageltrepanation, luxierte Nägel sollten möglichst reponiert und refixiert werden.

— Frakturen der Sesambeine werden konservativ behandelt. Die Exstirpation eines oder gar beider Sesambeine sollte vermieden werden, da hierdurch die Lastverteilung im Vorfußbereich empfindlich gestört werden kann.

— Lisfranc-Luxationsfrakturen müssen notfallmäßig ohne Beachtung der Nüchterngrenze reponiert und operativ stabilisiert werden.

— Konservative Behandlungen stellen Ausnahmen bei nicht nachweisbarer Reluxationstendenz und akzeptablem Weichteilschaden dar.

— ■ Abb. 18.28 und ■ Abb. 18.29 geben einen Anhalt für die Versorgungsmöglichkeiten bei Frakturen der Metatarsalia und der Phalangen. Eine Unterscheidung bei den B-, oder C-Frakturen in die Schweregrade 1–3, wie sonst bei der Darstellung in diesem Buch üblich, wird nicht vorgenommen, da sich keine wesentlichen Unterschiede in der Therapie ergeben.

Konservative Therapie

— Die Behandlung von Metatarsalefrakturen erfolgt bei inkompletten und undislozierten Brüchen durch Ruhigstellung im Gipsschuh oder in einer Orthese mit Entlastung für 4–6 Wochen.

— Auch nicht dislozierte Avulsionsfrakturen der Metatarsale-5-Basis können im Gipsschuh ausbehandelt werden.

— Eine Röntgenkontrolle nach 7–10 Tagen ist obligat.

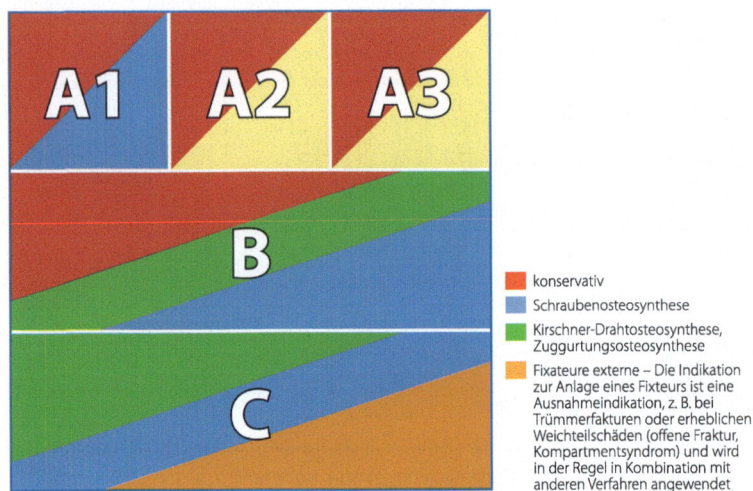

konservativ

Schraubenosteosynthese

Kirschner-Drahtosteosynthese, Zuggurtungsosteosynthese

Fixateure externe – Die Indikation zur Anlage eines Fixteurs ist eine Ausnahmeindikation, z. B. bei Trümmerfakturen oder erheblichen Weichteilschäden (offene Fraktur, Kompartmentsyndrom) und wird in der Regel in Kombination mit anderen Verfahren angewendet

◘ **Abb. 18.28 Therapieoptionen bei Metatarsalefrakturen. Einteilung nach der AO-Klassifikation** (Empfehlung der gängigsten Verfahren, Abweichungen sind möglich)

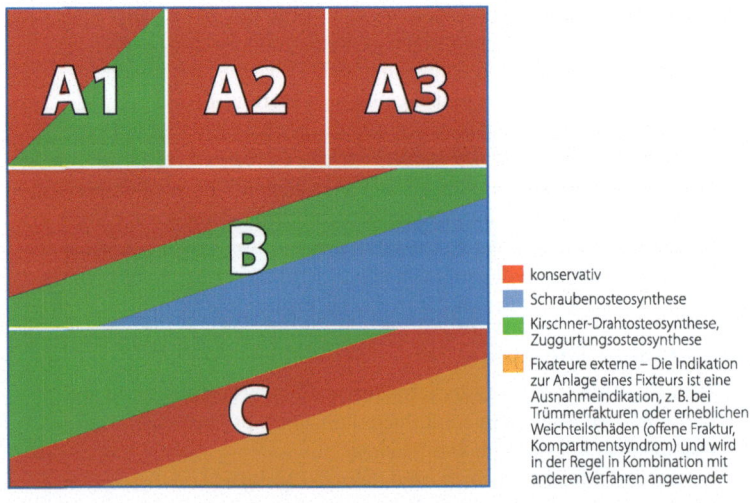

konservativ

Schraubenosteosynthese

Kirschner-Drahtosteosynthese, Zuggurtungsosteosynthese

Fixateure externe – Die Indikation zur Anlage eines Fixteurs ist eine Ausnahmeindikation, z. B. bei Trümmerfakturen oder erheblichen Weichteilschäden (offene Fraktur, Kompartmentsyndrom) und wird in der Regel in Kombination mit anderen Verfahren angewendet

◘ **Abb. 18.29 Therapieoptionen bei Brüchen der Phalangen. Einteilung nach der AO-Klassifikation** (Empfehlung der gängigsten Verfahren, Abweichungen sind möglich)

- Für Frakturen am Übergang Metaphyse–Diaphyse des Metatarsale 5 (Jones-Fraktur) gelten längere Ruhigstellungszeiten (8–10 Wochen).
- Frakturen der Kleinzehen können fast ausnahmslos durch temporäre Vorfußentlastung und Pflasterzügelverband therapiert werden.
- Die Großzehe sollte nur bei fehlender Dislokation möglichst bei Frakturen ohne Gelenkbeteiligung und Stufenbildung konservativ durch Entlastung im Gipsschuh für 4–6 Wochen behandelt werden.

Kirschner-Drahtosteosynthese, Zuggurtungsosteosynythese

- Frakturen der Metatarsalia können nach geschlossener Reposition mittels Kirschner-Draht retiniert werden.
- Schaftfrakturen lassen sich in der »Schaukeltechnik« stabilisieren, bei der zunächst der Draht von proximal durch die Fraktur in das distale Fragment eingebracht und dann rückwärts in das proximale Fragment vorgebohrt wird.
- Der Kirschner-Draht sollte auf jeden Fall die Basis der Grundphalanx in korrekter Gelenkstellung plantar miterfassen, um bleibende Gelenkfehlstellungen zu vermeiden.
- Frakturen der Metatarsaleköpfchen können auch antegrad intramedullär fixiert werden.

Ab 10° Abkippung oder geringeren Verschiebungen in der Transversal- oder Sagittalebene wird eine Indikation zur operativen Versorgung von subcapitalen Metatarsalefrakturen gestellt, um die Folgen von Fehlstellungen wie Abrollstörung, Belastungsinsuffizienz und Metatarsalgien zu vermeiden.

- Frakturen der Basen können retrograd gegen den Mittelfuß fixiert werden.
- Abrissfrakturen der Metatarsale-5-Basis lassen sich durch eine Zuggurtung operativ versorgen.
- Die Kirschner-Drahtretention ist die Methode der Wahl bei konservativ nicht retinierbaren Zehenfrakturen (Abb. 18.30).
- Die Kirschner-Drahtretention von Lisfranc-Luxationsfrakturen wird häufig verwendet (Abb. 18.31), bessere Ergebnisse zeigt jedoch die primäre In-situ-Schraubenarthrodese.

Schraubenosteosynthese

- Indikation: langstreckige Schaftfrakturen der Metatarsalia.
- Am Metatarsale 5 kommen Schraubenosteosynthesen der Basis bei Dislokation nach Avulsionsfraktur (Zug des lateralen Zügels der Plantaraponeurose und auch des M. peronaeaus brevis) in Betracht.
- Frakturen des Metaphysen-Schaft-Übergangsbereiches (Jones-Fraktur) sollten nach erfolglosem konservativem Therapieversuch mit einer intra-

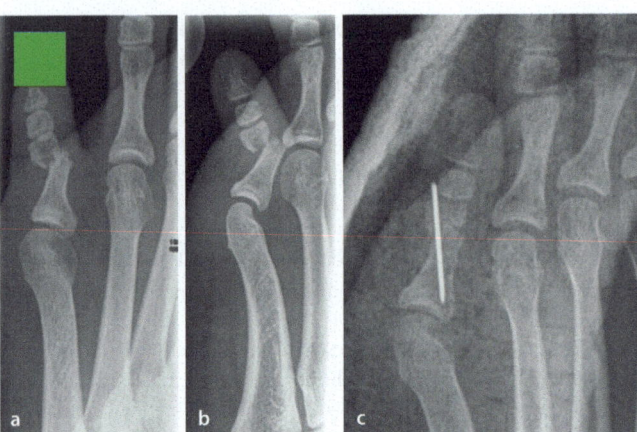

◻ Abb. 18.30a–c 38 Jahre, weiblich. Hängenbleiben an einem Tischbein. Fraktur der Kleinzehe, die sich im Pflasterzügelverband nicht retinieren ließ (A1 nach AO). Versorgungsbild nach Kirschner-Drahtretention

medullären Kriechschraube versorgt werden, die der Größe des Knochens anzupassen ist (◻ Abb. 18.32).

— Schraubenosteosynthesen der Zehen sind nur an der Großzehe sinnvoll, es gelten die allgemeinen Prinzipien der Frakturversorgung im Gelenkbereich.

— Lisfranc-Luxationsfrakturen werden über eine oder zwei Längsinzisionen über dem Fußrücken offen reponiert.

— Die Reposition orientiert sich am Metatarsale 2, das als Schlüsselfragment dient, da es die beste Orientierung für die Reposition bietet und sich die Gelenkgabel so am leichtesten stellen lässt.

— Nach Reposition und temporärer Drahtfixation erfolgt die retrograde Schraubenosteosynthese transartikulär gegen die korrespondierenden Mittelfußknochen im Sinne einer temporären Arthrodese mit Mini- oder Kleinfragmentschrauben.

> **Praxistipp**
>
> Die Reposition der luxierten Metatarsalia beginnt am Metatarsale 2, dem Schlüsselfragment. Im Anschluss folgen die Reposition und Stabilisierung des 1. Strahls und der Strahlen 3–5.

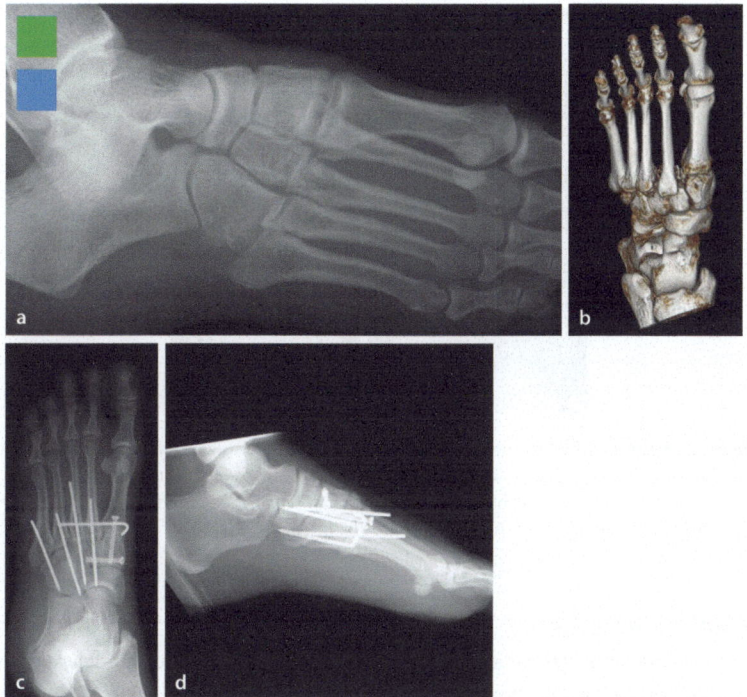

■ **Abb. 18.31a–d 45 Jahre, weiblich. Motorradsturz.** Lisfranc-Luxationsfraktur, homolaterale Form. Die Röntgenschrägaufnahme (**a**) erlaubt keinen sicheren Nachweis einer Verletzung. Die fehlenden Gelenkspalte sind ein indirekter Hinweis auf die Luxationsfehlstellung der Metatarsalia 2–4. Eine CT ist obligat indiziert (**b**). Die 3-D-Rekonstruktion zeigt hier Ausmaß und Luxationsrichtung. **c, d** Simultane Fasziotomie über medianen Zugang

Plattenosteosynthese

- Plattenosteosynthesen kommen im Bereich des Vorfußes vorzugsweise am Metatarsale 1 und 5 in Betracht (■ Abb. 18.33).
- Insbesondere Mehrfragment- und Trümmerfrakturen stellen Indikationen dar.
- Die Platten sollten über eine dorsale Schnittführung laterodorsal (5. Strahl) oder mediodorsal (1. Stahl) angelegt werden und ein flaches Profil aufweisen.

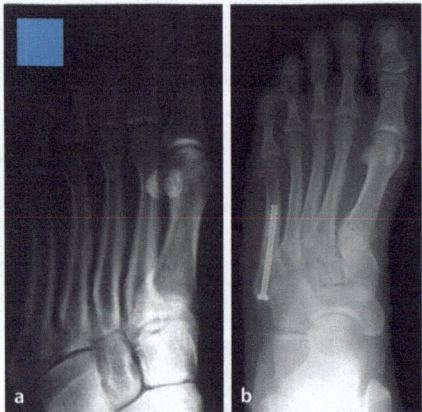

⊡ Abb. 18.32a, b 25 Jahre, männlich. Kollision beim Fußballspielen. Fraktur des Meta-physen-Diaphysen-Übergangs am Metatarsale 5. Konservativer Versuch mit ausbleibender Heilung (nach AO A1-Fraktur, nach Dameron und Quill Typ II). Die Retention erfolgt mittels 5,0-mm-Kriechschraube nach Anfrischung des Frakturspalts

Fixateur externe

— Die Indikation zur Anlage eines Fixteurs ist in erster Linie der Grad des Weichteilschadens (offene Fraktur, Kompartmentsyndrom, komplexes Fuß-trauma) und nicht die nach ICI-Klassifikation vorgenommene Einteilung der Frakturschwere.

18.3.6 Nachbehandlung

— Jede Form der Versorgung sollte eine frühzeitige Belastung sowie die Mobi-lität der Zehengelenke, mindestens aber eine frühfunktionelle Nachbehand-lung ermöglichen.
— Metatarsalefrakturen werden bei konservativer Behandlung im Gipsschuh für 2–4 oder nach Osteosynthese postoperativ für 6 Wochen im Gipsschuh nachbehandelt.
— Wurden Kirschner-Drähte verwendet, muss eine Teilbelastung mit bis zu 20 kg bis zur Entfernung derselben nach 5–6 Wochen eingehalten werden, um ein Brechen der Drähte zu vermeiden.
— Operativ versorgte Metatarsalefrakturen können bei gegebener Übungs-stabilität gipsfrei nachbehandelt werden.

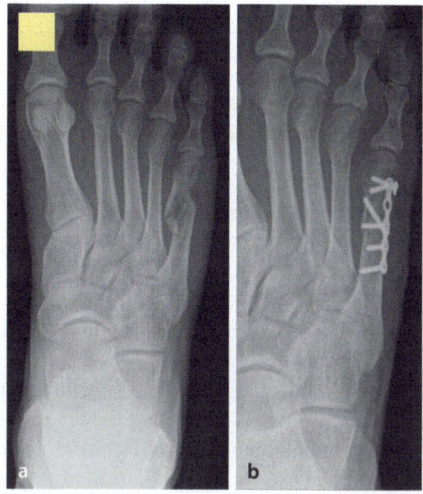

◨ **Abb. 18.33a, b 41 Jahre, weiblich. Direktes Trauma durch herabfallenden Gegenstand.** Mehrfragmentfraktur (Typ A2 nach ICI) des Metatarsale-5-Schaftes mit Dislokation vor und nach Plattenosteosynthese

— Frakturen der Zehen wie auch Luxationen der Zehen werden in der Regel mit einem Pflasterzügelverband behandelt. Dabei wird der betroffene Zeh am benachbarten Zeh für einige Wochen fixiert. Es folgt eine schmerzadaptierte Entlastung.

— Nach Kirschner-Drahtosteosynthese ist bis zur Drahtentfernung nach 4–6 Wochen der Vorfuß im Entlastungsschuh zu entlasten.

— Die Nachbehandlung von Lisfranc-Luxationsfrakturen ist komplexer und umfasst sowohl eine Versorgung mit Einlagen bei Beginn der Teilbelastung als auch ein differenziertes Konzept der Gang- und Koordinationsschulung.

— Bei Kirschner-Drahtfixation wird für 6 Wochen im gespaltenen Unterschenkelgips ruhiggestellt.

— Stabile Schraubenosteosynthesen und Gelenktransfixationen lassen sich gipsfrei funktionell nachbehandeln.

— Die Drahtentfernung sollte nach 6 Wochen, die von Schrauben nach 8–12 Wochen erfolgen.

— Weichteildefekte werden zum frühestmöglichen Zeitpunkt plastisch gedeckt, wenn ein sekundärer Nahtverschluss nicht risikoarm möglich ist.

18.3.7 Sonderformen

▪ **Kinder**

❯ Beachtet werden muss das »bunte Bild« an Knochenkernen im Verlauf der Wachstumsphase, durch das Frakturen vorgetäuscht werden können.

18.3.8 Prognose und funktionelle Ergebnisse

— Der Heilverlauf von Metatarsalefrakturen ist günstig.

— Ausnahme ist hier der proximale Schaftbereich von Metatarsale 5 (Jones-Fraktur). Hier werden nach konservativer Behandlung in fast 1/3 der Fälle Pseudarthrosen beobachtet.

— Störungen der Lastverteilung wie z. B. bei in Fehlstellung verheilten Metatarsaleköpfchenfrakturen können Metatarsalgien hervorrufen.

— Die Prognose aller Zehenfrakturen ist ausgezeichnet.

— Entscheidend für die Prognose der Lisfranc-Luxationsfrakturen sind die frühzeitige und anatomiegerechte Reposition sowie die ausreichend stabile Retention mit der Möglichkeit der funktionellen Nachbehandlung.

— Nach Kompartmentsyndromen kann es zu Kontrakturen des Vorfußes und Krallen- oder Hammerzehenbildung kommen, die Schmerzen und Gangstörungen verursachen.

Patella

C.M. Müller-Mai, E. Mielke

C. Müller-Mai, A. Ekkernkamp (Hrsg.), *Frakturen auf einen Blick*,
DOI 10.1007/978-3-642-27429-9_19, © Springer-Verlag Berlin Heidelberg 2015

> ┌─ **Fraktur der Patella** ─────────────────────────────────
> │
> │ Es handelt sich um Brüche der Kniescheibe, die meist isoliert auftreten und
> │ durch direkte Schädigung verursacht sind. Die häufigste Bruchform ist die
> │ Querfrakur, beim Kind Abrissfrakturen der Pole, die bei noch unvollständiger
> │ Ossifikation der Nachweisbarkeit im Röntgenbild entgehen können.

- Die Patellafraktur ist mit etwa 1% der Brüche relativ selten.
- Meist sind Menschen im mittleren Lebensabschnitt um ca. das 40.–50. Lebensjahr betroffen.
- 2/3 der Patienten sind männlich.
- <10% der Frakturen sind offen.

19.1   Mechanismus

- Es handelt sich beim Erwachsenen fast ausschließlich um ein direktes Trauma mit Sturz auf das gebeugte Knie, den Anprall an das Armaturenbrett o. Ä.
- Eine seltene Ausnahme stellt das indirekte Trauma dar. Hier kommt es zur Fraktur durch eine plötzliche Anspannung des M. quadriceps.
- Risikofaktoren:
    - anlagebedingte Verknöcherungsstörungen wie Patella bipartita,
    - Zustand nach Knietotalendoprothesenimplantation,
    - Zustand nach Kreuzbandersatzplastik (Bone-tendon-bone-Transplantat mit knöchernem Patellaanteil).

19.2   Klinik

- Es finden meist Weichteilschädigungen direkt über der Patella wie Schürfungen oder z. T. erhebliche Kontusionsmarken.
- Daneben zeigen sich die typischen indirekten Frakturzeichen mit Schwellungen, Hämatomen, Ödem, Spontan- und Druckschmerzhaftigkeiten.
- Die Beweglichkeit des Kniegelenks ist schmerzbedingt eingeschränkt.
- Die aktive Streckung des Knies gegen die Schwerkraft gelingt bei dislozierten Frakturen nicht. Typisch ist dann die tastbare Lücke in der Kniescheibe bei der Querfraktur aufgrund des Quadricepszugs nach cranial (die Patella ist als größtes Sesambein des Körpers in den Streckapparat integriert).
- Bei deutlich tastbaren Lücken besteht zusätzlich eine Schädigung des Reservestreckapparates.

19

- Vorliegen eines Haemarthros mit tanzender Patella.
- Bei nicht dislozierten Frakturen können die genannten Zeichen weitgehend fehlen.

> **Praxistipp**
>
> Begleitverletzungen sind selten. Eine komplexe Instabilität in mehreren Richtungen deutet auf eine stattgehabte Knieluxation hin.

- Bei einem Anprall am Armaturenbrett (»dashboard injury«) sind Verletzungen des Tibiakopfes, des hinteren Kreuzbandes, des Hüftgelenks und des Acetabulums sicher auszuschließen. Durchblutungsstörungen (Cave: stattgehabte Kniegelenkluxation) und sensible Einschränkungen sind die Ausnahme und betreffen meist temporär die Sensibilität in der Umgebung der Patella (z. B. R. infrapatellaris nervi femoralis).

19.3 Diagnostisches Vorgehen

- Anamnese (Mechanismus).
- Lokale Inspektion.
- Palpation.

> **Praxistipp**
>
> Aufgrund der klassischen Klinik gelingt die Diagnose meist durch eine genaue Untersuchung mit Inspektion und Palpation.

- Röntgendiagnostik in 2 exakt eingestellten Ebenen (a.-p. und seitlich).
- Ein axiales zusätzliches Bild ist hilfreich bei Längsbrüchen oder komplexen Frakturen.
- Eine CT ist nur bei verbliebenen Unklarheiten in Ausnahmen erforderlich.
- Eine MRT ist bei Verdacht auf ligamentäre oder Knorpelschäden indiziert.
- Eine Punktion ist rein fakultativ nur bei erheblicher Schwellung zur Druckentlastung möglich.

> **Knieinstabilität muss ausgeschlossen werden.**

- Differenzialdiagnostisch abzugrenzen sind v. a. Prellungen, aber auch Luxationen der Kniescheibe, Knorpelschäden, Kapsel-Band-Läsionen, Bursaverletzungen und die anlagebedingten Veränderungen Patella bipartita oder tripartita.

Praxistipp

Eine zusätzliche Röntgenaufnahme der Gegenseite a.-p. ist beim Verdacht einer anlagebedingten Veränderung erforderlich.

19.4   Klassifikationen

— Eine einheitliche und international anerkannte Klassifikation existiert bisher nicht.
— Wichtig ist die Differenzierung in dislozierte oder nicht dislozierte Frakturen.

19.4.1 AO-Klassifikation

— Eine genauer den AO-Prinzipien folgende Einteilung berücksichtigt das Prinzip extraartikulärer, partiell intraartikulärer und intraartikulärer Frakturen (◙ Abb. 19.1).
— Die Klassifikation von Speck u. Regazzoni dagegen unterscheidet nur Längsfrakturen (A), Querfrakturen (B) sowie mehrfragmentäre Brüche (C). Danach sind einige Bruchformen schwer zuzuordnen. Im Folgenden wird daher die AO-Klassifikation verwendet.

■ **A-Frakturen**
— A-Frakturen zeigen in aller Regel ein gutes funktionelles Resultat.
— Nicht dislozierte Frakturen (intakte Retinacula, Fähigkeit zur Anhebung des gestreckten Beins oft erhalten, keine tastbare Delle) können konservativ behandelt werden.
— Bei operativer Versorgung eigenen sich insbesondere Zuggurtungs- und Schraubenosteosynthesetechniken, aber auch bei entsprechender Fragmentgröße kanülierte Kleinfragmentschrauben.
— Kleine, nicht refixierbare Kantenfragmente sollten entfernt werden, da sie oft zu Beschwerden führen.
— Dislozierte Polfrakturen erfordern Osteosynthesen über Drähte oder Zugschrauben.

19

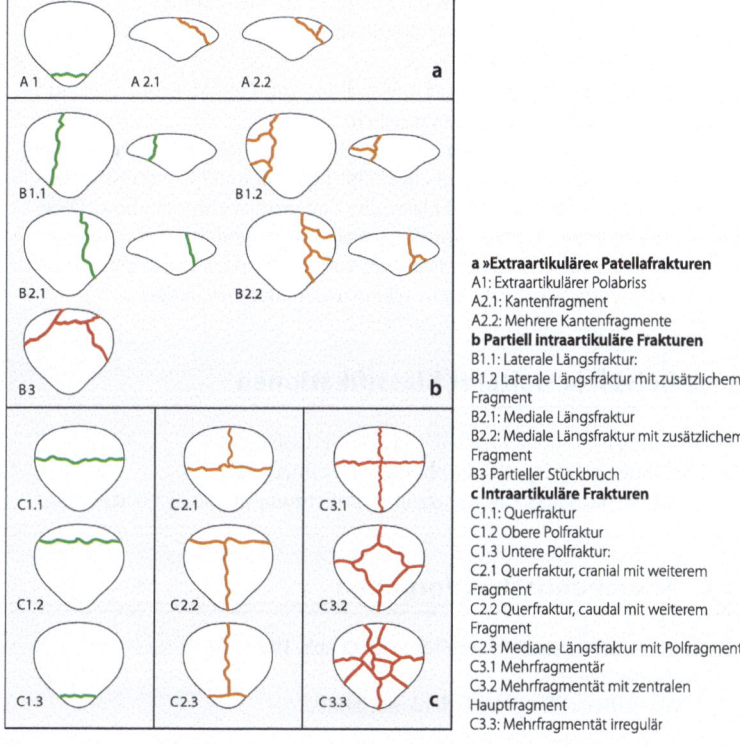

a »**Extraartikuläre« Patellafrakturen**
A1: Extraartikulärer Polabriss
A2.1: Kantenfragment
A2.2: Mehrere Kantenfragmente
b **Partiell intraartikuläre Frakturen**
B1.1: Laterale Längsfraktur:
B1.2 Laterale Längsfraktur mit zusätzlichem Fragment
B2.1: Mediale Längsfraktur
B2.2: Mediale Längsfraktur mit zusätzlichem Fragment
B3 Partieller Stückbruch
c **Intraartikuläre Frakturen**
C1.1: Querfraktur
C1.2 Obere Polfraktur
C1.3 Untere Polfraktur:
C2.1 Querfraktur, cranial mit weiterem Fragment
C2.2 Querfraktur, caudal mit weiterem Fragment
C2.3 Mediane Längsfraktur mit Polfragment
C3.1 Mehrfragmentär
C3.2 Mehrfragmentät mit zentralen Hauptfragment
C3.3: Mehrfragmentät irregulär

▣ Abb. 19.1 AO-Klassifikation der Region 34 Patellafraktur

- **B-Frakturen**

— Auch nicht dislozierte B-Frakturen (medial oder lateral paramedian verlaufende Längsbrüche, auch mehrfragmentär, oder partielle Berstungen) sollten aufgrund der Gefahr einer sekundären Dislokation oder der Ausbildung einer Sekundärarthrose operativ behandelt und stufenfrei reponiert werden.
— Bei einfachen B-Frakturen dominieren die Zugschraubenosteosynthesen.
— Bei mehrfragmentären Brüchen zusätzliche Äquatorial-Cerclage.

- **C-Frakturen**

— Das Spektrum reicht von der konservativen Versorgung (nicht dislozierte C-Frakturen) über Zuggurtungs- und kombinierte Osteosynthesen, ggf. Äquatorial-Cerclage.

- Operative Standardtherapie ist die Zuggurtungsosteosynthese.
- Auch die Zugschraubenosteosynthese wird bei einfachen Querbrüchen angewendet.
- Durch die Zuggurtung ist eine Umwandlung von Zug (M. quadriceps) in interfragmentäre Kompression möglich.
- Ein evtl. vorhandenes Zwischenfragment kann zunächst mit einer kanülierten Kleinfragmentschraube an ein Hauptfragment unter Kompression gebracht werden. Anschließend klassische Zuggurtungsosteosynthese. Diese Versorgung sollte frühfunktionell nachbehandelt werden.
- Eine partielle oder totale Patellektomie ist in schwersten Fällen als Ultima ratio erforderlich bei nicht mehr rekonstruierbarer Gelenkfläche.

19.4.2 Beispiele weiterer Klassifikationen

- Einteilung nach Böhler nach der Frakturverlaufsrichtung.
- Einteilung nach Magerl (morphologische Einteilung).
- Einteilung nach Speck u. Regazzoni in Anlehnung an die AO-Gliederung.

19.5   Therapeutisches Vorgehen

Die Therapieverfahren im Überblick zeigt ❑ Abb. 19.2.
- Ziele jeder Therapie:
    - Wiederherstellung der Gelenkmechanik,
    - Rekonstruktion der Gelenkfläche,
    - suffiziente Retention des Repositionsergebnisses.
- Insbesondere ist die Rekonstruktion der dorsal liegenden Gelenkfläche zum Femur essenziell, um einer Sekundärarthrose vorzubeugen.
- Zur Beurteilung der Operationsindikation wird neben einer aussagefähigen Frakturklassifikation der Dislokationsgrad herangezogen.

❯ **Bei bis zu 2 mm Diastase werden Frakturen als nicht disloziert betrachtet.**

- Generell sollte die operative Versorgung eine gipsfreie frühfunktionelle Nachbehandlung ermöglichen, um Immobilisationsschäden zu vermeiden.
- Intraoperativ ist nach Osteosynthese zu prüfen, ob eine Flexion von 60° stabil möglich ist.
- Bei offenen Frakturen beginnt die antibiotische Behandlung sofort (Cephalosporin der 2. Generation). Die osteosynthetische Versorgung erfolgt notfallmäßig unter Einschluss eines adäquaten Débridements und Jet-Lavage nach Abstrichentnahme. Bei Bursaeröffnung ist diese zu entfernen.

19

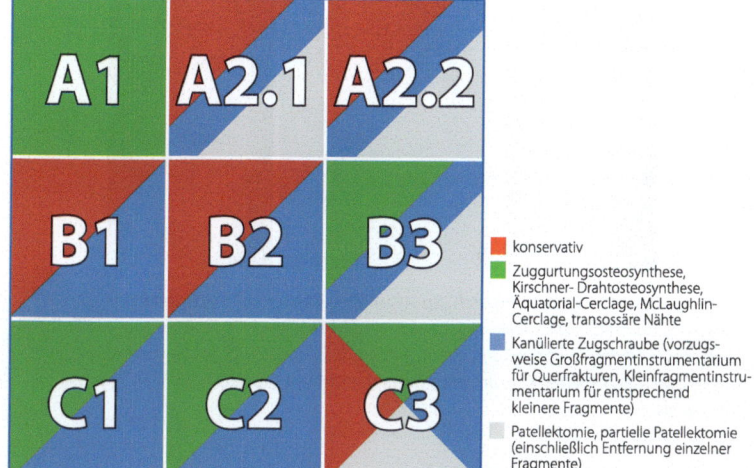

Abb. 19.2 Therapieoptionen bei Patellafrakturen. Einteilung nach der AO-Klassifikation (Empfehlung der gängigsten Verfahren, Abweichungen sind möglich; eine konservative Behandlung ist z. B. bei jeder nicht dislozierten Fraktur denkbar)

Zugang

— Blutleere und Rückenlage.

— Schnittführung aufgrund der seitlich zulaufenden Gefäßversorgung vorzugsweise senkrecht über der Patella.

— Präparation fasciocutan direkt auf die Retinacula.

— Mögliche Weichteilverletzungen oder Kontusionen sind zu berücksichtigen; auch modifizierte Zugänge (z. B. quer) erwägen.

— Operiert wird wenn möglich primär, in jedem Fall bei offenen Brüchen.

> Bei Weichteilverletzungen wie Schürfungen oder Kontusionen soll innerhalb von 6 h nach dem Trauma oder erst nach Weichteilkonsolidierung operiert werden.

19.5.1 Konservative Therapie

— Konservative Verfahren eignen sich nur für undislozierte Brüche, bei denen der Reservestreckapparat intakt bleibt (Abb. 19.3, Abb. 19.4).

— Besonders gut lassen sich Längsbrüche bei fehlendem Muskelzug konservativ behandeln.

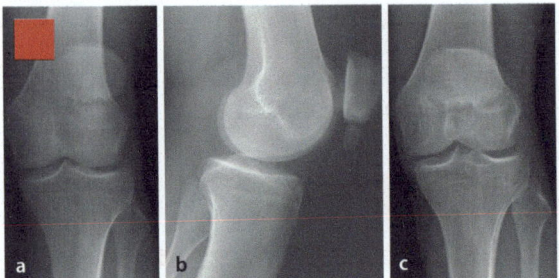

◘ **Abb. 19.3a–c** **28 Jahre, männlich. Sportunfall mit Sturz auf das Kniegelenk.** Querfraktur des unteren Patellapols mit Gelenkflächenbeteiligung (C1.3). Bei geringer Klinik mit
erhaltener kraftgleicher Streckung am ehesten alte, pseudarthrotisch verheilte Fraktur
(Sleeve-Fraktur als Kind?). Konservative Therapie, Stellungskontrolle nach 14 Tagen ohne
Dislokation

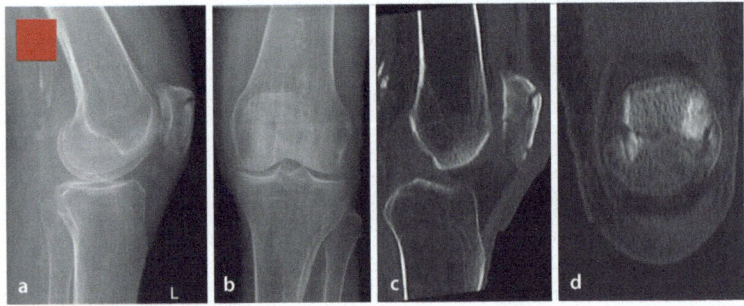

◘ **Abb. 19.4a–d** **86 Jahre, weiblich. Zustand nach Stolpersturz direkt auf das Knie.**
Mehrfragmentärer Bruch der Patella mit zentralem Fragment (C3.2). Konservative Therapie
bei bekannter Osteoporose ohne weitere Dislokation in der Verlaufskontrolle

— Mögliche Indikationen sind aber auch alle anderen undislozierten Bruchformen sowie in Ausnahmefällen leicht dislozierte Frakturen (z. B. schlechte
Retentionsmöglichkeit bei erheblicher Osteoporose).

— Konservativ behandelt wird mit Oberschenkelgipstutor oder Orthese für 4–6
Wochen unter Abrollbelastung.

— Gelenkstufen >2 mm sollten immer operiert werden.

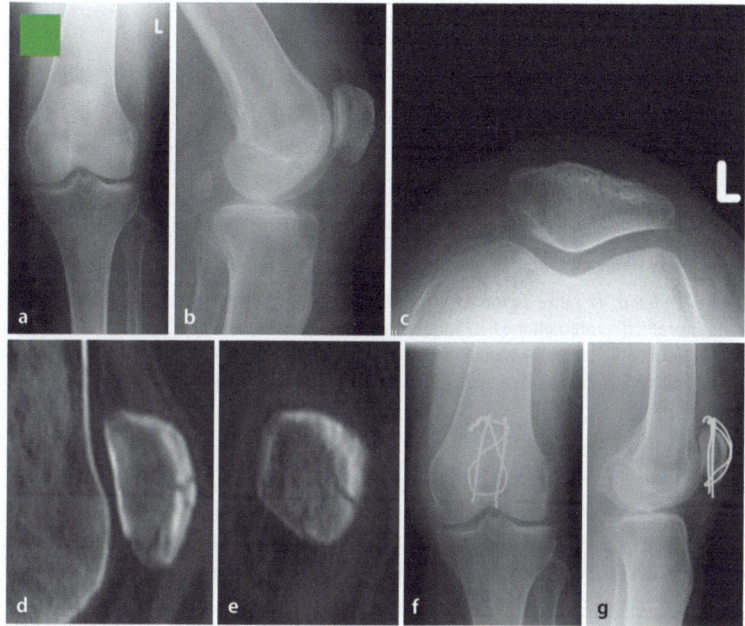

◘ Abb. 19.5a–g 64 Jahre, weiblich. Stolpersturz auf das linke Knie. Extraartikuläre Fraktur des caudalen Pols bis an die Gelenkfläche heranreichend, CT-morphologisch gesichert ohne Gelenkflächenversatz (A1) (**a–e**). Primärversorgung mit Zuggurtungsosteosynthese (**f, g**). Empfohlen wird ein Umbiegen auch der caudalen Drahtenden, um Weichteilirritationen zu vermeiden

19.5.2 Zuggurtungs- und Kirschner-Drahtosteosynthese

— Die Zuggurtungsosteosynthese ist ein weiteres operatives Standardverfahren.

— Sie gilt als »dynamisches« Verfahren. Prinzip ist die Umwandlung von Zug (M. quadriceps) in interfragmentäre Kompression durch die Bewegung bei exzentrischer Krafteinleitung über die Drähte; daher ist gipsfreie Nachbehandlung sinnvoll.

— Geeignet ist diese Versorgung

   — für Polabrisse (◘ Abb. 19.5),

   — für die meisten C-Frakturen (◘ Abb. 19.6),

   — für bestimme B3-Frakturen,

   — ggf. auch für A1-Frakturen.

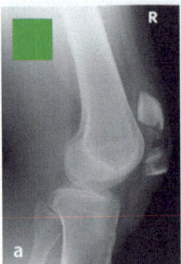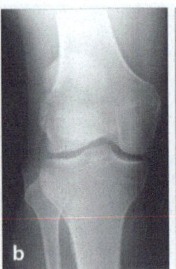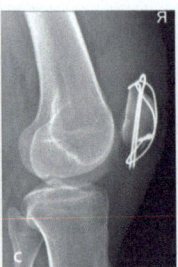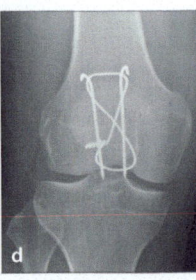

🔲 **Abb. 19.6a–d 42 Jahre, männlich, als Rollerfahrer mit stehendem LKW kollidiert (Knieanprall).** II.-gradig offene Patellaquerfraktur in Kniescheibenmitte (C1.1). Instabile Fraktur bei deutlicher Dislokation. Primärversorgung mit Zuggurtungsosteosynthese. Die Drähte sollten aus mechanischen Gründen direkt an der Gelenkfläche liegen

— Bei mehreren Einzelfragmenten ein Fragment an das nächstliegende Hauptfragment anbinden → Umwandlung z. B. einer 3-Fragment-Fraktur in eine 2-Fragment-Fraktur, die dann mit einer Zuggurtung gut zu versorgen ist.

— Die Kirschner-Drähte gelenkknorpelnah einbringen, um kein Klaffen des gelenknahen Frakturspalts zu provozieren.

— Kirschner-Drähte sollten nur in Ausnahmefällen bei kleinen Zusatzfragmenten einzeln eingebracht werden. Andere Kleinstfragmente sind zu entfernen.

— Der Reservestreckapparat ist mit der verbleibenden Patella zu vernähen.

— Nach Anlage der 8- oder O-förmigen Cerclagen die 4 Enden umbiegen, da sonst Weichteilirritationen vermehrt beobachtet werden.

— Modifikationen der Zuggurtung mit Führung der Drähte um die caudal liegenden Schraubenköpfe bzw. cranial durch einen ossären Kanal, aber auch durch kanülierte Schrauben sind möglich und führen sogar zu einer höheren Stabilität.

— Gleiches gilt auch für die Schraubenosteosynthese.

🔴 **Bei der Zuggurtungsosteosynthese sind nach der Reposition eine primäre Kompression des gelenknahen Frakturspalts und eine dorsale, also knorpelnahe Lage der Kirschner-Drähte von entscheidender Bedeutung. Die Cerclage muss interfragmentäre Kompression erzeugen.**

— Stellung der Gelenkfläche nach Reposition kontrollieren. Geeignet sind arthroskopisch gestützte Verfahren und palpatorische Kontrolle über eine kleine mediale Arthrotomie.

19

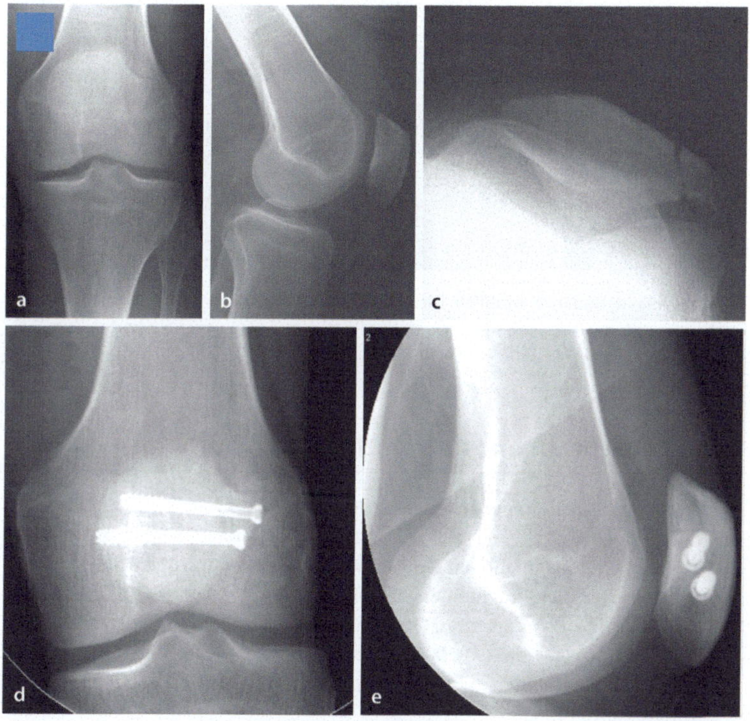

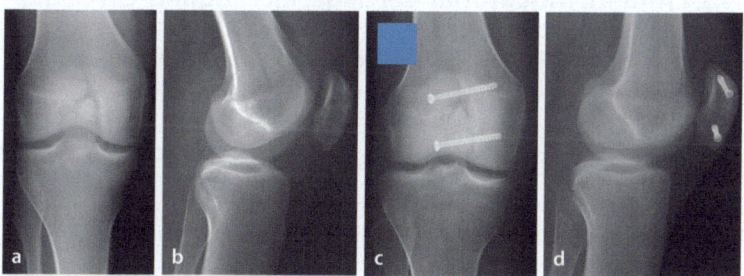

◪ **Abb. 19.7a–e 38 Jahre, männlich. Direkter Sturz auf das Knie.** Laterale Längsfraktur (B1.1). Primärversorgung mit kanülierten Zugschrauben von lateral

◪ **Abb. 19.8a–d 29 Jahre, weiblich. Sturz, direkter Aufprall mit der Patella auf eine Betonplatte.** Patellalängsfraktur mit zusätzlicher lateraler, nahezu horizontaler Frakturlinie im Sinne einer 3-Fragment-Fraktur (B1.2). Offene Reposition und Osteosynthese mit kanülierten Zugschrauben

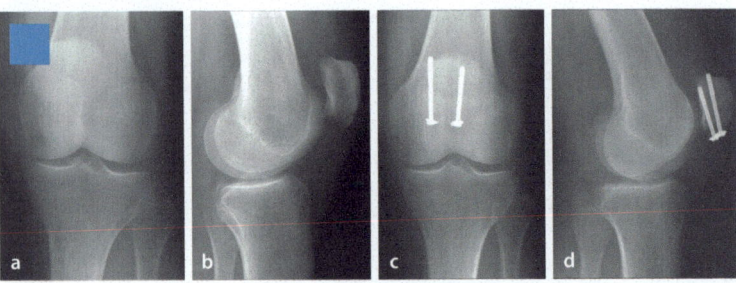

▫ Abb. 19.9a–d 66 Jahre, weiblich. Direkter Sturz auf das Kniegelenk. Extraartikuläre Fraktur des unteren Patellapols (A1). Operative Primärversorgung mit kanülierten Zugschrauben

19.5.3 Zugschraubenosteosynthese

— Zweite Standardtherapie neben der Zuggurtung.
— Indikationen:
   — alle operationspflichtigen Längsfrakturen (Versorgung der Wahl),
   — bei zusätzlichen Fragmenten (▫ Abb. 19.7, ▫ Abb. 19.8),
   — bei guter Knochenqualität: Querfrakturen oder extra- und intraartikuläre Polabrissen (▫ Abb. 19.9, ▫ Abb. 19.10).
— Bei großen Fragmenten erzielen 6,5-mm-Großfragmentschrauben eine größere Kompression.

19.5.4 Andere (Äquatorial-Cerclage, McLaughlin-Cerclage)

— Bei komplexen C-Frakturen oder schlechter Knochenqualität müssen die Fragmente zusätzlich stabilisiert oder entlastet werden. Hierzu kann eine Äquatorial-Cerclage um die Patella geführt werden, die sich über eine vorgestochene Hohlnadel platzieren lässt.
— Bei kleinen Polfragmenten kann der Quadricepszug über eine McLaughlin-Cerclage (▫ Abb. 19.11) oder eine Rahmennaht mit dickem, resorbierbarem Faden neutralisiert werden. Die McLaughlin-Cerclage wird mit der Hohlnadel cranial um die Patella durch die Weichteile geführt und kann über dem Lig. patellae gekreuzt werden. Die Verankerung im Knochen geschieht etwa 1 cm distal der Tuberositas tibiae.

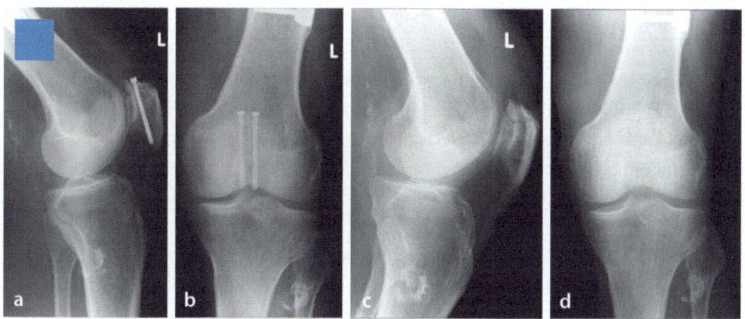

🔲 **Abb. 19.10a–d 66 Jahre, männlich. Leitersturz aus 3 m Höhe direkt auf das Knie.**
Intraartikuläre Querfraktur des oberen Patellapols (C1.2). Osteosynthetische Primärversorgung mit kanülierten Zugschrauben. Nebenbefundlich zeigt sich eine kartilaginäre Exostose der proximalen Fibula

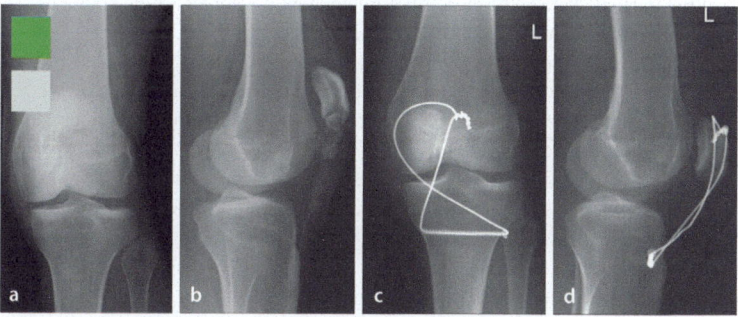

🔲 **Abb. 19.11a–d 27 Jahre, weiblich. Frontalaufprall mit PKW als Fahrzeugführerin; Knieanprall im Sinne einer »dashboard injury«.** Offene Trümmerfraktur des unteren Patelladrittels (C1.3). Bei fehlender Rekonstruktionsmöglichkeit Resektion und transossäre Sehnennaht mit Zugentlastung über modifizierte McLaughlin-Cerclage für 5 Wochen, anschließend Entfernung der Cerclage. Gefahr des Drahtbruchs bei Führung durch kanülierte Schraube. Postoperativ nicht gewünschte Distalisierung der Patella (Patella baja, Gegenseite nicht abgebildet) mit funktionellem Defizit und Schmerz

> **Praxistipp**
>
> Eine direkte Führung durch den Knochen ist nur bei sehr guter Knochenqualität zu empfehlen. Besser ist die Implantation einer Schraube in der Frontalebene. Wir empfehlen, die Cerclage mit einer Windung jeweils medial und lateral um die überstehende Schraube zu führen.

— Die McLaughlin-Cerclage sollte nach etwa 5 Wochen nach Röntgenkontrolle über eine Inzision entfernt werden.

19.5.5 Patellektomie

— Die Patellektomie bleibt schwersten, nicht mehr rekonstruierbaren Trümmerfrakturen vorbehalten, z. B. C3-Fraktur mit multiplen kleinsten Fragmenten.
— Eine partielle Patellektomie kann erfolgen, wenn weniger als die Hälfte der Kniescheibe zerstört ist (◘ Abb. 19.11).
— Quadriceps- oder Patellasehne müssen am verbleibenden Anteil der Kniescheibe durch transossäre Nähte reinseriert werden. Die Sicherung dieser Nähte erfolgt über entsprechende Verfahren wie die Rahmennaht oder McLaughlin-Cerclage.
— Ein Tief- oder Hochstand der Patella ist durch entsprechende Verfahren (z. B. Umkippplastik) zu vermeiden, ebenso eine Verkippung (→ erhebliche funktionelle Beeinträchtigungen).
— Bei Unsicherheit zur korrekten Höheneinstellung der Patella Gegenseite intraoperativ unter Durchleuchtung darstellen.

> ❯ Die Patellektomie ist als Ultima ratio zu betrachten, da immer funktionelle Beeinträchtigungen aufgrund reduzierter Kraft des M. quadriceps drohen. Einschränkungen finden sich daher z. B. beim Aufstehen oder Treppensteigen. Eine Umkippplastik kann den Defekt decken. Die Patellektomie sollte möglichst primär erfolgen.

19.6   Nachbehandlung

— Die Nachbehandlung ist an den Knochenzustand angepasst sowie an das Osteosyntheseverfahren und die Stabilität.
— Wichtig: frühfunktionelle Behandlung nach Zuggurtungsosteosynthese: 20 kg Teilbelastung für 5 Wochen postoperativ, anschließend schmerzadaptierte Aufbelastung.

- Eine Motorschiene mit einem Bewegungsausmaß bis zur Spannungsgrenze ist empfehlenswert.
- Kryotherapie und antiphlogistische Behandlung bis zur Ergussfreiheit erfolgen.
- Thromboseprophylaxe bis zur Vollbelastung.
- Bei konservativer Therapie kann im Oberschenkelgipstutor unter gleichem Belastungsregime behandelt werden.
- Metallentfernungen sind erforderlich (frühestens nach 6 Monaten).

19.7 Sonderformen

- **Kinder**
- Brüche der Kniescheibe in Form von Längs- oder Querfrakturen sind sehr viel seltener als bei Erwachsenen.
- Häufiger:
  - sog. Sleeve Frakturen (osteochondrale Ausrisse der Pole mit oder ohne knöchernen Anteil) im Rahmen plötzlicher Quadricepsanspannungen bei gebeugtem Knie.
  - chondrale oder osteochondrale Brüche im Rahmen einer Patellaluxation.
- Wichtigstes indirektes röntgenologisches Zeichen ist die Patella alta/baja bei unterem bzw. oberem Polabriss.

> **Praxistipp**
>
> Osteochondrale Polabrisse bei Kindern werden leicht übersehen, da sie röntgenologisch nicht sicher erfasst werden. Diagnostisch wegweisend sind Anamnese und ggf. Sonographie oder MRT. Unbehandelt verheilen sie mit Funktionsdefizit.

- Wegweisend ist die Anamnese, z. B. Sprungsportart oder Skateboarden, oder das Vorliegen prädisponierender Faktoren bei der Luxation (Hypoplasie lateraler Condylus, Patelladysplasie, Genu valgum, Patella alta, M.-vastus-medialis-Insuffizienz und M.-vastus-lateralis-Kontraktur).
- Konservative Behandlung mit Oberschenkelgipstutor oder Orthese für 4 Wochen unter Abrollbelastung bis maximal 2 mm dislozierte Brüche, insbesondere Längsbrüche.
- Die klassischen Querbrüche oder »sleeve fractures« werden wie beim Erwachsenen versorgt.

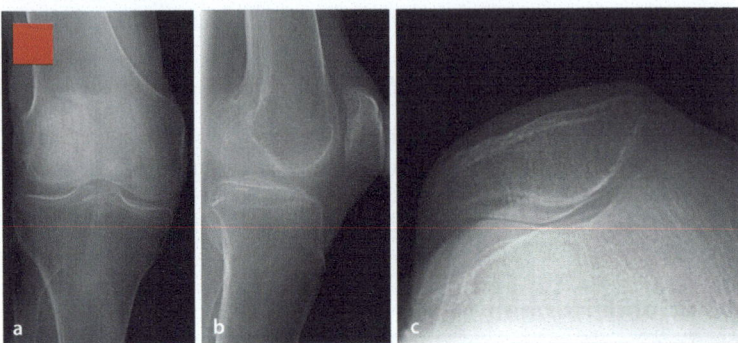

■ **Abb. 19.12a–c 86 Jahre, weiblich. Demenz, unklarer Sturz auf das rechte Knie.** Klinisch Hämarthros. Mehrfragmentäre, gering dislozierte Patellafraktur mit zentralem Fragment (C3.2). Aufgrund ausgeprägter Mineralsalzminderung eingeschränkte Beurteilbarkeit der Projektionsradiographie. Konservative Therapie mit Analgesie und Frühmobilisation

— Übersehene Polabrisse können bei Ausheilung unter Verlängerung in einer Streckhemmung resultieren.
— Die operative Therapie ist die Verkürzungsosteotomie und Osteosynthese.
— Bei »flake fractures« sofortige Einpassung des Fragments, da verspätet die anatomische Reposition deutlich erschwert ist.
— Zur Diagnosesicherung ist bei rein chondralem Fragment eine dringliche MRT erforderlich.
— Die Retention gelingt gut mit Polymerstiften (z. B. Ethipins), die unter das Knorpelniveau versenkt sein müssen.
— Bei »sleeve fractures« kann mit klassischer Zuggurtungsosteosynthese oder transossären Nähten stabilisiert werden.
— Nachbehandlung mit Gipstutor für 5 Wochen unter Teilbelastung.

■ **Ältere Personen**
— Neben der Behandlung der Grunderkrankung ist bei erheblicher Schwächung der Knochenstruktur die Indikation zur konservativen Behandlung großzügiger zu stellen (■ Abb. 19.12).
— Gegebenenfalls sind zusätzliche Stabilisierungen wie z. B. die primäre Äquatorial-Cerclage zu implantieren.

19.8 Prognose und funktionelle Ergebnisse

- Bei exakter Rekonstruktion der Gelenkfläche ist die Prognose gut. Bei osteosynthetisch versorgten Brüchen in 1/3 der Fälle sehr gute Resultate.
- Verfahren der Wahl sind die Zuggurtungsosteosynthese, die Zugschraubenosteosynthese oder Modifikationen der beiden Methoden.
- Komplikationen (bei >60% der Patienten subjektive Beschwerden):
  - ca. 5% der Fälle prolongierte Gelenkergüsse,
  - ca. 20% belastungsabhängige Schmerzen, in der Folge eingeschränkte Kniebeugung.
- bei Zuggurtungsosteosynthesen Weichteilirritationen und Cerclage-Lockerung bzw. -brüche mit Redislokationen,
  - bei >1/3 der Fälle Beugedefizite.
- Bei verbliebenen Stufen intraartikulär kommt es durch den primären Knorpelschaden bei Anprall zur Ausbildung einer Sekundärarthrose mit schlechten klinischen Resultaten 5–36%).
- Pseudarthrosen sind selten.
- Nach Patellektomie ist immer mit einer Kraftminderung der Kniegelenkstreckung zu rechnen, da der Hebelarm durch die Entfernung des Sesambeins Patella verringert worden ist.
- Bei transossärer Refixation sollte keine Patella baja/alta resultieren (dann schlechte funktionelle Ergebnisse). Bei richtiger Positionierung und Patellastellung sind die Ergebnisse funktionell überwiegend gut bis sehr gut.
- (Teil)patellektomie ist als Ultima ratio zu betrachten und kommt möglichst primär zum Einsatz.

Clavicula

G. Matthes, C.M. Müller-Mai

C. Müller-Mai, A. Ekkernkamp (Hrsg.), *Frakturen auf einen Blick*,
DOI 10.1007/978-3-642-27429-9_20, © Springer-Verlag Berlin Heidelberg 2015

> **Fraktur der Clavicula**
>
> Es handelt sich hier um Brüche des Schlüsselbeins in seinem mittleren, lateralen oder medialen Drittel. Das Schlüsselbein stellt die einzige knöcherne Verbindung zwischen oberer Extremität und Rumpfskelett dar.

- Claviculafrakturen werden beim Erwachsenen mit einer Häufigkeit von <10% aller Frakturen, bei Kindern mit etwa 15% aller Frakturen angegeben.
- Etwa 40% der Brüche des Schultergürtels betreffen das Schlüsselbein.
- Überwiegend betroffen:
  - Männer,
  - linke Seite.
- Deutliche Dislokationen in der Hälfte der Fälle.
- Trümmersituationen in rund 20% der Fälle.
- Die S-förmig geschwungene Clavicula weist ihre dünnste Stelle im mittleren Anteil auf.
- Frakturlokalisation:
  - 80% im mittleren Drittel – der dünnsten Stelle des Schlüsselbeins,
  - ca. 15% im lateralen Anteil,
  - <5% im medialen, proximalen Anteil.

20.1 Mechanismus

- >90% aller Claviculafrakturen entstehen durch direkte Gewalt entweder auf die Schulter oder direkt auf das Schlüsselbein.
- Beim Sturz wird der Arm nach hinten gestreckt, was zu einer Rückwärtsführung der gesamten Schulter mit Schulterblatt (Scapula) führt. Die Fraktur der Clavicula tritt dann an typischer Stelle, dem Drehpunkt über der 1. Rippe auf.
- Der Sturz auf den ausgestreckten Arm eher selten auslösender Mechanismus.

20.2 Klinik

- Die klinische Diagnose gelingt allein schon durch die spärliche Weichteildeckung leicht.
- Oft imponiert eine deutliche Dislokation, die durch Muskelzug bedingt ist. Der M. sternocleidomastoideus (inseriert am medialen Anteil der Clavicula) eleviert diesen Anteil nach stattgehabter Fraktur. Der laterale Anteil wird in-

direkt durch den Zug des M. pectoralis major am proximalen Oberarm nach unten gezogen. Folgen:

- die typische Knickbildung und
- Verkürzung der Schulterpartie.

- Klinisches Bild:
  - Bluterguss,
  - Schmerzen an typischer Stelle,
  - schmerzabhängige Bewegungseinschränkungen,
  - medial hochstehende Clavicula (wegweisend),
  - bei Druck Klaviertastenphänomen, das sich auch weiter lateral bei einer vollständigen Sprengung der acromioclaviculären Bänder findet.
- Insbesondere laterale Clavicularfrakturen lassen sich klinisch u. U. nicht von einer reinen Bandverletzung, der Schultereckgelenksprengung, abgrenzen. Hier ist die bildgebende Diagnostik wegweisend.
- Bei Hochrasanztraumata sind Begleitverletzungen auszuschließen:
  - Pneumothorax,
  - begleitende Gefäßverletzung (A./V. subclavia),
  - Läsion des Plexus brachialis.
- Durchblutung, Motorik und Sensibilität sind dann obligat zu prüfen, Ausfälle sind nicht selten.

20.3 Diagnostisches Vorgehen

- Die typische Klinik erlaubt in den meisten Fällen bereits eine Diagnose.
- Röntgenaufnahme im a.-p.-Strahlengang. Zusätzlich empfiehlt sich eine um 45° nach cranial geneigte tangentiale Aufnahme.
- Bei lateralen Clavicularfrakturen sollte zusätzlich eine Aufnahme des Schultergelenkes in 2 Ebenen angefertigt werden. Besteht hier bei fehlendem Hinweis auf eine knöcherne Verletzung der Verdacht auf eine Läsion des Schultereckgelenkes, sollte zusätzlich eine sog. Panoramaaufnahme (»Wasserträger«) unter 10-kg-Zug an beiden Armen angefertigt werden.
- Die wesentliche Differenzialdiagnose stellen die Schultereckgelenkverletzungen ohne knöcherne Beteiligung dar.
- Eine weitere Differenzialdiagnose für die medial gelegenen proximalen Frakturen ist die Sternoclaviculargelenksprengung.
- Weiterführende Diagnostik spielt nur in Ausnahmefällen wie Gefäß- oder Nervenverletzungen eine Rolle:
  - MRT bei Plexusläsionen,
  - Angiographie bei Gefäßverletzungen.

20.4   Klassifikationen

20.4.1 Klassifikation nach Allman

— Eine einfache Einteilung nach Lokalisation des Bruchs wurde 1967 von Allman vorgenommen (◻ Abb. 20.1 bis ◻ Abb. 20.3) und bildet in diesem Buch
die Grundlage für die Farbcodierung.
— Es werden abgegrenzt:
    — **Typ I (medial):** Frakturen im mittleren Drittel (◻ Abb. 20.1).
    — **Typ II (distal):** Frakturen lateral der coracoacromialen Bänder, die zu
    Pseudarthrosen neigen (◻ Abb. 20.2).
    — **Typ III (proximal):** Frakturen im medialen Abschnitt, die selten dislozie-
    ren oder nicht durchbauen (◻ Abb. 20.3).
— Weiter unterschieden werden jeweils undislozierte, dislozierte und mehrfragmentäre Frakturen.

20.4.2 AO-Klassifikation

— Eine für alle Claviculafrakturen einheitliche und international akzeptierte
Klassifikation existiert bisher nicht. Um hier eine Verbesserung zu erreichen,
wurde in Anlehnung an den Aufbau der AO-Klassifikation von der Ortho-
paedic Trauma Association (OTA) ein eigener Einteilungsversuch vorgenommen.
— Diese Einteilung hat in der Praxis nur einen eingeschränkten Stellenwert.
— Grundlage für die Farbkodierung der Therapieoptionen soll hier die Einteilung nach Allman sein.

20.4.3 Beispiele weiterer Klassifikationen

Einteilung nach Jäger und Breitner
— Klassifikation lateraler Claviculafrakturen in Typ I–IV in Abhängigkeit vom
Frakturlinienverlauf in Bezug zu den coracoclaviculären Bändern
(◻ Abb. 20.4; Jäger u. Breitner 1984).

Einteilung nach Tossy und Rockwood
— Einteilung der rein ligamentären Verletzungen nach Tossy et al. (1963).
— Die Schweregrade IV–VI nach Rockwood stellen Sonderformen dar
(◻ Abb. 20.5; Rockwood u. Matsen 1990).

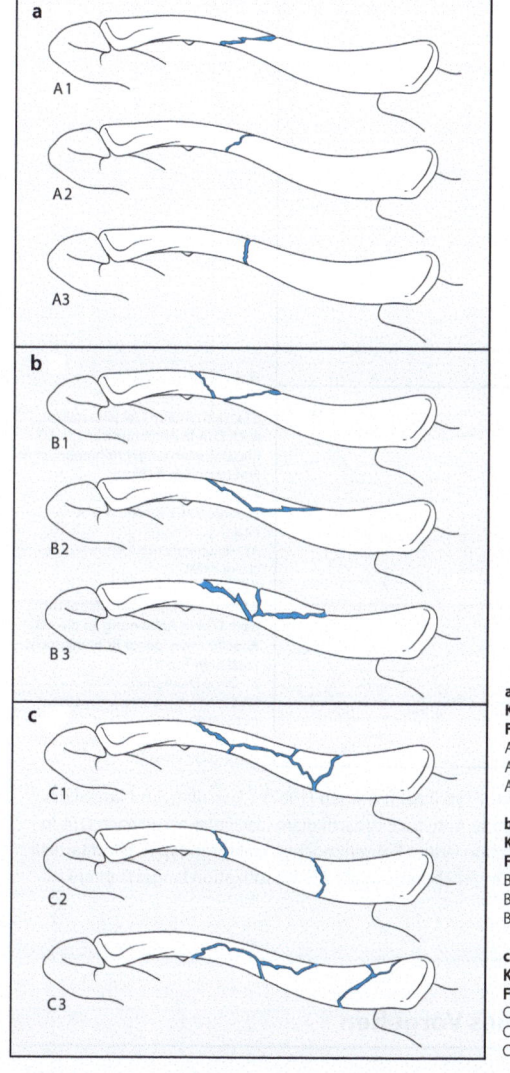

a Nach OTA in Anlehnung an die AO-
Klassifikation langer Röhrenknochen
Frakturen Typ A, einfache Frakturen
A1: Einfache Spiralfraktur
A2: Einfache Schrägfraktur
A3: Einfache Querfraktur

b Nach OTA in Anlehnung an die AO-
Klassifikation langer Röhrenknochen
Frakturen Typ B, Keilfrakturen
B1: Spiralkeil
B2: Biegungkeil
B3: Komplexer Keil

c Nach OTA in Anlehnung an die AO-
Klassifikation langer Röhrenknochen
Frakturen Typ C, komplexe Frakturen
C1: Komplexe Spiralfraktur
C2: Segmentbruch
C3: Irregulär

■ **Abb. 20.1a–c Claviculafraktur Typ I nach Allman** (1967): Schaftfraktur, mittleres Drittel.
a Nach OTA in Anlehnung an die AO-Klassifikation langer Röhrenknochen Frakturen Typ A,
einfache Frakturen. **b** Nach OTA in Anlehnung an die AO-Klassifikation langer Röhrenknochen Frakturen Typ B, Keilfrakturen. **c** Nach OTA in Anlehnung an die AO-Klassifikation langer Röhrenknochen Frakturen Typ C, komplexe Frakturen

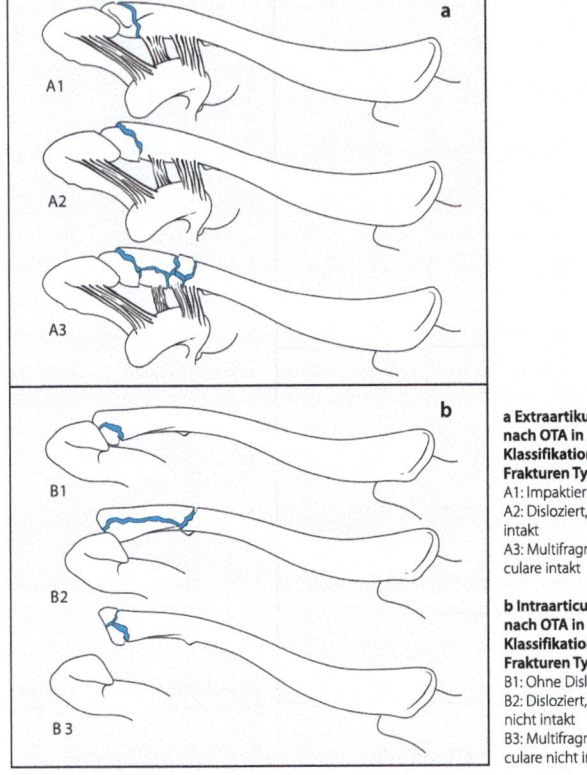

a **Extraartikuläre Claviculafraktur; nach OTA in Anlehnung an die AO-Klassifikation langer Röhrenknochen Frakturen Typ A [3]**
A1: Impaktierte Brüche
A2: Disloziert, Lig. coracoclaviculare intakt
A3: Multifragmentär, Lig. coracoclaviculare intakt

b **Intraartikuläre Claviculafraktur; nach OTA in Anlehnung an die AO-Klassifikation langer Röhrenknochen Frakturen Typ B [3]**
B1: Ohne Dislokation
B2: Disloziert, Lig. coracoclaviculare nicht intakt
B3: Multifragmentär, Lig. coracoclaviculare nicht intakt

▫ **Abb. 20.2a, b Claviculafraktur Typ II nach Allman** (1967): Claviculafraktur lateral der coracoclavicularen Bänder, distaler Anteil. a Extraartikuläre Claviculafraktur; nach OTA in Anlehnung an die AO Klassifikation langer Röhrenknochen Frakturen Typ A. b Intraartikuläre Claviculafraktur; nach OTA in Anlehnung an die AO-Klassifikation langer Röhrenknochen Frakturen Typ B

20.5 Therapeutisches Vorgehen

— Grundlage für die Farbkodierung der Therapieoptionen (▫ Abb. 20.6) ist die Einteilung nach Allman (▫ Abb. 20.1 bis ▫ Abb. 20.3).
— Mehr als 90% aller Frakturen bedürfen keiner operativen Intervention.
— Absolute Indikation zur operativen Versorgung:

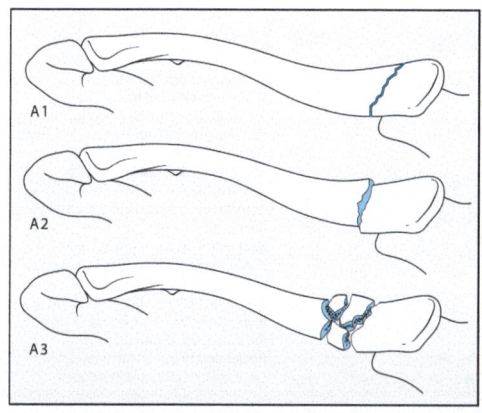

A1: Medial-extraartikulär impaktiert
A2: Medial-extraartikulär disloziert
A3: Medial-extraartikulär multifragmentär

◘ Abb. 20.3 Claviculafraktur Typ III nach Allman (1967): Schaftfraktur, mediales Drittel.
Nach OTA in Anlehnung an die AO-Klassifikation langer Röhrenknochen, proximale Frakturen

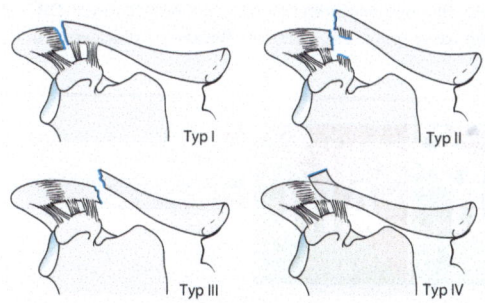

Typ I: Fraktur lateral der Bänder, stabil
Typ II: Fraktur zwischen den beiden
Anteilen des Lig. coracoclaviculare
(IIa: Pars trapezoidea intakt, Pars conoidea
gerissen, das mediale Fragment wird
durch den M. sternocleidomastoideus
nach cranial gezogen, IIb: Ruptur auch
der Pars trapezoidea)
Typ III: Fraktur medial des Lig. coracoclaviculare, der mediale Anteil der
Clavicula steht disloziert
Typ IV: Verletzung des kindlichen
Skeletts, die Fraktur ist im Periost ausge-
hülst, Letzteres inseriert weiter am intakten Bandapparat

◘ Abb. 20.4 Klassifikation nach Jäger u. Breitner (1984)

— Begleitverletzungen Nerven- und Gefäßverletzungen, begleitender
Pneumothorax, drohende Hautdurchspießung),
— offene Frakturen (absolute Operationsindikation),
— laterale Frakturen bei Dehiszenz (sonst gehäuft schmerzhafte Pseudarthrosen).
— Relative Operationsindikationen:
— deutliche Fragmentdislokation (querstehendes Intermediärfragment),
— kaum oder nicht dislozierte laterale Claviculafrakturen (Typ Allmann II),
— Refrakturen der Clavicula.

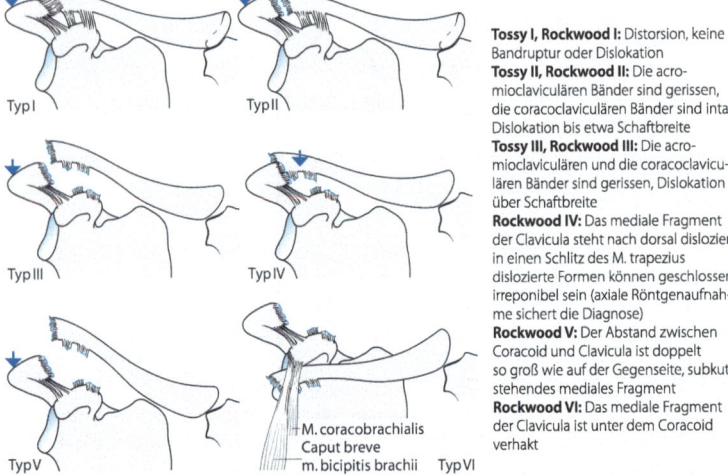

Typ I

Typ II

Typ III

Typ IV

Typ V

M. coracobrachialis
Caput breve
m. bicipitis brachii   Typ VI

Tossy I, Rockwood I: Distorsion, keine Bandruptur oder Dislokation
Tossy II, Rockwood II: Die acromioclaviculären Bänder sind gerissen, die coracoclaviculären Bänder sind intakt, Dislokation bis etwa Schaftbreite
Tossy III, Rockwood III: Die acromioclaviculären und die coracoclaviculären Bänder sind gerissen, Dislokation über Schaftbreite
Rockwood IV: Das mediale Fragment der Clavicula steht nach dorsal disloziert, in einen Schlitz des M. trapezius dislozierte Formen können geschlossen irreponibel sein (axiale Röntgenaufnahme sichert die Diagnose)
Rockwood V: Der Abstand zwischen Coracoid und Clavicula ist doppelt so groß wie auf der Gegenseite, subkutan stehendes mediales Fragment
Rockwood VI: Das mediale Fragment der Clavicula ist unter dem Coracoid verhakt

◘ **Abb. 20.5 Klassifikation der lateralen ligamentären Verletzungen als wichtigste Differenzialdiagnose zur Fraktur nach Tossy** Tossy et al. 1963) **und Rockwood** (Rockwood u. Matsen 1990)

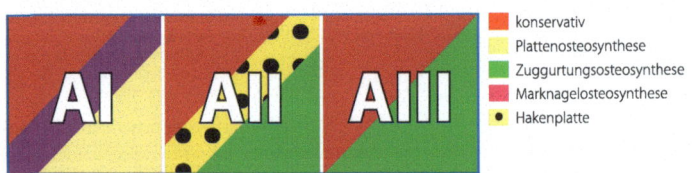

□ konservativ
□ Plattenosteosynthese
□ Zuggurtungsosteosynthese
□ Marknagelosteosynthese
● Hakenplatte

◘ **Abb. 20.6 Therapieoptionen bei Claviculafrakturen, Einteilung nach der Allman-Klassifikation.** Die in ◘ Abb. 20.1a–c in Anlehnung an die AO-Prinzipien erstellte OTA-Einteilung mit den Schweregraden A–C hat keine direkte therapeutische Konsequenz. (Empfehlung der gängigsten Verfahren, Abweichungen sind möglich)

— Besteht nach ca. 6 Wochen immer noch eine schmerzauslösende Instabilität, dann sollte die Indikation zur Operation gestellt werden.
— Laterale Claviculafrakturen müssen aufgrund der Dislokationstendenz – insbesondere bei konservativer Therapie – engmaschig röntgenkontrolliert werden.
— Auch die beidseitige Claviculafraktur oder der Bruch des Schlüsselbeins bei Mehrverletzten stellen relative Operationsindikationen dar.

20

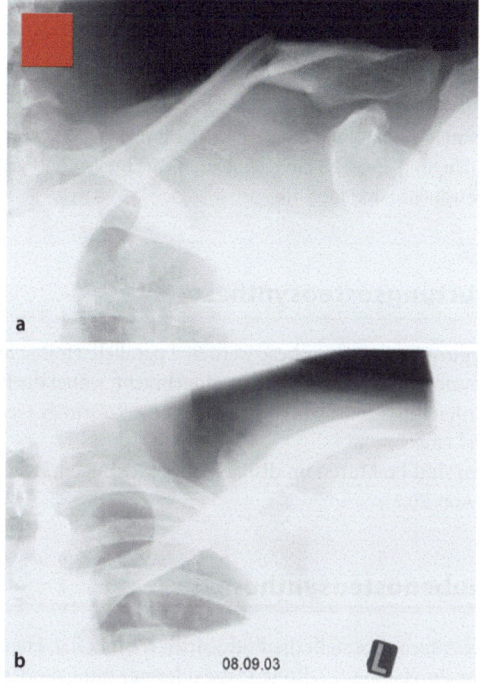

Abb. 20.7a, b Fraktur der Clavicula im mittleren Schaftdrittel vor (**a**) und nach Reposition (**b**) im Rucksackverband. (Aus Krackhardt et al. 2004)

20.5.1 Konservative Therapie

— Die meisten, insbesondere medial und proximal (Allman Typ I und III) gelegene Frakturen, werden durch einen Rucksackverband ruhiggestellt (■ Abb. 20.7).

— Prinzip: Durch ein Zurückziehen der Schultern wird die Achse der Clavicula gestellt und eine Verkürzung vermieden.

— Bei nicht dislozierten lateralen Frakturen, die keine Indikation zur operativen Versorgung darstellen, kann alternativ auch kurzfristig ein Gilchrist-Verband angelegt werden.

— Der Rucksackverband muss für mindestens 3 Wochen getragen werden. Da zu diesem Zeitpunkt in den meisten Fällen konventionell-radiologisch noch kein Kallus nachweisbar ist, jedoch die meisten Patienten bereits vollkommen beschwerdefrei sind, ist eine radiologische Verlaufskontrolle vor Abnahme des Rucksackverbandes nicht zwingend zu fordern.

> **Praxistipp**
>
> Eine konservative Behandlung empfiehlt sich bis maximal 25° Angulation und bei einer Verkürzung von <2,5 cm bei intakten Weichteilen und ungestörter Perfusion, Sensibilität und Motorik.

20.5.2 Zuggurtungsosteosynthese

- Bei der Zuggurtungsosteosynthese werden 2 parallele Drähte der Stärke 1,8–2,5 mm transacromial in die Clavicula eingebracht, wobei die Fraktur sicher passiert werden muss. Zusätzlich wird dann eine 8-förmige Cerclage transkortikal eingebracht.
- Indikationen sind Frakturen im distalen oder proximalen Anteil (Allman II oder III; ◘ Abb. 20.8).

20.5.3 Schraubenosteosynthese

- Eine weitere Alternative stellt die Bothworth-Technik dar. Hier wird eine Zugschraube durch eine 1/3-Rohr-Platte oder nur mit Unterlegscheibe bis in den Processus coracoideus gesetzt.
- Geeignet ist die Methode für Brüche im lateralen Anteil oder für ligamentäre Verletzungen.
- Insgesamt hat sich dieses Verfahren allerdings nicht durchsetzen können.

20.5.4 Plattenosteosynthese

- Indikationen zur Plattenosteosynthese sind Frakturen im medialen oder lateralen Anteil (Allman I und II).
- Zur operativen Versorgung einer Claviculafraktur sollte der Patient in der sog. Beach-chair-Position mit leicht erhöhtem Oberkörper gelagert werden. Vor Operationsbeginn ist hierbei sicherzustellen, dass die Clavicula problemlos mit dem Bildwandler darstellbar ist.
- Beim sog. »Säbelhiebzugang« erfolgt der Hautschnitt im rechten Winkel zur Clavicula über der Fraktur, wobei den Hautspaltlinien gefolgt wird.

20

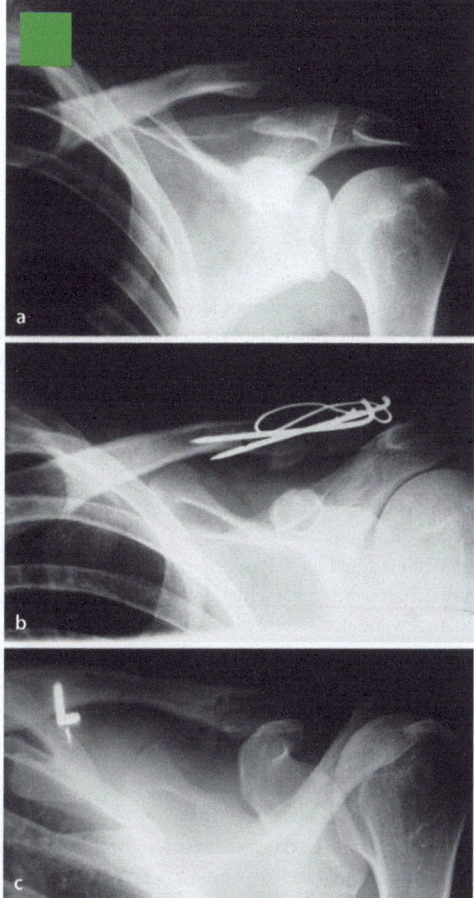

◘ **Abb. 20.8a–c Sturz vom Fahrrad direkt auf die Schulter. a** Laterale Clavikulafraktur Typ IIa nach Jäger und Breitner. **b** Versorgung der Fraktur durch extraartikuläre Kirschner-Drahtzuggurtungsosteosynthese. **c** 2 Jahre postoperativ, mit Verkalkung der coracoclaviculären Bänder, Fraktur in korrekter Stellung verheilt. (Aus Krüger-Franke et al. 2000)

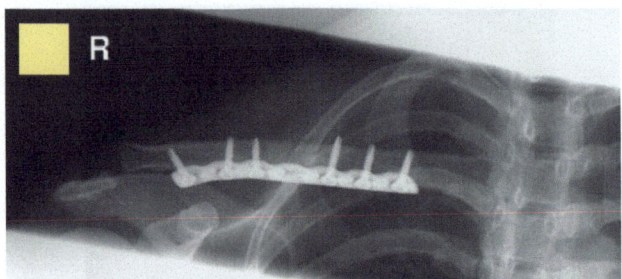

◘ **Abb. 20.9 47 Jahre, weiblich. Verkehrsunfall.** Mediale Claviculafraktur rechts Typ Allman I. Initial konservative Therapie. Nach 1 Jahr Vorstellung mit schmerzhafter, klinisch instabiler Pseudarthrose. Versorgung mittels 3,5-mm-LCDC-Platte und Spongiosaplastik. Aufgrund der sehr schlanken Physiognomie der Patientin wurde die Platte von caudal angelegt

— Alternativ wird aber auch häufig der horizontale Zugang im Verlauf der
  Clavicula gewählt oder modifizierte angedeutet S-förmige Zugänge in Ver-
  laufsrichtung des Knochens.
— Implantat der Wahl ist die LCDCP oder eine winkelstabiles Plattensystem.
  Bei lateralen Brüchen werden verschiedene auf dem Markt erhältliche
  Hakenplatten angewendet.
— Bei der Plattenosteosynthese sollten medial und lateral der Fraktur mit
  jeweils mindestens 3 Corticalisschrauben bicortical fixiert werden.
— Je weiter medial die Claviculafraktur liegt, desto größer ist die Gefahr einer
  Verletzung der begleitenden Gefäße durch unkontrollierte Bohrmanöver.

> **Praxistipp**
>
> Bei anteriorer Lage der Platte ist das Risiko der Gefäßverletzung verringert.
> Bei Keilbrüchen sollten durch die Platte gesetzte Zugschrauben den Keil an
> die beiden Hauptfragmente fixieren.

— Bei Trümmerfrakturen empfiehlt sich eine »biologische«, also überbrückende Plattenosteosynthese.
— Spongiosaplastiken können bei Defektzonen und Pseudarthrosen
  (◘ Abb. 20.9) erforderlich werden.
— Als Implantat bei lateralen Claviculafrakturen bevorzugen wir sog. **Hakenplatten**, wie z. B. die Balser-Platte oder die AcroPlate, die auch bei kompletten Schultereckgelenksprengungen (Typ Tossy III) eingesetzt werden.

20

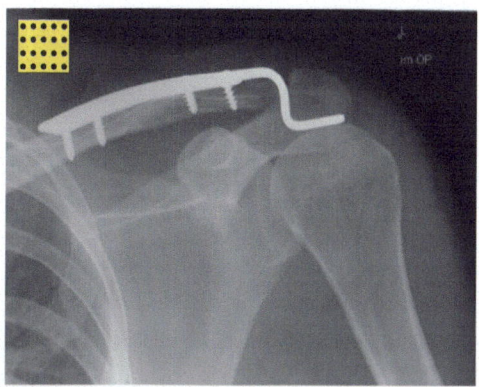

◘ Abb. 20.10 33 Jahre, männlich. Sturz auf die linke Schulter. Laterale Claviculafraktur Typ Allman II. Versorgung mittels Balser-Hakenplatte. Das laterale Claviculafragment wurde mit einer Schraube gefasst

— Bei der Verletzung vom Typ Tossy III sind die Ergebnisse konservativer und operativer Therapie vergleichbar.

— Der Haken wird unter dem Acromion eingehängt. Die Platte wird mit mindestens 3 Corticalisschrauben fixiert (◘ Abb. 20.10).

20.5.5 Intramedulläre Schienung

— In neuerer Zeit kommen bei medialen Claviculafrakturen zunehmend auch intramedulläre Verfahren zum Einsatz. Hierbei werden z. B. kräftige Kirschner-Drähte oder aber Prévot-Nägel eingesetzt. Es werden verschiedene Verfahren beschrieben.

— Wir favorisieren den medialen Zugang zur Clavicula (◘ Abb. 20.11).

20.6 Nachbehandlung

— Nach operativer Versorgung kann aus Gründen der Weichteilerholung ein Gilchrist-Verband für einige Tage angelegt werden.

— Danach muss eine Beübung des Schultergelenkes und der angrenzenden Gelenke erfolgen, beginnend mit Pendelbewegungen in der Schulter.

— Über-Kopf-Arbeiten und stärkere sportliche Belastungen sollte für 3 Monate nach der Operation vermieden werden.

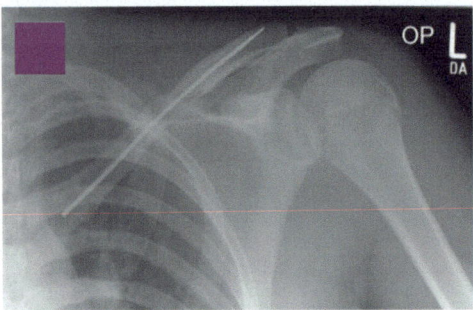

■ **Abb. 20.11 14 Jahre, männlich. Fahrradsturz.** Mehrfragmentfraktur der linken Clavicula Typ Allman I. Versorgung mittels Prévot-Nagel

> ❯ Alle oben beschriebenen Hakenplatten ermöglichen lediglich eine Elevation bis 90°. Sollte diese Limitierung vom Patienten nicht eingehalten werden, kann es zu Plattenbrüchen, aber auch zum Abrutschen der acromialen Haken kommen.

— Aufgrund der exponierten Lage des Implantates sowie der nicht seltenen mechanischen Komplikationen ist eine Entfernung des Osteosynthesematerials zu empfehlen.
  — Dies gilt insbesondere für alle Variationen der Hakenplatte bei lateralen Frakturen. Wir empfehlen eine zeitige Entfernung, frühestens jedoch nach 12 Wochen.
  — Auch eine Zuggurtung oder ein Prévot-Nagel kann bei Hautirritation zu diesem Zeitpunkt entfernt werden.
  — Nach Plattenosteosynthese einer medialen Claviculafraktur kann das Osteosynthesematerial nach ca. 1 Jahr entfernt werden. Der Bruchspalt sollte radiologisch nicht mehr nachweisbar sein.

20.7   Sonderformen

■ **»Floating shoulder«**
— Kombinierte Verletzung mit sowohl Fraktur der Clavicula als auch einer Scapulahalsfraktur und oft auch der ersten Rippen.
— Es handelt sich folglich um eine instabile Situation des Schultergürtels (■ Abb. 20.12).

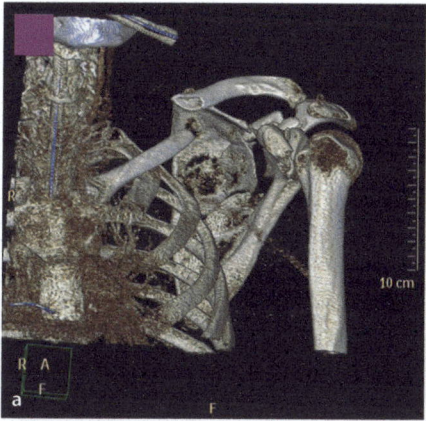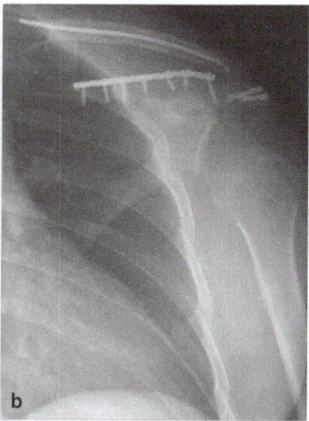

■ **Abb. 20.12a, b 37 Jahre, männlich. Pfählungsverletzung der linken Schulterregion durch einen Ast im Rahmen eines Verkehrsunfalls.** Dabei »floating shoulder« mit Clavi-culafraktur, Acromionfraktur und Scapulahalsfraktur unter Beteiligung der Spina scapulae. Nach initialer Weichteilsanierung dann Stabilisierung der Schulter: Versorgung der Clavi-cula mit Prévot-Nagel, Verschraubung des Acromions mit kanülierten 4-mm-Schrauben und Plattenosteosynthese der Scapula (3,5-mm-Reko-Platte). Aufgrund des vorbestehen-den Plexusschadens postoperativ Tiefstand des Humeruskopfes

— Durch eine alleinige Osteosynthese der Clavicula ist in den meisten Fällen eine ausreichende Stabilität im Schultergelenk herzustellen.

■ **Kinder**
— Bei Kindern treten Claviculafrakturen häufiger als bei Erwachsenen auf.
— Eine Besonderheit stellen die seltenen Frakturen im proximalen Anteil dar (Typ III nach Allman). Oft verläuft die Fraktur durch die Wachstumsfuge.
— Die Diagnostik umfasst vorzugsweise eine MRT oder eine CT.
— Die meisten Formen können mit gutem Ergebnis konservativ (2- bis 3-wö-chige Ruhigstellung je nach Alter) behandelt werden.
— Bei operativer Versorgung werden Zuggurtungsosteosynthesen empfohlen.

■ **Pathologische Frakturen**
— Bei drohender Instabilität (Corticalisarrosion) empfiehlt sich die prophylak-tische Plattenosteosynthese, ggf. als Verbundosteosynthese.

20.8 Prognose und funktionelle Ergebnisse

- Mehr als 90% aller Claviculafrakturen heilen folgenlos trotz in vielen Fällen beobachteter leichter Verkürzung aus.
- Nur in seltenen Ausnahmefällen kommt es zu prolongierten stark schmerzhaften Zuständen mit konsekutiver Bewegungseinschränkung bei in deutlicher Verkürzung verheilten Brüchen. Solche Verläufe bedürfen dann ggf. einer Verlängerungsosteotomie.
- Nach operativer Versorgung die Ausbildung einer hypertrophen Narbe vergleichsweise häufig.
- In ca. 7–20% der Fälle kommt es zur Ausbildung einer Pseudarthrose (klinische Beschwerden allerdings nur in ca. 1%).
- In seltenen Fällen kann es zu einer Refraktur der Clavicula kommen. Besonders vulnerabel ist die Phase kurz nach Entfernung des Osteosynthesematerials.

Scapula

M. Wich, O. Turan

C. Müller-Mai, A. Ekkernkamp (Hrsg.), *Frakturen auf einen Blick*,
DOI 10.1007/978-3-642-27429-9_21, © Springer-Verlag Berlin Heidelberg 2015

21

┌─ **Fraktur der Scapula** ──────────────────────────────────

Bei der Scapulafraktur handelt es sich um Brüche des Schulterblattes und von
dessen Fortsätzen, häufig verursacht durch massive Gewalteinwirkung. Scapulafrakturen sind grundsätzlich seltene Frakturen, weil das Schulterblatt von kräfti-
ger Muskulatur vor direkter und indirekter Gewalteinwirkung geschützt wird.

└──

— Der Anteil der Scapulafrakturen an der Gesamtzahl aller knöchernen Verletzungen beträgt nur 0,4–1%.

21.1 Mechanismus

— Bei Frakturen der Scapula sind im Regelfall erhebliche Kräfte im Spiel, die
bei Unfallereignissen mit hohen kinetischen Energien freigesetzt werden.
Dies sind überwiegend Verkehrsunfälle mit dem PKW, welche ca. 90% aller
Ursachen der Scapulafrakturen ausmachen, aber auch Zweiradstürze und
Absturztraumata.
— Aufgrund des gehäuft kombinierten Auftretens der Scapulafraktur mit Rip-
penfrakturen und Lungenkontusionen sowie Traktionsverletzungen des
Arms mit Schädigungen des Plexus brachialis und der Armgefäße werden
Scapulafrakturen als sichere Indikatoren für erhebliche Gewalteinwirkungen
auf den Oberkörper angesehen.
— Das Erkennen einer Scapulafraktur muss dazu führen, dass nach den oben
genannten Begleitverletzungen gezielt gefahndet wird.

21.2 Klinik

— Im Vordergrund stehen starke, oft atemabhängige Schmerzen in der Schul-
ter- und seitlichen Brustkorbregion, die durch Verschiebung der Fragmente
bei tiefer Inspiration oder bei Bewegungen des Arms verstärkt werden.
— Weiterhin schmerzbedingte Bewegungseinschränkung der gleichseitigen
Schulter mit Schonhaltung in Adduktion (der Arm wird am Körper gehal-
ten, Bewegungen werden vermieden).
— Gelegentlich Pseudoparalyse der Rotatorenmanschette.
— Die Inspektion zeigt Zeichen einer Weichteilkontusion im Sinne indirekter
Frakturzeichen (Hämatom, Ödem, Schwellung, Prellmarke, Schürfung).
— Auch bei Frakturen des Scapulahalses sind sämtliche Bewegungen in der
verletzten Schulter sowie seitlicher Druck auf den Humeruskopf, aber auch
Zugkräfte, mit massiven Schmerzen verbunden.

> Allein aufgrund der klinisch stark variierenden Symptome ist die Diagnose einer Scapulafraktur schwierig zu stellen und birgt stets die Gefahr der Fehlinterpretation und des Übersehenwerdens (z. B. Frakturen der Rippen 2 und 3 werden erkannt, die Schmerzsymptomatik wird dieser Verletzung zugerechnet, und die Scapulacorpusfraktur wird übersehen).

21.3   Diagnostisches Vorgehen

- Eingehende Anamneseerhebung, insbesondere Unfallmechanismus und Art und Richtung der Gewalteinwirkung.
- Körperliche Untersuchung:
    - Funktionsüberprüfung der oberen Extremität (Beweglichkeit, Innervation und Durchblutung),
    - Brustkorb (Thoraxkompressionsschmerz, Auskultation, Perkussion),
    - cervicothoracaler Übergang der Wirbelsäule,
    - Schulter-Nacken-Region (Clavicula, M. trapezius, M. sternocleidomastoideus etc.).
- Als Standardaufnahmen im Rahmen der konventionellen Röntgendiagnostik Traumaserie (»true« a.-p., transscapular und axial; ◘ Abb. 21.1) am sitzenden oder liegenden Patienten. Die Thoraxübersichtsaufnahme a.-p. (mit plattennaher Darstellung der beiden Scapulae) sollte bereits bei Verdacht auf eine Gewalteinwirkung auf den Brustkorb angefertigt werden.
- Bei Mehrfachverletzten, Polytraumatisierten oder nicht eindeutiger Befundbeurteilung Spiral-CT-Untersuchung mit dreidimensionaler Rekonstruktion.
- Die MRT-Untersuchung ist wichtig zur Darstellung von begleitenden Rotatorenmanschettenläsionen, Bandverletzungen im Zusammenhang mit der Verletzung des SSSC (»superior scapula suspensory complex«).
- Bedeutung hat das MRT auch beim Verdacht auf Plexus-cervicalis- oder -brachialis-Verletzungen.
- Die Schulterarthroskopie wird eingesetzt, um eine genauere Beurteilung der intraartikulären Schultergelenkstrukturen zu ermöglichen.

21.4   Klassifikation

- Scapulafrakturen können zunächst danach eingeordnet werden, ob sie intra- oder extraartikulär sind.
- Die Klassifikation der Scapulafrakturen dient darüber hinaus einerseits der morphologischen Beschreibung, andererseits spielt sie v. a. für die Entscheidungsfindung, ob konservativ oder operativ behandelt werden sollte, sowie auch für die Einschätzung des zu erwartenden Heilungserfolges eine Rolle.

21

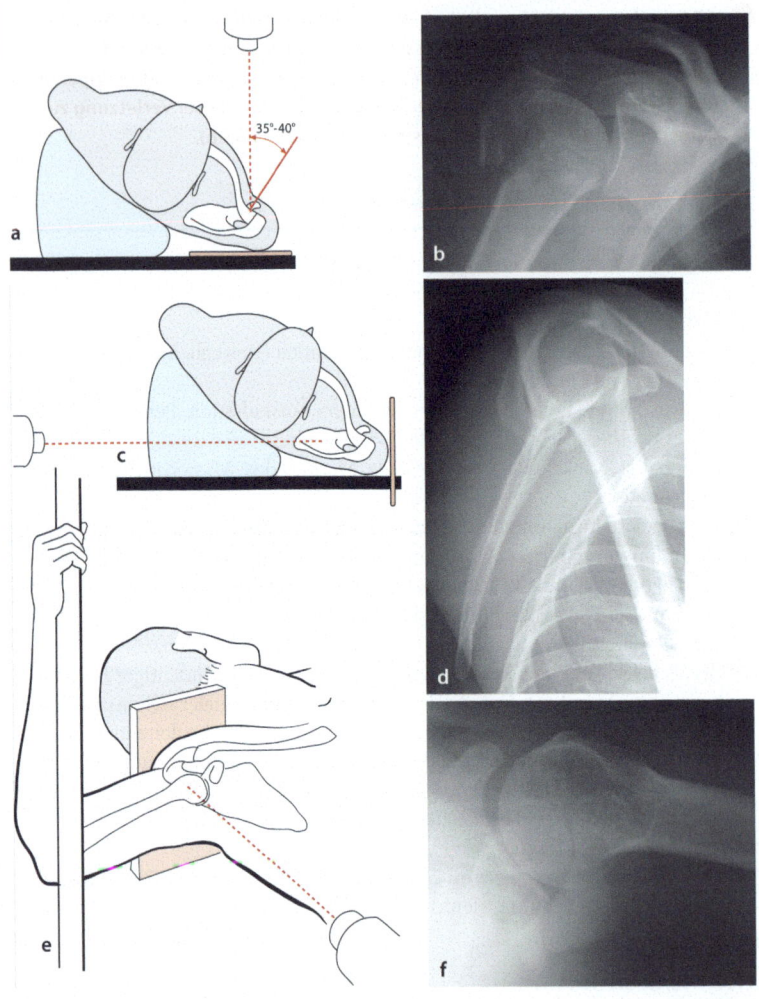

 Abb. 21.1a–f Konventionelle Röntgendiagnostik von Scapulafrakturen: **a, b** »true« a.-p., **c, d** transscapular, **e, f** axial

A	Corpusfraktur		Scapulablatt, einfach oder mehrfragmentär		
B	Fortsatzfrakturen	B1	Spina		
		B2	Coracoid		
		B3	Acromion		
C	Collumfraktur	C1	Collum anatomicum		
		C2	Collum chirurgicum		
		C3	Collum chirurgicum mit	a	Claviculafraktur
				b	Ruptur der Ligg. acromioclaviculare und coracoacromiale
D	Gelenkfrakturen	D1	Pfannenrandabbrüche		
		D2	Fossa-glenoidales-Frakturen	a	mit unterem Pfannenrandfragment
				b	mit horizontaler Scapulaabspaltung
				c	mit coracoglenoidaler Blockbildung
				d	Trümmerfraktur
		D3	Kombinationsfraktur mit Collum- bzw. Corpusfrakturen		
E	Kombination mit Humeruskopffraktur				

◘ **Abb. 21.2 Einteilung der Scapulafrakturen nach Euler u. Rüedi** (1996)

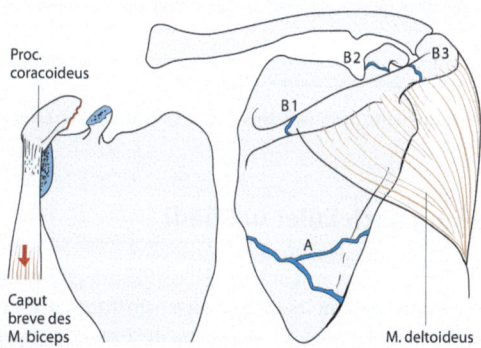

Proc. coracoideus

Caput breve des M. biceps

M. deltoideus

B2 B3 B1 A

Typ A: Korpusfrakturen
Typ B1: Brüche der Spina
Typ B2: Processus-coracoideus-Frakturen
Typ B3: Brüche des Acromions

◘ **Abb. 21.3 Extraartikuläre Scapulafrakturen** (Typ A und B; Einteilung nach Euler u. Rüedi 1996)

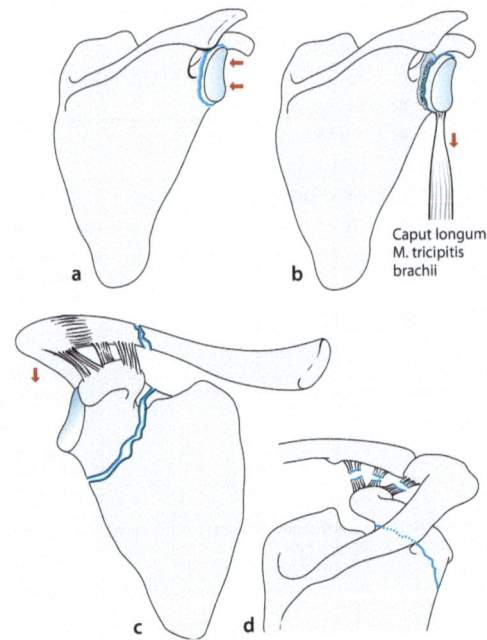

a, b C1-Frakturen: Bruchlinie im Collum anatomicum lateral der Coracoidbasis
a Impaktiert stabil
b Nicht impaktiert, durch Zug des langen Tricepskopfs instabil (selten)
c, d C2-Frakturen des Collum chirurgicum (medial der Coracoidbasi sdurch die Incisura scapulae, häufig).
Bei zusätzlicher Verletzung der coracoclaviculären Aufhängung der Scapula (»**floating shoulder**«) werden
Brüche der Gruppe C3 zugeordnet
c C3a: Zusätzliche Fraktur der Clavicula
d C3b: Abriss der coracoclaviculären bzw. coracoacromialen Bänder

🔹 **Abb. 21.4a–d** Frakturen des Scapulahalses (Typ C; Einteilung nach Euler u. Rüedi 1996)

21.4.1 Einteilung nach Euler u. Rüedi

— Unter den in der Literatur vorhandenen Klassifikationen zur Einteilung von
Scapulafrakturen hat sich im internationalen Schrifttum wie auch im klinischen Alltag die Einteilung nach Euler u. Rüedi (1996) durchgesetzt.

— Die Einteilung nach Euler u. Rüedi weist 5 Hauptgruppen auf (🔹 Abb. 21.2).
Es sind dies die Gruppen
  — Corpusfrakturen (Typ A; 🔹 Abb. 21.3),
  — Fortsatzfrakturen (Spina, Coracoid und Acromion; Typ B; 🔹 Abb. 21.3),
  — Pfannenhalsfrakturen (Typ C; 🔹 Abb. 21.4),

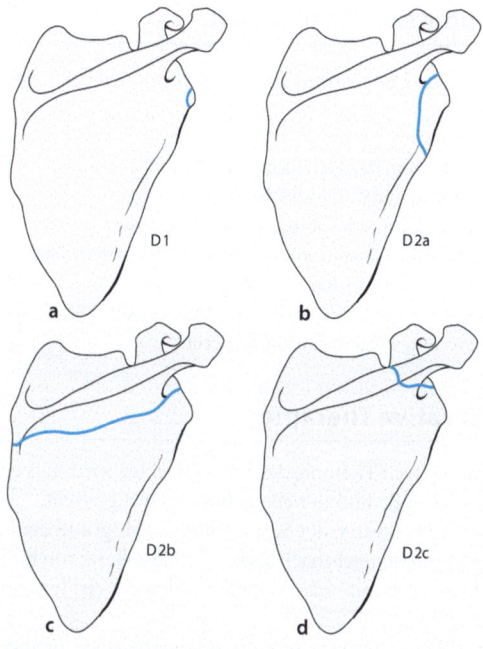

a D1: Pfannenrandabbruch
b D2a: Mit unterem Pfannenrandfragment
c D2b: Mit horizontalem Scapulaspalt
d D2c: mit coracoidaler Blockbildung

◨ **Abb. 21.5a–d Einteilung der Brüche der Fossa glenoidalis** (Typ D; Einteilung nach Euler u. Rüedi 1996)

— Gelenk/-Glenoidfrakturen (Typ D; ◨ Abb. 21.5)
— und die seltenen Kombinationsfrakturen einer Scapulafraktur mit einer Humeruskopffraktur (Typ E).

❯ Eine operative Indikation ist gegeben bei Dislokation eines Muskelansatzes Typ B, einer Dislokation des Glenoids >1 cm oder >30° Kippung, bei Vorliegen einer »floating shoulder« Typ C3a/C3b sowie bei Pfannenrandabbrüchen und Vorliegen einer Stufe im Glenoid.

21.5   Therapeutisches Vorgehen

- Eine schematische Darstellung der Therapieoptionen bei Scapulafrakturen zeigt ◘ Abb. 21.6.
- Ziele der Therapie:
  - Wiederherstellung der Gelenkmechanik,
  - Rekonstruktion der Gelenkfläche,
  - suffiziente Retention des Repositionsergebnisses.
- Dazu müssen größere Stufen in der Gelenkfläche, wenn sie durch instabile Fragmente verursacht werden, beseitigt werden.
- Instabilitäten im Sinne einer »floating shoulder« sind durch operative Therapie mindestens eines Bruchs zu stabilisieren.

21.5.1 Konservative Therapie

- Bei der konservativen Therapie der Scapulafraktur wird stets eine möglichst frühzeitig einsetzende funktionelle Behandlung angestrebt.
- Nicht dislozierte Frakturen der Scapula können aufgrund der breitflächigen Ansätze des Muskelmantels nach kurzer Ruhigstellung von bis zu 5 Tagen in einem Gilchrist-, Desault- oder Velpeau-Verband meist funktionell behandelt werden.
- Nahezu ausschließlich ein konservatives Vorgehen bei Corpusfrakturen (◘ Abb. 21.7).
- Bei offenen Frakturen oder drohender Hautdurchspießung muss von dieser Regel abgewichen werden. Je peripherer die Fraktur lokalisiert ist, desto ungünstiger sind die anatomischen Voraussetzungen.
- Pfannenhalsbrüche werden bei fehlender oder geringer Dislokation sowie bei Nichtbeteiligung der coracoacromialen Bänder und der Clavicula ebenso konservativ behandelt.
- Fortsatzfrakturen, Kombinationsfrakturen wie auch Gelenkfrakturen können bei fehlender Dislokation nichtoperativ behandelt werden.

21.5.2 Operative Therapie

Frakturen des Corpus scapulae (Typ-A-Frakturen nach Euler u. Rüedi)

- Frakturen des Schulterblattes (Corpus scapulae) werden nur in den extrem seltenen Fällen einer starken Dislokation mit drohender Perforation der Haut (oder den noch selteneren Fällen einer offenen Fraktur) mittels Zugschrauben- und/oder Kleinfragmentplattenosteosynthese versorgt.

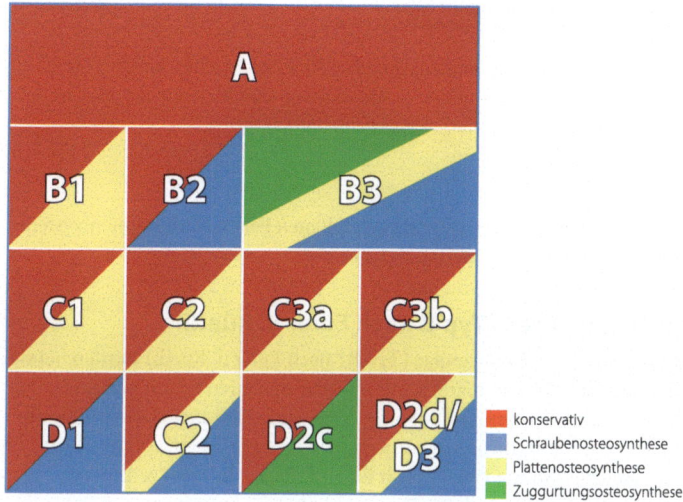

konservativ
Schraubenosteosynthese
Plattenosteosynthese
Zuggurtungsosteosynthese

■ **Abb. 21.6 Therapieoptionen der Region 913 (Scapulafrakturen);** Einteilung nach Euler u. Rüedi A–D. E entfällt, da sich die Angaben nur auf die Therapie der Scapula beziehen. Zur Behandlung der Humeruskopffraktur ▶ Kap. 2 (Empfehlung der gängigsten Verfahren, Abweichungen sind möglich

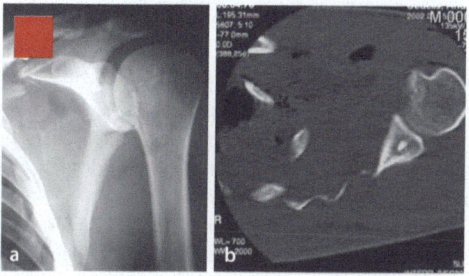

■ **Abb. 21.7a, b 28 Jahre, männlich. Pkw-Unfall.** Mehrfachverletzung, Corpus-scapulae-Fraktur Typ A nach Euler u. Rüedi. Zusätzliche AC-Gelenksprengung Typ Tossy I, Hautemphysem bei Rippenserienfraktur und Pneumothorax. **a** a.-p. Röntgenaufnahme der Schulter, **b** axialer CT-Schnitt. Konservative frühfunktionelle Behandlung aus dem Gilchrist-Verband heraus, Beginn nach 3–5 Tagen

21

Nur der knöcherne Rahmen (die Randstruktur des Schulterblattes) weist genügend Substanz für die Aufnahme von Osteosynthesematerial auf. Dies ist bei der Lage des Osteosynthesematerials zu berücksichtigen.

— Als Implantate haben sich in diesen seltenen Fällen Minifragmentsysteme mit 2–2,7 mm starken Schrauben bewährt.

Fortsatzfrakturen (Typ B nach Euler u. Rüedi)

— Frakturen der Spina scapulae (Typ B1 nach Euler u. Rüedi) werden bei signifikanter Dislokation operativ mit interfragmentären Schrauben und/oder Miniplattenosteosynthese versorgt, um eine funktionelle Einschränkung bzw. eine Pseudarthrose zu vermeiden.
— Coracoidfrakturen (Typ B2 nach Euler u. Rüedi) können zentral oder peripher der coracoclaviculären Bandverbindungen auftreten.
  — Bei den häufigen zentralen Coracoidfrakturen bleibt diese Bandverbindung meistens intakt, und das Coracoid folgt der aufsteigenden Clavicula bei einer gleichzeitigen AC-Gelenksprengung oder lateralen Claviculafraktur. Dieser Frakturtyp ist instabil, sodass neben der Coracoidosteosynthese (Zugschraube) eine Rekonstruktion der Claviculafraktur notwendig wird.
  — Periphere Coracoidfrakturen werden ebenfalls mittels Zugschraubenosteosynthese stabilisiert, wenn die Coracoidspitze dem Zug der coracobrachialen Muskulatur nach unten folgt, wodurch die Entstehung einer Pseudarthrose begünstigt wird. Bei zerborstenen Fragmenten dieses Typs kann im Einzelfall auch eine Reinsertion des knöchern abgerissenen Muskelansatzes mit modernen Ankertechniken erfolgen.
— Acromionfrakturen (Typ B3 nach Euler u. Rüedi) können durch Zug des M. deltoideus nach unten dislozieren. Hier kann es zu einem Impingement der Rotatorenmanschette kommen. Da der M. deltoideus dabei einen Teil seines Ansatzes einbüßt, besteht die Gefahr einer mechanischen Insuffizienz des M. deltoideus. Die operative Therapie besteht in einer Zugschrauben- oder Zuggurtungsosteosynthese (◘ Abb. 21.8).

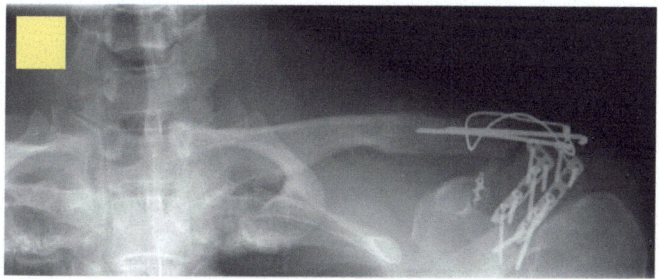

Abb. 21.8 Sprengung des Acromioclaviculargelenkes mit begleitender Acromion-fraktur. Versorgung mit Zuggurtungsosteosynthese

Pfannenhalsfrakturen (Typ C nach Euler u. Rüedi)

– Hier wird zwischen Frakturen des Collum anatomicum und des Collum chirurgicum unterschieden.

– In beiden Fällen sind Dislokationen >1 cm (Medialisierung) oder Kippungen von >30° und Instabilität als Operationsindikatoren anzusehen, weil bei konservativem Vorgehen in diesen Fällen die funktionellen Ausheilungsergebnisse deutlich schlechter sind.

– Bei der Fraktur in Höhe des anatomischen Scapulahalses ist ein operativer Eingriff indiziert, wenn die Fraktur nicht eingestaucht ist und der lange Kopf des M. triceps brachii das laterale Fragment nach distal zieht und nach lateral abkippt. Die Stabilisation erfolgt über einen dorsalen Zugang mit Zugschrauben oder einer Plattenosteosynthese.

– Eine Fraktur des Collum chirurgicum kann mit einer starken Dislokation des lateralen Scapulawinkels einhergehen. Bei Fehlstellung des Glenoids ist eine Plattenosteosynthese über einen dorsalen Zugang durchzuführen.

– Bei einer Kombinationsverletzung des chirurgischen Halses und der Clavicula (»floating shoulder«) bei intakter coracoclaviculärer Bandaufhängung kann die Osteosynthese des Schlüsselbeins (☐ Abb. 21.9) ausreichend sein, wenn keine relevante Verschiebung der Stellung der Schulterpfanne vorliegt. Sind die Bänder aber zerrissen oder besteht eine Fehlstellung des Glenoids, wird die Versorgung der Scapula über einen hinteren Zugang empfohlen.

Intraartikuläre Frakturen (Typ D nach Euler u. Rüedi)

– Vordere und/oder untere Pfannenrandfrakturen (Bankart-Frakturen, D1 nach Euler u. Rüedi) treten als typische Folge einer traumatischen Schulterluxation auf.

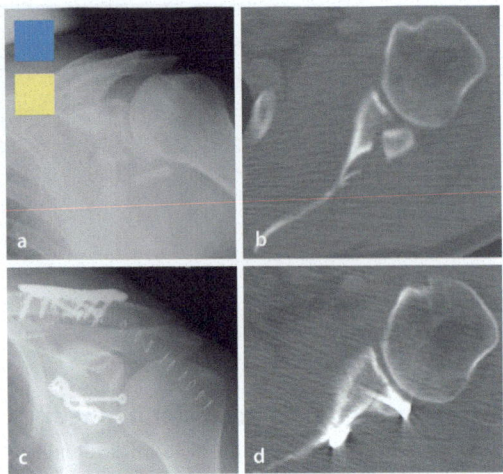

■ **Abb. 21.9a–d 45 Jahre, männlich. Pkw-Unfall.** Mehrfachverletzung, u. a. »floating shoulder« bei Scapulafraktur und Claviculafraktur (Typ C3a nach Euler u. Rüedi) und zusätzlicher Glenoidfraktur in Höhe der Fossa glenoidalis (Typ D2 nach Euler u. Rüedi). **a** Röntgenaufnahme a.-p. der Schulter. **b** CT-Schnitt in Höhe des Glenoids. **c, d** Operative Versorgung mit Verplattung der Clavicula und des Scapulahalses, Zugschraubenosteosynthese der Glenoidfraktur über dorsalen Zugang [Schulteraufnahme a.-p. (**c**), axiale CT-Schicht mit korrekter Reposition (**d**)]

- Aufgrund der zu erwartenden Instabilität wird die Indikation zur Operation mittels 1 oder 2 Minifragmentzugschrauben großzügig gestellt. Hierbei wird über einen vorderen Zugang das Fragment mit anhängendem Labrum und den Kapselstrukturen refixiert. Kleinere knöcherne Fragmente werden heute zuverlässig mit einer rein arthroskopischen Ankertechnik am vorderen Pfannenrand reinseriert.
- Intraartikuläre Frakturen, die eine Stufenbildung von >2 mm aufweisen, sollten operativ versorgt werden.
- Bei inferioren intraartikulären Frakturen (Typ D2a nach Euler u. Rüedi) wird unter direkter oder arthroskopischer Sicht und über einen dorsalen, lateralen oder ventralen Zugang die Reposition vorgenommen (je nachdem, wie die Frakturlinie im präoperativen CT verläuft). Die Stabilisierung erfolgt mit Zug- oder Minifragmentschrauben.
- Eine Glenoidquerfraktur (D2b) wird am besten über einen dorsalen oder lateralen Zugang erreicht, reponiert und mittels Zugschrauben und/oder Minifragmentplatte stabilisiert (■ Abb. 21.10, ■ Abb. 21.11).

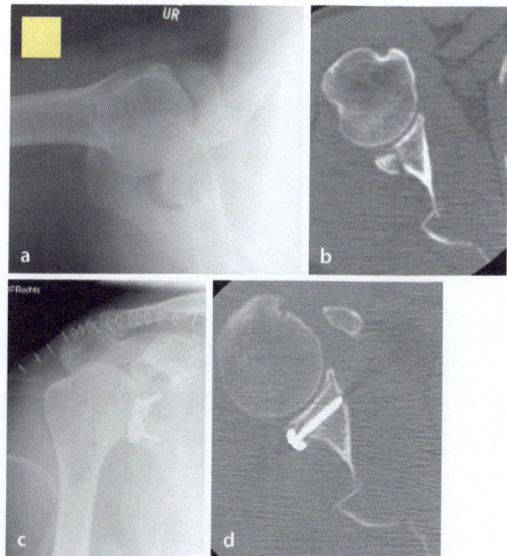

◘ Abb. 21.10a–d   32 Jahre, männlich. Motorradunfall. Corpusfraktur (Typ A nach Euler u. Rüedi) und einer dorsalen Glenoidfraktur Typ D2 bzw. Typ B2.2. Axiale Röntgenaufnahme (**a**), axiale CT-Schichtbildgebung (**b**), postoperative axiale Röntgenaufnahme (**c**) und axialer CT Schnitt (**d**) mit korrekter Reposition unter interfragmentärer Kompression; dorsaler Zugang

— Eine Fraktur des superoanterioren Glenoidquadranten (D2c) wird über einen direkten anterioren Zugang mit 1 oder 2 Zugschrauben stabilisiert.

Zugänge, Operationstechnik

■ **Standardzugänge**

— Die Scapula kann über 4 Standardzugänge versorgt werden:

— Anteriorer Zugang:
  – Indikationen: Frakturen des vorderen und vorderen/unteren Pfannenrandes, der Bankart-Operation sowie bei Coracoid- und den sehr seltenen D2c-Frakturen (zusammenhängendes coracoglenoidales Fragment).
  – Die Inzision wird im Sulcus deltoideopectoralis vorgenommen und die Sehne des M. subscapularis ansatznah durchtrennt.

— Dorsaler Zugang (◘ Abb. 21.12):
  – Indikationen: Frakturen des Scapulahalses, (anatomisch und chirurgisch) des Margo lateralis und bei dorsalen Frakturen der Fossa glenoidalis.

21

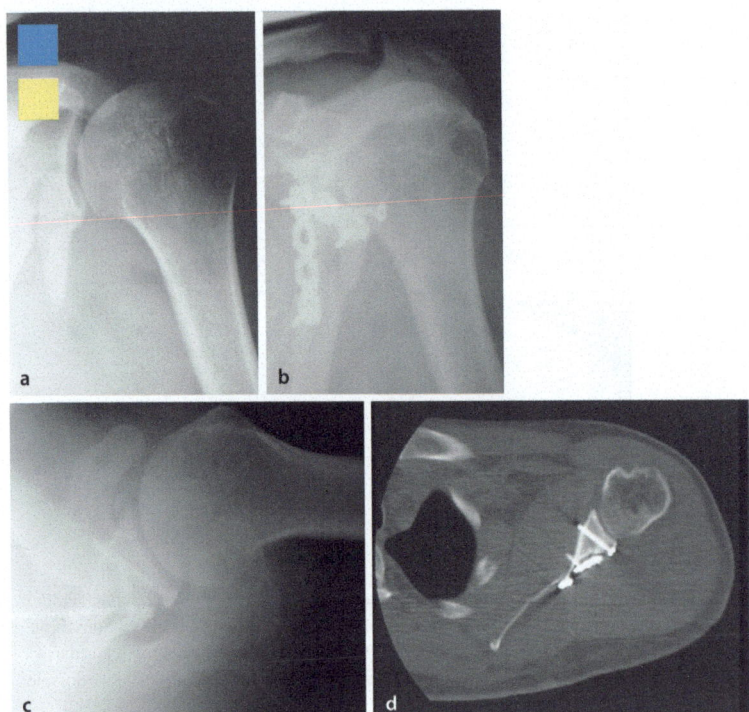

■ **Abb. 21.11a–d 53 Jahre, männlich. Pkw-Unfall.** Glenoidquerfraktur (Typ D2b nach Euler u. Rüedi). a.-p. Röntgenaufnahme prä- (**a**) und postoperativ (**b**); axiale Röntgenaufnahme postoperativ mit Doppelplatten- und Zugschraubenosteosynthese (**c**), axiale CT-Schichtbildgebung mit dem Nachweis einer exakten Reposition (**d**); hier Operation über dorsalen Zugang

— Die Haut wird bogenförmig vom Acromion über die Spina scapulae zum unteren Winkel hin inzidiert. Die Dissektion wird zwischen dem M. infraspinatus und dem M. teres minor fortgesetzt, wobei der N. suprascapularis und die beteiligten Gefäße geschont werden müssen. In einigen Fällen ist dabei die Durchtrennung der Sehne des M. infraspinatus (mit anschließender Naht derselben) erforderlich.
— Lateraler Zugang:
  — Beim lateralen Zugang wird die Margo lateralis scapulae erreicht.
  — Nach kranial hin kann unter Schonung des N. axillaris der hintere Recessus axillaris eröffnet und der untere Teil der Gelenkpfanne eingesehen werden.

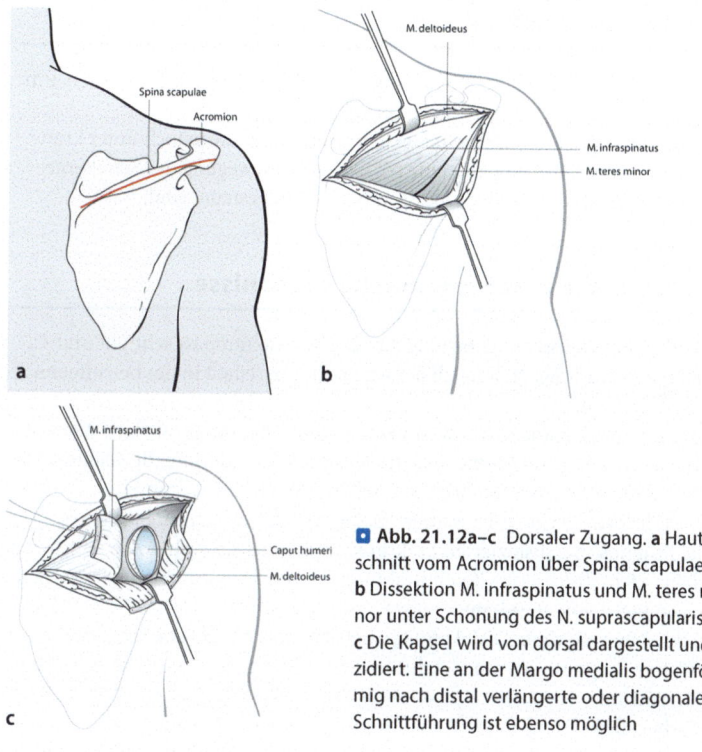

◻ Abb. 21.12a–c Dorsaler Zugang. **a** Hautschnitt vom Acromion über Spina scapulae. **b** Dissektion M. infraspinatus und M. teres minor unter Schonung des N. suprascapularis. **c** Die Kapsel wird von dorsal dargestellt und inzidiert. Eine an der Margo medialis bogenförmig nach distal verlängerte oder diagonale Schnittführung ist ebenso möglich

— Superiorer Zugang:
  — Über diesen Zugang ist die vordere und hintere Pfanne zu erreichen.
  — Der Zugang verläuft zwischen der Clavicula und der Spina scapulae.

- **Schulterarthroskopie**
— Hier haben sich 2 primäre Standardports bewährt:
  — Die Optik wird über einen dorsalen Zugang eingeführt, der etwa 1 Querfinger distal und medial des knöchernen Vorsprungs platziert wird (gebildet aus dem Zusammenschluss zwischen Acromion und Spina scapulae).
  — Der ventrale Zugang für die Arbeitskanüle wird meist durch Sicht über die zuvor eingebrachte Optik so positioniert, dass er cranial der Sehne des M. subscapularis im vorderen Recessus zu liegen kommt.

21.6 Nachbehandlung

— Die Schulter darf postoperativ nur sehr kurzfristig ruhiggestellt werden, um ein gutes funktionelles Ergebnis zu erzielen.

— Trotz Immobilisation in einem Gilchrist-Verband sollte jedoch unter krankengymnastischer Anleitung eine passive Durchbewegung des Schultergelenks erfolgen, wenn aktive Übungen noch nicht gestattet sind.

21.7 Prognose und funktionelle Ergebnisse

— Die Prognose konservativ behandelter Scapulafrakturen ist sehr gut und führt meist zu freier Beweglichkeit und Schmerzfreiheit in der betroffenen Schulterregion.

— Bei Begleitverletzungen des N. suprascapularis oder des N. axillaris können jedoch erhebliche funktionelle Defizite mit Kraftminderung, Bewegungseinschränkung und einer Subluxationsstellung des Gelenks resultieren.

— Nicht dislozierte Collumfrakturen haben eine fast ebenso gute Prognose.

— Die Prognose bei dislozierten Frakturen ist deutlich schlechter.

— Kleine nicht dislozierte Glenoidfrakturen, die konservativ behandelt werden, zeigen meist gute Resultate.

— Verbliebene relevante Dislokationen bei der Glenoidfraktur weisen eine ungünstige Prognose auf mit Gefahr der Entwicklung einer posttraumatischen Omarthrose.

— Wie bei allen Gelenkeingriffen an der Schulter besteht hier jedoch, auch bei anatomischer Reposition der Fragmente, die Gefahr der Entwicklung einer sog. »frozen shoulder«, einer hochgradigen Bewegungseinschränkung aufgrund von Reizzustand, Kapselschrumpfung und Schmerzen.

— Zur subjektiven und objektiven Beurteilung der funktionellen Behandlungsergebnisse konservativer und chirurgischer Therapien existieren international anerkannte Scores (z. B. der Score nach Constant, der auch objektive Kriterien miterfasst.

Serviceteil

C. Müller-Mai, A. Ekkernkamp (Hrsg.), *Frakturen auf einen Blick*,
DOI 10.1007/978-3-642-27429-9, © Springer-Verlag Berlin Heidelberg 2015

Literatur

Aebi M, Arlet V, Webb JK (2007) AO Spine Manual, vol 1+2. Thieme, Stuttgart, New York

Allman FL Jr (1967) Fractures and ligamentous injuries of the clavicle and its articulation. J Bone Joint Surg. 49-A: 774–784

Anderson LD, D'Alonzo RT (1974) Fractures of the odontoid process of the axis. J Bone Joint Surg 86-A: 2081

Beickert O, Trapp M, Bühren V (2005) Versorgung instabiler proximaler Humerusfrakturen – Möglichkeiten und Grenzen der Marknagelung. Trauma & Berufskrankh 9 (Suppl 1): S54–S60

Blauth M, Knop C, Bastian L (1998) Brust- und Lendenwirbelsäule. In: Tscherne H, Blauth M (Hrsg) Unfallchirurgie – Wirbelsäule. Springer, Berlin Heidelberg New York, S 8

Blauth M, Tscherne H (1998) 3. Wirbelsäule. In: Tscherne H, Blauth M (Hrsg) Tscherne Unfallchirurgie – Wirbelsäule. Springer, Berlin Heidelberg New York

Boack H (2007) Komplexes Fußtrauma. Fuß Sprungg 5: 168–181 (2007)

Dameron TB (1975) Fractures and anatomic variations of the proximal portion of the fifth metatarsal. J. Bone Joint Surg 57–A: 788–792

Denis F (1983) The three column spine and its significance in the classification of acute thoracolumbar spinal injuries. Spine 8: 817–831

Ditzen W, Börner M (2002) Konservative Behandlung von Unterschenkelfrakturen. Trauma Berufskrankh 4: 72–79

Duncan CP, Masri BA (1995) Fractures of the femur after hip replacement. Instr Course Lect 44: 293–304

Effendi B, Roy D, Cornish B et al. (1981) Fractures of the ring of the axis. A classification based on the analysis of 131 cases. J Bone Joint Surg 63-B: 319–327

Essex-Lopresti P (1952) The mechanism, reduction technique, and results in fracture of the os calcis. Br J Surg 39: 395–419

Euler E, Rüedi T (1996) Skapulafraktur. In: Habermeyer P, Schweiberer L (Hrsg) Schulterchirurgie. Urban & Schwarzenberg, München, S 261–272

Fielding JW (1987) Injuries to the upper cervical spine. Instr Course Lect 36: 483–494

Fielding JW, Hawkins RJ (1977) Atlantoaxial rotatory fixation. J Bone Joint Surg 59-A: 37–44

Frankel HL, Hancock DO, Hyslop G et al. (1979) The value of postural reduction in the initial management of closed injuries of the spine with paraplegia and tetraplegia. Part I. Paraplegia 7: 179–192

Gehweiler JA, Duff DE, Martinez S et al. (1976) Fractures of the atlas vertebra. Skeletal Radiol 1: 97–102

Gustilo RB, Anderson JT (1976) Prevention of infection in the treatment of one thousand and twenty-five open fractures of long bones. J Bone Joint Surg 58-A: 453–458

Hansen M, Mehler D, Voltmer D, Rommens PM (2002) Die proximale extraartikuläre Tibiafraktur. Unfallchirurg 105: 858–872

Hawkins LG (1970) Fractures of the neck of the talus. J Bone Joint Surg 52–A: 991–1002

Herbert TJ (1990) The fractured scaphoid. Quality Medical Publishing, St. Louis

Jäger M, Breitner S (1984) Therapiebezogene Klassifikation der lateralen Claviculafraktur. Unfallheilkunde 87: 467–473

Jeanneret B (1993) Verletzungen der Wirbelsäule/Obere Halswirbelsäule: Verlaufsformen und Therapie. In: Witt, Rettig, Schlegel (Hrsg) Orthopädie in Praxis und Klinik, Band V/2. Thieme, Stuttgart

Kelly RP, Whitesides TE (1968) Treatment of lumbodorsal fracture dislocation. Ann Surg 167: 705–717

Krackhardt T, Löwe W, Weise K (2004) Anerkannte Indikation zur konservativen Frakturbehandlung. Trauma Berufskrankh 6 [Suppl 1]: S62–S65

Krüger-Franke M, Köhne G, Rosemeyer B (2000) Ergebnisse operativ behandelter lateraler Klavikulafrakturen. Unfallchirurg 103: 538–544

Magerl F, Harms J, Gertzbein M (1992) Classification of thoracic and lumbar fractures. Eur Spine J 3:184–201

Magerl F, Aebi M, Gertzbein SD, Harms J, Nazarian S (1994) A comprehensive classification of thoracic and lumbar injuries. Eur Spine J 3: 184–201

Marti R (1979) Talus- und Calcaneusfrakturen. In: Weber BG, Brunner C, Freuler F (Hrsg) Die Frakturenbehandlung bei Kindern und Jugendlichen. Springer, Berlin Heidelberg New York

Meyers MH, McKeever FM (1959) Fracture of the intercondylar eminence of the tibia. J Bone Joint Surg Am 41: 209–222

Moore (TM (1981) Fracture-dislocations of the knee. Clin Orthop Rel Res 156: 128–140

Müller ME, Nazarian S, Koch P, Schatzker J (1990) The comprehensive classification of fractures of long bones. Springer, Berlin Heidelberg New York

Parteneimer A, Gerling J, Lill H (2009) Fehlbeurteilung und -versorgung von Fußverletzungen. Trauma & Berufskrankh 11 (Suppl 1): 122–127

Quénu E, Küss G (1909) Études sur les luxations du métatarse. Rev Chir 39: 281, 720, 1093 (1909)

Quill GEJ (1995) Fractures of the proximal fifth metatarsal. Orthop Clin North Am 26: 353–361

Rammelt S, Zwipp H (2005) Sprunggelenk und Fuß. In: Weigel B, Nerlich M (Hrsg) Praxisbuch Unfallchirurgie. Springer, Berlin Heidelberg New York

Randt T, Schikore H, Dahlen C, Zwipp H (1998) Verletzungen der Fußwurzel und des Mittelfußes. Unfallchirurg 101: 935–949

Rockwood CA, Matsen (FA (1990) The shoulder, vol I. Saunders, Philadelphia, pp 422–425

Ruedi T (1973) Fractures of the lower end of the tibia into the ankle joint: results 9 years after open reduction and internal fixation. Injury 5: 130–134

Salter RB, Harris WR (1963) Injuries involving the epiphyseal plate. J Bone Joint Surg Am 45: 587–622

Sarmiento A, Latta LL (2007) Funktionelle Behandlung bei Humerusschaftfrakturen. Unfallchirurg 110: 824–832 (2007)

Schatzker J (1987) Fractures of the tibial plateau. In: Schatzker J, Tile M (ed) The rationale of operative fracture care. Springer, Berlin Heidelberg New York, pp 279–295

Tillmann B (2005) Atlas der Anatomie. Springer, Berlin Heidelberg New York

Tossy JD, Mead NC, Sigmond HM (1963) Acromioclavicular separations: useful and practical classification. Clin Orhtop 28: 111–119

Traynelis VC, Marano GD, Dunker RO et al. (1986) Traumatic atlantooccipital dislocation. J Neurosurg 65: 863–870

Tscherne H, Oestern J-J (1982) Die Klassifizierung des Weichteilschadens bei offenen und geschlossenen Frakturen. Unfallheilkunde 85: 111

Wolter D (1985) Vorschlag für eine Einteilung von Wirbelsäulenverletzungen. Unfallchirurg 88: 481–484

Zwipp H, Tscherne H, Wülker N (1988) Osteosynthese dislozierter intraartikulärer Calcaneusfrakturen. Unfallchirurg 91: 507–515

Stichwortverzeichnis

U

V

W

The manufacturer's authorised representative in the EU is Springer
Nature Customer Service Centre GmbH, Europaplatz 3, 69115 Heidelberg,
Germany. If you have any concerns regarding our products, please
contact ProductSafety@springernature.com

Printed and bound by CPI Group (UK) Ltd, Croydon, CR0 4YY
29/04/2026
02099470-0001